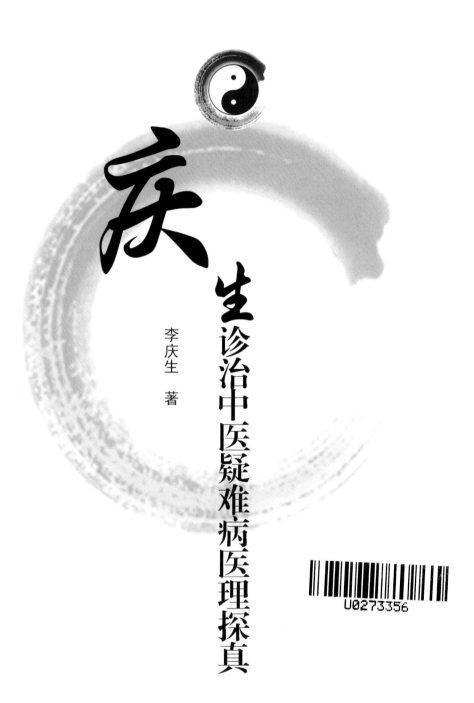

庆

李庆生 著

生诊治中医疑难病医理探真

中国中医药出版社

· 北 京 ·

图书在版编目（CIP）数据

庆生诊治中医疑难病医理探真/李庆生著．—北京：
中国中医药出版社，2014.7
　ISBN 978-7-5132-1949-5

　Ⅰ.①庆…　Ⅱ.①李…　Ⅲ.①疑难病-中医治疗法
Ⅳ.①R242

中国版本图书馆 CIP 数据核字（2014）第 130954 号

中 国 中 医 药 出 版 社 出 版
北京市朝阳区北三环东路 28 号易亨大厦 16 层
邮政编码　100013
传真　010 64405750
廊坊市祥丰印刷有限公司印刷
各地新华书店经销

＊

开本 787×1092　1/16　印张 33　彩插 0.75　字数 776 千字
2014 年 7 月第 1 版　2014 年 7 月第 1 次印刷
书　号　ISBN 978-7-5132-1949-5

＊

定价　75.00 元
网址　www.cptcm.com

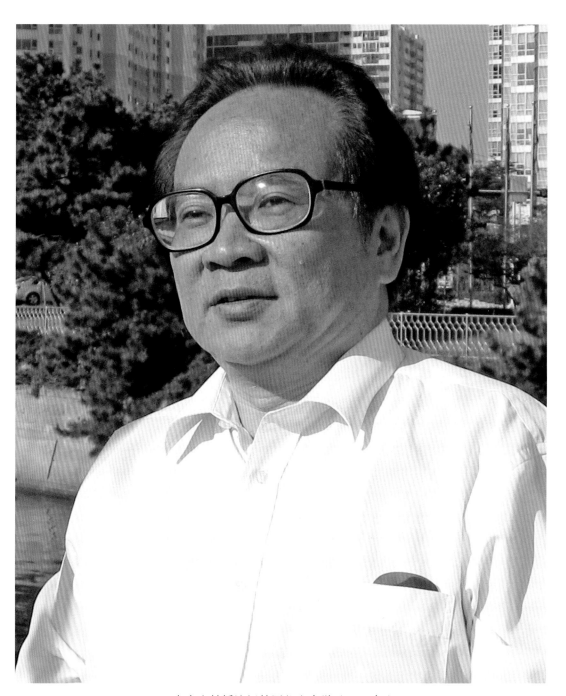

李庆生教授访问韩国釜山大学（2009 年）

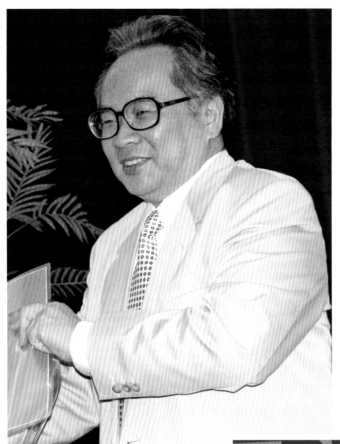

李庆生教授在工作（2006 年）

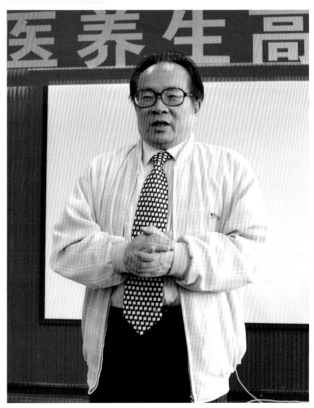

李庆生教授在学术沙龙上演讲（2010 年）

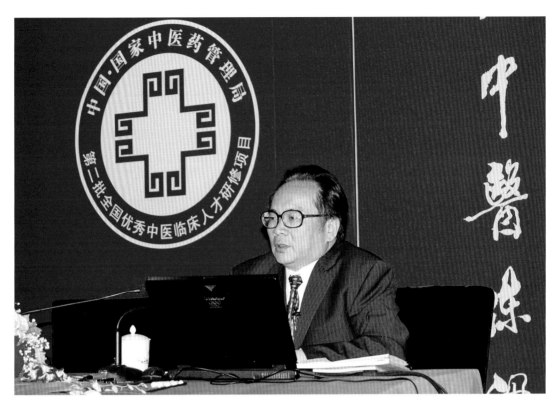

李庆生教授为全国优才班讲课（2009 年）

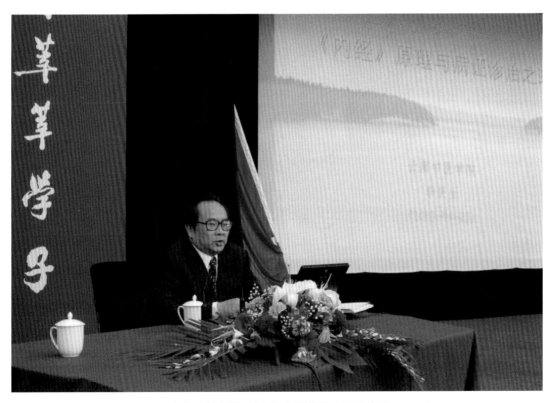

李庆生教授为全国优才班讲课（2009 年）

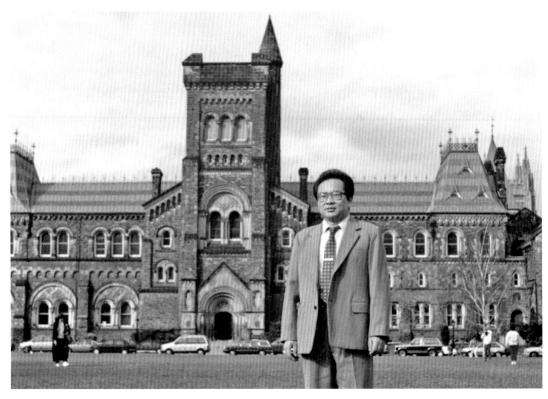

李庆生教授在加拿大多伦多大学圣乔治校园（1990 年留学地）

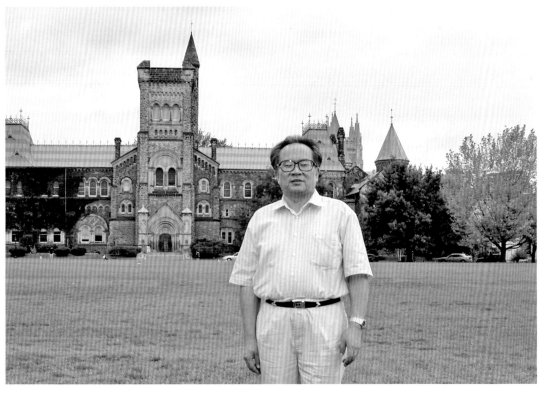

李庆生教授在加拿大多伦多大学圣乔治校园（2005 年重返留学地）

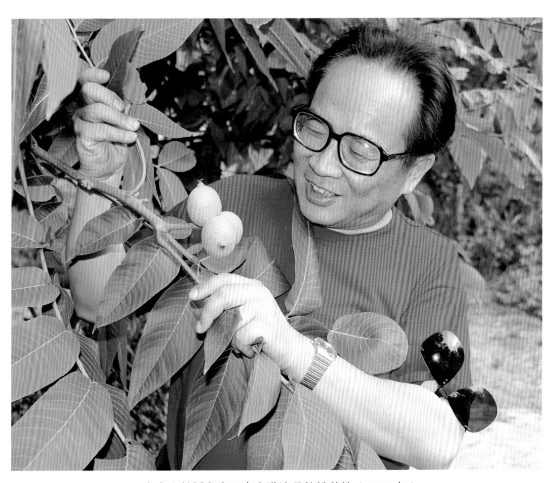

李庆生教授考察云南省漾濞县核桃种植（2012 年）

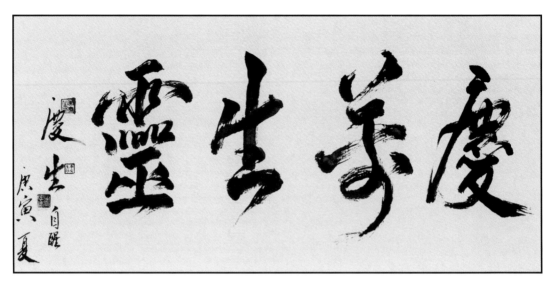

李庆生教授手书（庆尊生灵）

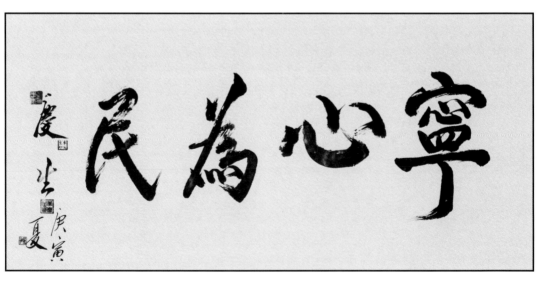

李庆生教授手书（宁心为民）

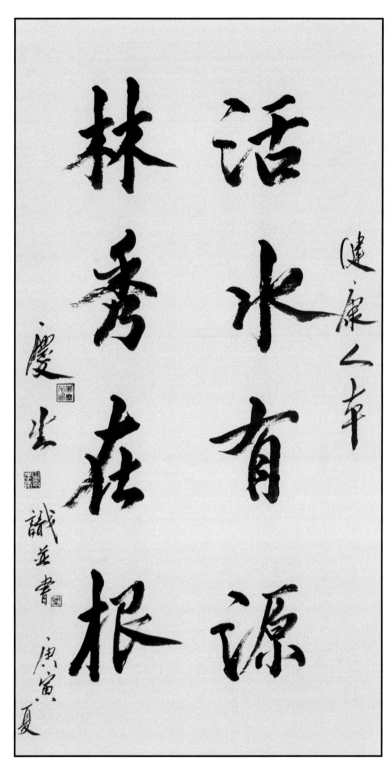

李庆生教授手书（活水有源，林秀在根）

自　　序

在当代，不少威胁人类健康、给人们的身心带来痛苦的新的病患，往往是既无现成的理论可以应用或指导，也无已知的规律可循，更无有效的经验可资借鉴，成为挑战医者们的知识、能力与水平的疑难病，挑战和促进着医学科学的发展进步。

医者，仁心、仁术、仁德，以维护民众的健康为天职，解除民众的疾患为己任。中医药工作者，应当勇于探索，科学研究，探讨并探求有效诊治中医疑难病的真谛及其规律。

基于此心，面对此情，我们应当系统传承中医药学的传统精华，立足中医药学，中西医结合，从中医基础理论、现代多学科研究、中医与中药结合、基础与临床结合等方面进行系统研究，探讨并探求有效诊治中医疑难病的方法与方药，以期得到一些规律性的认识。

为此，我始终坚持中医临证工作，长期致力于中医疑难病证的诊治，得到民众的欢迎和肯定，渐有心得，总结部分诊治验案，于壬辰年初春出版了《庆生诊治中医疑难病验案集粹》。该书总结分析了多例真实个案，汇集了我诊治疑难病的部分心得和用药之道，也具零金碎玉之义。但是，从科学理论和理性思维的角度看，该书仅反映出若干个具体疑难病患者诊治的特殊性，能否提炼总结出带有普遍性，更有广泛指导意义的认识，既是一个新的挑战，也是我思考和研究的又一个新的问题。以此励志，耕耘不息；久研久思，知行并进；不断探求，日积月累；探理求真，遂有本书。

本书冠名《庆生诊治中医疑难病医理探真》，意在作为《庆生诊治中医疑难病验案集粹》的姊妹篇，较为系统地整理分析自己医药结合诊治中医疑难病的理性认识；从探求规律性的角度，探究疑难病的成因、关键性病因病机、诊断治疗的难点与特点、诊治思路与方法等医理之真谛；汇集并报告自己长期研究辨病与辨证论治结合的主要收获与观点，以拓展研究的思路，提高诊治中医疑难病的水平。

基于以上工作基础和思考，特秉笔自书，击键录字，集腋成裘而成稿。呈献此书，供同道参考并诚祈斧正，作为后学之策杖且盼青出于蓝而胜于蓝。

我之善愿如是，能否达愿，尚祈世人、同道鉴之！

云南省名中医　　李庆生　谨识
癸巳年冬日于故园春城昆明

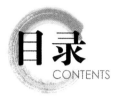

目 录
CONTENTS

导言

　　人，处于自然环境和社会环境之中，秉天地之气而生，应天地之律而化，随天地之变而调。

　　人，于天地间自成一个个独立的鲜活的生命体，各自处于一定的社会环境之中，居于各自特定的社会角色与状态，有着自身的心理、生理特质及其生、长、壮、老、已的生命过程。

　　人，能在一定的限度内随外在的自然环境和社会环境的变化而自我调适，调节自身的心理与生理状态，形成一个良好的内环境并与外环境相谐，从而保持健康的身体与心智。

　　健康，应是人体调节或适应内外环境的自稳能力处于平衡而有序应答的状态，也是人体生理与心理处于平衡稳定状态的反映。

　　病痛，则是人体调节或适应内外环境的失调或自稳能力下降或紊乱，也是人体生理或心理处于紊乱状态的反映。

　　在人类漫长的发展历程中，人们逐渐发现和把握了若干病痛发生的规律、特点，也逐步寻求和发现、发明了若干诊治病痛的方法与手段，逐渐形成了捍卫自身健康，祛除病痛的科学体系——医学科学及其与之相匹配的药学科学。

　　中医药学作为一门特殊的医药科学，诞生于中华大地，聚智于中华民族。她以长期独特的医事、药事实践经验积累为基础，以中国古代哲学为析理工具，以中国传统文化为营养源，形成自己独特的理论及其实践体系，从整体、动态、功能态的角度分析认识生命，诊断病患；采用天然药物（中药）和无损伤疗法（针灸、推拿、导引等）治疗疾病，预防保健养生，呵护健康。

　　中医药学有着以阴阳五行为核心的理论体系，以望闻问切为主的特殊的诊察方法，以四诊八纲、辨病与辨证结合的诊断体系，辨病论治与辨证论治结合的临床诊治模式，理法方药一体的诊治用药范式；内服与外用并重，既可将中药制成汤剂或膏、丹、丸、散、酊剂等药物制剂用于治疗，也可应用针灸、推拿、导引等治病。既有针对较有规律病证的伤寒、温病的六经辨证、卫气营血辨证、三焦辨证等辨证论治法及其体系，更有针对"内生之邪"而成杂病的辨证论治方法及其体系。如是种种，中医药学的理论及其实践体系具有极强的包容性和适应性，为中医诊治疑难病提供了极为有利的条件和可能。

在当代，疑难病证日益增多，诊治难度不断加大。这些威胁当代人类健康、给人们的身心带来痛苦的疑难的或新的病患，往往是既无现成的理论可以应用或指导，也无可知的规律可循，更无有效的系统的经验可资借鉴，成为中医及民众所言的疑难杂病。这些疑难的或新的疾病或病证，挑战着人类已有的科学知识与医疗技术手段，也在挑战着传统的中医药学。

当代中医人，面对新的疑难杂病，当宁心聚智，勇于探索，科学研究，探讨并探求有效诊治中医疑难杂病的真谛及其规律；传承中医药学的精华，创新疑难杂病的诊治方法及其方药。

欲有效地诊治中医疑难病证，需要扎实系统地把握、研究和应用中医药传统理论，推陈出新，知常达变；面对个案，深研深究，善于思辨；医药结合，渐积心得，形成定见。如是，当再次面对类似病证时，方能心中有度，诊断准确，用药得当，获得佳效。

上 篇

疑难病诊断与治疗的基本思路与方法

第一章

总 论

欲正确而有效地诊治疑难病，需要正确而缜密的思路与方法。要形成这样的思路与方法，需要深入研究中医传统所言的"疑难杂病"的有关概念问题，探讨分析和把握疑难病的诊断与治疗的难点及特点，研究并把握中医诊治疑难病的原理及依据，探究和抓住疑难病的关键性病因病机。

第一节 疑难杂病辨识

疑难病，中医常言其为疑难杂病，或称之为疑难病证，或言之为疑难杂证。

疑难杂病，往往病情复杂或危重，临床表现特点不典型，疑似病证较多，诊断不易，治疗较难。仔细究之，疑难杂病，可有疑难病与杂病之不同。探讨其概念及成因，有利于更好地把握和诊治疑难病证。

一、疑难病概念及其成因简析

疑难病，即是临床表现疑似难辨，诊治较难之病况。其发生及发展变化的规律性不强，或是发生的几率不高，或其表现复杂危重而疑似病较多，或证候特征不典型，或多种提纲证相互兼杂交织，用单一的辨病、辨证方法难以辨清，不易诊断或治疗。

疑难病，往往既无现成的理论可以应用或指导，也无已知的规律可循，更无有效的经验可资借鉴。故，其诊断或治疗，需要医者周密诊察，缜密分析，严密逻辑推论，严谨慎重地做出诊断结论；更需医者理法方药一致的多种适宜方法的有效治疗。这些，甚为考量医者的知识储备与科学应用，尤其挑战医者的创新思维与能力。

探究疑难病的成因及其特点，可以粗略概括为以下几点。

（一）自然生态环境变化

随着人类社会的发展，或言进步，人类取得了从农业文明进入工业文明、生态文明的巨大成就。人类从自然界获取的物质越来越多，对自然界的影响甚至是破坏也就越来越大。城市热岛效应，排污排废，二氧化碳积蓄，辐射（光、电磁、射线）增强等环境污染，不断地破坏着自然生态环境，使得人类所依赖生存的自然生态环境发生着巨大的变化，有的甚至恶化。

中医学认为，人与天地相应，禀天地之气而生，食自然界之五谷清气而长。人类生存所依赖的自然生态环境的变化、恶化，必然影响着人类的健康，不断地产生着若干新的病患。

现在已知，若干种疑难病，如癌症、结石病等，常常与患者的生存环境直接相关。

笔者在十多年前，半年之内，集中诊治了某县一个乡的十余名病人，多为癌症或骨节异变，或是小儿畸形。据说，当地近几年来，已有类似的患者死去。这些情况，促使笔者不得不想到这些患者所处的自然生态环境是否有问题，特提醒来诊者中的当地干部加以注意。他们去请当地环保等部门监测后告知笔者，当地由于加大了矿产开发、就地冶炼而环保措施不到位，水质及土壤中的有害物质大量超标。

又如：随着生态环境的变化，过敏性疾病呈高发态势。在本世纪之初，世界卫生组织就将该病列为21世纪重点防治的疾病之一。

目前，已知的自然环境中的致敏原（过敏源）已达130余种，人们接触致敏原的机会和种类越来越多，可谓防不胜防。过敏性疾病作为变态反应性疾病，可发生并表现为多系统、多样化的病患。如：过敏性皮肤病（湿疹、药疹、接触性皮炎、过敏性紫癜）、鼻炎、肠炎、咳喘、关节炎；严重者，甚而出现过敏性休克。

中医对于过敏性疾病的有关病证，已有不少有效的治法与方药。但在中医学传统的理论体系中，无"过敏"之词及其定义，对其病因病机的研究不系统，也就缺乏系统的诊疗标准。因之，过敏性疾病尚属中医疑难病的范畴。

（二）人类社会生态环境竞争加剧

在人类社会经历了农业文明、工业文明阶段的发展之后，在当今的知识经济、信息经济、生态文明时代，人类社会的竞争越来越激烈，人们为生存、生活而付出的努力越来越艰辛，人们的生存、生活方式的改变也越来越明显，对人的生命的影响也越来越巨大。与此同时，一方面，随着人类社会的发展，物质文明的改善，人类的寿命越来越长；另一方面，人类社会的竞争日趋剧烈，人际利益呈现多样化，人际关系日益复杂，对人的健康造成的影响和损害也越来越重，对人的心理、生理的影响日益巨大，身心性疾病越来越多，新的疑难性疾病也就越来越多。

现代已知，人的心理环境发生明显改变或紊乱，心理自稳能力下降或紊乱，影响或损伤现代科学所认识的人体的免疫功能，必然影响或损伤人体的正气，导致人的体质下降而抗病力低下，极易产生若干病变，有的则是疑难病。如：癌症、不明原因的疼痛、过敏、焦虑、病毒携带（感染）等等。

（三）生活方式的不良因子增多

在当代，人们生活的物质条件极大丰富，生活条件极大改善，信息沟通极其便捷，社会职业与生活的竞争更加剧烈，人们的生存及生活方式也发生着极大的变化，呈现出多样化、差异化的特征。其中的一些不良因素，成为影响人体健康的负面因子，导致人的健康水平下降，产生新的病患。

过劳，过逸，过食（饮食结构不当），是人们生存生活方式变化中影响人体健康的负面因子的最主要表现形式。"亚健康"状态，就是这些负面因子影响人体健康，渐致人体进入发生疾病的临界和跨界的状态。人体若长期处于"亚健康"状态，不能及时调节和纠正，极易产生各种病患，甚至是疑难之病。

过劳者，长期处于工作、生活、人际关系紧张的重压之下而机体受损。剧烈的竞争，紧张的心情，难以松弛的精神，往往导致人的气机运行紊乱，神志不安，气血不和，血脉不畅，经脉不利；亦即导致人体的神经体液调节功能紊乱或下降，神经功能紊乱，自稳调节能力紊乱或散失，或免疫力、抗病力下降，正气不足，遂生诸病。

过逸者，无所事事，养尊处优，生活无规律，欢娱无常度，缺乏健康有效的运动锻炼而机体失调。如是日久，机体萎弱，机能退化，功用萎废；气机不运，气血不活，痰瘀互结，代谢紊乱，百病由生。

过食者，多为饮食结构不当而机体代谢异常，营养失衡，遂生百病。近30多年来的国人，充分享受着国家富强，物质丰富的成果，饮食结构发生了较大的变化，由以往的五谷为主、动物食品匮乏的状态，变为食品丰富、动物食品食用过盛的现实。同时，高血脂、高血糖渐为国人多发、高发的异常代谢状态，进而引致高血压（头胀、眩晕）、冠心病（胸痹）、癌症等危重疑难病多发、高发。

笔者推究之，国人为东方黄种人，其体质状况，除遗传基因（先天禀赋）之外，素与其饮食构成直接相关。国人之饮食，历来以五谷为主。长期的生物进化与演化，国人机体对于五谷为主的植物性食品的养分结构较易消化和接受，代谢也较为稳定和正常。动物食品的脂肪、动物激素等，远远高于五谷为主的植物性食品。这对于国人的体质和代谢吸收而言，是一个挑战，也需要国人体质逐渐适应和接受。笔者认为，这或许是国人近30多年来，因机体代谢异常，营养失衡，新生百病的一个最根本的因素。

（四）疾病谱不断发生变化

随着自然生态环境的变化，甚或恶化，人与自然环境中的各种同类相似要素（动物、植物、微生物等）的关系也在变化；病原微生物的变异，尤其是病毒的变异，致使新的病毒感染性疾患层出不穷。如：艾滋病，埃博拉病毒感染，人畜、人禽共患疾病等病患，均在不断地出现。

社会生态环境的变化，社会竞争的剧烈，人际关系的紧张，致使心理疾患的发生率大幅上升。心理疾患的高发，致使情志不遂，气机不畅，气血不和，或是机体神经体液调节能力及神经控制自稳能力下降，抗病力减弱，免疫力下降，遂发生若干新的多种疾患，有的则是新的疑难病。

生存生活方式的变化，饮食结构的变化，代谢性疾病呈现新的高发状态。高血糖、高血脂、高血压等逐渐成为国人，尤其是城市人群影响健康，引致疾病的主要因素，由这"三高"引致的若干疾患，也多为疑难之病。

同时，由于社会生活条件改善，医疗卫生水平的提高，传统的、常见的一般的感染性疾病、传染性疾病已明显减少；与自然环境、社会环境、人们的生活方式变化直接相关疾病出现新的高发态势。譬如：慢性疾病、高龄疾病成为新的易发、多发性疾病。

由于以上因素的相互影响，若干传统常见病的发病特点及阶段特征已多不明显、典型，呈现出"非典型化"的临床变化特点；若干疾患的发病年龄段已不典型，且有低龄化的趋势。譬如：多由情志不遂、精神紧张而引致的胃脘痛、胃溃疡病的肝胃不和证，原为情感丰富、精神紧张的成年人之病证，现在已经常出现于心智尚在发育的小儿之中。笔者诊治的一名患儿，年仅 7 岁，为小学一年级学生。

（五）医源性因素所致

医源性因素而导致的疾病，往往都是危重、疑难之病。

由于诊断不明而盲目治疗，或是治疗有误之失治（延误时机而失于治疗）、误治（错误治疗）、过治（过度治疗），均会导致医源性疾病。

目前常见的药物滥用，超剂量、超时限、超承受力的过度治疗，是新的医源性疾病的又一类新问题。主要者如：

其一，中药的应用未按理法方药一致的要求，不顾"十九畏""十八反"之药性，违反方剂配伍禁忌，产生服药的毒副反应而药物中毒。其二，长期服用、过用补益药，补气、补肾、温阳过度。由于"气有余便是火"，补肾温阳伤津耗气，终致阴阳不调、阴阳俱损而诸病由生。其三，治疗方法正确，但治疗过量、过度。如，有的癌症患者因放疗过度而致结肠黏膜溃疡、局部皮肤灼伤后皮肤挛缩硬化而疑似"硬皮病"等。其四，治疗方法不当。如骨结核病人，强力推拿，竟致骨折且创面长期难愈。其五，过用、滥用抗生素，极易损伤人体免疫力；甚者，引致脏器衰竭而致危重急症。

（六）多种因素交织不解

人作为自然界的一分子，与自然环境紧密相联；作为社会的一员，须臾不可离开社会而时时受到社会环境的影响；作为自然与社会紧密结合的生命体，每一个人均处于一个具体特定的生存环境，有着自身特定的禀赋体质、心理素养与定势，承担着各种具体的社会角色。因此，上述容易引致疑难病证的五种因素及其变化，均会时时影响着人的健康。有时，则会多种因素相合而交织不解，引致各种更多的疑难病证。

自然生态环境的变化，甚而恶化，不断地产生着新的致病因子，挑战和破坏人体的正气（抗病力）。人类社会环境竞争的加剧，甚或是恶性竞争或复杂紧张的人际关系，巨大的生活重压，引致人的心理自稳能力下降或紊乱，情志不畅、心理不稳而气机运行紊乱，或低下，或亢进，必然导致人体正气、免疫力的下降或低下。人们生存生活方式的改变及其多样化，或过劳，或过逸，或过食（饮食结构不当），均可引致气机紊乱，代谢异常，气血不和或者气血不活，产生诸多病证。

自然生态环境的恶化，社会的异常竞争，人的过劳或过逸或过食，常常会相互影响而促使疾病谱不断地发生变化，进而不断地给人类健康带来新的挑战。加之面对这些复杂而多变的病况，有的医者诊治不当或失当，导致医源性疾病，进而引致不少的疑难病证。

以上这些情况或成因，仅需某一种因素或情况的单独存在，就可引致疑难病证。在实际的疑难病证的诊治中，常常遇到的是多种因素相互影响，交织难解或不解，更易引致疑难复杂的病证。

如：在日益恶化的自然生态环境中，社会竞争会更加剧烈而导致异常。长期生活在这样的自然生态环境和异常的社会竞争之中，人的生活生存方式常易失当，其心理状态容易失常，正气（抗病力）下降，极易产生变异的新的疾病，也就极易发生各种疑难病证。这样的疑难病证，其治疗也甚为棘手。

（七）超前诊断发现的特殊病患

当代科学技术的迅猛发展，许多新的科技方法、手段与医学内容结合，产生了若干新的诊察仪器设备。人们可以从分子、量子水平进行人体分子生物学的基因、蛋白质等检测；可以从平面到立体、二维到三维，结构到功能，局部到整体，静态到动态地进行医学影像学、形态学和功能学的检查。如是，人们能够从微观、超微观，多学科综合地进行早期超前诊断，在早期发现或诊断出许多以往未能诊断和发现的新的疾病，为治疗赢得了时间。但是，这类早期或超前诊断出的病况，其相应的系统诊断和治疗尚缺标准和规范，或言缺乏成熟的治疗手段，其治疗往往也就成为一个新的难题。这种状况，正在挑战着人类已有的科学知识与医疗技术手段，也在挑战着传统的中医药学。

早期超前诊断发现的疾患，或是仅有现代实验检查的生理状态客观指标常数改变而异常者，有着极大的病理意义和诊断价值。但是，这种病况，往往是仅有实验诊断指标异常，却尚无相应的临床表现（症状、体征），也就无中医诊断所依据的由症状组合变化而形成的"证候"。

民众遇到这种情况，常常在一般的治疗无为时，求治于中医。面对此类情况，中医"无证（症）可辨"，辨病辨证不易，治疗难以入手。这往往是一个矛盾的局面和关系。

中医药工作者，必须正视此状，为民除疾解难去痛，努力寻求诊治之法。这是中医工作者的历史任务，也是中医面对的新的"疑难病证"，更是对中医辨病与辨证结合论治的挑战。

笔者曾诊治过一位高危型乳头瘤病毒（HPV）感染的病患。该患者在体检时，经DNA 检测，在其宫颈黏液脱落细胞标本中，与子宫颈癌的发生高度相关的 HPV（高危型乳头瘤病毒）呈阳性，检测值为 399.48（正常参考值<1.00，下同）。但是，其临床无对应的症状或体征，尤其是月经及白带无异常。对此情况，西医对此类病毒无特异性的治疗药物，中医"无证（症）可辨"，辨证论治难以入手。患者为此担心不已，惶恐不安。

笔者综合其体质、情志状态等，采取西医辨病（实验室检查指标）与中医辨证（辨体质）结合而论治；以传统的中医辨证论治理论方法为基础，结合中药药理学的认识而指导用药；施以疏肝理气、调养气血、（清热）解毒排毒、涤痰化瘀之方药治疗，前后服药

30 余剂。经同一所医院 DNA 检测，HPV 检验结果为阴性，检测值为 0.21。（李庆生．庆生诊治中医疑难病难案集粹．北京：中国中医药出版社，2012：268-276）

二、杂病范畴及特点

杂病是中医学特有的一个范畴，主要是指其分类与归类较难，不易归入传统或一般类别中的病证。传统意义上的杂病，多指六经辨证、脏腑辨证、卫气营血辨证、三焦辨证体系以及内、外、妇、儿、骨伤、皮肤科之外的各种病证。

在中医学的发展史上，系统研究并论述杂病者，当推清代沈金鳌先生。其在《杂病源流犀烛》中言："吾于医有感焉。人之有病，或感七情，或染六淫，皮毛肌肉，经络脏腑，受其邪即成病，而病即发于皮毛肌肉经络脏腑之间，故曰杂也。杂者，表里易蒙，寒热易混，虚实易淆，阴阳易蔽，纷形错出，似是实非，欲于易蒙易混易淆易蔽中，确定为勿蒙勿混勿淆勿蔽之症……切脉辨症，就症合脉，反复推究，从流溯源，纵不能洞见癥结，当必求昭悉于皮毛肌肉经络脏腑之间，或为七情所伤，或为六淫所犯，知其由来，审其变迁，夫而后表里不相蒙，寒热不相混，虚实不相淆，阴阳不相蔽，皆通灵之为用也。"（清·沈金鳌．杂病源流犀烛．北京：人民卫生出版社，2006）

从当代科学及医学发展、中医药研究诊治的水平看，我们在此所言"杂病"所涉的范畴，既包括了中医理论体系中传统意义上的杂病，也还涉及若干新出现的、新诊断出的若干特殊病况，亦即参考传统中医理论或现代医学的诊断分类难以确诊或是难以归入临床各科的疾病。如是，"杂病"也就多为"疑难病"。

据此，我们可将杂病的范畴及其特点作如下概括。

第一，难以用一种辨病或辨证方法辨清病况的病证

有的病况，病情表现复杂，典型性表现不强，非典型性特征明显且疑似病证较多，用单一的辨证、辨病方法难以确诊，即使多种辨证方法并用，疾病归属与多科相涉，也难以做出单一的诊断结论。换言之，难以用六经辨证、脏腑辨证、卫气营血辨证、三焦辨证等一种辨证方法辨清其病因病机；或者难以用单一辨病标准辨清病况者，可视为杂病。

第二，难以直接确诊或是难以归入临床各科的疾病

目前，临床各科疾病的分类，多是参考现代医学的诊断分类。对于难以直接确诊或是难以归入内、外、妇、儿、骨伤、皮肤等临床各科的疾病，也往往视为杂病。如：多科疾病夹杂且难治难愈的疾病，临床上常冠之以"综合征"的疾病。

第三，临床表现尚不典型或缺乏诊断标准及治疗规范的病况

有的病况，临床表现不典型，尤其是有的病况实验室检查（生物化学指标化验、机能测定、影像学检查）明显异常却无相应的临床表现，常常缺乏诊断标准及治疗规范，也就无系统有效治疗方法或药物。如是种种，只能归为"杂病"之类。

第二节　疑难病的诊断难点及特点

疑难杂病的成因复杂，表现多样，无规律可循。因此，其诊断，有若干难点及特点。

初步分析，主要为以下几个方面。

一、临床表现不典型且疑似病证较多

非典型性，是疑难杂病的主要特征。其临床表现，往往呈现出多病多证相兼，传统病证特点不典型，疑似病证较多的特点。

如：笔者诊治的一例"气肿经乱"患者。42 岁，月经紊乱 3 年，闭经 7 个月，身肿而肤暗。其临床表现，有三大特点：经行紊乱、气走窜、身肿胀。

经行紊乱，但其性激素水平基本正常，且年仅 42 岁，却经行紊乱三年，闭经 7 个月；身肿，却无水液潴留之征；自觉体内有股气在走窜，十分难受难耐。

细细辨之，其病归结起来，实为两大问题：气机不畅，有股气在体内走窜而身体肿胀，简称为气肿；经行紊乱，先后无定期，经闭未行已 7 个月，简称为经乱。其病之关键，在于其全身气机不畅而气肿，由气肿而致其经乱。

经以调畅气机（理气、降气、行气、通气、益气）、消肿除胀、调和气血、调养冲任、祛瘀通经之方药，集中治疗 40 余天，服药 20 剂，肿胀消，月经复来潮但量少、色暗；再续治并调理 1 个月经周期，月经基本正常而至。继续调理 5 个月经周期后，其已无身肿不适诸症，月经正常来潮，夫妻生活复常。其气肿、经乱，均已痊愈（可参阅《庆生诊治中医疑难病验案集粹》第五十案）。

二、多病相兼且多个证候并现

疑难杂病之临床表现，多为多种病患同时存在，证候表现多证交织相兼，辨证不易。

上面所举"气肿经乱"病患，其病即为多病相兼，气肿、月经不调（经行紊乱）；其证，多种证候相杂并见，其病因病机多路交织：气机郁滞而逆乱、气滞血瘀与气虚血瘀并存而气血不和，导致冲任失养、淤阻经闭。

三、发生几率不高且病况罕见特殊

疑难杂病之一大特点，就是其发生几率不高，病况罕见而特殊。

如：笔者诊治的一例"头风头痛并高热"患者。其为 13 岁初中学生，因不明原因高热住院一月余治疗，高热不减。笔者诊察判断，其高热非外感温热之邪，应为内伤里热而郁热内积。综观其临床表现并结合 CT、MRI 检查所见，乃头风头痛（大脑左顶叶组织缺失 3cm×3cm×4cm）所致颅内压力失衡、颅内压增高、体温调节功能异常而致高热，判断其为非感染性高热；辨证为肝火上炎、气火上逆、热扰心神。显然，如是之病证，用抗菌消炎或清热解毒方法治疗，确实难以奏效。笔者采用清肝泻火、平肝降逆、清心除烦之方药，治疗约一旬，头痛止，高热退，体温复常。随治、调护六年余，体健智常，考取大学（二类本科）。此例，实属十分罕见之病证。

四、缺乏传统理论依据或诊断标准

疑难病，既为发生几率不高且病况罕见特殊之病，其可依据之理论指导、诊断治疗标准等，也就十分缺如。

上面所举"头风头痛并高热"病患，从其临床表现、病因病机分析推断及其疗效分析，其高热不退，应属颅内压力失衡、颅内压增高、体温调节功能异常所致，非感染性所为；其证候，应为肝火上炎、气火上逆、热扰心神。据此诊断而施治，确实获得佳效。但是，依据传统的分类方法进行归类分析，或是寻求理论指导该案的诊断与治疗，均无现成系统的对应理论或诊疗标准，也无相关的有效案例可资借鉴。

五、实验及影像学异常却尚无临床表现

现代科技的发展进步，为医学提供着源源不断的先进仪器设备，为检测健康状态、临床诊断疾病提供了很好的条件。实验室的各种生理生化检验及电磁信息检测，多种影像学检查，可以帮助医生从微观、超微观的层面进行诊察，早期发现或诊断疾病，或发现影响健康的不良因子。这些方法及其所获资料，往往超越了许多传统诊察方法，尤其是仅靠人的感觉器官功能进行的望闻问切四诊，获得传统诊察方法不能察知的病况。

从微观、超微观的层面进行的诊察，在早期发现或诊断疾病，或发现影响健康的不良因子，往往是生理状态的客观指标常数改变而异常，但患者尚未出现相应的或典型的临床表现（症状、体征），也就不能形成一定的病候、证候。中医诊断之要，在于依据症状（体征）的不同组合而形成的病候、证候进行辨病、辨证。面对这种实验检查指标明显而尚无典型临床表现、病候、证候的情况，中医诊断也就缺乏辨病、辨证诊断的依据和切入点而无证（症）可辨。

面对此情，中医工作者必须在秉承传统的依靠人的感觉器官功能进行望闻问切的基础上，进一步研究和拓展临床诊断辨病、辨证的方法及其观察指标、诊断标准。

第三节　疑难病的治疗难点及特点

诊断是治疗的前提和依据。中医在诊断疑难病证时面临着的以上难点与特点，必然给治疗带来同样的困难。简要分析，疑难病的治疗难点及特点，主要有以下几个方面。

一、治疗的切入点（靶向）不易明确

由于疑难杂病的非典型性，其临床表现常常是多病多证相兼，各自的表现多不典型，且疑似病证较多，难以发现"（个）病"所反映的病变过程的基本矛盾，也不易抓住"证"所代表的主要关键、主要矛盾或矛盾的主要方面。因此，在多病相兼、多病相互影响的情况下，其相应的证候也是多证相杂，不易找到找准关键的证候；治疗时，也就难以找准治疗的关键切入点。有时，为了兼顾多种病证，面面俱到，难以明确切入点，治疗的主攻点及其方向（靶向）容易模糊，影响治疗的准确度和有效度。

对于仅有现代实验室检查的客观指标异常，却尚无相应的或典型的临床表现（症状、体征），无证（症）可辨，辨病论治与辨证论治均较为困难，很难简单而直接地按照传统

的中药药性理论，依据中药的升降浮沉、四气五味、归经等特性而进行中医药治疗。

二、治疗需要兼顾解决的问题较多

疑难杂病，多是多种病因相互影响而成，多种病机关系错综复杂，临床表现复杂交织、多病种、多证候交叉并存。治疗时，必须统筹兼顾，既要找准抓住并治疗主要的病证，解决主要关键问题、主要矛盾或矛盾的主要方面，还应兼顾次病、次证，解决和抑制其他的次要矛盾，最终有利于解决疾病的关键问题和本源。譬如：祛邪不伤正，扶正不碍邪、不留邪；治标不伤本，固本不碍标等等。

三、可资借鉴的治疗方案或经验较少

疑难杂病的发生几率较低，病变较为罕见，医生们诊治的病例较少，积累的经验也相应不足，报道的有效案例及其经验也就较少。此外，疑难杂病的疑难复杂程度越高，其治疗越困难，成功的有效的经验也就越少。

面对复杂而特殊的疑难杂病时，可用或可资借鉴的较为成熟的治疗方案或经验较少。从某种意义上可说，成功地治愈一例疑难病患者，就是一个创新。因此，真正意义上的创新，个案化的诊治，是治疗疑难杂病又一个突出的难点和特点。

四、缺乏疗效标准而把握预后较难

由于疑难杂病的发生几率低，规律性不强，典型性突出等特点，普遍缺乏较为统一的诊断标准，也就缺乏疗效判定标准，进而影响着对其治疗效果的判断和病变趋势发展预后的把握，在一定程度上也会影响其临床用药的准确性和准确度。

第四节 中医诊治疑难病的原理及其依据

在中西医学并存并行的当代，我国民众遇到疑难杂病或危重病而救治无望时，多有延请中医诊治之习惯和托付。实事求是地看，中医也的确能够诊治许多疑难之病，往往取得神奇的疗效。

这种情况，并非"病急乱投医""死马当作活马医"的巧合，而是中医药科学体系及其方法的有效展示，也是这个神奇的科学体系及其蕴含的科学原理在当代发挥重要作用的必然表达。

在中医发展史上，战国时期的扁鹊（秦越人），汉代的华佗，东晋时期的葛洪，隋唐时期的巢元方，清代的沈金鳌等，均是擅治疑难杂病之高手，也是中医药神奇疗效创造者的代表。扁鹊（秦越人）"善治垣一方人（隔墙诊病）"并首创"医籍（病历、病案）"，华佗创麻沸散而施"刮骨疗法"并著《中藏经》，葛洪治疑难杂病急症而有《肘后备急方》，巢元方著《诸病源候论》记述若干疑难病证之"源"与"候"，沈金鳌专研疑难杂病之诊治而著《杂病源流犀烛》。

在近现代和当代，无数中医人仍在创造着中医药诊治疑难杂病的奇迹，造福着华夏子孙和世界人民。

中医之所以能够诊治疑难杂病并获得较好的效果，来源于其独特的认识角度、方法及其对人的生命活动全面而动态性的把握，独特而系统的理论体系，全面而多样化的诊治方法及其体系。

从诊断治疗的原理及其依据的角度考察，中医学的这些特点及其优势，主要由四个方面构成：诊断以人的功能态信息"藏象"为依据，治疗重在调节并恢复人的功能态平衡，辨病与辨证论治结合的临床诊治模式注重过程与阶段的统一，理论体系具有广泛的兼容性和适用性。

一、诊断以人的功能态信息"藏象"为依据

中医学 5000 多年的实践发展史、2000 多年的理论体系及理论实践发展史证明：中医学产生于特定的历史条件下，从特定的认识角度，用特定的方法，借助特殊的析理分析方法及其思维方法，从整体、活体动态和功能态的角度，揭示人的心理、生理、病理状态，认识和把握疾病的发生、发展、变化规律，进而形成独特的预防、诊断、治疗疾病及养生、康复的理论体系及其方法技术体系。

从总体上看，中医学属于自然科学，与社会科学、人文科学、环境科学的内容及特质高度融合。她是整体医学而不是局部医学，是活体动态医学而不是静止静态医学，是功能态医学而不是形态（解剖）医学。因此，中医学有着自身独特的预防、诊治疾病的依据和原理。

诊断是人的一种认知活动过程。从文字学意义看，诊断就是诊察了解、分析判断。广而言之，凡是欲对一个特定的状态进行把握并得到结论的工作，都需要进行"诊断"，收集相关信息，了解状态；进行分析判断，得出结论。

医学诊断是医生的认知活动过程。不同的医学诊断的认知活动，有着各自不同的诊断依据、原理和方法。

从医学内容分析，诊，就是诊察病情、收集病情资料，属于技能操作性的技术方法；断，就是分析病情资料、作出判断结论，属于逻辑思维分析的思维方法。

中医诊断，就是依据中医理论，运用中医的方法，诊察病情，收集并分析病情资料，作出判断，得出病名、证名的诊断结论。

应强调的是，中医诊治疾病，是在相应的理论指导下进行的。因此，研究分析中医诊断疾病的基本原理，应从认识疾病发展变化的基本理论模型、诊察了解疾病的基本原理与方法、分析判断疾病的基本原理与方法三个方面进行。

（一）认识疾病发展变化关系的基本理论模型

1. "邪正相争"是最基本的病变发展变化、演变进退之规律

正常人体，"正气存内，邪不可干"；病变之时，"邪之所凑，其气必虚"。正气是一切抗病因子和因素的总和，主要表现为正常的阴气、阳气。邪气是一切致病因子和因素的概称，如异常的阴气、阳气，环境变化，情志变化等。

正气与邪气相争，即为"邪正相争"，出现"邪正盛衰"的变化，随着这种变化，可出现正胜邪退，则病愈，或病情渐轻、向愈；邪盛正衰，则病重，或病情渐重、恶化。

2. 阴阳失调是常人变为病人的关键及病变关系的主要依据

正常之人，"阴平阳秘，精神乃治"。病变之时，人的阴阳失衡而出现阴阳盛衰，阳盛则阴病，阴盛则阳病；阳盛则热，阴盛则寒；阳虚则寒，阴虚则热；"阴阳离决，精气乃绝"。

3. 气机失常是病变之人气机（功能）运行的异常状态及其规律

正常人体，气机的升降出入正常有序，清升浊降，气血条畅，五脏六腑通泰，四肢百骸得养，内外整体和谐，使得"阴平阳秘"而"正气存内，邪不可干"。病变之时，气机的升降出入紊乱甚而逆乱，清者不升，浊者不降，"毒"邪内积；气机不畅而阻滞，或正气虚弱而不运，均可导致血运不畅甚而淤滞，水液不化而积为瘀血、水饮、痰湿等"内生之邪"；五脏六腑不调，四肢百骸失养，内外整体不和，则病变由生。

（二）诊察了解疾病的基本原理与方法

1. 以人体的"藏象"为依据和信息源

中医诊察了解疾病，可以不打开人体，不依赖解剖学知识和现代仪器，仅用望、闻、问、切"四诊"，靠医者的感觉器官，就能从人体外部获知人体内部变化的信息，进而查知其内部变化。

中医用望、闻、问、切方法收集到的信息，就是从整体入手，收集和辨别人体"藏于内，现于外"的"藏象"信息。如是，"藏象"就成为中医诊察了解、分析疾病最基本的信息依据和来源。

2. "藏象"是人整体生命活动的具体反应信息

中医理论认为，"藏于内之脏，必有形于外之象"，"有诸内，必形诸外"。因此，通过察外现之"象"，即可知内在之"藏"的变化。其原因和依据在于：

第一，人体以居于内的"五脏"为中心，通过经络，内连六腑、奇恒之腑，外连经脉、骨肉、皮毛，形成一个互为表里、如环无端、阴阳互根、气血流畅、内外互通的有机整体。

第二，人与外界的自然环境、社会环境息息相关，内外互通。人体内外联系互动的生命活动过程，也是人体功能活动的过程，产生着大量的信息，发生着交流运动，形成生命活体的"功能态"信息而表现于外，从人体外可征可知。

第三，辨别分析"藏于内"而"现于外"的生命活体的"功能态"信息的方法，蕴含和运用了现代控制论的"黑箱"理论原理。

从方法论原理的角度看，"藏象"学说应用"黑箱"方法的原理研究分辨人体的藏象信息，确实能够通过分辨人体这个"黑箱"外现的藏象"功能态"信息变化，推知人体内的各种变化。从这个意义上说，以"黑箱"方法建立的"藏象"理论，得到的是关于人体整体、动态、功能状态变化的认识结果，包含了人的生理与病理状态变化。

现代科学认识一个有机体及其整体联系，常常是遵循"基本物质——形态——结构——功能——整体联系"的方式及过程进行的。其认识的角度是从局部开始的，其方法就需要以还原分析为主。依此原理，现代医学认识人体的生理病理变化，首先要以解剖学的知识和方法为基础，按"基本物质——形态——结构——功能——整体联系"的方式及过程进行认识。

中医"藏象"学说以"黑箱"方法研究藏象，应用的是综合分析方法，从整体联系、动态变化、功能状态入手，得到的是关于人体生命活动变化整体、动态、功能状态的认识，进而推导分辨其体内的变化，因而是"整体联系——功能——结构——基本物质及其变化"。因此，中医的"藏象"理论及其认识原理与方法，有着完全独特的认识角度、方法及其概念，也就完全迥异于现代医学体系。

3. 察"象"知"藏"是中医诊察疾病的根本途径

察外现之"象"而知内在之"藏"，就是通过分辨"藏于内，形于外"，"有诸内，必形诸外"的人体"藏象"所蕴含的"功能态"信息，诊察疾病变化。如是，察"象"知"藏"就成为中医诊察疾病的根本途径。

依据分辨"功能态"信息诊察疾病，其实质就是应用"生物信息学"原理诊察疾病。

需要指出的是：由于历史条件的限制，中医学所应用的生物信息学方法，具有朴素和自发的特点，技术手段也较为粗放。其主要是从人的整体联系的宏观角度，从人的生命活动的功能状态、动态的"象"入手来认识、分析和应用人体的生命信息。

以经络现象为基础的经络学说及针灸治疗学，是中医学家从特殊的研究角度，用特定的研究方法，以人的生命活体的功能态信息为依据得出的特殊认识，也属于生物信息学的范畴，也是迄今尚未能破解的生命奥秘及其现象。

4. "以常衡变"是中医诊察疾病的基本标准与参照方式

中医学认为，万事万物均由"阴阳"构成，均有"常"与"变"。天、地、人、事之"常"即为"阴平阳秘"，天、地、人、事之"变"即是"阴阳失衡"，或"阴盛阳衰"，或"阳盛阴衰"，甚则"阴阳离决"。因此，以"阴平阳秘"所形成之"常"，衡量评价评判"阴阳失衡"所致之"变"，即为中医诊察疾病的基本标准与参照方式。

"常"，即为常规、常理、常识、常量，具有相对性与广泛性。

"变"，即为变化、改变、异常。细细分辨，又有"常中之变"与"异常之变"的不同。

5. "司外揣内"与"见微知著"是中医诊察疾病的基本方式

中医根据"有诸内，必形诸外"的藏象依据，通过察"象"知"藏"的根本途径，依据外在的"象"，综合分析推知揣测内在之"藏"的生理病理变化。

"司外"，就是紧紧地全面地抓住并分析人体内在之"藏"表现于外的"象"；"揣内"，就是依据外在之"象"，全面分析推知揣测内在之"藏"的状况。

"司外揣内"，也是诊察与判断有机的统一。"司外"，就是通过应用望、闻、问、切四种诊法，全面收集病情资料；"揣内"，就是通过辨病、辨证，揭示人体内在的疾病变化，得到病名、证名的诊断结论。

"见微知著"蕴涵着"生物全息"的原理，揭示和反映出中医诊察疾病整体分析的内在联系。中医认为，整体变化源于局部的变化，局部可显整体。这蕴涵着"生物全息"的原理。全身气血、经气的运行，可在某些特定局部反映出来，如脉象、舌象等。

6. 整体诊察与望、闻、问、切四诊合参

在整体观的指导下，中医既把握住了人的整体联系，又注意了分部位诊察，以全面收集病情资料；既分别运用望、闻、问、切四种诊法诊察病情、收集资料，又强调将望、闻、问、切四诊的认识合参，印证、校验其真实性和有效性，以确保诊察结论的可靠性和全面性。

（三）分析判断疾病的基本原理与方法

中医根据诊察了解收集到的患者的"藏象"资料，通过逻辑思维分析，即可分辨"藏于内，现于外"的藏象所反映的人体的内部变化；通过辨病、辨证，作出"病""证"的诊断结论。

中医分析判断病变的原理与方法，主要有以下几个方面。

1. 由"感性的具体"到"理性的具体"揭示出藏象所反映的人体生命活动的本质变化

通过"司外揣内"，"察外在之'象'，知内在之'藏'"，就是由感性的具体到理性的具体的典范。

"察外在之象"得到的"象"是感性的具体，是人体生命活动或疾病状态若干具体的表现信息。如：发热的高低，恶寒的轻重，汗出的多少，脉象的虚实等等。

"知内在之藏"得到的"藏"是理性的具体，是人体生命活动或疾病状态在人大脑思维活动中的再现和把握，也是人体所表现出来的这些具体表现信息的内在联系。如：人体内在脏腑的变化与外显疾病信息之间的关系，发热与恶寒的关系，脉缓急与发热或恶寒的关系等。

2. 以"理想客体"的构成关系分析得出病证的"理想模型"

任何科学理论体系，都有其"理想客体"和"理想模型"。这样，方可执简驭繁、提纲挈领地认识和把握认识对象的内在规律。

第一，阴阳、五行概念是中医学理论的"理想客体"

当"阴阳""五行"等哲学概念与大量的医药实践的内容相结合，形成了具有中医药内涵的阴阳学说、五行学说理论后，阴阳、五行等已不再是简单的哲学概念与命题，而是成为中医学用来反映和代表人的生命活动及其变化规律的"理想客体"及专门的医药学理论。（可参阅李庆生编著的《生命科学与中医药学》，中国中医药出版社，2003 年 6 月出版，241–242 页）

第二，阴阳及五行理论模型是中医学的"理想模型"

阴阳消长盛衰、动态平衡的阴平阳秘及五行生化循环、亢害承制的五行承制等，是中医学理论的理想模型，其中蕴含和应用了大量的数理逻辑。

中医学应用"气一元论""阴阳""五行"的概念分析和把握人生命活动的动态变化。将这些变化的关系建成若干个阴阳之"气"、五行之"属"，相互依存、对立、消长、变化的理想模型。从理想模型的状态看，人的正常生理变化是"阴平阳秘""五行承制（生、克）"的"常态"；人的病理变化则是"阴盛阳衰""阳盛阴衰""阴阳离决""五行亢害（乘、侮）"的"变态"；治疗的目的就是恢复理想模型阴平阳秘、五行承制的常态。

第三，中医学的"病""证"诊断概念，就是以阴阳、五行等理想客体的变化关系建立的理想模型

阴阳的消长、盛衰、虚实、转化、真假和五行的生、克、乘、侮变化及其关系，构成了中医病证的理想模型。各种具体的中医病证，就是这种模型的具体化和实际表现。

中医诊断，就是以这些理想模型的概念和逻辑关系为指导，诊断分析具体病人的具体的病、证情况及其病情发展演变趋势。

3. "审证求因"的逻辑推导

"审证求因""辨证分析""病因病机分析"，都是中医分析判断疾病的基本方法，三者异曲同工。其核心原理，是审证求因。

审证求因，既反映和概括了辨证分析、病因病机分析的基本原理，又与辨证分析、病因病机分析相辅相成。审证求因既是中医分析判断疾病的基本方法，也是一个理性思维、逻辑推导的过程，反映和代表着中医分析判断疾病的基本原理。

从一般逻辑语义来看，审证求因就是"审证"与"求因"的逻辑统一。

审证，就是审查和辨别证候。求因，就是从"证"的角度，分辨、求出病变的根本原因。由于证候是病变的"结果"，因而审证求因则是"由果溯因"的逆向因果逻辑推导。

第一，在审证求因的思维起点及其分辨过程中，是"由果溯因"，"果——因"的逆向推导

从逻辑关系看，正向因果逻辑的关系是"原因引起结果"，须按"由因到果"，"因——果"的关系进行推导分析。就疾病而言，因就是原因、病因，是引发疾病的各种相关因素；果就是病变之果，是疾病发生后的状态及其具体的病证。

在审证求因的逻辑关系中，"证"是果，是病因引致人体病变的结果及其表现出来的相应证候，亦即病变在一定时间范畴内、一定条件下的状态及其结果。

在审证求因的思维起点及其分辨、推导的思维过程中，逻辑推导关系是"由果（病变表现出的证候）溯因（病因）"的"果——因"逆向逻辑推导。但是，在完成这个思维过程，形成完整的思维链条并进行结论的表述时，需要按"由因到果"的"因——果"正向逻辑关系进行表述。

因此，在审证求因弄清因果关系之后，中医辩证思维中的"理性的具体"和辨证分析、病因病机分析等的表述，仍要按照正向逻辑来表达。其基本关系是：病因作用于病位，病位产生变化而具有病性（病变的性质），其中具有病变的趋势（病势，病变的进退、顺逆），各要素之间的相互关系就构成相应的病机。

第二，"审证求因"中"由果溯因"的逆向推导是由中医学特定的诊察模式和思辨方式决定的

"审证求因"思辨分析的依据和起点是"证"。证是人体生命活动异常之表现的单元性概括，是病变时的特殊"藏象"，也是人体异常、病变之"果"。

中医强调"无证（症）不辨"。有了"证候（不同的症状的组合）"，才能进行中医诊断。证所概括和反映的，是人体生命活动的功能态信息表达的人体异常的病变之"果"，是由若干的临床表现及其相关因素组成的。这些临床表现，就是病因作用于人体，引起人

体异常、病变的结果。因此，"证"所概括和反映的人体异常、病变之"果"，就成为审证求因时"由果溯因"分辨的切入点的依据，也是分辨"因果"逻辑关系的起点。

以审证求因逻辑方法得到的"因"，是由逻辑分析推导出的引起病变结果的一组（一类）因素，是中医病因分类学中的病因归类，并非简单具体的致病因子，而是包括了某一种、某一类致病因子在内的致病因素属性的总括。

由于这一特点，经审证求因得出的因果逻辑关系，往往存在"一因多果"和"多果一因"的情况。

4. "逻辑证明"（理法方药一致逻辑要求）的校验

逻辑的分析判断和推导是中医学诊断思维的重要内容与特征。

中医学要求，临证时，必须做到理法方药一致。换言之，理法方药之间有着其逻辑关系必须一致的客观要求。

从临床实际看，诊断与治疗的关系就是：诊断结论是治疗的依据，治疗效果是检验诊断结论正确性的标准。依据辨病、辨证的诊断结论，选择并拟定治则治法；根据治则治法，遣方用药（配穴），选择适宜剂型给患者施治。因此，该组关系中，理法方药的理论依据及其逻辑必须一致。

经过收集分析病情资料，形成初步的诊断结论，再根据该诊断结论处方用药。但是，任何医家都不可能一有初步的诊断概念，就会立即遣方用药，而是要在思维中"三思而定"。将初步的诊断结论进行反复校正，同时将其与治则治法、遣方用药的选择确定进行联动思考。这就是进行"理法方药一致性"鉴别比较的"逻辑证明"，以校正思考的偏颇，消除思维误差，确保诊断结论的正确性。

只有经过严谨而有序的理法方药一致的"逻辑证明"，才能完成中医依据外在"藏象"的表象性信息，辨别分析确定其内在的本质变化的诊断过程。

二、治疗重在调节并恢复人的功能态平衡

基于中医学作为整体、动态、功能态医学的特质，其诊断的依据是"藏之于内"而"象之于外"的功能态变化的信息"藏象"；其治疗，则是以调节并恢复人的功能态平衡为主，"以平为期"，重新实现"阴平阳秘，精神乃治"。

中医治疗疾病的手段与方法是多种多样的，有方药、针灸、推拿、导引等。从总体看，基于中医学是整体医学功能态医学的特质，不论何种治疗方法，其基本原理均为：整体调治，恢复功能；驱逐邪气，固扶正气；泻其太过，补其不及（不足），最终实现"阴平阳秘"，"以平为期"。

中医多种多样的治疗手段与方法，按其作用机理的角度划分，可以简单分为：第一，物理作用的方法，如针灸、推拿；第二，化学作用的方法，如内服或外用中药方剂，主要剂型有汤剂、膏剂、丹剂、丸剂、散剂等；第三，综合作用的方法，包括心理调节与导引、气功、运动保健操等。

诊治疾病，治疗与预防、康复密不可分。中医预防疾病，重在调理阴阳、固护正气、畅达情志、调和气血，维护人体的功能态平衡。其核心就是固护正气而维持功能态平衡，

"正气存内，邪不可干"，保持"阴平阳秘，精神乃治"。

其主要方法与手段的基本原理，即为通过养护调摄，学会并保持心志宁静、气血和畅、起居有常，从而使得正气存内，邪不可干。

心志宁静，即：自我调摄，情志平和，不急不躁，积极乐观，贫富无意，强弱不争。学会调适自己的心态和情绪，建立并保持积极健康的、宁静稳定的心理状态，减少或避免心因性疾病；同时提高心理素质而提高机体的自我稳定能力，也就能够提高抗病力。

气血和畅，即：通过调理，摄入养分，气血充盈，相互化生，气动有力，血充养足，运行通畅。补充并保持人体所必须的物质——（阴）血；由养分化生并保持旺而有序的动力（功能）——（阳）气。血为气的生成提供物质基础，气为血的化生提供动力，物质与功能相互促进和化生，二者和谐通畅，阴阳相谐，阴平阳秘，则正气存内，百病不生。

起居有常，即：生活规律，劳娱（逸）有度，动静相宜，药食互调，体质维常。不过娱（逸）、过劳、过食，起居定时；保证必要而充足的静养休息，适度参加适宜的文体活动或运动；合理膳食，注重饮食搭配，营养多样化，根据一段时间内的身体状态，运用"药食同源"的原理，调整不同的膳食结构谱，纠偏复常。以此养成并保持良好的生活习惯，进而形成并保持稳定的生理状态，提高机体活力与抗病力。

三、辨病论治与辨证论治结合模式注重过程与阶段的统一

辨病论治与辨证论治结合，是中医临床诊断和治疗的模式。

该模式要求，中医临床诊治工作要根据辨病、辨证诊断的结论，按理法方药一致的原则，进行具体的因人、因时、因地制宜的辨病论治、辨证论治，既对人体进行功能态整体性的多路、多元、多靶点调节，又针对具体的病证和患者进行个性化的治疗。

辨病论治，就是要注意把握每个病的根本（基本）矛盾、规律与特点，进行整体的前后联系的全面治疗，消除病患的过程。它强调和解决的是某一个病的疾病过程中前后联系的基本矛盾。

辨证论治重视和强调从病人在一定的时间、阶段和条件下具体的病变本质情况出发，综合此时此阶段与病变有关的情况，进行因人、因地、因时的辨治，以切中病所，获得佳效。它强调和解决的是疾病过程中某一个阶段或某一种特定条件下病变的症结或某个节点的问题，解决的是疾病过程中此时此阶段的主要矛盾或矛盾的主要方面，也就是医者诊治病患的具体切入点。

辨病论治与辨证论治结合，就是既注意病变过程的前后联系，又抓住不同阶段的主要症结（证）作为切入点。在这组关系中，从当前病变的一个症结或一个点入手，解决疾病在此时此阶段的主要矛盾或矛盾的主要方面。通过解决此时此阶段的主要矛盾，为解决疾病过程前后联系的基本矛盾创造条件，进而较为全面地诊治疾病。此理，就是中医能够获得较好临床疗效的主要内在依据。

四、理论体系具有广泛的兼容性和适用性

中医的理论体系以中国古代哲学思想、方法为析理工具和主体构架，以从独特的角度

获得的认识（信息）为内容，吸纳了较为丰富的多学科知识并与医学内容相结合，形成自己独特的理论认识。由是，中医学理论体系具有高度的包容性、开放性和综合性。该理论体系在应用于指导预防、诊治疾病时，有着极为广泛的兼容性和适用性。因此，中医能够治疗许多非常规、不常见的疑难杂病。

中医学理论的这种功能与特质，主要由以下三个方面的因素所决定。

（一）独特而整体的认识角度、依据和基础

其一，中医的认识角度独特，由外而内，整体辨察，动态为主，功能为要。

中医主要是从人体外部，整体、全面、动态的角度观察人的生命活动及疾病的变化，得到的就是人体外显的整体、动态、功能态的生命活动信息。

其二，中医认识的依据主要是人的活体的功能态信息"藏象"。

其三，中医的认识具有较强的整体性和综合性。

中医不仅重视人这个生命主体的变化，还注重与这个主体相关的各种要素的变化。抓住人的"藏象"的各种表现变化，同时全面综合地考察分析与之相关的各种因素地理、水文、气候、天文、物候、民俗等的变化，以及人的生理活动与心理因素等变化，获得并积累了许多独特的综合性的经验事实。应用阴阳五行等哲学方法对这些经验事实加以理性的分析，即形成了中医学独有的理论认识。

譬如：人作为"小宇宙"，与客观世界的"大宇宙"相关，"小宇宙"必然要受"大宇宙"的影响和制约；人的生命是一个整体，人与自然界息息相通，天人合一，人秉天地之气而生，靠天地之清气而养，从外界摄纳清气和营养；人与社会相融为一体，心理与生理相互影响；形神兼备，形赖神充，神靠形载；人有生、长、壮、老、已生机化灭的生命过程，全赖"气"循环无端的生化与运行等等。

中医药学能够发展延续至今，正是能把握人体与外界密切联系的规律，从生理的、心理的、社会的、环境的多因素出发，整体、全面地把握人与自然的联系，揭示人的生命价值和意义，保护生命，维护健康，防治疾病，提高生存质量。

（二）独特的哲学构架并融合多学科知识

如何对中医从独特的角度获得的经验事实和感性认识进行理性分析，形成相应的理论而进一步指导诊治疾病，需要适宜的理论原则与方法。产生于中国古代秦汉之际的阴阳五行哲学思想，适应和满足了中医药学的这种需要。

春秋战国时期出现的"元气论"（"气一元论"）自然观和阴阳五行学说等哲学思想被引入医药领域，阐释了我国先民们数千年医药实践中积累的经验事实及其经验，使得实践经验能够上升到理论，中医药学逐渐自成体系。

阴阳五行哲学思想是古代哲人对世间万事万物的发展变化及其规律的把握，强调的是事物的整体联系及其相互之间的辩证运动变化。它以"气一元论"为核心，以宏观综合的唯物论和朴素的辩证法方法为主体，强调和重视事物的物质属性（阴与阳，木、火、土、金、水五行）及其运动变化的相互依存、转化，能够很好地把握各种事物之间的相互关系和运动变化。

中医获得的经验事实，来源于中医长期的医事与药事实践的活动。在这些实践活动过程中，人们观察到人随环境变化或者服用各种药物、食物之后的若干变化与反应的事实。从人体外部，从整体、全面、动态的角度获得了人体外现的整体、动态的生命活动信息。这些经验事实及其所包含的信息，具有整体、宏观、动态、综合的特点。

只有阴阳五行学说这样的哲学理论及其方法，才能够揭示和阐释这种具有整体、宏观、动态、综合特点的经验事实及其所包含的信息。

在方法论原理上，阴阳五行理论的核心与中医获得的经验事实和感性认识的要素是一致的。阴阳五行的哲学思想、方法与中医获得的经验事实及其感性认识结合，形成具有医学内容的中医的阴阳五行理论，为中医药学的理论体系提供了最基础的理论构架，阴阳五行学说也就成为中医药理论体系的核心。

中医药学的理论体系，很好地将阴阳五行理论的核心与中医以"藏象"为主要认识信息源依据的医学内容统一起来，形成了包括阴阳五行、藏象、整体观等为主要内容的基础理论体系。以这个基础理论体系为源头，发展完善了以望闻问切四诊、阴阳表里寒热虚实八纲为核心的诊断理论及其方法体系，以辨证论治与辨病论治方法结合的临床诊断治疗模式及其体系，以升降浮沉、酸苦甘辛咸的"四气""五味"理论及性味归经、引经报使、"十九畏"、"十八反"等为主的中药药物学理论，以君、臣、佐、使关系等为主的方剂学理论及方剂宝库。

以阴阳五行哲学思想和方法为独特构架的中医药理论，能够从整体、宏观、综合的角度，将相关的多学科知识融合其中，从而使中医理论体系具有极强而广泛的兼容性与适用性。

中医学以人为核心，综合而全面地关注并阐释与人的生命活动相关的各种因素对人生命活动的影响，构成了将多学科知识及方法融合应用于中医预防、治疗、康复疾病活动中的医学科学及其治疗方法体系。

中医学以哲学思想及方法为主构和主线，以人为主体，融地理、水文、气候、天文、物候、民俗等学科知识要素，综合人的生理活动与心理因素变化的互动关系，形成了既注重整体动态辨治，又注意个性化治疗，更注意因人、因时、因地制宜的辨治，独特的临床诊疗体系及方法，使得中医能够很好地治疗现病、康复已病、防治未病。

通过以上所析可知，中医独特而有效的理论体系及其广泛的兼容性与适用性，就是中医能够较好地诊治疑难杂病，尤其是疾病谱改变之后若干新发疾病的主要依据和理论基础。

（三）临床诊疗必须医药结合多方法多角度施治

在中医的实践经验积累和中医学理论体系逐步建立的过程中，医药同源、药食同源、内外并治是其主要基础与特点，也是其理论体系及诊治方法的重要基础和内容之一。由医药同源、药食同源、内外并治逐渐发展而形成的医药结合、药食互助、多治相辅，就成为中医药理论及其方法体系的重要组成部分。

中医的临床工作，必须以中医理论为指导，必须注意医药结合、药食互助、多治相辅的主要原则与内在要求。

第一，医药同源与医药结合

中医药学的基础，来源于数千年"医药同源""药食同源"的实践。因此，医药同源就是医药结合论治的源泉。

我们的先人认识了大量的经验事实，积累了大量的经验。如：砭石治病，"神农尝百草，一日而遇七十毒"等等。经过引入和借用阴阳五行学说等哲学思想，揭示和阐释了这些经验事实的内在联系，形成了中医药学的理论体系。

秦汉之际，《黄帝内经》（以下简称《内经》）问世，标志着中医药理论体系的成立。《内经》借助当时的哲学思想与方法，运用阴阳五行学说等理论阐释世界。它集中了当时的天文、气象、地理、物候、数学的有用知识与方法，系统地阐述了对人体生理、病理的认识以及疾病的诊治原则等，确立了中医学的基本观念和基本理论。它对中医学理论的重要内容，如脏腑、经络、气血津液、病因、病机、诊法、治则、预防、养生保健等，作了较为系统的论述。

稍后问世的《难经》，以"问难"的形式进一步探讨了人体的生理、病理、经络、针灸、诊断、治疗等医学理论问题，还分析了一些病证，进一步丰富了中医学内容。

至两汉期间，药学专著《神农本草经》问世。该书系统总结了东汉以前医家和民间的用药经验，收载中药 365 味，按药物性能和功效不同，分成上、中、下三品；提出了中药的君、臣、佐、使，七情和合，"四气""五味"等药物学理论，创立了中药药物学理论。

东汉末年，伟大的医学家张仲景继承了《内经》等古典医籍的基本理论，结合当时医家以及自己长期积累的医疗实践经验，对当时多发的外感热病和常见的内伤杂病进行了系统总结，著成《伤寒杂病论》。张仲景以六经论伤寒，以脏腑论杂病，提出了包括理、法、方、药在内的辨证论治原则，创立了中医学的临床诊疗模式，使基础理论与临证实践紧密地结合起来。

至此，发端于"医药同源"的中医药学，在其基本理论及临床诊疗模式中，医药结合及医药结合论治就成了最重要的基础与方法。

医药不可分家，擅医者，必须通晓药理；从药者，必须谙熟医道。在中医药发展史上，懂医擅药者，灿若群星。

唐代名家孙思邈，人们尊其为药王、药圣，编著辑录方药为主的《千金方》（分为《备急千金要方》、《千金翼方》），提出医药结合的"三方证治"。

伟大的明代药物学家李时珍，所著《本草纲目》名垂青史，还著有论述中医诊断学的重要诊法脉诊之专著《濒湖脉学》，收录并详述 27 种脉象。

清代医药学家赵学敏，服务于民间乡野，走街串户，通晓各科，颇有现代"全科医师"之风采，著成《串雅内编》《串雅外编》。此外，尚著有《医林集腋》《养素圆传信方》《囊路集》《本草海》等书。（参见钱超尘主编的《中华经典医书》第五集之《串雅内编》《串雅外编》）

第二，药食同源与药食互助

"药食同源"同样是中医药学发展的源泉之一。

中医治病，综合运用方药、针刺、艾灸、导引等方法。内服或外用方药是最主要的手段与方法。中医所用方药，即是中药及其方剂。中药的来源，虽有矿物、动物、植物之不同，但最主要的还是来源于植物与动物。

作为中药使用的动物与植物，称为动物药、植物药。它们中的大部分，都是先为食品而食用之，渐被获知其特殊效用，专项用于治病而成为中药。如：

怀山药，既是百姓常食之品，又是健脾益气、止泻之药；现代，更认为其对消渴病（糖尿病）有较好的调治作用。

莲子，以莲子羹为代表，素为民间健脾、养胃、消暑之食品。从药用效果看，莲子皮具收涩之力，有固涩止带、止泻之用；莲子心性寒，清心除烦，用于心火炽盛而心烦易怒之重症，用量宜小；莲子肉为健脾益气、调养脾阴之要药，益气而不伤阴，用量宜大。

其他者，如：葛根、芦根、白及、藕节、橘皮（陈皮）、金银花、菊花等，均是极好常食、常饮的食品，也是可根据一定的诊断依据，按理法方药之一致的要求，依法遣方用药而入方剂之中的中药。

在魏晋、隋唐时期，食养、食疗、养生、除病的认识及方法即达到了较高的水平。唐代药圣孙思邈的《备急千金要方》，专列《食治》篇，详细介绍谷肉果菜等食物的治疗作用，如羊肝、牛肝治疗夜盲证，鹿靥、羊靥治疗甲状腺肿等。（参见李成文主编的《中医发展史》，人民军医出版社，2008 年 1 月第 1 版，第 48 页）

如是，药食同源在临证时就成为药食互助的有效方法。因此，药食互助也就成为中医诊治疾病、恢复健康的有效方法。

第三，内外并治与多治相辅

前已述及，中医诊治疾病的依据，是藏于内而现于外的"藏象"。内"藏"于体内之脏腑，之所以可有现于体外的功能态信息"象"，是因为人体以五脏为中心，通过经络而内外相连，成为内外互通的有机整体。在诊断时，经过司外揣内，察外知内，审证求因，全面把握人体内外的变化。治疗时，也必须内外合治，内外并治。体表的许多疾患，需要或可以通过内服方药治之；体内的病，也可以用外治之法，从外给药，或用按摩、针灸等法，从外治之；有的，则以导引、心理疏导等法，从中引之、治之、调之。

由此，形成了内外并治、多种治法相辅相成的有效治疗方法体系。这种多种方法并用，多治相辅，内外兼治，调心与治体并重的原则与方法，也是中医有效地诊治疾病，尤其是诊治疑难杂病的主要原理和依据。

第五节　疑难病的关键性病因病机探究

疑难病复杂的成因，必然导致其病因病机关系错综复杂。欲有效地诊治疑难病证，必须把握总体的病机特点并能够抓住其关键性的病因病机关系。

一、总体把握病因病机关键

认识和把握疑难病总体的病因病机，应当从病因、病位、病性、病势及病机关系等方面进行分析。疑难病的病因病机关系，呈现出十分复杂的关系，常为一因多果，或多因一果；或一因伤多脏，或多因伤一脏；或一因致多种病性，或多因成一种病性等。

中医一切认知概念的形成，都是从"藏象"所构成的"病候""证候"入手，以审证求因的方法获得的。因此，从总体上把握疑难病的关键性病因病机，还需要讨论以"审证求因"方法辨识病因病机的相关问题，注意由复杂病机引致证候表现的同病、相兼、转化、真假。

（一）病因的多来源多样化多属性

从前述分析中可知，疑难病的成因十分复杂。自然生态环境、社会生态环境、生存生活方式等涉及人的内外环境和自身因素的变化，均会导致许多复杂病证的发生。疾病谱的不断变化，医源性疾病的产生，导致越来越多的疑难病。微观、超微观的早期超前诊断及现代实验检查手段的运用，发现了许多早期的、隐匿性的疾患，但临床治疗仍很困难。

因此，疑难病的成因十分复杂并呈现出多来源、多样化、多属性的特点。既有自身生理功能的异常，又有心理状态的异常；既有自身行为（生活）方式的异常，也有社会环境因素的影响；既有人体自身抗病力（正气）的低下，又有外界自然环境和社会环境中致病力（邪气）的侵扰。

（二）病位的多部位发病与多脏腑受损

罹患疑难病时，在多来源、多样化、多属性病因的作用和伤害下，人体极易出现多个部位、多个脏腑受到侵害，出现多系统、多功能的异常。

1. 病起于表，可有一邪外侵，或多邪同犯；或外邪由表入里，表邪未尽，表证未解而里证已成之表里同病，或表证尽而里证起，或直中脏腑。

病邪由外而侵，其侵袭部位的病变情况主要为：

病在表时，可见风寒外束、风热外犯、风湿困表、风湿热阻络、体虚外感（气虚外感、血虚外感、阴虚外感、阳虚外感）等。

表里同病者，外邪由表入里，表邪未尽，表证未解而里证已成；或原病里证，复感外邪而表里同病。

外邪直中脏腑者，多为寒邪直中胃脘而疼痛暴作；或因冰冻而伤，血脉凝滞，肢体厥逆，紫绀坏死，甚而心神受扰，休克昏厥。

2. 病发于里，常常会出现脏腑同病，或多脏同病，或多腑同病，或脏病相传受累，或腑病相连而病，或脏病及腑，或腑病传脏。

脏腑同病，如：肝胆湿热、湿热蕴结下焦（肾与膀胱）、湿热蕴结脾胃。

脏病相累而多脏同病，如：肝脾不调、肝胃不和、肝肾阴虚、心肝血虚、心脾两虚、心肺气虚、心肾不交、脾肺气虚、肺肾阴虚等证。

腑病相连而多腑同病，如：湿热蕴肠，可现腹泻而大便如黏液，或赤白黏液，或里急后重、便溏不爽，舌红苔黄腻，脉弦滑数。

脏病及腑，如：心火热移小肠，可见心烦热、口舌生疮而尿赤短黄、灼热疼痛。

腑病传脏，如：胆郁痰扰心神，则现胆怯而易惊悸、夜寐不安或多梦、烦躁难安、胸胁胀满或发闷、口苦、太息、脉弦数等。

3. 病居于半表半里之间者，或病由表入里，里证渐起，表证未除之少阳证，以小柴胡汤证为其代表；或素患里证，复感外邪，邪气客于募原，宜以达原饮治疗。

（三）病性的多样化

从发病学的逻辑关系看，病性应是病因侵袭人体一定部位（病位）受损而机能、形态异常并出现改变的属性，也就是病变结果的属性。

由于中医分辨疾病要素的方法是通过辨别病候、证候，以审证求因的方式，经过逆向因果推导，对病变的结果进行分辨而获得对病变之病因、病位、病性、病势的认识，因此，中医学所认识的病性，是一个综合性的概念。

中医学中的病性，按其发病链条"病因——病位——病性"的关系来概括，病性应是发病关系中的结果。实际上，在病性对病变结果的概括中，既包括了病因作用病位后，病位受损情况的属性，往往也包括了病因的属性。正因为如此，风、寒、暑、湿、燥、火，本为致病之因，而在有的分类中也将风、寒、暑、湿、燥、火列为病性。

依据辨证抓要素的客观需要，从发病学的逻辑关系以及"病因——病位——病性"的病变发病链条分析，病性仅应为寒、热、虚、实四种。每一种病性，又与具体的脏腑的改变相结合，形成更为具体的病证性质。如湿热困脾（实证）、寒邪直中胃脘（实证）、脾胃虚寒（虚证）。

从辨病性的实际看，疑难病证的病性，很少有单一的寒证、热证、虚证、实证，而是呈现出多样化、相兼化的特点，多为寒热并见、寒热错杂、寒热真假，虚实并见、虚实相间、虚实真假。

（四）病势多危重急难

病势是疾病过程中病变发展变化的趋势和态势，主要从轻重、缓急、顺逆等方面进行辨别。病势决定着病变的向愈或恶化。

疑难病证，其病势往往是错综复杂，谜疑难辨。大多数情况下，疑难病证的病势多为危、重、急、难。

（五）病机关系错综复杂

病机就是疾病的内在联系，也称之为疾病发展变化的机理，也谓之为人体病变的病理关系，由病因、病位、病性、病势及其相互关系所构成。

疑难病证，其病因多来源，多样化，多属性，病变常为多部位发病、多脏腑受损，病性呈现多样化，病势多危重急难。由于这些要素及其关系的复杂多变，作为总括和反映它们关系的病机，其相互关系必然错综复杂，其联系也就呈现多样化、网络化。

前已述及，每个病的发展变化呈现线性关系，每个证是同一个病在不同阶段、不同条件下的概括（症结），也是不同的病在某一个相同的阶段、相同条件下的概括（症结），因而有着同病异证、异病同证的表现及其关系。

疑难病证，其临床表现多为多病、多证相兼交织，也为多线、多点交织。其病机就形成多样化、网络化的关系。在其病机联系多样化、网络化的关系中，病就是一条条线，证就是网络化病机联系中的"网结""关键点"。因此，辨别疑难病证的病机，就可以通过理清不同的线——病的脉络，抓住一个个关键的"网结""关键点"——证。

疑难病证复杂的病机关系，主要为邪正相争而邪正盛衰的演变，阴阳失衡而阴阳盛衰的变化，气机紊乱的升降出入失常，邪留发病的痰瘀互结。这些复杂的变化，构成疑难病证病机联系的多样化、网络化。

中医的临床诊治模式为辨病论治与辨证论治结合。病证结合，就是要辨病，按理清线性联系的要求，把握病变发展变化的前后联系；辨证，就是要抓住复杂的病机网状联系的"网结""关键点"，并以此为切入点，进而解症结，消病变之线，将复杂的问题简化、分化，从而达到执简驭繁的目的与效果。

（六）复杂病机引致证候表现的复杂多样

疑难病复杂的病机关系，引致证候表现的复杂多样，往往表现为证候的相兼（同病）、错杂、转化、真假。要辨别这些复杂的病机，就要在通过"司外揣内""审证求因"抓住各种分别代表和反映病因、病位、病性、病势的提纲证时，特别注意分辨证候的相兼（同病）、错杂、转化、真假。

二、主要的关键性病因病机

综合而言，从发病学关系的角度看，疑难病的主要致病因素为：外邪渐变，新邪渐生，主要为环境因素的变异或恶化；生活起居失当，过劳、过逸、过食（饮食结构不当）；情志失畅，心身失调，心理失调与生理异常互为影响；失治误治，邪留体内，续发新病。

疑难病的关键性病因病机关系，主要表现为内外合邪、内邪为患、邪留发病、气机紊乱、痰瘀互结、虚实夹杂、心身失调。这些关系有着一个最基本的病机关系，可简要地概括为邪阻正虚、气机失常。外邪侵犯，内邪自生，邪留发病而引致邪正相争，是为"邪阻"；气、血、阴、阳虚损，抗病力弱而病，则为"正虚"。邪阻而气机阻滞，郁结不行，则为气郁不行；正气虚弱，无力运行，是为气虚不运。气郁不行与气虚不运，均为气机失常。

（一）内外合邪

疑难病之成因复杂，多为内外合邪，亦即内外之因杂合而致病，也可简称为内外合病。内外合邪，或为外邪引动人体素有痼疾，或外邪与体内痼疾同时发作，或人体正气不足而致外邪侵入。

外部之因，多源于自然环境、社会环境因素，因气候异常，地理差异，冷暖失当，污染中毒，职业损伤，饮食不洁，病原微生物（细菌、真菌、病毒）等，俱为实邪。

内在之因，则有正气不足与内生邪气之别。正气虚弱不足，抗邪无力，极易致病。素体禀赋强弱所致之因，原有疾患导致新的虫积、食积、痰饮、水湿、瘀血等，是为内在之因。素体禀赋强弱而成为致病之因者，常常与遗传病、体质偏性及其盛衰的因素相关。这些因素容易导致机体对某一类（种）疾病具有易感性。如：素体为高敏体质者，极易发生过敏性疾病；素体壮实而阳盛、个性刚烈者，容易发生肝阳上亢、气火上逆诸证；平素肺气虚弱者，易致外感缠绵不愈。

这些内外因素（邪气），均会相互影响或作用而发病。此外，尚有情志不畅、心理失衡等心理因素的作用，往往促进或加剧疑难病证的发生发展与变化。从病因病机的角度看，内外合邪，当注意以下四个关系。

1. 内外合邪之势，取决于邪正相争之态和内外邪气之轻重、缓急

邪正相争，邪正盛衰，是疾病发生发展变化、转归预后的关键。内外合邪之势，均与病邪、人体抗病力正气的强弱、盛衰有关，因而也就与邪正相争，邪正盛衰的态势相关。

一般而言，正气强盛，邪不可犯，或邪气虽犯，正可抗邪，病不相生；或邪虽伤人，但也较为易愈。疑难病证既现，必然是邪正相争较盛，或是正虚不可抗邪，或是邪气过盛过强，损伤正气而难愈，终成疑难病证。

若体内邪气渐生，必然耗损而伤正气，极易内外合邪而病。若外邪较盛，来势急重，或因情志不畅、心理失衡等因素作用，虽然体无内邪积聚，也易致疑难病证。

2. 急性病时的内外合邪，主要关键在邪气实盛或虚实夹杂，以实为主

疑难病证呈现急性发作时，其病机关键多为邪正相争剧烈，邪气实盛为主，或虚实夹杂，以实为主。

若病主要起于外邪侵犯，多为环境因素异常之特殊地理因素影响。如：缺氧或醉氧，受冻或中暑，污染中毒，职业性急性损伤，特殊病原微生物感染等。此类病患，其邪气实，病情多危急且深重。

若病主要起于内邪所致，则多为水湿停蓄、痰淤阻塞经脉较甚，或是内风骤起，风邪裹挟火热或痰或瘀为患。此时，多虚实夹杂，以实为主。

3. 慢性病时的内外合邪，主要关键在正气虚损或虚实夹杂，以虚为主

疑难病证处于慢性发展阶段，则邪正交争，胶着难解。其关键在气机升降失常、血行异常；久病不愈、怪病难愈者，多为痰瘀互结，气机不畅。有的病证，有时以邪实表现为主为急；有的病证，则以正虚为主为重。

不论病起于邪实或正虚，若病呈慢性发展而日久，必致邪盛正衰，终致正气虚损，或虚实夹杂，以虚为主。

4. 慢性病急性发作时的内外合邪，内外邪实与外实内虚并见

在一定的条件下，处于慢性发展阶段的疑难病证会急性发作，出现内外邪实与外实内虚并见的情况。此时之虚实夹杂，多呈现邪实为急之病势。

素为内邪实盛者，外邪袭扰，内生之实邪更甚，内外实邪相合，病情急重。如慢性阻塞性肺病（包括肺纤维化、尘肺等）、肺部肿瘤等患者，胸中素有痰瘀互结，气道受阻，平素即表现为气道受阻而气急难续，气憋面紫。遇气候异常而骤冷，或过食辛辣腥气之味等因，内外合邪，内外俱实，则出现气急难耐，呼吸困难，面绀青紫，舌暗、淤滞等证。

平素正气虚弱者，遇外邪侵扰，内外合病，则虚实夹杂而邪实为急。如肺心病患者，多因久病，心肺气虚，无力吐故纳新，胸闷气短难续。遇气候变化，风寒外束，极易出现恶寒发热，咳喘不宁，喘促不定，气短难续，端坐呼吸，胸闷面紫等证。此为内外合邪，虚实夹杂，但其外寒之邪实急重，当以攻补兼施，解除表邪，祛除风寒之邪为先为急。

再如，笔者诊治过若干例自发性气胸患者，多为青年男性，原因不明，突发肺泡破裂或萎缩，有的达40％，气急难续，咳喘难受，胸痛憋闷，面灰青紫。细究其病史、病因及体质，其体质与发育往往不差，无明显诱因，但其平素多感"气不够用"，运动时耐力不够好。以此判断，似为肺气不足。突发自发性气胸而肺泡破裂或萎缩时，肺气不张，邪气积于胸腔，故清浊之气不得宣畅代谢，清气不纳，浊气不出，故其虚实夹杂，但邪实为甚。笔者治之，既兼顾补益肺气，又宣畅肺气，止咳平喘，逐邪外出，才渐复胸中清气。

（二）内邪为患

形成于人之体内并直接损及五脏六腑、四肢百骸的病邪，谓之为内生之邪。内生之邪与从外界的致病因子——六淫邪气风、寒、暑、湿、燥、火相对应，称之为内生之内风、内寒、内湿、内燥、内火。因暑邪仅为外界所有，故内生之邪可归之为"内生五淫"。内生之邪直接损及脏腑、气血、阴阳，病发于内，故谓之为内邪为患。

1. 内风

内风之证，多由气逆、热盛、阳亢、血虚、阴亏等因素所致。其临床表现多为：易摇易动，头晕目眩，言謇语涩，病患之处游走无定，肢体麻木或有虫行感，震颤，瘛疭，抽搐，肌肉瞤动，舌头发麻或颤抖或歪斜。

2. 内寒

内寒之证，多为表寒日久不解而寒邪深入，凝聚于经脉、骨肉等深部；或外寒直中于脏腑而阴寒内盛；或脏腑阳气虚损，阴寒盛于体内。其临床表现，多为：身寒冰冷，肢厥逆冷，疼痛凝滞而喜暖，面色青灰或发暗。

3. 内湿

内湿之证，多为外湿滞于脏腑经络，日久不化，表邪尽而湿邪内聚；或因水湿运化不利，停滞积蓄，阻于脏腑经络，气血不活而机体失于健运。其临床所见，多为：肢体重着无力或肿胀，胸胁脘腹痞闷不舒，口中黏腻，痰涎壅盛，舌头水滑或黏腻，脉弦。

4. 内燥

内燥之证，多为外燥久积不解，伤津耗液，渐致阴液不足，燥邪内聚；或久病体虚，阴血不足；或阴虚内热，阴液亏耗较甚，终致阴液匮乏而燥邪内盛，体失濡养，脏腑不润，机体干燥而功能受限。其表现多为：体瘦肌消，或皮肤干燥起皱，弹性下降，目睛干涩，大便干结不解，舌光而红，舌面少苔或无苔。现代所言"干燥综合征"，是为内燥证之最典型代表。

5. 内火

内火之证，常与内热之证相偕同现，也谓之为体内火热炽盛之证。细细究之，体内火热炽盛之证，实可分出内热证与内火证之不同。

第一，内热证

内热证，有虚实之别。

体内实热之证，可由外感病邪所致之风寒外束、风热外犯等证日久不解，郁久化热，由表及里而来；也可因温热病邪，直发于里而成，出现体温升高的"体征性发热（体温上升且温度计显示明显异常）"为主的高热，或壮热，或日晡潮热，口干舌燥，或大汗、大热、大渴、脉洪大的（里）实热证的"四大症"，或舌红，甚而红绛，苔黄，脉数。

体内虚热之证，多为久病，或实热病后，伤津耗液，阴液不足，阴虚生内热而出现的虚热之证。其表现多为：可有"体征性发热"但热势不高，或以"感受性发热（自觉发热）"为主，五心烦热，或午后潮热，或骨蒸潮热，盗汗黏稠，口干不欲饮，舌红而干，或干红无苔，脉细数。

第二，内火证

此处所言内火之证，主要是指内热证之外，由于脏腑功能失调，或因情志不畅而致体内郁热积火之证，主要以心肝火旺为甚。其表现，多以"感受性发热（自觉发热）"为主，鲜有"体征性发热"，常伴有心神不宁之象，心烦易怒，烦躁不安，面红目赤，口干舌燥，夜难入寐，尿短黄，舌红，苔黄或黄腻，脉弦滑数。

（三）邪留发病

邪留发病者，即为前病生此邪，此邪致新病之类的病证。其生成之因及其病机演化，是导致疑难病证最主要的病因病机。

出现邪留发病的情况，多为人体长期处于病患之中，呈现出漫长的变化状态并出现多种病况。邪留发病之病邪，既是前一病的病理性产物或结果，又成为新的后一种病的致病因子或原因。换言之，一旦出现邪留发病，说明患者曾患过有关疾患，或者已处于较长时间的疾病或亚健康状态。

笔者的恩师欧阳锜先生首先提出"邪留发病"的概念，认为邪留发病，主要有痰、饮、水气、瘀血、食积、虫积六证；还认为，邪留发病，致内脏功能障碍，或使整体营卫阴阳的正常运行受扰，同时亦可出现脏腑症状或寒热症状。（参见欧阳锜主编的《证治概要》，人民卫生出版社，1982年2月出版，7-8页）

笔者秉承恩师欧阳锜先生的思想而提出：邪留发病的形成及其危害，是"前病生此邪，此邪致新病"的病变发展过程；邪留发病的病因（病理性）概括，是中医"审证求因"的结果，各个"病因"有各自相应提纲证的证候可辨；根据临床病因学辨证学的特点，邪留发病分为五个类别为宜，即：食积、虫积、水饮、痰湿、瘀血。

邪留发病之各种病邪，均有其相应的提纲证可辨。

1. 食积

食积之证，可由生活方式不当引致，过劳、过逸、过食，均可导致人体脏腑机能失常，脾胃运化、受纳、腐熟功能下降；或久病体虚，脾胃虚弱而不运，渐致饮食积滞于体内。其表现多为：纳呆不食或食后不舒，嗳气酸腐，腹胀或脘腹闷胀不舒，或呃逆，或苔浊口秽，或便溏或排便不爽或便结。

2. 虫积

虫积之证，多与食积之证并见。

虫积之证，多由饮食不洁所致。寄生虫寄于体内，消耗人体精微物质而体失濡养。或是由于食积不化，人体受纳腐熟功能下降，精微不得化生和敷布，体失濡养，也可出现类似于"虫积"的表现，因故归为虫积之证。小儿，由于其生理发育特点，极易出现寄生虫寄于体内而消耗人体精微物质，或脾弱肝旺，食积不化，体失濡养之征。二者原因不同，但其临床表现相同，均归于"虫积"之证。

虫积证之表现多为：面部肤暗或萎黄而显白班，白睛蓝班，鼻孔发痒，夜卧不安而多俯卧，磨牙锉齿，唇内或舌面有颗粒状虫疹，腹痛嘈杂，时有口泛清涎，大便溏结不调。

3. 水饮

水饮之证，主要为水液传输敷布失常，停聚不化而为患。

水饮与痰湿，均为人体水湿运化异常之病理性产物。但是，水饮为水液停聚为患，其质地清稀，多患于胃肠、心肺、胸胁、肾与膀胱等部位。若再细分，水与饮之为患及其对脏腑的影响又有所不同：饮多停聚危害于胃肠、心肺、胸胁；水，又言水气，多停聚伤害肾与膀胱。痰湿为水湿运化失常，或气机阻滞，水湿停聚而炼液成痰，故其黏稠而成团成块。

水饮之证的主要成因，可由外邪侵袭，或由饮食不当，或由脾肾阳虚而内外合邪所致。其主要临床表现，可见：脘腹痞胀，泛吐清涎，呕吐物多为涎沫，口淡不渴或虽渴却饮水即呕；或咳喘，痰多而清稀色白，甚则喉中哮鸣有声，面目浮肿；或胸胁饱闷，撑胀难耐而痛，随呼吸、转侧等动作而痛甚；身体浮肿，按之凹陷不起，皮肤撑胀而光，小便不利；或眩晕，舌淡，苔白滑或白腻，脉弦等。

4. 痰湿

痰湿为典型的"邪留发病"之邪。

痰湿之证，多由水湿运化失常，停聚不化所致；或由于气机阻滞，水湿不化而停聚，炼液成痰，成团成块而致。痰湿内聚，结为痰块，反可阻碍气机，遂致百病由生，故有"百病皆由痰作祟"或"怪病皆由痰作祟"之说。

痰之根在肾，其源在脾，其器在肺。即：肾为生痰之根，脾为生痰之源，肺为储痰之器。"痰"邪既成，可广泛地发于人体不同部位。因其停滞部位及影响的不同，又可分为可咯出体外而见的"有形之痰"、不可咯出体外而不可见之"无形之痰"。

"有形之痰"为患，多与"湿"邪相伴，故多谓之为"痰湿"致病。"无形之痰"作祟，多为痰凝成核之"痰核"为患。

"有形之痰"形成后，停阻气道，影响肺之宣发、肃降，肺气上逆而致咳嗽、喘促等。"有形之痰"常随咳嗽而咯出，或自盛之时而排之于外。其表现可见咳吐痰涎，或清稀，或黏稠，或泡沫；或色白，或色绿，或色黄。医者可于患者体外直接见之、辨之。

"无形之痰"，虽不能咯于体外而见其形，却因其生于内，聚于经脉，阻气机，致气结，或出现体表可触可见之"痰核"，或虽无成核成块之证，却出现气机阻滞、脉络不通之胀痛、肿胀等；或与内风相伴而成"风痰"，遂有眩晕、麻木、震颤、抖动等表现。由是，"无形之痰"虽不能于体外察知，却有其外显的"痰证"证候而"有证可辨"。

5. 瘀血

瘀血之证的病因病机甚为复杂，可由多种病变引致血行受阻而停滞淤积或血液离经而淤滞不散。

其常见之因，一是气滞血行不畅而气滞血瘀；二是气虚无力运血而气虚血瘀；三是寒邪凝滞脉阻，寒凝血瘀；四是火热之邪迫血妄行，血溢脉外而凝滞；五是热盛至极，伤津耗液损阴而阴血受热煎熬，凝滞淤阻；六是外伤出血，血液离经而淤滞未能及时消散，则为瘀血。此外，痰湿阻滞经脉等，也易引致痰瘀互结而脉阻更甚。

由瘀血之成因可知，瘀血为多种病患之结果和病理性产物，又可导致许多新的病证，是邪留发病中的最主要病邪。

瘀血证的表现很多，因其所伤脏腑或部位的不同，各有不同表现。总括而言，其主要表现有五：

第一，出血。血色紫暗，质地黏稠，或夹有血块或血凝如颗粒，或大便如柏油状。

第二，疼痛。痛而如针刺刀割，痛处固定不移，常在夜间加重。

第三，色现青紫或淤滞。面色黧黑，或爪甲晦暗青紫，或唇绀面乌，或皮下紫斑，或有细粒紫暗疹点，或有丝状红线，或肌肤甲错，或腹部及四肢青筋显露；舌质紫暗或现紫斑、瘀点，或舌下脉络（静脉）曲张，或舌边有青紫色线。

第四，肿胀或肿块。肿在体表，多现淤滞青紫之肿胀包块；肿在体内，多有撑胀发硬之感，在腹部者，可触及坚硬不移之包块。

第五，脉象多细涩，或弦涩，或结代。

（四）气机紊乱

中医学认为，气为人体生命活动之基之要，人的一切生命活动，都是气的运动变化所成。人健康时，阴平阳秘，阴阳之气充盛而平衡，气机畅达有度，气畅则血和，气血充盈而运行有常；人体的五脏六腑、四肢百骸、经脉皮肉，皆得气血濡养而运化有常，精、气、神内守相谐。患病时，阴阳失衡，阴阳之气或虚弱或亢盛，则阴阳失衡无度，气行异常而乱，气机升降出入失常。

人体健康之时，气的运行正常，升降出入有序有度，清升浊降，吐故纳新。升清阳清气以养髓海，润心肺，灌注五脏六腑、四肢百骸，全身得养；降泄浊气，排出糟粕，除去废物，保持机体清洁无毒。

病患之时，气行异常，气机紊乱，或气滞、气结而不行，或气机逆乱而妄行或蹿动，或气虚无力而不运。由是，气机失常，机体的功能紊乱，代谢失常，当升不升，当降不降，应入不入，应出不出；精微不生不输，糟粕不除不泄，百病由生。故气机紊乱，升降不利，出入失常，为其病患之要。

升降不利，或由气滞、气结，或由气乱，或由气虚所成。气机中阻而不行，或中结，或上逆，或下闭，则痞满不舒，撑胀难耐，或呃逆，或尿闭，或便秘。气机郁滞，情志不畅，甚而结滞不解，则烦躁易怒，心中懊恼，或胀满不舒，痞结发硬，甚而胀满疼痛；气结甚而乱行，则走窜胀满、窜痛、跳痛，经脉不利而肢体发胀不用；气乱而妄行，则与内风为患并作，易摇易动，震颤不宁，抖动不安。气虚而升降不利，则内脏下垂，带下如注，血下如崩；或清气不升，浊气不降而头晕目眩，或脘痞不舒，或恶心欲呕。

出入失常，或由气结实盛，或由气虚不摄不运所致。外邪侵袭，卫气被遏，腠理闭塞，玄府不开，身无汗而身痛。气结于胸，则胸部憋闷而胀，气息难喘，呼吸困难；气结于腹或少腹，小便癃闭不通，或大便异常而便秘，排便不爽。胸中气虚，无力吐纳，清气不入，浊气不出，故气短、憋闷；中气不足，泄泻不止，或小便清长而不收；气虚较甚，摄纳无权，则汗出不止，甚则大汗淋漓；或血无统摄而溢于脉外，或带下清稀如注而不止。

气机紊乱是人体百病的重要病理基础，也是引致疑难病证的关键性病机之一。

（五）痰瘀互结

痰湿与瘀血互结，为"前病生此邪、此邪致新病"之邪留发病最为复杂而难解者，也是疑难病证最关键的病因病机之一。

痰湿或瘀血，一旦生成，因其病理属性均有沉着、停滞之特点，极易停而阻滞经脉，阻碍气血的运行。气血运行受阻，反过来又加剧了痰湿或瘀血的程度。痰湿与瘀血，二者相互影响，常常胶着不解，甚而胶结互阻，形成痰湿与瘀血互结之状，简称痰瘀互结之证。

痰瘀互结，气血受阻，经脉不利，常与气机紊乱互为因果，也易与内风为患相伴而生，致病则急、重、危、难。因此，（内）风、痰、瘀相互影响为患，是急、重、危、难病证的主要病因病机。

痰瘀互结之证，其临床表现，既有痰湿证和瘀血证各自的主要表现，更有二者互结为患的特殊之处：病程较久，病情缠绵难愈，病位相对固定；阻滞较甚，胀满疼痛；舌质青紫或晦暗，苔腻而发灰发干，脉细而涩或滑。

（六）寒热错杂

中医辨寒热，是以"审证求因"的方法辨识"证候"而得出结论的。由审证求因得到的结论，也就是对不同疾病本质变化的理性认识。这种本质变化有着多要素性、综合性、构成性的特点。同理，寒与热，可具有病因与病性的双重意义。

寒与热，从致病因子（病因）的角度考察，可有寒邪与热邪之别；从病变的结果病性的角度看，则有寒证与热证之异。从病机变化的关系分析，寒邪与热邪之间，寒证与热证之间，寒邪、热邪与寒证、热证之间，都存在着非常复杂的关系。尤其是疑难病证，其寒热之间的关系更加复杂多变，寒热错杂是其关键之一。

1. 病因寒邪与热邪错杂

寒邪与热邪，按其来源及侵犯人体的途径不同，均有内外之邪的区别。由外而侵犯人体者，称为外感寒邪（寒邪外束）或外感热邪（热邪外犯）；内生之邪而为患者，则为寒邪内生，或里热炽盛。

寒邪与热邪错杂，主要是指从病邪为患的角度分析寒热之邪侵犯人体的病机关系。

外感寒邪（寒邪外束），表证郁久不解，入里化热，里热渐起，外寒未解；或素有体内积热，复外感寒邪而寒邪外束，均可呈现外寒里热之寒热错杂。此时之表现，多为恶寒发热，身酸困，无汗，咽痛而干，或痰黄稠而难咯，大便秘结，舌红苔黄。

外感表热（热邪外犯），而素有中焦里寒，则发病为外热里寒。其可见发热恶寒，咽痛，口干，舌尖红，胃脘不适，肠鸣腹痛，便泻清稀。

2. 病性寒证与热证错杂

寒证与热证，是对病变之性的概括分类。据其病因病机演变的情况，寒热的病性，则有虚与实之别。即：实寒与虚寒，实热与虚热。

实寒与实热，是为邪气实盛，正气不虚。阴胜则寒，阳盛则热。

虚寒与虚热，是为人之正气不足，阴阳各有虚损所致。阳虚则寒，阴虚则热。

寒证与热证错杂，甚为复杂。其病机关系，往往出现于复杂的病变过程中，反映着邪正相争而邪正盛衰、阴阳失衡而偏盛偏衰的特殊状态。常常可见如下复杂的病机关系：实寒（表寒）证与（里）虚寒证错杂，实热（表热）证与（里）虚热证错杂，（里）实寒证与（里）实热证错杂，（里）实寒证与（里）虚热证错杂（实为阴损及阳或阳损及阴而致的阴阳俱损、阴阳两亏之证）。

在寒热错杂的发展变化过程中，在一定的条件下，还会出现寒热之间的转化和证候"真假"。

（七）虚实夹杂

虚与实，是邪正相争，邪正盛衰的结果，也是病性反映的一组重要病机关系。精气夺则虚，邪气盛则实。病性的虚与实，是通过证候反映出来的，因而称为"虚证"与"实证"。病中现虚实夹杂，即为其有正气虚弱之虚证与邪气实盛之实证相兼交杂；有的患者，尚同时患有多种虚证或多种实证。

虚证与实证，反映着邪气与正气的强弱与盛衰；虚实夹杂之证，则为邪气与正气相争胶着而强弱、盛衰无定。

1. 实证之病机关键

"邪气盛则实"。实证，主要取决于邪正相争时正气与邪气的态势，以邪气盛为主，但正气也不甚弱；同时，也与邪气的属性有关。

有的邪气，其致病即以邪气实盛为主。如：疫毒之邪、冻伤等。

有的邪气，在其致病的过程中会引致实证与虚证的转化。如：邪热炽盛，主为实热之证，久之不愈，伤津耗液，致阴亏而致阴虚，实热渐消之时，则可渐转为阴虚而热；还可因其热邪伤津耗液，耗伤阴血而成瘀血，形成热极血瘀而动血之证。血瘀日久，则致血行不利，新血不生，体失濡养而血虚。

2. 虚证之病机关键

"精气夺则虚。"虚证，主要取决于人体正气的强弱与盛衰，与人体气、血、阴、阳的状态直接相关。由于人气、血、阴、阳与脏腑功能直接相连，因之虚证之成，必然是人体脏腑气、血、阴、阳虚损的具体反映。辨别虚证的病因病机关系，也就需要辨别具体的某一个脏腑或多个脏腑的气、血、阴、阳虚损，或是气血、阴阳的虚损。

第一，某一个脏腑的虚损。如：心（小肠）病之心气虚、心血虚、心阴虚、心阳虚、小肠虚（寒）。肝（胆）病之肝气虚、肝血虚、肝阴虚、肝阳虚、胆气虚。脾（胃）病之脾气虚、脾阴虚、脾阳虚、胃阴虚、胃阳虚。肺（大肠）病之肺气虚、肺阴虚、肺阳虚、大肠虚（寒）。肾（膀胱）病之肾气虚、肾阴虚、肾阳虚、膀胱虚（寒）等。

第二，多个脏腑的虚损。如：心肾阳虚、心肝血虚、心脾气虚、心脾血虚、心肺气虚、肝肾阴虚、肝肾阳虚、脾肾阳虚、肺肾阳虚、肺肾阴虚等。

第三，气血、阴阳同时虚损。如：心脾气血不足、心肾气阴不足、肾之阴阳两亏。

3. 虚实夹杂之病机关系

虚实夹杂，则是"邪气盛则实"与"精气夺则虚"并存，邪正相争，邪正盛衰处于胶着反复之中。故可有虚实并见、虚中夹实、实中现虚，或虚实并重、虚多实少、实多虚少等情况。

辨别虚实夹杂，可从病之先后、轻重、缓急而辨，进而分清虚实之证的轻重缓急。

从病之先后看，既有先病实证而后虚证显现之虚实夹杂者，也有先病虚证而后见实证之虚实夹杂者。不论病之先后，病中现虚实夹杂之证，关键是要分清其轻重缓急，以利施治。

在虚实夹杂的病情演变发展中，有时会出现虚实证之转化。不论是邪气实盛至极，还是正气虚损至极，都会出现证候"真假"，为"大实有羸状"或"至虚有盛候"之象。对此状，切当仔细辨察。

（八）心身失调

由于内外之邪所伤，或人体正气虚衰，人体脏腑功能的生理平衡被打破，处于病变失衡之状，为人的"身（体）"病。

起于情志所伤，致使人的情志不畅、气机紊乱而心神不安之态，为人之心理失常而处于病中，是为人之心志不常、精神有疾的"心（理）"病。

人之"身（体）"病与心志不常、精神有疾的"心（理）"病，常相互影响而为患，是为心身失调。疑难病患者，心身失调是其常见之关键病机之一。其或因身体罹患疑难之病证，久之则心绪难宁；或其病，本即起于情志不畅、心志不安、气机紊乱，进而致脏腑功能失调、气血阴阳失调而致。疑难之病，久而未愈，必然导致其脏腑功能失调之身病与心志不常的心病交织，相互影响。

心身失调病久，脏腑功能失调，邪留发病越甚，阻碍人体气血运行，阴阳相左而失衡，正气不彰，精气神不足而心理失常更甚；心理失常，心志不宁，进一步加剧脏腑失调、气机紊乱、阴阳失衡，则病越深。由是，虚证与实证俱见，虚实夹杂则成为心身失调的最大特点，也是其关键病机之一。

"恬惔虚无，真气从之，精神内守，病安何来"，是《内经》对心身关系在发病学中重要作用的最精辟论述，也是诊断、调治心身失调疾患的指导原则。

大多数情况下，患者若久处疑难病状态，很难做到"恬惔虚无"。不仅是因心理疾患而引致疑难病的患者，即便是最初仅是生理功能异常或组织缺陷而致疑难病的患者，或多或少，或轻或重，都会出现担心、焦虑，甚而恐惧的心理趋向，造成进一步的精神紧张，出现"惰性"心理，影响病情的发展和治疗的效果，极不利于疑难病证的诊治。

分辨疑难病患者心理、生理的正常与异常，把握身体生理之"真气"与人的心理之"精神"的状态及其相互关系，正确判断心身失调的状态和病机关键症结，是疑难病诊断的关键。

第二章

疑难病诊断的思路与方法

正确的诊断思路与方法，影响和决定着诊断过程的有序性、有效性和结论的正确性。对于疑难病之诊断，正确的诊断思路与方法更显重要。

由于疑难病的发病规律性不强，或发生几率不高，或表现复杂而疑似病较多，或证候特征不典型，或多种提纲证相互兼杂交织，因之探究疑难病诊断的思路与方法，需从涉及中医诊断的四个方面进行探讨分析：一是多元多维多角度的综合分析，二是辨病，三是辨证，四是辨病与辨证结合。

在这四个方面的内容中，多元多维多角度的综合分析是中医诊断的特质，辨病与辨证是中医诊断的核心内容，辨病与辨证结合是中医学临床诊断的基本模式与要求，更是诊治疑难病证的重要方法。

对于辨病、辨证、辨病与辨证结合，历代医家均有研究和建树。在此，简述笔者的有关研究与认识。

研究和应用辨病与辨证结合，必须正确地认识中医学所应用的"病""证""症"的基本概念及其关系。关键是深化和把握对"证"和"辨证"的认识。对于"病""证""症"的基本概念及其关系，以及辨病与辨证结合问题，现代中医学家们在继承发展脉络的基础上，于上个世纪进行了较为深入的研究，在上世纪 80～90 年代形成较为系统的认识。

笔者在上世纪 80 年代初的硕士研究生学习期间，在恩师欧阳锜先生的指导下，有幸参加了"病""证""症"的研究，有了个人的收获并形成了一些新的认识。彼时，笔者所发表的《病、证、症三者的概念及其关系》，分上、中、下三篇刊于《辽宁中医杂志》1985年第 1 期、第 2 期、第 3 期，《再论病、证、症三者的概念及其关系》，刊于《湖南中医药导报》1996 年第 4 期，对"病""证""症"三者的概念及其关系作了分析并确定了基本定义。同时，笔者认为辨证就是辨病机，硕士学位论文明确提出"病机分析法"。该论文及相关观点，历十余年校验，于 1995 年发表为《论病机分析法》，分上、下两篇刊于《云南中医学院学报》1995 年第 4 期和 1996 年第 1 期，《试论中医辨证与病机分析法》刊于《湖南中医药导报》1996 年第 1 期。

在其后的理论研究和临床工作中，笔者更加体悟到：要探究科学合理、有序有效的疑难病诊断的思路与方法，需要进一步深化有关的理性认识。

第一节　多元多维多角度综合分析

面对疑似难辨的疑难病患，应当注意进行多元、多维、多角度的整体性、综合性分析，并审慎客观地做出诊断结论。

一、多元多维多角度综合分析的要义

前已述及，疑难病的成因较为复杂。临床诊断时，需要全面地诊察，尽可能地收集病患者的相关病史资料和现在症的表现，从中理出若干组关系及其联系，多元、多维、多角度地进行综合分析，抓住最有特殊意义的关键疑难之点的信息作为切入点，进而条分缕析地进行全面分析诊断。

多元分析，就是要分析疑难病患者就诊时相关的多种要素或因子。要对其复杂的现在的临床表现及病史资料、病变过程等，尤其是疑似表现进行多要素的分辨梳理，抓住具有典型性、特征性的信息，找出重要而关键的要素或因子。

多维分析，就是要对典型性、特征性的信息，以及分辨梳理出的多个多种要素、因子之间的关系进行多路、多组关系的分辨。

多角度分析，也就是从不同的角度进行逻辑联系性的综合分析，对典型性、特征性的信息，多种要素、因子及其相互之间的关系，进行线性、非线性、网络性的逻辑分析判断。

在多元、多维、多角度的分析判断中，最重要的是必须抓住、抓准最具典型性、特征性信息反映出的特殊病变要素或因子，作为分析判断的切入点。

要抓住特殊的病变要素或因子，基础是全面而正确的四诊。因此，在收集和分辨临床资料及其信息时，要特别注意正确运用四诊方法，并处理好四诊合参的关系，排除各种影响因素，抓住最直接和真实的信息。以笔者体验，望闻问切四诊所收集的信息各有侧重，影响因素较少的应是舌诊所得。笔者在临证中，最为信赖和依靠舌象。笔者以为，舌为心之苗，心开窍于舌，五脏六腑均与舌相联；舌体之各部位，均分别由各脏腑所主；舌居于口腔，受外界干扰最小，所反映的脏腑、经脉、气血的运行最为真实和直接。所以，舌象是各种病变最直接和真实信息的反映。

二、分辨并抓住特殊信息作为切入点

疑难病诊断之要点、难点，在于科学准确的鉴别分析。正确的鉴别分析，需要抓住最为科学合理的切入点。在疑难病的诊断过程中，最为重要而有效的是要善于分辨并抓住病患的特殊信息，并将其作为鉴别分析的切入点。

（一）病变过程中的特殊信息

任何疾病，均有其发生发展变化的过程。尤其是疑难病证，其成因复杂，往往都有着一定的病变过程。虽然有的病患发病突然，偶然发现，但其病大多也已有了一定的病变发生发展过程。

抓住病变过程中的特殊信息，主要应从排查发病诱因和最有意义的最早的相关症状入手。

要排查发病诱因，需要全面分析把握病变的相关因素。在此，以过敏性疾患的诊治为例。笔者在诊治过敏性疾病时，首先要做的主要工作就是尽可能找出导致患者过敏的致敏原，也就是其发病的诱因。现在已知的致敏原共130余种，能否准确地找到致敏原，影响和决定着综合治疗的效果。面对此类病患，需要与患者认真回顾分析其发病过程，从环境、职业、经历、饮食、心理状态等方面找到最有意义的特殊信息作为切入点，才可能作出最客观准确的诊断，制定最科学合理的治疗方案和调理防护措施。

要抓住最有意义的最早的相关症状，需从该病发生发展过程中先后出现的各种症状的表现中，分析找出最具特点并与现在症的关系最为密切的信息。如：判断内风为患之证，最早出现的，往往是肢麻，或颤抖，或肌肉瞤动，或头发麻，或言语不利，或舌偏、舌颤抖等。

（二）治疗过程中的特殊信息

从治疗过程中分辨和抓住疑难病的特殊信息，一般有三个角度和方法。

一是有意识地运用"试错法"，获取试探性治疗后的特殊信息。

在诊断过程中，不可避免地会遇到病况复杂、临床表现不典型、疑似病证较多，一时难以确定诊断结论的情况。遇此情况，有意识地运用"试错法"，"以药试病"，获取试探性治疗后的特殊信息。

二是注意正常治疗过程中的药效及治疗反应，从中获取有特殊意义的信息。

在治疗过程中，患者服药或接受治疗后，均会出现疗效性的反应。这些反应，若是常态的、疾病向愈的信息，仅需进行观察和记录即可。有时，出现的信息属于异常反应的表现，则应引起重点关注。尤其是在已患过前病或经前期治疗后出现疑难病证，则应考虑是否有失治、误治的情况，甚或是医源性因素导致疑难病证。

如诊断过敏性湿疹时，对于患有慢性疾病而不得不长期服药的患者，必须弄清其服药情况。有的药物服用到一定剂量或阶段，均会出现药物疹或全身过敏性反应。

三是分辨患者以前所患疾病的治疗情况。

有的患者就诊时，其所关注的是现在症的表现，实际往往与其以前所患疾病的治疗情况密切相关。

如笔者诊治过的一位"疑似硬皮病"患者，曾被疑为"硬皮病"并进行治疗。就诊时，其颈项左侧皮肤受损，下起自肩部，上止于枕后约18cm长，颈项左侧约10cm宽的部位皮肤表面僵硬，呈机化状态，疤痕样挛缩，已看不出皮肤纹理，皮肤颜色红白相间，以红色为主。患者诉其颈部近来僵硬疼痛，无法左右自由转动。其在言语的同时，边做出转头动作，确实难以转侧；强行转侧，则面容痛苦。再细查其他部位，无皮肤僵硬之象。笔者鉴别诊断：其实际为 8 年前患鼻咽癌，经放疗和化疗治疗而基本治愈，却因放疗损伤颈项部皮肤，纹理消失，僵硬疼痛，无法转动而被疑为"硬皮病"。（《庆生诊治中医疑难病验案集粹》之第十七案）。

（三）现在症的特殊信息

疑难病患者就诊时，其病往往是多病、多证交织，表现错综复杂。此时，应从其现在症中发现特殊的、疑似的表现，快速大胆地设问，严谨细致地诊察而解问。

第一，设问

设问，就是要善于从现在症中抓住特点，发现矛盾之处，发现疑问点，抓住需要进一步思考和过细诊察的切入点。其主要的依据，就是最突出的病变表现，病患者最痛苦的症状（含体征）；两个或多个同时存在但各自的病理属性却又相反的现在症。

如：上述的"疑似硬皮病"患者，其虽有"硬皮病"的某些相似之处，颈项左侧皮肤表面僵硬，但是，其"硬化"部位的皮肤呈机化状态，疤痕样挛缩，已看不出皮肤纹理，皮肤颜色红白相间，以红色为主。此与硬皮病（硬化症）的皮肤色暗、渐发紧致弹性降低而僵硬的情况不同。再者，其颈部近期僵硬疼痛，无法左右自由转动，难以转侧，而身体其他部位无皮肤僵硬之象。此状说明，其应是局部皮肤受损严重而挛缩产生牵拉疼痛，绝非硬皮病的皮肤弹性降低而僵硬。

第二，解问

解问，就是通过仔细诊察，全面收集相关病况资料，反复鉴别分析，作出鉴别诊断，科学阐释其最突出的病变表现及其矛盾的机理，进而做出正确的诊断结论。

前例的"疑似硬皮病"患者，经过对现在症的鉴别分析，可知其为局部皮肤受损严重，而非硬皮病（硬化症）。再细究其因，是因其经放疗和化疗损伤颈项部皮肤，而被疑为"硬皮病"。

（四）家族史的特殊信息

人们已知，许多疾病，尤其是疑难病，常与遗传因素（先天禀赋）相关。辨识遗传因素（先天禀赋）对病患的影响，就要善于从家族史中获取重要的特殊信息。

如：笔者曾诊治过两位患者。一位是青年男性，央某，38 岁，出现皮下广泛疙瘩包块，经活检确定为皮下脂肪瘤，为中医之"痰核"包块。另一位是高中女学生，许某，19 岁，发现右下腹疼痛，可触及一软性包块，据回忆已出现约 6 年。经辨证，二者均有"痰瘀互结"之癥结。但是，其病为何形成，尤其是许某，年仅 19 岁，为何会有如此时间较久的包块？若仅依据"痰瘀互结"的病机关键，治疗当以消散癥结、涤痰化瘀为主。但能否获得佳效，尚无把握。

再细询家族史，可知二人均有较为特殊的疾病家族史。央某的母亲因乳腺癌已去世。许某的母亲正在患乳腺癌，其祖母因宫颈癌已去世，其姑姑患红斑狼疮并子宫肌瘤。由是，可知此二人之病，均与家族遗传因素（先天禀赋）有关。

笔者嘱许某再做检查，确诊其右下腹软性包块为"畸胎瘤"并附件炎。如是，可以较明确而清晰地阐释其病：6年前，其月经初潮，性发育及天癸物质渐充盈，故其相关的病变表现逐渐明显。

综合如上之诊察与分析，其治，在根据各自具体病因病机及辨证结论而施治的基础上，在涤痰化瘀以消散癥结的同时，均应加上调补先天之本（肾）的方法。按此思路施治，二位患者，均获较好治疗效果。央某之病为皮下脂肪瘤，在一个月后全部消散，且未复发。许某的右下腹疼痛在二周后消失，经查，畸胎瘤缩小，附件炎痊愈。

（五）职业特征的特殊信息

很多疑难病，常与职业特点相关。在诊断时，需要注意其职业特征，抓住特殊信息，作出病证的最佳判断。

如：笔者诊治过一位患者，经全面诊察，确定其为"气结阳痿"。此为阳痿病中之特殊情况。该患者之阳痿，起因甚为特殊，是因突遭惊吓而阳痿不再举。故其病之关键，在于气机突然结滞，经气内闭，下窍闭阻。其病，属"实"非"虚"，切不可补之。笔者的诊断思路及病因病机分析，即从其职业特点开始。

该患者39岁，素体较壮实，为公务员，从事机要工作，夫妻两地分居。机要工作的特点，接触人较单一，随时有特殊任务，需随叫随到，个人常处于待命状态，较为紧张。经细询病史得知，其一人独处，身体较壮实，常会阳物自行勃起，伴之心理冲动。在身体反应较强烈时，常会以手淫方式自我排解。一月前，正在手淫时，突然遇紧急公务，有人急迫敲门，手淫被中止，身出冷汗。其后，阳物再也没有勃起和心理冲动。阳物不举后，自己听人说，服补肾壮阳之药可解阳痿，自行买了不少补肾壮阳之药服用，阳物仍毫无动静，身体却越来越不好过，尿短黄，阴囊潮湿。由此特点入手，笔者结合其综合情况，诊断其为肝气郁结、心神被蒙、痰热结滞于下焦。据此施治，获较好效果。（《庆生诊治中医疑难病验案集粹》之第五十六案）

再如：笔者诊治的一位患者，为慢阻肺喘促。其患胸闷而痛、气短、咳喘已十余年。近日，气候突变冷，胸闷而痛、气短加剧，咳喘更甚。平素，仅作一般的肺胀（肺气肿）治疗，效果不甚好。

就诊时，笔者除看到其有外感病之表现外，尚有脸色黧黑而晦暗，皮肤松弛而泡浮，口唇紫绀；咳喘胸闷而痛，自觉胸部中间如物堵塞难喘气；痰阻，痰多色白而黏稠难咯，但无哮鸣声等症。此非一般的肺胀（肺气肿）。再细询其个人史，得知其曾在煤矿工作20余年。其虽未直接从事粉尘危害较烈的一线开采工作，但煤矿环境不好，粉尘较多，约15年前开始出现经常性咳嗽而胸部有压迫感，经多方治疗，效果不好。由此提示，其病，与职业环境直接相关。由于粉尘影响，其肺部纤维化已较明显，痰瘀互结并成块阻滞，肺部阻塞较甚。此时，复因外感风寒，慢性病急性发作，虚证与实证夹杂，表证与里证同现，标病与本病俱急。

初诊时，标本俱急，治当标本兼治、攻补兼施。经治，其风寒外束之证消除。随之，集中治其本，攻补兼施，扶正祛邪。为消其肺部淤积，散结开痹，既用宣肃肺气之药，也用补益脾肺之剂；既用涤痰化瘀之药，更用消积破瘀之莪术、三棱、白花蛇舌草、皂角刺等。共服药31剂，经复查，肺部纤维化明显消减，仅为肺部纹理增粗、紊乱。其慢性阻塞性肺病基本消除（《庆生诊治中医疑难病验案集粹》之第三十六案）。

（六）环境因素中的特殊信息

环境因素，是疑难病发生发展的重要原因。从分析环境因素入手，找到其中的特殊信息，对诊断治疗有着极为重要的作用。

如：在第一章中已提及，笔者曾在半年之内，集中诊治了一个乡的十余名患者，多为癌症或骨节异变，或是小儿畸形。据说，当地近几年来，已有类似的患者死亡。后经当地干部请当地环保等部门监测后得知：当地由于加大矿产开发、就地冶炼而环保措施不到位，水质及土壤中的有害物大量超标。如是，诊治该地的这些患者，不是仅靠药物就可以获效的，而是需要在服用药物的同时，着力改善他们的生存环境和生态环境。

（七）心理特质的特殊信息

不同的患者，因其性别、年龄、职业、阅历等的不同，面对不同的病况，会产生不同的心理状态，决定或影响着疾病的发展变化。

在疑难病证的诊治中，注意不同患者的心理特质，往往可以得到许多有益于诊断与治疗的特殊信息。如：有的患者，生性多疑，性格孤僻，容易自怜自悲，无病呻吟，极易放大病情或无视疗效，且易患肝气不舒或胆怯心虚之证。反之，有的患者，则是个性粗犷，性格急躁，不太在乎细节，忽视病况，容易忽略疾病的早期微小反应或夸大疗效，错过最佳的早期诊治时机。这两种较为典型的完全相反的心理特质，常常会影响病证的发展变化。对其诊断，应当注意不同心理特质的特殊信息意义。

笔者曾诊治过一位患者，男，26岁，在昆明春暖花开，气温已达20℃时，其仍紧裹着军棉大衣。就诊时，其言语不停，反复地讲自己的病很重已经一年多，身体越来越差，万分怕冷，鼻阻不通但无涕；且阳痿不举，十分害怕和担心自己的性功能下降。已看遍了省内外的名医，就是不见好转，几乎成了世界上最可怜的人。

细查得知：其尚未成家，中等身材，发育较好偏胖；神情紧张，言语难自控，面色紫暗，舌暗红苔黄而少津，脉沉细弦、微数。据此，笔者感到其心理状态十分特殊，遂问：你未成家，为何知自己阳痿不举并担心自己的性功能下降，身体越来越差呢？其回答：感到自己阳痿，就大量服用鹿茸、鹿鞭。服用后，阳痿不见好转，身体越来越差，越来越怕冷。据此信息，笔者明白，其因误服温热之极品，阳热损阴；病久，气结内郁，郁热虚火内聚，耗气伤津，阴阳俱损，气阴不足，卫外无力，故出现体倦畏寒，鼻阻不通但无涕，神情紧张，言语难自控，面色紫暗，唇紫暗红而干焦，舌暗红苔黄而少津，脉沉细弦、微数等症。其治，当疏肝解郁、开结定志、调养气阴而解表。按此诊治思路而施治，终获佳效。

（八）情志因素的特殊信息

情志不遂、情志不畅而发病，古往今来，皆为疑难病证之要因。笔者临床所见疑难病证，复杂难治者，多与情志不遂、情志不畅相关。因此，抓住情志因素中的特殊信息，进而全面分析把握病变的演变与机理，十分重要。

以笔者诊治的一例"情志刺激致急性甲亢"为例。该患者，两周前目睹好友突遇不幸，遂现心慌心跳而悸动不安，难以入眠，常彻夜不眠，每天最多可睡 2~3 个小时；心率较快而脉疾（心率≥105 次/分钟）。到医院检查后发现：TT3（血清总三碘甲腺原氨酸）、TT4（甲状腺素）、FT4（游离甲状腺素）、FT3（游离三碘甲腺原氨酸）均增高，诊为急性甲状腺功能亢进。笔者认为：其实验室检测，甲状腺功能指标明显异常而诊为甲状腺功能亢进；但综合其突遇情志刺激的发病情况及辨病辨证，尚不属瘿病，应属惊悸；证属心肝气乱、心肝火旺、阴津耗损。

按此诊断，施以平肝泻火、清心安神、滋阴降火之方药治疗，服药 8 剂，其初诊时的主要病状基本解除，惊悸、心慌已消，心肝气乱、心肝火旺之势基本消除，阴津耗损明显改善，心率降至 85 次/分钟。再加减方药而调治，续服 6 剂，则诸症解除。在首次检测一个月（笔者诊治 21 天）之后，再次检测甲状腺功能，其主要指标均已转正常，原诊断医院认为其甲状腺功能亢进状态已解除，心率降至 75 次/分钟。三个月后，心率恢复至 68 次/分钟。（详见本书第十六章第三节验案举隅之【验案三十四】情志刺激致急性甲亢）

三、合理应用"试错法"

诊治疑难病时，面对疑似难辨的病情，往往很难在首诊时就清晰而准确地做出诊断结论。此时，医者可能做出若干推导性的结论。但是，只能从中选择最可能的、几率最高的一种推导性的假设性结论作为论治依据，试探性地遣方用药。用此方法"以药试病"，进行试探性治疗。再根据用药后的反应来检验假设性结论的正确度，或否定或肯定或完善假设性结论，以最终做出明确诊断结论而有序地遣方用药。这也就是现代之"试错法"策略。

在中医发展史上，汉代的张仲景巧用承气汤的方法，就是中医"以药试病"之"试探疗法"的典范。张仲景所著《伤寒论》之卷第五·辨阳明病脉证并治第八言："阳明病，潮热，大便微鞕者，可与大承气汤。若不大便五六日，恐有燥屎，与小承气汤。若不转矢气，不可攻之。后发热复鞕者，小承气汤和之。"

因此，遇到疑似病证较多而一时难以确定诊断结论的情况，可采取以下方法，以力争尽早尽快地做出正确的诊断结论。

第一，暂不做出明确结论，尽可能地再次全面收集病情资料，全面地分析。

第二，抓住经过多元、多维、多角度分析而逐渐明确的切入点所反映的可能的"病"或"证"，针对这些"病"或"证"可能的病因病机而用相应的方药"以药试病"，应用"试错法"进行诊断性治疗。

第三，根据"试错法"诊断性治疗的反应，再次综合全面的诊察资料，最终得出明确的诊断结论。

四、多元多维多角度综合分析例示

对本处所论"多元多维多角度综合分析"的内容，特以笔者诊治的"头风头痛并高热"案为例，进行简要分析例示（详参《庆生诊治中医疑难病验案集粹》之第一案）。

第一，该患者初诊时，其临床表现甚为复杂。经分析可知，其病的相关要素呈现多元化、多样化的特征：

一是高热不退。体温始终处于 39.5℃～39.8℃ 而不退，已住院治疗一月余。

二是病因不明，常规治疗罔效。经抗菌消炎、清热解毒等多方诊治，体温基本不变。

三是热而心神不宁。面色微赤而青晦，憔悴，烦躁不安。

四是头痛剧烈难耐。头痛如裂难耐，时有发木、发麻，目睛发胀而欲出，目微红，触之发硬。

五是有恶心感，但无呕吐。

六是脑组织缺失。CT、MRI 检查均确证，在其颅内，左顶叶部位脑组织缺失，有 3cm×3cm×4cm 的空洞存在，无法确定其病理性质与原因。

第二，笔者对多元、多样化的要素（因子）进行多维、多角度的分析：

一是鉴别其是属外感之热还是内伤之热。其病，高热一月余未退，发热已日久；且此时无恶寒发热、清涕、咽痛。其热，非外感表热，应为内伤里热，属郁热内积之证。

二是内伤里热，郁热内积之证既明，其主因为何，是何种热邪内聚所致？是热毒侵扰，还是肝火内炽？

此时，该患者高热不退，大便偏干，二日未行，尿偏黄；口干，渴喜冷饮；舌红、偏暗，苔薄黄、微腻、少津，脉弦滑数、微散。但是，其住院时已做全面血生化检验，无异常；血常规检查，白细胞 $6.0×10^9$/L，白细胞分类无明显异常。故，无法判断其感染源及其类别，因而用抗菌消炎、抗病毒药物治之也罔效。做过骨髓穿刺检查，也未发现异常。可初步判断，此非热毒侵扰，应属内火炽盛。但是，其火热从何而来？

三是该患者最特殊之处，也是笔者在诊察中最为关注之点：其高热一月余，住院治疗无效，病因不明；但其头痛剧烈如裂，时有发木、发麻。为何高热之人，会有如此头痛之状？

四是其脑组织缺失之空洞与头痛有无联系？其高热之时头痛剧烈，而 CT、MRI 检查确证，其颅内左顶叶部位脑组织缺失，有 3cm×3cm×4cm 的空洞。

笔者分析认为，头痛与高热必有联系。因脑组织缺失之空洞存在，颅内压力改变而增高，故头痛；且头痛成为此时最主要的临床表现及症结之一。但是，头痛与高热，又是何关系？

五是再细究头痛与高热的关系。笔者认为：高热为其标，其本为大脑左顶叶部位有空洞存在，致头颅内压力改变，颅压增高，体温调节中枢功能紊乱。即：此非感染性高热，实为颅内高压致体温调节中枢功能紊乱而体温异常之非感染性高热。

此时，其高热与头痛（颅内空洞而致颅压增高、肝火气逆）之标本俱急，相互影响，互为因果。

因该患儿记不得此次起病的具体原因，只能依据现在的临床表现，按中医辨病、辨证的方法及其诊断标准进行分辨。

由于其大脑左顶叶部位存在着 3cm×3cm×4cm 的空洞，易在各种因素影响下，导致颅压增高，体温调节中枢功能紊乱而高热不退，出现中医所谓之肝火上炎、气火上逆之证。如是之病证，且已一月之久，火热内聚，热扰心神，则现其情绪不宁而难安之症。

面对如此之病机关键，显然，用常规的抗菌消炎或清热解毒方法难以奏效。应针对其病因病机，以清肝泻火、平肝降逆之法为主；同时，还需清心除烦。

基于以上所析，遂得出诊断结论：其病属头风头痛、高热；证属肝火上炎、气火上逆、热扰心神。

在该患者的诊断分析中，笔者主要抓住高热与头痛（颅内空洞而致颅压增高、肝火气逆）这两个关键要素作为诊断分析和诊察的切入点，进行多元、多维、多角度的综合分析。

此外，不少疑难杂病患者多为多种病患相兼，或多个证候并现，或发生几率不高但病况罕见特殊，或传统分类及理论无对应性而缺诊断标准，或实验及影像学检查明显异常却尚无临床表现而"无证（症）可辨"。面对如此之疑难杂病患者，尤其需要进行多元、多维、多角度的综合分析，并根据最具关键意义的要素、因子，抓住诊察分析的切入点。

多元、多维、多角度分析判断的内在要求，具体体现在中医辨病与辨证结合的诊断模式及其要求之中。

第二节　辨病诊断及其思维

辨病诊断，就是要辨明患者就诊时的具体病患，并得出病名诊断结论。面对疑难病患者，其病名诊断往往十分不易。

中医诊断时，辨病与辨证密不可分。

辨病与辨证结合，是中医临床诊断的基本形式与内容。要正确有效地进行中医临床诊断，必须明晰并切实把握好中医学特有的病（个病）、症（症状）、证（证候、证型、证名）的概念，各自的内涵及其相互关系。

本节，重点讨论病（个病）、症（症状）的相关内容。关于证（证候、证型、证名）的有关内容，将在下一节"辨证诊断及其思维"中专门讨论。

一、关于辨病的几个基本问题

（一）何谓症状

中医学所言的症状，包括了病人自觉的不适——症状，还包括了体征、舌象、脉象等疾病的外显信息。

中医从功能态入手认识生命、诊治疾病，面对和依据的是人的整体生命活动，生理病理变化的各种动态的外在表现，即藏之于内，象之于外的功能态信息"藏象"。患病时，这种外现的功能态信息最基本最直接最具体的载体，就是症状（含舌象、脉象、体征等）。

从藏象表现看，当人处于健康时，精气神内守，阴平阳秘，目炯有神、言语流畅、行走自如、乐观豁达，是为正常生理状态。当其处于疾病状态，则出现各种症状（舌象、脉象、体征）：目暗睛迷、舌塞语蹇、举步维艰、消沉气闷、气短乏力、烦躁不安、心神不宁、身热或身寒等。所以，症状就成为体内疾病表现于外的标识。看到某人出现症状，即可知道其已患病。

症状，仅是疾病的现象。临床上，一个症状，往往可见于若干疾病（病候）或证（证候）之中。仅凭单一的、孤立的症状，难以察知疾病的本质变化。若干个相关的症状按不同的组合关系出现，则可构成若干不同病候、证候，反映着不同的病、证的本质变化。只有通过辨别不同症状组合成的病候、证候，才能察知不同病、证的本质变化。

如：发热是临床最常见的一个症状，仅凭发热，无法知其病之本质变化及其症结所在，也就无从治之。

从辨病看，当发热与恶寒、脉浮并见，则可知其病为外感病之表热；发热与但热不寒、舌红、脉数同现，可知其为内伤里热病之里热炽盛。据此，为辨病诊治指明了大的原则和方向。但是，仅仅根据辨病诊断，尚难找到诊治的切入点。

通过辨病，在明确其病名诊断之后，再作辨证，方可病证结合而施治。再细究发热，以辨证分辨之，外感病之发热：发热、恶寒、身酸困、舌淡红、苔薄白、脉浮紧，为风寒外束之证，当以辛温发汗之法治疗；发热、恶寒、咽痛、舌淡红或边尖红、苔薄白或薄黄、脉浮数，为风热外犯之证，当以辛凉解表之法治疗。内伤里热病之发热：高热，面赤，口干渴饮冷，汗出，舌红或红绛，苔黄或黄腻而干，脉洪数或洪滑数同现，可知其为里热炽盛之实热证，治当清热泻火；发热，热势不高或日晡潮热，少汗或无汗，舌红，少苔或无苔，脉细数并现，可知其为阴虚内热之虚热证，宜以滋阴清热之法治疗。

由上可知，不同的症状之间，往往有着不同的组合关系，构成不同的病候、证候。通过辨识症状的不同组合关系，可以辨别其所患疾病，辨清此时此阶段的证。

综合言之，症状，就是中医"司外揣内"诊察疾病的外在信息依据；不同的症状组合，可以构成不同的病候、证候。换言之，病候、证候，均是由不同的症状组合而成的。

辨的对象，就是辨病候。辨证的对象，就是辨证候。

（二）何谓广义与狭义的疾病

从理性认识和逻辑判断的角度看，疾病，可有广义与狭义之别。

第一，广义的疾病，是相对于健康而言的异常状态

广义的疾病，往往是指人的身体不适，处于"患病"时的状态。即：因各种原因，人体的健康状态被破坏，阴平阳秘的平衡被打破，阴阳失衡，邪正相争，临床表现出各种各样的病变信息——症状（体征等）。

面对处于广义疾病状态时的患者，医者仅能做出其"患病了"的印象性判断，无法形成具体的诊断结论，得不出病名诊断结论，也无从治疗。

临床诊治，必须在此基础上，进一步辨明其患具体的哪一种病，得出病名诊断结论，才能有效地诊断治疗。

第二，狭义的疾病，即是具体的个病

它既指病人所患的具体的某一个（种）病，也是临床诊断治疗的具体对象。个病，就是遵循已有的理论认识和判断（诊断）标准，根据患者的临床表现，可以做出具体病名诊

断的疾病。

显然，中医学在其实践和发展过程中形成的（疾）病、证（候）、症（状）概念中的"病"，应属"个病"。

（三）病的基本概念及特点

疾病，是由于内外之邪作用于人体，破坏了人体阴平阳秘的动态平衡而产生的特殊的本质变化，形成或表现为具有自身内在联系的演变过程，具体表现出由若干症状组成的相应的病候。

每个具体的病，必然有其相应的病机，由病机联系着具体的病因、病位、病性、病势；有其特有的固定症状组成的病候和不同阶段或条件下的证候，以及相应的治则方药，并有一定的预后可测。

每个病，都有各自的本质变化及其发展变化的规律（过程）。这种发展变化是由该病的根本（基本）矛盾所决定的。虽然疾病在发展过程中，有时缓和，有时恶化，可分出若干阶段或状态并各有其主要矛盾，表现为不同的证，但作为该病的根本（基本）矛盾没有完结，病亦就没有结束。所以，某一个（种）病的根本（基本）矛盾贯穿于该病的始终，有着自身的规律与特点。这就是病与病之间本质上的差异。

如：传统中医理论认为，消渴病，燥热津伤是其基本矛盾并贯穿于该病的始终。在该病的发展变化过程中，由于病变部位的功能特点、病变进程等不同，可以出现上消、中消、下消的不同阶段并有着各阶段的主要矛盾，形成各种不同的证型，但始终受燥热津伤这个基本矛盾的影响和制约。

上消，其主要矛盾是肺热津伤，表现为烦渴多饮、口干舌燥、舌边尖红、脉洪数；中消，由于胃热炽盛，出现多食易饥、形体消瘦、大便秘结、舌红苔黄燥、脉滑实有力；下消，肾阴亏损，则见尿频量多、尿混浊如膏脂、口干舌燥、舌红少苔、脉沉细数；最终导致肾的阴阳两虚，乃现尿频甚则饮一溲一、面色黧黑、耳轮焦干、腰膝酸软，甚则阳痿、舌淡暗、少苔或无苔、脉沉弱。

不论各阶段的主要矛盾及特点如何，该病的根本（基本）矛盾燥热津伤、阴液不足、体失濡养贯穿始终，总以多饮、多食、多尿、体瘦肉少的"三多一少"为其特征。

（四）辨病的基本概念及主要方法

辨病，就是要分析辨别构成不同病候的不同症状之间的组合关系及其特征，进而分析把握其病变发生发展的过程及其内在联系，得出病名诊断结论。如：消渴病，其诊断标识性的症状及其特征就是多饮、多食、多尿、体瘦肉少的"三多一少"。

分辨构成病候的不同症状的组合关系及其特征，需要从不同症状组合关系的相关性与稳定性、不同症状先后出现的顺序及其变化状态、病史演变、情志变化及环境因素等进行分析。

从病候的角度出发辨别构成不同病候的不同症状的组合关系，主要注意三个组合关系。

第一，从过程性考察不同症状的组合关系。如：感冒病，在其发展过程中，不同的阶段，可产生风寒外束、风热外犯、风湿阻络、体虚外感等不同的证。但其均有恶寒发热、脉浮等相同的症状。

第二，从相关性考察不同症状的组合关系。如：消渴病具有密不可分的多饮、多食、多尿、体瘦肉少的"三多一少"的特点。

第三，从典型性考察不同症状的组合关系。如：痫病，其表现有着明显的典型性，发作时，昏不识人、僵仆抽搐、口中流涎、呼叫有声。

这种分析，需要以一定的理论作为指导和依据，根据已有的认识和诊断标准，对于符合并达到相应诊断标准的病况，就可做出具体的病名诊断。

中医辨病，作出病名诊断，应当以中医病名为主。

从现实的中医临床（临证）工作看，辨病之后的病名诊断，不仅包括了中医病名诊断，也还应用或包括着西医病名诊断。

有的中医病名与西医病名完全对应，仅是各自分型分期有所不同。对此类情况，可以二者同用或参考。如：麻疹、黄疸等。

有的中医病名与西医病名的主要内涵相同或相近，名称不相同，应以中医病名为准。如：中医所称鹭鸶咳（顿咳），即为西医诊断之百日咳。又如：中医所言消渴病，主要类似于西医之糖尿病；同时，其所涉之病，还应有西医所认识的神经性尿崩症。

有的病况，传统的中医病名诊断标准中没有相应表述，而现代西医的认识较为全面，诊断标准较为明晰的，则可单纯地使用西医病名作出诊断。但是，治疗时，必须按中医辨证的要求及其理法方药一致性的要求，进行（西医）辨病与辨证结合的论治。如：肺炎、肝炎、肾炎等。

有的病况，缺乏可对应的中医或西医的病名及其诊断标准，为疑难病无疑。

有的复杂病况，多病相兼，疑似难明，治疗难定，也属疑难病。

（五）同病异证与异病同证

在中医临床诊断时，辨病与辨证密不可分。辨别并把握同病异证与异病同证，是辨病与辨证中的主要内容。

1. 同病异证

在一个病的不同发展阶段或条件下，可出现若干不同的证。这就是同病异证。

"异证"，说明在同一个病的不同阶段，各个阶段主要的相关因素变化或条件有所不同，其主要矛盾或言病变的关键点、区别点也不相同，故出现不同的证。但是，各证所处疾病发展变化前后联系的根本（基本）矛盾仍是一个，因而同一个病中不同阶段不同的证仍有着一定的联系。

同一个病在发展过程中不同阶段的"异证"，其表现虽各有特点，但亦有一些基本的相同之处。如：咳嗽病，在不同的阶段或条件下，可出现风寒束肺、热邪犯肺、邪热壅肺、痰热阻肺等证型。风寒外束，肺气上逆，咳嗽声重，咳声不畅，兼恶寒发热，无汗，脉浮紧；寒邪郁久化热入里，或热邪直犯，出现热邪犯肺而肺热气逆，则咳嗽声嘶，咽痛，痰黄，兼发热，汗出，脉数；若热郁日久而炽盛，邪热壅肺，肺金受烁，则现咳嗽胸痛，气粗急迫，口干渴饮，兼面赤身热，舌红苔黄，脉滑数；若痰热阻肺，则现咳嗽喘促，咳痰黄稠或黄红、腥臭，胸痛，发热，舌红绛，苔黄腻，脉细滑数等。各证之表现各有特点，但肺气失于清肃、宣降失常而咳嗽，仍为其基本之点。

再如：感冒病，其关键是外感六淫病邪由外犯内，按其过程及演变，结合正气的状态，可分出风寒外束、风热外犯、风湿阻络、体虚外感（气虚外感、血虚外感、阳虚外感、阴虚外感）等不同的证。在该病的发展过程中，由于阶段或条件不同，可以出现并分出这些不同的证。但是，其基本矛盾病邪由外犯内、由表入里始终存在。故，解表为其基本治则。结合不同的证，则有辛温解表、辛凉解表、疏风化湿解表、扶正解表等不同的具体治法。

2. 异病同证

异病同证，是与同病异证相反的另一类病变情况。

前已述及，每个疾病都是有着前后联系、发展变化的过程。在其发展变化过程中，因时间先后或病变条件的不同，可以分出若干阶段，形成同病异证。各个阶段有着自身的主要矛盾或病变的关键点。如是，可以简化地理解其关系：病的复杂过程是一条线，各阶段不同的证是这条线上不同的点。

在不同的病的"线"发展变化的过程中，只要在其中的某个阶段的这个"点"具备某种相同的条件或要素，形成一个"汇集点"，亦就会形成相同的证，此即"同证"。即：在不同病的发展变化之中，只要在某一个阶段（点）的条件相同，也会出现相同的证；也就是所患之病（线）不同，此时此阶段的证（点）相同。

当然，异病同证中的证，因其所处的"病"不同，其产生发展的过程及联系不一样，其"同证"仅是指相互之间在相同阶段、相互的"点"的主要矛盾或病变关键相同，其前后发展联系的基本矛盾仍不一致。

不同病中相同的证（点），在主要的表现及其特征上是相同的，但仍有着各自的特点。其表现既有相同的证（点）的内容，亦同样要受各个病的基本矛盾影响而有着各病的表现特点。

如：中气下陷证，可见于胃脘痛、崩漏、带下等病。该证的病机关键是脾气虚弱，升举无力，统摄无权，运化无力。这些病各不相同，但只要在其发展过程中形成脾气虚弱，升举无力，即可出现该证的相应表现。但是，不同病中的中气下陷证，又都同时带有该病的特点。这三种病中的中气下陷证，均有神倦乏力，少气懒言，面色无华，内脏或物质下坠、外溢，脉细弱等中气下陷证的主要特征。但是，该证在不同的病中，均还兼有各病的特点。胃脘痛时，胃脘部隐痛坠胀；崩漏病，血下如注，血色淡；带下病，带下清稀量多，面浮肢困清冷。

图示：病是过程的"线"，证是某个阶段的"点"或"结"。

1. 同病异证：同一个病线性联系中不同阶段的"点"或"结"

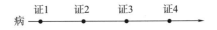

2. 异病同证：不同病的某个相同"点"或"结"的不同联系

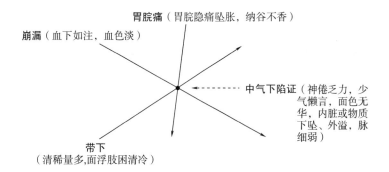

二、中医病名诊断

顾名思义，中医病名诊断，就是以中医的理论和病名诊断标准为指导，通过辨清病候，得出中医的病名诊断结论。

辨证及辨证论治，是中医的主要特点及临床诊治方法之一。但是，强调辨证及辨证论治的重要性，切不可忽视辨病及辨病论治。要重视并用好辨病论治，中医病名诊断十分重要。

客观地看，在一定范围和程度上，人们在重视和强调辨证及辨证论治重要性的同时，多有忽视辨病及辨病论治的情况。这或多或少在一定程度上会影响中医临床诊断治疗的效用与水平。

从中医发展史考察，中医学理论体系的奠基之作和标志《内经》，主要蕴含和运用的是辨病原理及其相关内容。该巨著系统论述了中医学的若干个理论问题，记录了 13 个方药；对若干疾病的发生发展变化作了论述，对于方法学意义上的辨病方法，即如何辨别具体的病，未作具体论述。

至东汉末年，张仲景著成《伤寒杂病论》，对外感热病和内伤杂病的诊治提出了系统的理论和方法，形成了六经辨证、脏腑辨证方法，进而较为系统地形成了包括理、法、方、药在内的辨证论治原则，创立了中医学的临床诊疗模式。因该书原稿遗失，后人在根据有关资料整理时，则分为《伤寒论》与《金匮要略》两书，分别以六经论伤寒，以脏腑论杂病。公认的是，张仲景的《伤寒杂病论》首创了中医的辨证及辨证论治理论及其方法。

由于辨证及辨证论治抓住的是疾病在不同发展阶段和条件下的主要矛盾或矛盾的主要方面，是临床治疗的切入点，因而辨证论治就成为中医学最主要的一个特点。在一定程度上，使得辨病的作用变得弱化，中医的病名诊断被忽视。

从现实的临床实际效果看，重视辨证，抓住病变的症结与关键，是重要和必需的。但是，也确实需要进行辨病，才能把握住病变构成的前后发展联系，方能全面而有序地诊治疾病。因此，通过辨病并作出病名诊断，以把握病变的前后发展联系；通过进一步辨证，得出证名诊断结论，抓住病变在一定时间、阶段、条件下的症结和关键点。并以此为切入点进行治疗，才能点线结合、纵横结合地辨病论治与辨证论治结合，才能获得佳效。

三、西医病名诊断

西医病名诊断，就是以现代医学（西医）的理论和病名诊断标准为指导，通过辨清临床表现及相关生理常数的变化，得出现代医学（西医）的病名诊断结论。

在中医临床诊断时，有"双轨诊断"之说。其意：一是指同时需中医辨病与辨证结合，得出中医病名与证名结合的诊断结论；二是指辨病时，需同时做出中医病名与西医病名并列的诊断结论；三是指西医辨病与中医辨证结合，得出西医病名与中医证名结合的诊断结论。

从实际工作角度看，从理论与实践一致的要求出发，得出中医病名与证名结合的诊断结论最为重要，有利于实施理法方药一致的论治。更多的情况下，"双轨诊断"指的主要是第二种情况，即：中医病名与西医病名并列。

西医病名与中医证名结合的第三种情况，在实际的临床工作中也较为常见。其因在于：在临床上，有的时候，有的病况无对应的中医病名诊断标准可依据，难以做出中医病名诊断，却可以较为容易地找到西医病名诊断依据；或者，有的病患者就诊时，已有较为清晰的西医病名诊断结论而难以找到恰当的中医病名诊断依据；甚至，有的病患，即便从西医诊断的角度看，也无恰当的西医病名诊断依据，仅能做出"综合征"的推导性结论，而有的仅是实验室检查的指标异常或影像学的形态改变。对于此类情况，需要以现代医学（西医）最为接近或较为公认的理性认识作为依据，指导诊断分析和确定治疗方案。

四、中医病名诊断与西医病名诊断结合

在临床辨病的病名诊断中，中医病名诊断与西医病名诊断可以结合使用。中医与西医病名诊断往往是结合互补的，有的还可以相互作为参考，提示该病的发展演变规律或机理。

在实际的中医临床工作中，不论是中医病名诊断，还是中医病名与西医病名诊断并用，或是只采用西医病名诊断，都必须在辨病得出病名诊断之后进行中医辨证，得出中医证名的诊断结论，才能抓住治疗的切入点，实现辨病与辨证结合论治。

五、辨病与病的相兼与转化

诊断疑难病时，经常遇到多种疾病相互兼杂、疑似难辨的病况。在诊治过程中，在多病相兼的同时，也会出现多种疾病相互转化的情况。对此，需要仔细辨别和把握，才能准确而客观地把握病势的进退顺逆和疗效。

如：前已列举的笔者诊治的"头风头痛并高热"病患，就是多病相兼的典型案例。

又如：中医之咳嗽病与肺胀病相兼而现，西医的支气管炎与肺炎交织出现，慢性支气管炎急性发作，过敏性皮肤病与过敏性鼻炎、结肠炎并见等，均为多病相兼。

相互兼杂之病，极易形成病情发展加重的病与病之间的转化。如：中医所称之咳嗽病与肺胀病的关系及其转化。咳嗽，肺失宣肃，病久不愈，则易转为清气不入、浊气不出，集于胸中之肺胀，出现心胸憋闷发胀、喘促不宁等症。

反之，在治疗过程中，若经过治疗，较重之病向较轻浅之病转化，则为疾病转轻、向愈。肺胀病经治向愈之时，病情减轻，清浊之气吐故纳新渐得复常，心胸憋闷发胀、喘促不宁消减之时，则会出现肺气宣肃未顺而咳嗽仍存等表现。

与此类似或相关的情况，如咳嗽，肺失宣肃，病久不愈，易致哮喘；支气管炎不愈，易转为肺炎；咳嗽或肺胀，气管炎或肺炎，延久不治，或久病不愈，则易导致阻塞性肺病而呼吸更加困难，机体缺血缺氧而并加重等情况。

第三节　辨证诊断及其思维

辨证及辨证论治，是中医临床诊治疾病的重要方法，是中医学带有根本性的一个特点，也是中医能够因人、因时、因地而宜施治获佳效的重要依据。辨证的对象——证及其证候，是中医能够抓住疾病在一定阶段、一定条件下病变网结、关键的依据，也是治疗的切入点。

一、关于辨证的几个基本问题

（一）辨证及辨证论治的主要沿革

辨证论治作为中医学的核心与特点之一，集中地反映和代表着中医学与现代科学技术，尤其是与现代医学的不同之点。

辨证及辨证论治在中医学中有着非常重要的作用与地位，历代医家皆重视和研习、运用辨证及辨证论治。

中医学在其实践和发展的漫长进程中，形成了许多辨证方法。历代灿若群星的医家，从不同的角度发展和丰富着辨证论治，形成了若干个辨证方法。

汉代华佗所著《中藏经》，即蕴含了脏腑辨证之法；东汉张仲景的《伤寒杂病论》（经后人整理，分为《伤寒论》与《金匮要略》而传世），确立了辨证论治的理论体系及其主要方法。

明代张景岳所著《景岳全书》，不仅发展和完善了脏腑辨证，亦系统地运用和阐发了气血津液辨证。

张仲景的《伤寒论》，创立六经传变学说及六经辨证方法，可执简驭繁地掌握外感疾病的传变规律。明清时代发展起来的三焦辨证，有利于分析湿温之邪由上往下侵害人体的病变特点；卫气营血辨证，能够较好地分辨温热之邪从外向内的发展变化，判断病情的轻重、缓急、顺逆和时间的先后。

宋代陈言著《三因极一病证方论》，完善了病因辨证，使得六淫辨证自成一系。其基础和来源就是医和的"六气致病"说和张仲景《金匮要略》"千般疢难，不越三条"的"三因"。

《灵枢·经脉》详载十二经脉的病证，《难经·二十九难》又载奇经八脉的病证，有规律地反映出若干证候。临床据此类证候，可以推断病发于何经、何脏、何腑，进而确定病变性质及其发展趋势。

面对如此众多的具体辨证方法，明清医家承前人经验，系统地概括出八纲辨证。张景岳的《景岳全书·传忠录》首论阴阳与六变，认为："阴阳既明，则表与里对，虚与实对，寒与热对，明此六变，明此阴阳，则天下之病，固不能出此八者。"清代程国彭《医学心悟》更明确指出，诊病有其总要，即寒、热、虚、实、表、里、阴、阳八字而已。

上述的传统辨证方法，因其形成时代不一，学术特点各异，适用对象不同，各有优势，但给学习者的掌握和运用带来困难，亦影响了辨证的规范性和精确性。对此，现代学者们作了大量的研究和探讨。在上世纪，不少学者从"概念"的角度，对病、证、症三者的概念及其关系，证的概念，证的分类，方证问题，证的构成要素，辨证论治的方法步骤等作了探讨，形成了不少专著和专论，涌现出不少的名家大师，如秦伯未、岳美中、方药中、欧阳锜、朱文锋、李德新等先生。

（二）关于证的概念问题

1. 关于证与病、症的基本关系

证是中医学特有的一个名词与概念。它与（个）病、症状（含舌象、脉象、体征）既关联又有着严格区别，有着其特定的内涵。

在上一节"辨病诊断及其思维"中，我们较为集中地讨论了"（个）病"与"症状"。在此，集中讨论关于证与病、症的基本联系与区别。

症状（舌象、脉象、体征），是外显的"藏象"信息，也是中医诊察病情的最基本信息。症状的组合关系不同，就可以构成不同的证候或病候。

证与病一样，均是由不同的症状构成不同的表现于外的证候或病候。通过辨别证候或辨别病候，辨清内在的证或病的本质变化。

病是呈线性发展的病变过程，有着自身贯穿始终的基本矛盾。同一个病的不同阶段，可见不同的证，为同病异证。不同的病，在特定的相同阶段或条件时，可出现相同的证，为异病同证。

2. 对于证的基本认识

（1）证的基本概念

证，是疾病演变过程不同时间、不同阶段、不同条件下的本质反映；是各种相关因素（如邪正消长、病人体质、外界环境、治疗等）对病的根本（基本）矛盾的影响在一定的时间、阶段、条件下的汇集点；是疾病在不同阶段的表现形式，反映和代表着病变在一定时间、一定阶段、一定条件下的主要矛盾或矛盾的主要方面。

（2）证的基本形成原理

证，作为疾病在一定的时间、阶段、条件下的本质变化，客观地存在于人体内。它是致病因素与机体反应性两方面在此时此阶段的综合反映。

按中医学整体观的观点，人与外界环境相通，人以五脏为中心连成一个整体；任何疾病的发生发展，都是内外因素相互作用、邪正相争的结果。诚如《内经》所言："恬憺虚无，真气从之，精神内守，病安何来；邪之所凑，其气必虚。"

疾病的发生，源于内外环境失调，病邪侵犯人体，人体正气与之相争；病之发展变化，取决于邪正相争、邪正消长的态势，受多种要素或条件的影响，主要者如：病人体质的壮实程度、正气的强弱、心理的常异、治疗的及时或正确与否等。这些要素或条件，在疾病发生发展变化过程的不同时间、阶段、条件下的变化是不相同的。由此导致不同时间、阶段、条件下病变的主要矛盾或矛盾的主要方面也不同，所形成的证及其证候也就不同。

证的这种整体性、阶段性、动态性的特质及演变规律，充分地反映和展示出疾病的发病学关系，代表着邪正相争、邪正盛衰的病势演变状况，反映着病变发展的善恶、顺逆、进退的趋势。

病邪侵袭人体，若病邪势弱，病人可自抗而过，不发病，或发病亦不重；体质强壮，可不发病，或虽病不重或易愈；正盛邪实，相争剧烈，病情急重，临床表现典型；正气渐复而强，邪气渐消而退，则病渐向愈；正气渐衰，不能胜邪，邪气实胜，病渐恶化，终致身亡。

情志顺畅，乐观豁达，能正确对待疾病，积极配合治疗，药物治疗易奏效，较易治愈、康复较快；情志不遂，消沉气闷，终日为病患而郁愁不解，多疑多虑，不配合治疗，甚或拒绝治疗，或自救心切，乱投医乱服药，常致服药罔效，较难治愈，不易康复。治疗得当及时，或痊愈，或病情得到有效控制，不再发展，逐步康复。治疗失时甚或失误，病情恶化，甚至危及生命。

由于这些多因素、多关系的影响，疾病即会形成多阶段、多层次、多方面的变化。这就使得疾病具有一个发展过程，呈现出不断变化的态势，形成不同的阶段和不同的症结，进而形成不同的证。

（3）证的本质属性

证是客观存在的。对"证"的认识及相关概念的形成，是中医特有的思维认知方式的结果，是中医长期反复的临床实践对疾病变化规律性的正确揭示，也是一定阶段、一定条件下病变网结"理想模型"的具体反映。

换言之，"证"存在于人体内，有着客观存在的本质变化；"证候"是证表现于外的外候，可通过"司外揣内"而由外察知；"证名"及"证型"是通过辨别证候，认识主体（医者）得到的认识结果，是对"证"本质属性的揭示和概括。

证是病变阶段性主要矛盾的汇集点，也是病变过程线性发展关系中，多种病变的发展之线相互交叉的"节点""网结"。

证是由疾病在一定时间一定阶段的病机决定的，由具体的病因、病位、病性所构成，反映着一定的病势。

3. 证候

（1）证候的基本含义

严格地说，"证"并不能简单地等同于"证候"。"证候"是"证"的外候。证通过证候表现出来。证候由不同的有着一定相关性的症状组合而成，仍然属于疾病的现象，只有医生对这些病状（现象）进行辨别、分析、思考，才能求得疾病属什么"证"的诊断。

证候由有一定规律的、相关的症状组合而成。辨证，就是通过辨别证候，揭示其反映和代表着的证，以把握疾病在一定阶段和一定条件下的本质变化。

（2）证候的特点

证候作为证的"外候"，有三个显著的特点：一是其表现有一定的规定性；二是其表现有动态变化性；三是其表现有一定的组合性。

第一，证候的规定性

证候表现的规定性体现为：各种相关的症状组合成证候时，具有一定的规律；外现的一定的证候与人体内在病变的一定的证是相应的。就其组合规律而言，尽管各种证候所见症状并无定数。但是，各证均需一些症状（含舌、脉、体征）方可成立。因此，各个证候中的症状就有主症与次症之别。

主症，有的称特有症、独有症、特异症，是构成证候的比较固定的基本症状，它在证候中居主导地位，具有决定性的分量。缺少主症，则此证不能成立。主症同时亦表达着病变的主要方面。判断主症的标准是：这种症就可以对其他一切症状起着决定和影响作用。

次症是证候中不固定的非基本症状。它的出现与否，不影响证候的成立和判断。如，在风寒束肺证中，咳嗽、恶寒发热、无汗、脉浮紧是该证的主要症状，根据这四个症状的共同组合，则可判定该证成立；在该证中，亦可出现头痛、身紧、身酸痛、流清涕等次要症状，但并不起决定性的作用和影响。

就证候与证的对应性而言，"证"是人体内的本质变化，"证候"是显于外的客观表现。体内有什么样的证，就会产生和表现出什么样的证候。人们通过辨别外现的证候来认识体内的证。通过长时间反复的实践，人们认识了大量的各种各样的证，揭示了它们所反映的病变本质，同时亦对各种证所具有的相应的外在表现形式——证候有了更清楚的认识，认清了各种证候具有的主要症状，并将其固定下来。

仍以风寒束肺证为例：当患者在栉风沐雨，外感风寒之后，出现恶寒发热、无汗、咳嗽、脉浮紧。医生即可据其现在症状与现病史，很明确地判断其为"风寒束肺证"。几个主要症状，恶寒发热、无汗、咳嗽、脉浮紧，就构成了"风寒束肺证"的证候。该证候中这些症状的组合关系，亦就成为判断病变是否属该证的依据。这样，内在的证与外在的证候的对应关系就被固定下来。因此，在很多情况下，不少医家常常把证与证候相互代称。

第二，证候的动态变化性

证候的动态变化性表现为：一是各种证候所具有的基本的症状，在该证一定的范畴内有着轻重主次的转化；二是若这种变化超出各个证候的范畴，则标志着新的证候已经出现，反映出原有证已转化为新变证，成为证与证的变换。

仍举风寒束肺证为例。其证候具有的咳嗽、恶寒发热、无汗、脉浮紧四个主要症状，有时表现为咳嗽较重，声浊，气促难息。这是肺气上逆较甚，在辛温解表的同时，治当重在理气降肺；有的则表现为恶寒发热、无汗较重，此为风寒之邪为甚，治宜加重解表散寒之力。如此，这些基本症状皆是在风寒束肺证的范畴内变化的，治疗仍以解表散寒、降逆止咳为基础。若当咳嗽声重、咳声不畅渐转为咳嗽声嘶、咽痛、痰黄；恶寒发热、脉浮紧转为发热，汗出，脉数，则反映着寒邪郁久化热入里，致肺热气逆，形成热邪犯肺之证候，治疗亦当随之变为清热降肺止咳。

证与证的变换，首先表现为主症的变化。如：热邪犯胃证以发热、口渴、苔黄、烦呕不能食为主症；转为热结肠胃证则以日晡潮热、大便不通、腹硬满痛为主症。主症各自的强弱、明显与不明显、多与少，都是辨证时应充分注意的。

辨别证候的转化，还应当注意和重视预兆性主症，独处藏奸，"至虚有盛候，大实有羸状"等特殊情况。

预兆性主症，是各种证候动态发展变化，向新的证候转化的提示性主症。当各种证候具有的一些主症发生变化时，就要注意其是否提示（预示）着整个证候的转化。前述的风寒束肺证转变为热邪犯肺证，首先就是出现咳嗽声重、咳声不畅渐转为咳嗽声嘶、咽痛、痰黄；恶寒发热、脉浮紧转为发热、汗出、脉数。此时，咳嗽声嘶、咽痛，即为两证转化的预兆（提示）性主症。

"至虚有盛候，大实有羸状"，为证候真假之表现，是证候表现中的特殊情况。所谓证候真假，是指八纲中性质相反而又相互对立的两纲的表现同时出现，其中一方的分类属性与病变本质的归类属性直接对应，习惯称之为"病变本质的真实反映——真象"，如病虚者出现虚象；另一方的分类属性与病变本质的归类属性完全相反，习惯称之为"病变本质的相反反映——假象"，如病虚者反而出现"强""盛""有力"的"实"象。实际上，从病变的复杂性而言，出现证候真假时，无论"真象"或"假象"，都是病变本质的真实反映。"假象"只不过是病变本质特殊的反映形式。"真""假"并见，更说明此时病变之复杂和深重，警示医者更应慎重行事。

从一定的意义上来说，证候真假的存在与出现，更加说明证候是外显之表现，而证是内在之本质变化；外显之"证候真假"，实际是内在复杂之"证"的特殊表现。

第三，证候的组合性

证候表现的组合性是指：各种症状表现出来，成为一定证候的标识时，不是杂乱无章的，而是有着一定的组合的规律性可求。

几个较为直接相关的症状联在一起，形成较为单纯、易于识别的提纲证。某一个症状与不同症状之间的不同组合关系，可以分归到若干个提纲证之中。若干提纲证的组合，就形成了复合证。如，风寒束肺证即是由病因"外风""（外）寒"之提纲证，病位"肺"之提纲证，病性"实"之提纲证综合组成的。

4. 证名

顾名思义，证名就是各种具体的证的名称。证名是对该名称所代表和反映的证的本质变化的高度概括和揭示。

一般而言，提纲证的名称较为简单，它们多可分归于病因、病位、病性的各个类别之中。病因、病位、病性即是证——病机的构成性层次的要点，因此，提纲证的证名，多是以病机构成性层次的各个要点来命名的。

如：病因类的风证、瘀血证等；病位类的表证、里证、心证等；病性类的虚证、寒证等。

复合证的名称，综合性很强，往往反映出该证的病机联系，包含了两个以上的构成性要点（要素）及其相互间的关系，揭示出疾病的本质变化关系。因此，复合证的证名，多是从证——病机的综合性层次和关系来命名的。

如：心气虚证，包含了病位心，病性虚，反映出心气虚弱，通脉无力，神明不彰的关系。再如：痰迷心窍证，即是概括了病因痰与病位心的关系，反映出痰阻心窍，心神被蒙的病机。又如：肝胆湿热证，则是病位肝、胆与病因湿、热关系的综合性归纳，揭示出病因湿与热相互交织，湿困热郁，湿助热炽，热蒸湿盛，熏蒸肝胆，导致肝胆失于疏泄，运化不行，胆汁反流，溢于脉外的本质变化。

临证时，作为治疗依据的最后诊断结论的证名，应是复合证的名称。这样，才能从综合性的病机的角度，对复合证所代表和反映的病变本质作出概括和揭示。

此外，有的证名，虽已约定俗成，未以病机的术语表达其名，但其所概括的，实际上亦仍是从综合性的病机的角度，对复合证的概括和揭示。如：温病学中的卫分证、气分证、营分证、血分证，分别概括了温热之邪由外侵内的四个阶段不同的病机变化。卫分证是温邪初犯人体，邪正相争于表；气分证是温热之邪入里，里热炽盛；营分证是里热不解，温热邪气深入营分，耗津伤阴，热扰神明；血分证则是在热扰神明的基础上，温热之邪动血耗血之证。

5. 证型

证型，即是证的类型；是各个具体的证名与各种个病之间关系的体现；是相对于病的整体过程性而言，区别该病不同阶段不同情况的一种类型；是辨病与辨证相结合的要求与产物。这是"证型"最主要的意义。

如：感冒病可现风寒外束、风热外犯、风湿阻络、体虚外感（还可细分为气虚、阳虚、血虚、阴虚四类）等证，这些证名所代表的，就是感冒病在不同阶段、不同情况下几种不同的病变类型。显然，证型是相对于某个具体的个病而言的。该病中具有的各种不同的证，区别出该病各种不同类型的情况，这些证名所代表的内容就是该病的不同类型，简称为证型。

有时，人们将证型称之为"固定的诊断名称"。这实际上是将证名和证型互用。

证名并不等于证型。证名只有在与各种个病发生联系时，为了区分该病的不同阶段与不同情况，才成为证型。在表述上，单独的证名就是"某证"；而证型则是"某病某（证）型"。如：中气不足证，是一个独立的证名，可以独立使用。它可见于胃痛、虚劳、崩漏、带下等病中，分别成为这些病中的一种类型，而被分别称为胃痛病中气不足（证）型、虚劳病中气不足（证）型、崩漏病中气不足（证）型、带下病中气不足（证）型。

6. 证与辨证

辨证是医者在收集病情资料的基础上，分析和认识疾病，辨别证候，从证的角度作出证名诊断结论的思维活动过程。

辨证亦是有规律可循的，掌握和驾驭这种规律，就能够提高临床诊断与治疗的水平。

前已述及，证客观地存在于病人的疾病过程中，通过相应的证候表现出来。证候是证的外在表现，由不同的症状组合而成。辨证就是医者通过辨别证候来分析和认识证所反映的疾病的本质变化，对其作出概括和命定，冠之以一定的名称，形成证名。同时，辨病与辨证相结合，在辨病清楚的前提下辨清该病所具有的证，该病具有的这些证（名）就被称为该病中的证型。

从辨证信息依据的角度看，辨证的对象是证的本质变化表现于外的证候。证候是藏象表现的一种特定载体和形式，由若干不同的但又有着相关性的症状组成。辨证的信息依据，也就是人体病变时藏象反映出的整体、动态、功能态变化的信息。从一定的证候角度表现出来的藏象的信息，也就是人体功能态变化在一个特定的时间、阶段、条件下"网结""关键点"的信息。

（三）证的结构

致病因素（病因）作用于人体的一定部位（病位），导致人的正常生理机能和平衡被打破，形成病理变化，具有相应的病变性质（病性），这就构成了病变的过程。在病变的过程中，存在着发展变化的方向或言趋势（病势）。这些要素之间的相互作用及其关系、病变过程全面整体性的联系，就是病机。病机的要素及其关系，决定并形成证的结构。

要把握证的结构，需要探讨并把握证的形成性及其表现形式。

1. 证的形成性

从证的形成性来看，证的结构分为两个层次。

第一层次，决定性的层次，病机。有什么样的病机，就有什么样的证。该层次的证，均是复合证。

第二层次，构成性的层次，即构成病机的几个基本的要素，病因、病位、病性、病势。该层次的要素，可以分为若干类别的提纲证。

2. 证的表现性

从证的表现性（表现形式）看，临床所现证候仍可分为两个层次。

第一层次，综合性的层次，复合证。

第二层次，（分解）构成性的层次，提纲证。

临床所见提纲证，都分归于不同的病因、病位、病性类之中。复合证，都是由两个以上的提纲证组成的，或病因 + 病位，或病位 + 病性，或病因 + 病性，或病因 + 病位 + 病性。

不同的病因、病位、病性的提纲证组成复合证，具有动态变化的方向与趋势——病势，必然存在着内在的相互联系，反映出病变的本质变化——病机。可见，在证的结构中，其形成性与表现性是一致的。

从证的结构的形成性和表现性分析可知，复合证具有决定性和综合性层次的内涵和特质，因此在临证时，证名诊断的结果以及治疗的依据，都是复合证的证名及其内涵。

（四）辨证方法的核心就是辨病机

综观各种传统的辨证方法，汲取当代学者们的认识，可以发现，中医学具有的若干传统辨证方法，尽管其形成时代有先后之别，理论观点各有所主，学术特点各有千秋，分析角度各有特殊，适用对象各有针对，但其内核与要点均是一致的，即：辨病机。

辨证，即是辨明证候所代表和反映的疾病在此时此阶段的本质变化——病机。简言之，辨证就是辨病机，或言审证识病机。其根本依据在于：证候的产生与变化，亦是有其特定的条件和内在联系的。这种本质变化的内在联系，即是病机。

1. 证的病机的基本概念

笔者认为，病机，一般来说，即是疾病发生、发展、变化和转归过程的内在的本质联系；亦就是在不同发病条件下，各种致病因素侵犯人体不同部位，产生邪正斗争，形成疾病的客观联系及其发展变化的规律。这些规律概括起来，不外乎邪正相争、阴阳失衡、气机紊乱。

病机是疾病发生、发展、变化、转归的本质联系和反映，呈现出变化多端，错综复杂的特点。在不同的病证发展变化之中，病机的变化不同，其病因、病位、病性及病势必然各不相同。

2. 审证识病机的重要性

对于病机及审证识病机的重要性，历代医家多有论述。唐代王冰言："病机者，病之机要也。得其机要，则动小而功大，用浅而功深。"反之，如果"病机未谙，岂能变化处治？"（见明代许兆桢所著《医四书》）因之审察病机和审机论治，就成为中医临证的最主要要求。据此可以说，所有的传统辨证方法均蕴含并运用着病机分析法。更有当代学者坦言："通过证候认识病机，是中医师临床的首要任务和关键一环。""辨证是手段和思维的过程，识机是目的和思维的结果。"（见成肇智所著《中医病机论》第 96 页、第 336 页，该书中国医药科技出版社 1997 年 4 月出版）

历代医家皆重视辨证审机分析病证之理，至于如何"审察病机"，"得其机要"，则各有体会，尚无明确而统一的方法可循，亦未见系统的分析方法专论。

能否通过辨析形于外的疾病征象（藏象），认识根于内的病机，取决于分析方法是否得当，思维过程是否正确。张景岳就曾疾呼："夫病机为入门之道，为跬步之法。法有未善，局人心目，初学得之，多致终身不能超脱，习染既久，流弊日深。"因此，要正确地认识病机，寻求简捷可靠之法，得出符合病机实际的正确结论，保证辨证结论的准确性，从而提高疗效，就必须着重研究病机分析方法及其要领。

3. 病机的构成及其规律性

分析和研究病机的形成，可以发现，病机的构成是有规律的，辨别和揭示它亦是有规律可循的。病机是疾病发生、发展、变化、转归的本质联系和反映，呈现出变化多端、错综复杂的特点。这种本质联系的最小单元是若干个要素。这些要素之间相互作用并形成有规律的联系，就构成了病机。这些要素是：三个基点（构成）要素，病因、病位、病性；一个动态趋向要素，病势。辨病机就是辨清构成每个病证病机的各种要素及其相互联系。

病机的基点（构成）要素病因、病位、病性，均以提纲证的证候形式表现出来。如：

病位，肝病的提纲证为：常见胁痛、烦躁、易怒、脉弦，并可反映在头、眼、耳、爪甲、筋、少腹、阴囊、睾丸等局部。心病的提纲证为：常现心痛、心悸、唇绀、脉结代，或健忘、失眠、神昏等。

病因，（外）风证常见：恶寒发热、肢体疼痛、脉浮等；热证常见：发热、汗出热不退、口渴、舌红、苔黄、脉数。

病性，实证常见：声高气粗、亢奋有力、脉洪数或滑实有力；虚证常见：声低气弱、神倦乏力、脉细弱无力。

4. 证与病机的关系

不同的病机及其结构，产生不同的证及其相应的证候。

（1）证与病机结构的关系

临床所现证候，均是复合证，至少由两个以上的病机的基点（构成）要素的提纲证组成，甚者包含三个基点（构成）要素。即：病因＋病位，病位＋病性，或病因＋病位＋病性。临证时的诊断结论，都是复合证的证名；都包括至少两个以上的基点（构成）要素，甚者包含三个基点（构成）要素。辨清相互关联、同属一个复合证中的各提纲证（各要素）之间的关系及其动态趋向——病势，即是辨明了病机，辨清了证的本质属性。

（2）证候与病机结构的关系

第一，病机的基点（构成）要素与提纲证

病机的基点（构成）要素病因、病位、病性，均以提纲证的证候形式表现出来。如：病位的肝病、心病、脾病、肺病、肾病等，均有其相应的提纲证；病因的外感六淫风、寒、暑、湿、燥、火；内生之邪、邪留发病的瘀血、痰湿、水饮等，也均有其病之提纲证；病性之寒、热、虚、实等，也有各自的提纲证。

第二，证的病机联系与复合证

病因作用病位，病位产生变化而具有一定的性质（病性）。在这三个基点（构成）要素发生联系的过程中，存在着一个动态趋向要素，病势。这三个基点（构成）要素病因、病位、病性与动态趋向要素病势之间的关系，就构成了一个复合证的病机联系，换言之，任何一个复合证的病机联系，都是由基点（构成）要素与动态趋向要素之间的关系构成的。

正因为如此，复合证也就是由基点（构成）要素病因、病位、病性与动态趋向要素病势中两个以上的提纲证所组成的。这些提纲证之间的关系，就是该复合证的病机联系。

如：风寒束肺证，其证候表现为恶寒发热、无汗、身酸痛、咳嗽、痰白或呈泡沫、舌淡红苔薄白、脉浮紧。

该证之证候，是由病因提纲证——风寒证（恶寒发热、无汗、身酸痛、脉浮紧）、病位提纲证——肺证（咳嗽，痰白或呈泡沫）组成的。其病势为病起于外而有向里传入之态势；病机关系为风寒之邪"外束"肺脏。肺脏被风寒之邪所困束，失于清肃、宣降，故气逆而咳嗽。

再如：心脾气血不足证，其表现为倦怠乏力，气短懒言，面色萎黄或苍白无泽，心悸不安，头昏，夜寐不安，少食纳呆，便溏，舌淡白，苔薄白，脉细弱无力。

该证之提纲证，是由病位心证、脾证，病性气虚证、血虚证共同构成的。

5. 辨证识病机的基本方法——病机分析法

上世纪 80 年代，承蒙恩师欧阳锜先生指教，笔者的硕士研究生学位论文即是《论病机分析法》，明确提出辨证就是辨病机。

根据证与病机的关系，病机分析可以从辨别最简单的提纲证入手，找出该提纲证的最基本属性，属病因，或属病位，或属病性，进而抓住该提纲证的这个属性进行"病因——→

病位──→病性"的病机关系分析，在"病因──→病位──→病性"的关系中，包含着"病势──→"的发展趋势及其顺逆、善恶的方向性。这样，病机分析就可以从分辨病机基点（构成）要素的某一点（证候之提纲证）开始，或从辨病因，或从辨病位，或从辨病性入手，进而辨析病因、病位、病性，以及病势之间的关系。

辨证识病机的辨别起点灵活多样，但其分析的逻辑推导及其关系表述的要求很严格，规定性很强。对病机的逻辑分析思辨，必须按病机各要素之间内在联系的规律来进行。

其灵活性表现为：弄清了提纲证反映出来的该病证（复合证）的病机基点（构成）要素后，在思辨分析病机时，其中的任何一个基点要素都可作为病机分析认识的起点。

其规定性的要求是：病机分析不论从哪一个要素开始，都必须遵从病机的构成及其基本关系，抓住它们之间的联系，在思维中完整而正确地分析和再现该病证的病机联系，才能达到辨清证候，辨明病机的目的。

病机分析的灵活性是对其分析角度和起点的多样性而言，规定性是对其分析的内在联系性和结论的规范性而言。

从传统的辨证方法看，均有以病因、病位、病性的某一点为起点，深入分析，灵活辨证之实。如：六淫辨证重在从辨病因入手，脏腑辨证首重辨病位，同时亦有从辨病性入手，溯病因，辨病位之例。

病机分析法起点灵活，多角度分析，规范性强的特点，来源于证的多元（多维）性及辨证的多元性与多角度性。证的多元性体现于证的本质、结构、表现形式（证候）、组合方式诸方面。证的多元性决定了辨证亦必然具有多元性。因此，辨证必先辨清提纲证，进而辨明复合证；其结论至少应包括两个以上的证（病机）的构成要素，必须阐明相关要素间的联系，必须揭示证本质的多元关系。由此可知，辨证的多元性同时亦就允许辨证可以从多角度进行。

病机分析法即是辨证多元性与多角度性的综合与统一。它既来源于各种具体的传统辨证方法，又不拘泥于某一种具体方法；既是一种具体的思辨方法，又是中医临床辨证时思辨分析的思维程序模式。

病机分析法综合概括了各种传统辨证方法的基本内核及要点，从提纲证入手，抓住病机的各个基点（构成）要素；再从不同的基点（构成）要素（提纲证）开始，辨析复合证；弄清相关要素间的线性联系；从相连的线入手，辨清其网状联系，揭示证的本质。运用病机分析方法，可指导医者采用更切合患者实际的各种辨证方法和理论去辨别阐释其病证。

6. 辨证识病机的作用与目的

诊断的最终目的与结果，是为了得出正确的结论，指导正确合理而有效的治疗。

治病求本，是中医临床治疗的总原则。"本"，就是疾病之本质变化──病机。"求本"的过程，就是辨证──病机分析的过程。"治病求本"，就是要针对病机的联系与变化，"逐机而治"。

研究病机分析方法的目的，就是要在保持并发扬中医辨证逻辑思维方式宏观、综合、动态、整体思辨优势的基础上，运用形式逻辑方法对其思维过程中的各个细节进行研究，加以补充完善，使中医临床思维亦能够更好地兼及微观、分析、形态、局部的思考，得出更为客观准确的诊断结论，更好地指导"逐机而治"，提高临床疗效。

二、辨提纲证

辨别提纲证，就是通过辨识证候，抓住病机的各个基点（构成）要素。

辨别证候，主要是从辨别不同证候的症状组合关系入手。如：风寒证，可见恶寒发热，无汗，身酸困，脉浮紧；风热证，可见恶寒发热，微汗，脉浮数。

辨提纲证，要从病因类、病位类、病性类的不同类别、要素的角度加以辨识和归纳。如：

病因类的风证、寒证、暑证、湿证、燥证、火证、毒证、痰证、饮证、水气证、瘀血证、食积证、虫积证等。

病位类的表证、里证、心证、肝证、脾证、肺证、肾证、小肠证、胆证、胃证、大肠证、膀胱证等。

病性类的虚证、实证、寒证、热证等。

病势类提纲证的表现形式，往往不是孤立的，主要反映为起病或发病的速度缓急、程度的轻重，并存在于提纲证之间的相互关系之中，如直中、传变、夹杂、转化、缓急等。具体者如：寒邪直中脏腑、表邪由表入里、寒证郁久化热、寒热夹杂、虚实夹杂、本虚标实等。

三、辨复合证

辨清不同的基点（构成）要素的提纲证，辨析此时临床存在和表现出来的相关的提纲证之间的联系及其组合关系，就可辨别复合证。换言之，辨析复合证，就是抓住已辨出的提纲证及其要素（或病因，或病位，或病性），进而弄清这些相关要素间的线性、网状性的病机联系（关系）。

作为病机关系载体的复合证，每个复合证至少包括或联系着两个以上密切相关的病机基点（构成）要素的提纲证，甚者包含三个基点（构成）要素的提纲证。因此，辨别复合证，需要注意以下三个方面。

（一）以辨清较为简单的提纲证为基础

辨别复合证，必须从辨别证候入手，以辨清提纲证为基础。

辨清提纲证，就是抓住不同症状的组合关系，辨识证候，以最基础的证候单元——提纲证的辨识标准进行分辨，辨清并确证其提纲证的属性与证名。

如：见恶寒发热，无汗，身酸困，脉浮紧，可辨其为风寒证，其性质为病因类提纲证。

见心悸、胸闷、面色青灰或紫暗、脉涩，可辨其为心（病）证，其性质为病位类提纲证。

见倦怠乏力、气短懒言、脉细弱，为（气）虚证，其性质为病性类提纲证。

（二）按病机的构成关系抓住相关的提纲证

在面对复杂疑难的病变时，辨清较为简单的提纲证并不难。困难而更为重要的是，在辨出若干个最简单最基础的提纲证并提示着有若干个病因，或病位，或病性的提纲证存在时，需要准确地分辨并抓住有着内在联系的相关的提纲证。

面对若干提纲证，辨别并抓住有内在联系的提纲证，应当掌握以下原则与方法。

1. 按病机的构成及其联系寻找相关的提纲证

按前述认识，病机由三个基点（构成）要素病因、病位、病性和一个动态趋向要素病势所构成。这些要素之间的基本关系是：病因——病位——病性。在此过程和相互联系中，存在着代表和反映病变方向、趋势的要素病势，可示意为"——"。

在辨清各种提纲证及其属性归类后，即可按病机的这种关系来寻找最为直接相关的提纲证。

如：当辨清病因风寒的提纲证（恶寒发热、无汗、身酸困、脉浮紧）时，应当寻找病位的提纲证。按照外邪入侵，必然侵及病位，而外邪内侵，卫外之表和主外之肺最易受扰的关系，进一步分辨寻找病位提纲证。

若此时仅有表证（恶寒发热，脉浮）的提纲证，即可明确：此时，为风寒证＋表证＝风寒外束（表）证；若有肺（病）证（咳嗽、痰白或呈泡沫），则为风寒证＋肺（病）证＝风寒束肺证。

再如：若辨提纲证，首先抓住的是心（病）的提纲证（心悸、胸痛、唇紫、脉涩），再寻找其病因，或病性的提纲证，再确定复合证。

若是有痰瘀互结之提纲证（胸闷而痹痛、刺痛，痰阻而咳，面色青灰晦暗或紫暗，舌青紫或紫暗，苔白腻或白滑，脉弦），其复合证则为心（病）证＋痰瘀互结证（痰证＋瘀血证）＝痰瘀痹阻心脉（心脉淤阻痰凝）证。

若见阳虚的提纲证（面色青灰或㿠白，身冷，短气，脉沉紧），则为心（病）证＋阳虚证＝心阳虚证。

2. 按复合证的组成规律和诊断标准寻找分辨相关的提纲证

复合证的组成规律就是，复合证＝病因提纲证＋病位提纲证，或复合证＝病位提纲证＋病性提纲证，或复合证＝病因提纲证＋病性提纲证，或复合证＝病因提纲证＋病位提纲证＋病性提纲证。这些病因、病位、病性的提纲证，往往是一个或多个提纲证同时存在或相互交织的。

复合证构成的规律及其要求，均已较为明确和集中地纳入中医学的诊断学理论，以及各种辨证理论方法体系之中，也已形成并固化为若干复合证的诊断标准。应用这些既成的稳定而规范的诊断标准，识别和分析若干复杂的多种提纲证，较易寻找和辨清相关的提纲证。

（三）辨清相关提纲证之间病机联系

辨清并抓住相关的提纲证，从复合证的角度明确这些提纲证的组合关系，就初步明确了复合证的诊断概念。此时，更重要的是要从病机联系的角度，辨清这些相关的提纲证的内在联系，才能最后确定辨证的诊断结论。

辨清有着内在联系的相关提纲证的关系，就是要按病机的构成关系及其联系，以病机理论为指导，分析分辨这些提纲证之间的内在联系。这也就是临证做出辨证诊断结论时的"辨证分析"或言"病因病机分析"。

仍以风寒束肺证为例。风寒束肺证＝风寒证＋肺（病）证。其"辨证分析"或言"病因病机分析"的思维过程，大致如下。

风寒束肺证，其为风寒之邪由外而侵袭人体。风邪与寒邪共同为患，由外而内入侵人体，人体正气与之抗争，寒邪外束，卫阳被遏，故恶寒；邪正相争于表，故发热；寒邪凝滞，腠理闭塞，玄府不开，故无汗，且身酸痛；邪正相争于表，脉气与之相应，鼓邪外出，故向外浮；寒邪凝滞，脉气被收凝则脉紧。

肺脏被风寒之邪所困束，肺气上不能升发，下不能肃降；内不能纳摄，外不能宣散，故失于清肃、宣降，肺气逆乱而咳嗽；肺气受阻，通调水湿不利，痰湿不化而痰白或呈泡沫。

概括如是思维分析，其病机联系及其关键就是，病因风寒之邪由体表侵入，病位肺脏被困束而肺气失于清肃、宣降；其病势为外邪由外向内侵，邪气"束"肺气。

四、注意辨别证候的相兼、错杂、转化、真假

疑难病证的临床表现特点之一，就是其病证往往存在着证候相兼、错杂、转化、真假的情况。因此，辨治疑难病证，必须注意和辨别证候之间的相兼、错杂、转化、真假。

（一）证候相兼

证候相兼，是指病变时不同的脏腑部位同时患疾而病，出现相应的临床表现，也称为"同病"。其证候，出现相互兼杂同现。主要的证候相兼，又可分为表里同病、脏腑同病。

表里同病：主要可见表寒里热、表实里虚。

脏腑同病：主要可见脏与脏同病，或脏与腑同病，或腑与腑同病。脏与脏同病者，如心肺气虚、肝肾阴亏、心脾气虚等；脏与腑同病者，如肝胆湿热、湿热蕴结脾胃、肺失肃降并大肠腑结（喘促而便秘）等；或腑与腑同病，可见湿热蕴肠、肠虚滑泻等。

（二）证候错杂

证候错杂，即是证候的病变属性交错相杂，亦即寒热错杂、虚实错杂。

寒热错杂：主要者有上热下寒、上寒下热、表寒里热、表热里寒、肺热胃寒等。

虚实错杂：如上虚下实、上实下虚、表实里虚、表虚里实、脾弱肝旺等。

（三）证候转化

证候转化，指在一定的条件下，在病变的某一阶段，证候的病变属性发生转化，如热证转化为寒证，寒证转化为热证，实证转化为虚证，虚证转化为实证。

一般而言，证候的转化，反映出邪正相争的态势，取决于邪正盛衰的结果。热证转化为寒证，实证转化为虚证，多为邪胜正衰，病多恶化，预后不好。反之，若虚证转化为实证，寒证转化为热证，多为正气渐充，或正胜邪退，预后较好。但是，仍需具体分辨，注

意特殊情况。若是"邪留发病"而出现虚证转化为实证、寒证转化为热证，则仍是病变胶着，虚实夹杂。

（四）证候真假

证候真假，则是患者同时出现一组复杂的证候，包括了属性对立的寒与热、虚与实的提纲证。它们之间的属性二元相悖、完全相反，亦即二者的寒热、虚实之性相反。如：真热假寒、真寒假热，真实假虚、真虚假实。其中，一个证候的属性与病变本质"证"的属性一致，为"真"；另一个证候的属性与病变的本质"证"的属性不一致，称为"假象"。从这个意义上讲，属性为"假象"的证候，仍然是复杂病变的特殊标识，切不可忽视。也正因为有了"假象"，才提示着该病证的复杂难辨。

应当特别注意的是，证候真假的出现，标志着病情危重，多因阴阳格拒；或邪气实盛，闭阻经络；或脏腑衰败，气血不运所致。故多发生于久病不愈，病变错综复杂之时。遇此当审慎行事，全面诊断，详细辨证。

第一，辨证候真假需善用"反证法"

识别假象，抓住真象，关键的一环是要善于对比分析，运用"反证法"鉴别真假。如遇发热，当从其是否喜恶寒热，是否喜恶近衣被等来分析鉴别，发热而喜凉恶热，恶近衣被者，是为真热；发热而喜温恶寒，喜近衣被者，是为假热。再结合典型部位的重要反应，才能作出准确的判断。掌握辨别的要领，就能较为主动而有效地辨清证候真假。

第二，辨证候真假之要点

辨证候真假，关键就是在寒热真假、虚实真假之证候出现时，辨清何种属性为病变的本质、为真，另一方则为假。为此，可从以下几方面辨识：

一是从发病先后及病程长短辨，真象者，多为先病，久病，病程长；假象者，多后病，新病，病程短。

二是从轻重缓急辨，真象者，多为病重病急；假象者，病多轻浅或缓。

三是从证候表现的典型性和程度辨，真象者，证候表现为典型且程度较重；假象者，证候表现不甚典型且程度较轻。

第三，辨寒热真假、虚实真假之关键

真热假寒：即热证之属性为本，"寒"象为假。其病变之病机关键在于阳盛格阴，热深厥亦深，即：热邪炽盛，气机郁闭，阳热郁于内，不达四末。其虽见四末冰凉而厥逆、脉沉之"寒"象，却存在身热不恶寒而反恶热，烦热难耐，甚则昏厥，谵语，口渴喜冷饮，尿短黄，大便燥结，舌红苔黄而干，脉沉数而有力等真热。此即"四逆散证"，当治以疏解气机，解郁退热。

真寒假热：即寒证之属性为本，"热"象为假。其病变之机，主要为阴盛格阳。即，阳虚寒盛，阴寒至极，格阳于外，虚阳上浮于头面。其可见身微热、颜面两颧淡红如妆之"热"象，却有久病阴寒，欲近衣被，口渴喜热饮而饮之不多，气短懒言，四末逆冷，尿清长，舌淡苔白，脉大无力等真寒。此为"四逆汤证"，应当温阳散寒，引火归原。

真实假虚：即实证之属性为本，"虚"象为假。其病变之关键，主要在于邪留发病，邪实较甚，结滞较甚，阻滞经脉，气血运行不畅，"大实有赢状"。虽现神情黯淡，默默不语，倦怠乏力，体弱羸瘦，脉沉细等"虚"象，却有虽乏力但动之则舒，少言却时言声高息粗，羸瘦却胸腹痞结硬满，脉沉细却按之有力。

真虚假实：即虚证之属性为本，"实"象为假。其病之要，在于体虚至极，"至虚有盛候"，即：病久至虚，脏腑虚衰，运化无力，气血生化无源而不足，也可致机体代谢低下而现"盛候"，出现二便不畅甚而闭涩、胸腹痞结胀满等，却见大便虽闭而腹胀不显、按之不硬不痛，尿少而清长、无力排解，胸腹痞结胀满而可自行缓解，或按之不痛，且有气短懒言，神疲乏力，舌淡苔白，脉弱无力。

第四节　辨病辨证结合诊断及其思维

作为中医临床诊断的基本模式，辨病与辨证结合将辨别把握病的发展过程与辨别抓住证的阶段节点、网结有机地统一起来，形成了中医整体、动态、全面诊断病证的方法体系。诊治疑难病证，同样需要进行正确有效的辨病与辨证结合。

一、辨病的过程性与辨证的阶段性结合

辨病，就是要抓住过程性，把握联系性，辨清基本矛盾（主要矛盾）；辨证，就是为了抓住阶段性，把握症结性，辨清主要矛盾（或矛盾的主要方面）。

（一）通过辨别病的过程性把握病变的脉络

每个病，均有其自身发生发展变化的过程及其规律。这个过程及其规律，反映为该病相应的病机，并由其病机联系和决定着具体的病因、病位、病性、病势。

每个病发生发展的演变过程，可以分为不同的阶段。在同一个病的不同阶段，或是病因，或是病位，或是病性，都会发生改变，出现不同的病势。随着该病过程中的不同阶段或病因，或病位，或病性的变化，其病势也会随之改变，或是胶着难愈，或是向愈康复，或是恶化而死亡。

辨别病的过程性，就是要注意把握病的这种病变前后联系、不同阶段相互影响的基本规律与特征，进而把握疾病的发展变化及其趋势，或是向愈，或是恶化。

如：感冒病，其主要病因为外感邪气，或风寒、或风热、或风湿之邪。其首发之病位在体表，并有由表入里的发展规律和趋势。风寒之邪外束，郁久则易化热且易入里；风热之邪外犯不解，则易热入气分入里，转为里热；风湿之邪郁表，滞于经脉不解，易郁而生热，转为风湿热为患。

（二）通过辨别证的阶段性抓住证的节点或网结

证作为疾病发展过程中，在一定的时间、阶段、条件下致病因素与机体反应性的相互作用的结果，其是病变阶段性主要矛盾的汇集点，也是多种病变的发展之线相互交叉的"节点"或"网结"。

辨证，就要重视并辨别疾病发展变化的阶段性，从病变的阶段性汇集点入手，辨别和

抓住病变发展的"节点"或"网结"，进而理清其发展变化之来龙去脉，全面把握和抓住病变在此时此阶段的主要矛盾，为治疗提供最佳的切入点。在此，再以风寒外束证与中气不足（甚或中气下陷）证为例。

如：风寒外束，是感冒病起始阶段最常见的一个证，也是一个"节点"。其主要反映的是人体外感风寒邪气，风寒之邪客于体表，外束卫阳而致邪正相争于表，故现恶寒发热、无汗、身酸困、舌淡红、苔薄白、脉浮等证。若风寒不解，郁久则易化热，或是由表入里，进入下一个阶段，其证候表现也随之变化。

再如：中气不足甚而中气下陷，是不同的病发展到一定的阶段可见的一个证，也是各种病变发展的"线"具备相同的主要矛盾的"网结"。在各种不同的病的发展变化过程中，只要脾气虚弱，升举无力，即可出现该证的相应表现。因此，该证常常可出现于胃脘痛、崩漏、带下等病之中，共同具有神倦乏力，少气懒言，面色无华，内脏或物质下坠、外溢，脉细弱等中气下陷证的主要特征。

（三）辨清并抓住基本矛盾与主要矛盾结合

每一个病的线性发展过程，是由其基本矛盾所决定的。每个证的"节点"或"网结"，是在一定的时间、阶段、条件下类似的主要矛盾的汇集，或者是矛盾的主要方面。因此，辨病与辨证结合，就是要注意辨清并抓住基本矛盾与主要矛盾结合，也就是抓住病的"线"与抓住证的"点"相结合。

仍举消渴病为例。

按传统的中医理论认识，消渴病的基本矛盾，也就是总病机为燥热津伤。若治之罔效或不力，燥热津伤至极，则会出现肾阴受损，进而阴阳俱损而阴阳两亏，终致阴阳离决而亡。

在该病的发展变化过程中，该基本矛盾、总病机贯穿始终。但在其发展变化的过程中，由于不同的病变部位脏腑的功能特点不同、病程演变的差异等，在上消、中消、下消的不同阶段，出现相应的证型。在这些不同的阶段，均有其主要矛盾而形成不同的证型，亦即各个阶段不同，证型不同，其主要矛盾均不同。

在燥热津伤的基本矛盾、总病机的影响下，上消时病位在肺，其主要矛盾是肺热津伤；中消时病位在胃，主要为胃热炽盛，胃阴受损；下消时病位在肾，燥热津伤而肾阴亏损，继而阴损及阳终致肾的阴阳两虚。

在消渴病的发展变化过程中，病在上消、中消、下消时的脏腑不同，病邪之性有所变化或偏重，各自的主要矛盾及表现特点有所不同，但是，该病的根本（基本）矛盾燥热津伤、阴液不足、体失濡养贯穿始终，呈现出线性发展的特点。

（四）辨别和把握同病异证与异病同证

辨别和把握辨病的过程性与辨证的阶段性结合的最好模式和例证，就是辨别和把握同病异证或异病同证。

在同病异证中，证是同一个病不同阶段的主要矛盾的症结、节点；同时，每一个病的基本矛盾影响和决定着不同阶段的证的主要矛盾，各个不同阶段的证的主要矛盾相连而构成病的基本矛盾。换言之，同病异证就是"线"相同，在不同阶段的"点"不同。

在异病同证中，证是多种病变的发展之线相互交叉的"节点"或"网结"，也是各种病变化发展至此时此阶段的主要矛盾。同样的道理，因为每一个病的基本矛盾的线性发展规律不同，在某一特定的时间或阶段相同或相似的主要矛盾（证），仍会受到其所属疾病的基本矛盾和规律的影响。它们仅是在一定的条件下出现的相同或类似的主要矛盾，形成相同的证。换言之，异病同证就是"线"不同，在一定的条件下"点""结"相同。

因此，辨别同病异证或异病同证，就需要辨病与辨证结合，也就是"线"与"点"结合。

辨别同病异证，需要把握住病的前后整体联系，并特别注意同一个病在不同阶段或条件下的证，抓住证这个节点。如：辨别感冒病，在把握住感冒病主要为外邪侵扰、易由表入里这条病机主线的基础上，重在分辨其是风寒外束，还是风热外犯，或是风湿困阻；是郁积在表未解，还是已逐渐由表入里，里证渐起。

辨识异病同证，需要抓住并把握证的网结所反映的此时此阶段的病机关键，还要分析理清其所属的病的线，才能既抓住此时的症结，又知晓其来龙去脉，把握住病势发展的顺逆、善恶。

如：中气下陷证，其关键是脾气虚弱、升举无力。但由于其所属的病不同，其影响和损害的脏腑功能也不同，表现也不一样。中气下陷证，主要的表现为：神倦乏力、少气懒言、面色无华、舌淡苔白、脉细弱无力等。其出现于胃脘痛病中，则兼见胃脘隐痛而坠痛或坠胀，消化力弱，纳谷不香，便溏或泄泻，苔微腻；其见于崩漏病，可见血下如注或淋沥不尽，血色浅淡，面色萎黄无泽，舌淡白或苍白；其现于带下病，则可有带下清稀如水不止，或如凝膏不尽，舌淡苔白微腻。

二、纵横联系辨病机并抓住证的网结

在辨病与辨证结合的中医临床诊断中，通过辨别病机纵横联系网络并抓住证这个节点或网结，十分重要和关键。

（一）纵横联系辨病机抓网结的依据

从辨病与辨证的角度看病机的构成，临床所见每一个病的病机或每一个复合证的病机，都是由若干个相关的基本的点构成若干组关系，亦即形成若干条线；其中有着发展变化的趋势——病势，进而形成各个要素（点）相连的病机之线。

每一个病，就是由其若干阶段连成的线的线性发展过程。

每一个证，就是同一个病的不同阶段的点及不同的病发展之线交叉连接之网结。

每一个复合证及其证候的表现，就是若干个提纲证的点及点与点之间连接的若干条线交织形成的节点与网结。

病与病，或病与证，或证与证之间的关系越是复杂，其病机联系的线也就越加复杂，越会形成多条线交织互联的情况，因而形成一个网状的联系。

面对这样复杂的由"点"而"线"，由"线"而"网"的纵横交错，复杂多路的病机联系，必须按其纵横联系的关系，顺藤摸瓜、执简驭繁、提纲挈领地分辨其复杂的病机网络。

按照这种"点""线""网"的关系进行分析，辨病，就是辨别某一个病的内在联系及其变化发展过程中，阶段与阶段、点与点之间的前后线性联系；辨证，就是辨别各种线交织而形成的各种节点与网结。理清了复合证这个网结的来龙去脉，也就较为容易地理清各个相联的病的病机。如是，做出诊断结论也就水到渠成。

（二）辨别并抓住网结的主要方法

一般而言，作为具有网结作用与意义的证，主要就是复合证。

复合证往往包括了两个以上的病机构成要素的提纲证，或病因 + 病位，或病位 + 病性，或病因 + 病位 + 病性，其中还可包含着病变趋势性要素病势。复合证这个网结，就包括了这些若干个点（提纲证）及其连接这些点的病机线性联系。

1. 辨识并抓住最简单最小的点——提纲证

提纲证，是构成病机基点（构成性要素）的基本表现形式，也是辨证最基础的分辨之点。提纲证，或分归于不同的病因（风、寒、暑、湿、燥、火、瘀血、痰湿、虫积等）、病位（心、肝、脾、肺、肾等）或病性（寒、热、虚、实）。构成提纲证的症状组合关系相对简单，也就容易辨别。

辨清并抓住最基础的提纲证，也就为进行纵横联系的病机分析辨复合证（网结）提供了分辨的基点。

2. 辨别组成复合证的相关提纲证之间的联系之线

复合证就是多要素、多个点的集合体。在这样的一个集合体中，只要有相关的多个点，就必然存在着连接这些点的线，反映着这些点与点之间的相互联系或关系。

作为由多个提纲证组成的某一个复合证，也就是由这些提纲证组成的一个集合体。其中的点（提纲证）越多，相互间的关系就越多并且越复杂，联系之线也就越多。因此，由两个以上的提纲证组成的复合证，存在着内在的多种关系。

现以一个由病因 + 病位提纲证构成的复合证为例，讨论如下。

在这样的复合证中，存在着以下几组关系（线）：

一是病邪的属性及其侵扰人体的途径，其是属寒属热还是属湿等？其侵扰的途径起于外，先伤于表，再由表入里？还是邪气起于内，直伤脏腑？

二是病邪是单一为患，还是多邪为患？若是多邪为患，邪气之间的相互关系及其影响如何？

三是病位遭到病邪侵扰后，其功能异常的变化如何？形态是否受损？

四是在病因之邪侵扰病位时，其病情发展的趋势病势如何？是邪正交争，还是邪盛正衰而恶化？还是在治疗之后，正气渐复，邪气渐退？

显然，每一个复合证的内在结构中，相关的提纲证之间，都会存在类似的多种关系和联系。弄清这些联系之线，就弄清了病机关系，诊断结论就有论有据。这个方法，具有由点到线，由线而网分析的特点。

3. 辨别复合证网结的各种相关之线

复合证作为病变多种联系之线交织而成的网结，其联系的病变发展之线是多种多样的。因此，从构成复合证网结的各种线性联系的来龙去脉进行梳理，即能准确地把握复合证这个网结的关键之处。

辨别复合证网结的各种相关之线，主要应注意其来龙去脉，即其发展变化的前后联系。主要的内容应有以下几方面。

一是该证与其所属之病的关系。如：辨知为中气下陷证时，应当弄清其是见于何病之中，是胃脘痛，还是崩漏，或是带下，或属泄泻？

二是该复合证中病因提纲证的演变情况。如：其是外感邪气的独邪为患，还是多邪复感？是内邪变化演进，或是邪留发病，还是内外合邪？

三是复合证中病位提纲证的变化。其是由表入里，还是自里出表？是由脏病及腑，还是腑病累脏？是一脏为病，还是多脏同病？

四是复合证中病性提纲证的演变。其是由实证转虚，还是虚证渐实，或是虚实夹杂？

五是在构成复合证的病因、病位、病性提纲证之间的前后联系中，其病变发展变化的趋势如何。其是向愈，还是恶化？是标本同病而标本俱急，还是标病急重，本病缓和？

辨清辨别复合证网结的各种相关之线，也就进一步弄清了该证的病机关键，确保辨证诊断结论更准确可靠，同时也还弄清了该证与所属之病的关系，为辨证与辨病结合的综合诊断结论提供了依据。该方法，具有由点到线，由线而网，点线面网结合分析的特点。

三、正确处理特殊情况下辨病与辨证的关系

疑难病诊断困难的一个原因，就是在有的情况下，有的病况难以按照辨病与辨证结合的要求，辨清辨出病名与证名；有的病况无对应的中医病名，有的无论是中医病名还是西医病名都无法确定，有的则是仅有实验室及影像学检查指标异常而无对应的西医病名，中医"无证（症）可辨"。对此类特殊情况，可按以下思路进行诊断。

（一）无中医病名时西医辨病与中医辨证结合

临证时，常常会遇到有的病况无法用中医的病名进行概括和诊断。与此相反，较易用西医的病名作出诊断。

如：笔者曾诊治过一位患者。其起病急骤，突感一侧胸痛，针刺样或刀割样，持续时间短暂，继之胸闷、呼吸困难，伴有刺激性咳嗽。此应为气胸的临床表现，可诊为"气胸"。该组表现，与中医所认识之咳嗽、哮喘、胸痹等病的表现有相似之点，但其发病机理、转归、治疗等，确与咳嗽、哮喘、肺胀、胸痹等病不同。因此，应以西医病名诊断为主并采用"气胸"之名，有利于把握气胸的发病及类别之不同，进而有利于把握治疗和转归。因为，气胸的成因，有原发性与继发性的不同；其临床类型，又可分为闭合性（单纯性）气胸、交通性（开放性）气胸、张力性（高压性）气胸。

在把握了气胸的发病原因、机理及其临床表现、类型之后，要用中药治疗，仍需进行辨证，将"气胸"的病名诊断与辨证诊断结合，方可有效施治。

（二）辨病诊断难以完成时以辨证诊断为据

诊治疑难病患者，还会遇到无法应用病名诊断的情况。对此，辨病困难，只得以证为

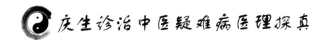

主，把握其病机联系，做出辨证诊断，施以辨证论治。

笔者曾诊治过一位吸气则会厌部渗血的患者，感觉会厌部不适，似有物堵塞，吸气时渗血。从辨病诊断的角度看，中医学、西医学均无可用的病名诊断。笔者综合全身情况，结合其右膝下有青紫斑块的情况，勉强地做出中医病名"肌衄"的诊断（因其渗血主要在会厌部黏膜，非"肌肤"）。整体的诊治，均是以辨证为主进行的，也获较好疗效。其尚兼面色萎黄，双手掌部皮肤发黄，双下肢皮肤粗糙，皮下青筋明显；经行常先期，量多，但色淡；微烦躁，口苦；舌淡红，苔薄白，脉细缓。据此，辨证为中气不足、气不摄血，兼有痰瘀不化而瘀结。经益气摄血（止血）养血、涤痰化瘀散结，辅以疏肝利胆之方药治疗，会厌部不适、吸气渗血等症未再出现；全身皮肤转润而皮下青筋明显减淡，右膝下的青紫斑块也消。（《庆生诊治中医疑难病验案集粹》第三案）

（三）实验室检查异常却无临床表现时以辨体质类型为主

随着现代科技手段的发展进步，分子生物学及其技术方法被大量应用于临床诊断。DNA分析、基因组学与蛋白组学检测、核磁共振成像（MRI）、计算机断层扫描（CT）、多普勒、彩色B超等技术方法的应用，使得人们可以早期发现或超微观地发现人体的异常状态。不少情况下，这些实验室及影像学检查指标已明显异常，患者却尚无相应的临床表现而中医"无症（证）可辨"。但是，这些早期的异常变化若能得到及时调治或纠正，则可大大提高病患的治愈率，提高民众的健康质量。

面对此类情况，只能以现代科学的认识或一般规律为指导，对其病变发展做出推导性的辨别，按照中医理论辨别体质类型，或言以体质辨证为主而施治。

第三章

疑难病治疗的思路与方法

诊断是为了分析和确证病情，治疗是为了消除疾患。诊断是治疗的基础、前提和依据，治疗能验证诊断正确与否。因此，临床治疗必须以诊断为基础；或言，治疗必须依据诊断结论而施行。

中医临床治疗，需要注意：一是根据诊断结论，当机立断而适时恰当施治；二是科学确定治则治法而指导遣方用药；三是需辨病辨证结合而论治、施治。面对疑难病证，其用药之道，当注意以传统中药、方剂理论及现代中药研究成果为依据；其施治之策，还需体恤病患，实现医患互动，方可获得佳效。

概言之，中医治疗疑难病证的主要思路应是：诊断明确则适时恰当施治；诊断不明时，巧用"试探性"治疗，完善并确定诊断结论再全面治疗；谨守病机，逐机而治，针对疑难病的关键性病因病机，确立相应的治则治法而抓住症结施治；证候典型而辨病难明时，以辨证论治为主；证候不典型而辨病较明时，以辨病论治为主而辅以辨证论治；辨病与辨证诊断均典型而明确时，辨病论治与辨证论治结合；把握病势，因人因时因地而宜施治；准确判断疗效，适时调整治疗。

要针对前述的疑难病关键性病因病机关系，尤其是"邪阻正虚，气机失常"的基本关系，采用"祛邪扶正，畅行气机"的治则治法调治病患。以此为指导，再针对构成病机的各个要素（各个提纲证之属性、要点）而施治，最终消除病机而病除。具体之要点应为：祛除病因，当使邪有出路，或祛、或排、或逐、或破、或泻、或消、或散、或化、或解；修复病位，当调整功能，泻实补虚，恰当有度，无不过与无不及，以调畅气血运行、调通血脉经络、调和五脏六腑、调润四肢百骸；调整病性，当补虚泻实、清热除寒，以平为度；调控病势，当逐势而治，或急则治标，或缓则治本，或标本同治，或截断扭转，或顺势而治。

具体施治，则应医药结合，多角度、多方法、多途径地施治；把握急性病关键在邪正相争，治疗需把握邪正盛衰之态势，或驱邪以扶正，或扶正以驱邪；慢性病关键在气机升降失常、血行异常，治当调畅气机，补养气血；久病不愈、怪病难愈者，多为痰瘀互结，气机不畅，治当涤痰化瘀，调畅气机。同时，引导病患者调养阴阳、固护正气，学会并保持心志宁静、气血和畅、起居有常，从而使正气存内，邪不可干，健康无疾。

第一节 根据诊断结论适时恰当施治

在实际的临床工作中，面对疑难病患者，有时诊断结论可以一次确定；有时病况较为复杂，一时难以确诊，诊断结论难以一次确定。但是，无论是诊断，还是治疗，都不允许久延不定而延误最佳治疗时机。因此，需要根据诊断的情况，及时做出恰当安排，适时而稳妥地施治。

一、诊断结论明确应当及时果断施治

经过诊察和辨别分析，得出较为清晰和明确的诊断结论时，应当及时准确地实施治疗。一般而言，实施治疗应注意以下五个方面的内容和步骤。

（一）制定治疗方案并以治则治法为要

诊断结论是治疗的依据，也是治疗必须解决的问题。治疗方案，应当根据诊断结论，按"辨证分析（病因病机分析）"的逻辑关系，制定包含治疗的切入点、思路、治则治法、处方用药、注意事项等内容的治疗方案。其中，治则治法是灵魂和核心，起着提纲挈领、统筹全盘的作用。

疑难病证，其诊断较为困难，治疗也较为棘手。越是如此，越是需要制定正确可行的治疗方案，科学合理地确定治则治法。

（二）依据治则治法遣方用药

治则治法确立了治疗的原则与方法，也就为治疗定下了总基调、总路径，提出了用药的基本规定。以治则统治法，依治法选方剂，依方剂之组方法度指导用药，即为"依法遣方用药"。

方剂，是中医治疗疾病最有效的用药载体和组成形式，也是中医药学的最大特色与优势。

方剂的优势与科学价值，在于其君、臣、佐、使等关系的组方配伍原则与法度。每个有效的方剂，尤其是经典方剂，往往是某一治法的典型代表与范式。在实际的临床用药时，需要确定代表方，但又很难仅用一个典型的代表性的方剂就能奏效。此时，医者依据诊断结论和已定治法选择的某一个方剂及其配伍关系，代表和反映着医者已定治法的主要要求与用药方向。同时，还需按该治法的要求，围绕该代表方的主旨，按方剂的君、臣、佐、使等配伍原则，合理调配用药而组成专用的处方，方可有效施治。

治疗疑难病证，这一特点与要求尤为明显。因为，疑难病证复杂的病机，难辨的证候，往往很难仅靠一方而治，常需要科学合理地依据治法遣方用药，或组方用药。

依据治法遣方用药或组方用药，是临床治疗的基本要求。由于临床治疗的手段与方法的多样性，其具体实施也有不同的表现形式。

一是以内服或外用药物施治，应当按照中药的药性及方剂的配伍原则遣方用药。

二是以针灸或推拿施治，则当按治法的要求，依据辨病、辨证诊断的结论，遵循治则治法，辨病辨证选穴配穴（治疗穴），合理确定温、凉、补、泻手法（针法、灸法），如烧山火、透天凉之法等。

三是以食疗、导引、健身气功、健身操等为主的综合应用，也应以依据辨病、辨证结论确定的治则治法为指导，辨证用膳、健身。

（三）确定治疗及护理方式与途径

病证不同，治疗与护理的方式与途径也有所不同。对于疑难病证，其治疗与护理的方式与途径，往往直接影响和决定着治疗的效果。

根据疑难病患者的具体病况，或内服外治并举，或仅宜内服药物，或仅宜外治；或调心为主，或治体为主，或调心与治体并举并重；或药物与针灸推拿、导引诸法并用。

（四）配套医嘱引导患者及家属配合治疗

疑难病证，其发病及诊治，往往与病患者及家属的精神与心理状态直接相关。在确定治疗方案并实施治疗之时，医者还需配套简洁、准确、完整、有效的医嘱，晓以简洁明确的诊治之理，提醒必要的服药宜忌，告知有效的护理方式等，引导患者及其家属积极配合，方能取得较好的治疗效果。

（五）追踪观察并适时调整完善治疗措施

实施治疗之后，需要及时追踪观察，把握施治后的效应，以利守方续治，或加减用药，或适时调整完善治疗措施，避免意外情况发生，确保最佳疗效。

二、诊断结论暂难明确则需试探性治疗

首诊时，医者面对疑难病患者疑似难辨的病况，有时很难清晰而准确地做出诊断结论，只能做出若干推导性假设性的结论。依据这种推导性假设性的结论，很难确定完整的治疗方案。此时，只能采用"试错法"，选择最可能的、几率最高的一种推导性假设性结论作为论治依据，进行"以药试病"的试探性治疗。

试探性治疗的作用及其宜用的方法，本书第二章第一节"三、合理应用'试错法'"已详述。

试探性治疗，其治疗的角度应当明确，"试探"的重点应当突出，治法及其遣方用药应当简单、轻灵。

实施试探性治疗后，应密切观察用药反应，根据反应情况检验推导性假设性结论的正确度，或否定，或肯定，或完善假设性结论，最终做出明确诊断结论，进而有定见、有序地、完整地遣方用药，力获佳效。

三、准确把握治疗的度

制定治疗方案，或在实施治疗的过程中，均需要注意根据诊断结论，把握好治疗的度。此处所言治疗的度，主要包括了用药的法度、量度、效度、进度，即：用药配伍的法度、用药量效关系的量度、用药反应的效度（包括用药、配伍宜忌等）、适时调整用药的进度。综合起来，主要应注意以下三个方面。

（一）掌握用药的最佳量效关系

常握用药的最佳量效关系，就是要以最恰当、最优化、最安全的用药，获取最佳的治疗效果。

要实现这样的目的，需要综合地注意用药的方剂配伍法度、用药的精确度（度量）、用药的效果反应（效度），以及适时调整用药而"随症加减用药"的进度等因素。同时，需要紧扣诊断结论，以"辨证分析（病因病机分析）"为指导，注意把握其病机关键、病势顺逆、轻重、缓急、标本关系等，合理用药。

（二）根据疗效适时随症加减用药

随着治疗的实施，患者的病况必然会发生一定的变化。与此同时，因病程、心理、时间（季节、节令、昼夜、时段）、环境（地理、气候、温度、湿度）等因素变化的影响，患者也会出现一些新的情况。这样，就需要医护人员注意随时、及时观察，注意治疗效应，适时地随症加减用药。

如：外邪消退或退尽，应减少或不用解表药；里热盛，当加大清解里热之药；热盛伤阴，热邪减而阴亏显，当加用或加大养阴滋阴之药。

再如：病程久延，患者多心情郁闷不舒，焦急难安等，多需加大心理劝导、疏导或加用疏肝理气、宁心安神之药。

（三）试探性治疗需适时调整用药

试探性治疗，其用药之本意和初衷，是为确诊病情。因此，试探性治疗之用药，应当一诊一分析，适时准确判断用药之效果。根据疗效分析，及时完善或明确诊断结论，进而稳定或适时调整用药。

四、临床施治的理法方药必须一致

（一）理法方药一致的基本要求

中医的临床诊治工作，是在中医药理论指导下的实践性工作。中医临床工作者诊治疑难病证，既要靠个人的经验积累和探索，也需要中医药理论的指导。因此，在临床施治时做到理法方药一致，就是将中医药理论的指导与医者的实践性工作高度结合，实现理法方药一体化。换言之，理法方药一致就是要求临床诊断与治疗工作的逻辑关系必须一致而且统一，诊断与治疗一致、理论与实践统一。诊断与治疗不能分家，治则治法与方药不能脱节，更不能矛盾。

1. 理法方药一致的逻辑要素

理、法、方、药是构成理法方药一体化的逻辑要素。在这个一体化的结构中，各逻辑要素缺一不可，相互之间的逻辑关系必须一致。对于这些逻辑要素的基本概念及要求，可以作以下分析。

第一，关于理

理，就是道理、理论、原理、机理。此处所指之理，往往包括了以下几类。

基础理论：阴阳学说、五行学说、藏象（生理病理）理论、病因病机理论、预防之理、康复之理、养生之理、中药药性之理、中药组方之理等。

诊断之理：诊法原理及其理论、辨病原理及其理论、辨证原理及其理论，以及辨病辨证结合的病证结合理论等。

治则、治法及方药之理：治则原理，治法原理及其理论，方剂理论及其组方原则、法度，药物之性味归经原理及其理论。

理法方药一体化，理法方药要一致，以"理"为先，就是强调和要求临床诊治疾病，须有理论的指导。

第二，关于法

法，就是法则、法度、规则、标准、原则。强调法的重要性，其主要要求在于：一是治疗要有基准的规范与规矩；二是治疗要有度，就是"以平为期"，以恢复阴平阳秘的动态平衡为度；三是治疗要有与诊断结论一致的治则、治法作为基本原则。

第三，关于方

方，就是方剂。理法方药一致中的"方"，就是要选择适宜方剂。选方，就要依法选择适宜方剂，主要需满足两点：一是该方剂的组方原理、原则应适宜解决该病证的病机关键，达到针对主要矛盾、解决主要问题而整体调节的效果；二是组方的法度——君、臣、佐、使等关系要合理，有利于解决该病证的主要矛盾。

第四，关于药

药，就是具体的用药（配穴）。理法方药一致中的"药"，就是选用中药的依据及具体用药。至于用药的依据，主要有两点：一是以传统的中药理论为指导，注意中药的性味归经、引经报使、十九畏、十八反等理论的指导与用药宜忌；科学合理地运用升、降、浮、沉属性之四气，酸、苦、甘、辛、咸之五味，五脏六腑之归经等理论。二是善于以中药的现代研究成果及相关的理性认识为指导，尤其注意以中药药理学的认识指导辨病用药。

2. 理法方药一致的逻辑要求

理法方药一致的逻辑要求，就是要求上述的逻辑要素之间的关系要有一致性和协调性。一致性，就是强调要逻辑一致、自圆其说、互不矛盾；协同性，就是需要各要素协调衔接，协同增效，达到最佳的诊治效果。

各个逻辑要素之间的相互关系，就是据理定法、以法统方、依方择药（遣方用药）。

这个要求较为集中地体现在治疗方案之中，具体表现在诊断结论与治则治法的统一、诊断的理性分析（辨病辨证分析、病因病机分析）与治则治法原理的统一、治则治法与遣方用药的统一、方剂组方原则与具体药物药性的统一等方面。

（二）形成治疗方案必须三思而行

治疗方案的形成过程，是一个以诊断结论为前提，以明晰理法方药要素为核心，以确证理法方药的一致性为整体联系的思考和决断过程。在该过程中，有思想的火花，也会有一闪而过的念头，也会有简单或单一的治疗思路。但是，任何负责任的医家都不可能一形成初步的诊断概念，就会马上遣方用药；也不会一想到治疗的初步思路、思想的火花、一闪而过的念头，就立即依此处方给患者服药。

对于这些初步的治疗思路，需要在思维中"三思而定"，逐步形成较为完善而全面的治疗方案，并在自己脑海中进行反复的比较、鉴别、校正，将诊断结论、辨证分析（病因病机分析）与治则治法的选择确定、遣方用药进行联动思考，反复比较、斟酌。

（三）确定治疗方案应当经过逻辑证明

治疗方案只有通过"三思而定"，才能最大限度地校正思维，消除误差，确保理法方药的一致性与系统性，进而确保治疗方案的可靠、缜密。从思维学和逻辑学的角度看，治疗方案的"三思而定"，就是要在医者的头脑中进行"理法方药一致性"鉴别比较的"逻辑证明"。通过理法方药一致性的"逻辑证明"，消除思维误差，确保治疗方案无逻辑矛盾，医者才能据此而处方用药，施治于患者。

当然，这种反复的"逻辑证明"仅是一种医者自己的思维"检验""校验"。治疗方案及其相关措施是否有效，能否治疗病患者的疾患，最后还要看施治后的疗效，也就是以实践结果作为最终最权威的检验。但是，为确保诊治工作的安全性与有效性，医者应当培养并具有确定治疗方案三思而行、逻辑证明的能力。

第二节　针对病机确立治则治法

一、谨守病机以逐机而治

病机，是病变的本质联系之机，也就是病变之本。治病求本，必须抓住病机之本，针对构成病机的各个基点（构成）要素及趋向要素的联系与变化，"逐机而治"；以祛邪扶正或扶正祛邪、畅行气机的治则治法，消除邪阻正虚、气机失常的基本病机关系，达到除疾康体之目的。

临床的治疗方法多种多样、丰富多彩，总以逐机而治为其要义。它们各以一定的理论原则为指导，各有其针对性，分别切中病机的各个要素或环节，围绕或针对病机而施治。

临床上，治疗各种病证而千变万化的治法方药，概括起来，无非就是祛除病因、调理（脏腑等）病位、纠正病性、改变（截断、扭转）病势，治疗而消除构成病机的各个基点（构成）要素，最终消除病机；将人体由异常的病理状态调整恢复至正常的生理状态，由阴阳失衡恢复至阴平阳秘。因此，逐机而治也就成为中医临床论治的基本要求和核心。

病机的多要素性和多变性，带来辨病与辨证诊断的多元性与多角度性。以诊断结论为前提和基础的论治，同样也具有多元性与多角度性。

中医临床论治的多元性与辨病辨证、病机分析的多元性是统一的。病机分析的多元性是论治多元性的基础，论治的多元性实现并达到病机分析多元性的目的——可以从不同的病因、病位、病性的角度开始辨证和施治，或祛除病因，或调理（脏腑等）病位，或纠正病性，或改变（截断、扭转）病势，均可获效而最终消除病机，恢复健康。诚如《内经》所言："谨守病机，各司其属，有者求之，无者求之，盛者责之，虚者责之，必先五脏，疏其血气，令其调达，而致和平。"

二、针对病机而立治则统治法

临床诊治，辨病与辨证得出诊断结论之后，论治是关键。依据诊断结论，应当确定最佳的治疗方案。治疗方案之首，当为治则治法。

确立正确合理的治则治法，必须遵循病机规律，紧扣辨病与辨证结论中的病机分析与判断。换言之，确定治则治法的依据和对象，就是病、证的病机。

治则，是治疗的基本原则，也称为治疗大则。治法，是具体的治疗方法。根据前述病机的构成关系分析，治则与治法，各自针对的病机的层次及要点不同，其作用与要求也不相同。

（一）治则之要

治则作为治疗原则或称法则，主要针对的是病机总的联系及其发展趋势要素病势，也就是针对病机的本质——病变之本及其主要规律邪正相争、阴阳失衡、气机紊乱，以及疾病向愈或恶化、顺或逆、缓与急、善与恶的趋势。依此而论，治则主要分为三个大类，即治病求本、守机而治、逐势而治。每个大类之下，有若干具体的治则。

1. 治病求本

病变之起，内外合邪而伤人，其变在人体之内。其临床表现，有体内病变之本与体外表现（现象）属性一致者，也有不一致者；有病发于内，损伤表现于体表者；有病状现于外之体表，其根发于体内者；有因人因时因地而异为病者。对此类病况，均当以治病求本为原则，再指导运用各种具体方法。

（1）正治与反治

正治，即用于疾病外显"证候"的属性与内在之本质"证"的属性一致者。即，热病显热象，寒病现寒象，实病见实象，虚病见虚象者，用热者寒之、寒者热之、实则泻之、虚则补之的原则指导遣方用药而治疗。该方略之要义，在于用药之性与病证的本质属性相反而逆，故也称之为"逆治"。

反治，适用于证候真假者，即：患者病变的临床表现"证候"分属于两个提纲证，其二者的寒热、虚实之性完全相反。其中一个证候的属性与病变本质证的病性属性一致，为"真"；另一个证候的属性与病变的本质证的属性不一致，为"假"。即：真热假寒、真寒假热，真实假虚、真虚假实。

此时之治，顺从"假象"之属性而用药，如："热"者热之，用温热药（热因热用）

治疗真寒假热之证；"寒"者寒之，用寒凉药（寒因寒用）治疗真热假寒之证；"虚"者泻之，用泻实药（通因通用）治疗真实假虚之证；"实"者补之，用补虚药（塞因塞用）治疗真虚假实之证。该方略之策略，在于用药顺从"假象"，故也称之为"顺治、从治"。

（2）内外同治

中医学认为，人是一个有机的整体，以五脏为中心，通过经脉内联五脏六腑，外连四肢百骸、筋脉皮肉。故，其病，整体相连；其治，也当整体同调、内外同治。内病内治、外病外治，为简单的常规之法。较为特殊之法，即是内病外治与外病内治。

内病外治，即指内在之病证，可通过以针灸、推拿，或外敷方药、外洗外熏等法，由外而治之。五脏之疾，经脉皮肉之病，或是气血不畅之疾，均可用内病外治之法治之。

外病内治，即指外显于体表的病证，可通过内服方药而治之。如：皮痹、肌痹，乃至骨痹，均可于体表见到皮萎或肌萎，或皮毛肌肉僵硬、骨痛肌痛等症，也可称之为"外病"。但其病机，乃五脏病而现于外，当以内治为要。

再如：过敏性疾病之过敏性皮炎、过敏性鼻炎、过敏性结膜炎等，均为较典型的"外病"之症。但是，其主要病机，为多种因素诱发"风邪"为患，病虽现于外，其病之本根于内，为人之变态反应性（免疫功能紊乱）疾病，其治，当以治内为主。

（3）因时因地因人而宜施治

中医学作为整体、动态、功能态医学，其最大的优势就是既注意辨病，抓住病的线性发展过程的基本矛盾；更注意辨证，善于抓住不同时间、阶段、条件下病变的主要矛盾（矛盾的主要方面）而治之。

中医学特别重视并强调疾病的发展变化会出现因时、因地、因人而不同的情况，亦即在不同的时间、阶段、条件下，其主要矛盾（矛盾的主要方面）会有所不同。因此，论治必须注意因时、因地、因人而宜，才能抓住一定的时间、阶段、条件下的主要矛盾（矛盾的主要方面），也就才能抓住此时病变之本而治之。

因时而宜，就是要注意病发及其变化演变时四时四季、节气转化、昼夜旦夕、时辰变化的不同和差异。

因地而宜，就是要关注病发之时地域的寒温不同、海拔高下、相对湿度的高低。

因人而宜，就是要注意病患的男女性别、年龄大小、职业差异等，最关键的是每个人的禀赋强弱、体质差异和特质。

注意因时因地因人而宜施治，以求治其本，尤当注意药物的偏性不可过激，用量当因时因地因人而有差别等。

2. 守机而治

对于病变之机，不同的医家有不同的认识和概括。笔者认为，病变之机的规律，主要为邪正相争、阴阳失衡、气机紊乱。抓住并针对病机的主要规律而治疗，即为守机而治。守机而治之大则，主要分为三大类。

（1）扶正祛邪以解邪正相争

邪正相争，必然会出现邪正盛衰而有邪盛则实，正衰则虚等证；或是邪正相争胶着难愈、正虚邪恋之虚实夹杂者。

扶正与祛邪，是针对邪正相争而邪正盛衰的状态所设。扶正，即施以补虚扶正之法；祛邪，则施以攻伐泻实之法。

在邪正相争的过程中，邪气盛、正不衰，邪正相争激烈；邪气势减、正气渐衰，正虚而邪恋，则其病缠绵难愈；邪正相争，邪胜正衰则病进，为逆、为恶，向危；正不虚或正气渐复，邪气渐衰或退则病缓，为顺、为善，向愈。针对这些病机状况，其治则有五：

第一，泻实祛邪

本治则，以攻伐为主，针对邪正相争激烈，邪气盛而正不衰者。邪气消除，正气自复。

第二，补虚扶正

本治则，以补虚为主，针对邪正相争，邪气虽退，但正气已衰，难以自复者。

第三，攻补兼施

本治则，泻实祛邪与补虚扶正并用，针对虚实夹杂之证，或邪实与正虚并存，或邪气虽减、正气已衰而正虚邪恋，病情缠绵难愈者。

第四，祛邪扶正

本治则，以泻实祛邪为主，辅以补虚扶正，针对邪气仍盛、正气渐衰者。此法，尚有一义：祛邪，邪祛而不再伤正，则有助于正气自复。

第五，扶正祛邪

本治则，以补虚扶正为主，辅以泻实祛邪，针对正衰为主，邪气未退者。此法，也还有一义：扶正，正气渐充，驱邪抗病之力渐强，则有利于驱邪。

（2）调整阴阳以复阴阳平衡

阴阳之病，即为阴阳失衡，不外阳盛则热、阴盛则寒，阳虚则寒、阴虚则热。盛者为亢，为实，当泻之；阴阳之偏盛者，当泻之而损其有余。不足者为低下，为虚，当补之；阴阳之不足而虚者，宜养之而补其不足。

第一，阴阳亢盛者损其有余

阳盛则热，为实热之证，当以清泻其热之法；阴胜则寒，为实寒之证，应予温散其寒之法。

第二，阴阳虚损者补其不足

阳虚则寒，为虚寒之证，当以温阳散寒之法，亦为阴病治阳。阴虚则热，为虚热之证，治宜养阴清热之法，亦为阳病治阴。

由于阴阳互根，在其病之时，易致阴损及阳，或阳损及阴。因之治疗时，当注意此病势之变，采取阴阳互济之法：其一，治疗阳虚证，用补阳之药时适当辅以补阴药，以助阳气升发的"阴中求阳"法；其二，治疗阴虚证，予养阴之药时适当配以补阳药，以助阴气之化生的"阳中求阴"法；其三，治疗阴阳两亏证，当以补阴与补阳药同用之"阴阳同补"法。

（3）调理气机以调畅气血运行

中医理论认为，人的生命活动，全赖阴阳之气的充盈与运行。阴气充则得润，阳气足则得温。阴阳之气充足而和谐，阴平阳秘则气畅。气畅则血和，气血和畅则全身通泰，气血运行畅达；水谷的受纳腐熟有常，水湿的运化分清有度，气血、精微的化生有源而敷布有序，五脏六腑得润，四肢百骸得养，经脉通利和畅，筋骨血肉充实。如是，则人体心神安泰，整体和谐，动静有常，功能正常。

反之，若阴阳之气不足或偏亢，阴阳失衡则气机不畅，甚而气乱，则百病由生。气机紊乱，或气虚或气滞或气逆，进而引致血行失常而血虚或血瘀。气血不和，则人身失养。气机不畅，则水谷、水湿的受纳腐熟、运化分清失常，津液水湿敷布失畅，进而成饮、成痰。若是，则体失濡润，心神失养，脏腑不调，经脉不利，四肢不用，整体不和，动静失常，功能紊乱。

调理气机，则是要治理纠正紊乱之气，以使阴阳之气互相顺接，恢复其畅达有序之运行。气虚者补气、气滞者理气、气逆者降气、气乱者顺气、气结者破气，进而恢复气血和畅，清升浊降，吐故纳新，保持旺盛有序的新陈代谢。

3. 逐势而治

作为治疗原则的逐势而治，就是要针对和把握病机中的动态趋势要素——病势的发展变化而施治。

病势，反映着疾病发展变化的轻重缓急、顺逆善恶、标本缓急等状态。因之逐势而治之原则，当有以下几点。

（1）急则治标

急则治标，就是当标证与本病俱见而标证急、重、危时，当先治标证（标病），以解急、重、危之标证（标病）。

（2）缓则治本

缓则治本，则是当标证与本病俱见，而标证（标病）已缓或渐去时，集中治疗本病。

（3）标本同治

标本同治，也即当标证与本病俱见，标证与本病俱急、重、危或二者势均力敌时，当标本兼治。

（4）截断扭转以逆势而治

截断扭转，就是当病势急、重、危而发展恶化时，应当逆其病势而治，以截断扭转发展恶化之病势，解除其急、重、危的病况。

（5）顺承促愈以顺势而治

顺势而治，即是当病势出现向愈、好转之势时，则应顺其病势的有利发展方向而治，促其尽快驱邪外出，或是扶正补虚促病向愈。

（二）治法之要

治法作为具体的治疗方法，就是在治则的统领和指导下，针对病机的各个构成基点要素的具体变化而施治的方法。传统的汗、吐、下、和、温、清、消、补之"八法"，即属治法之典范。各种治法，均可分别归属于前述的各种治则的指导与统领之下。

1. 治则与常用治法的关系

治则是从病机的整体联系及病势的发展方向而定，治法是针对病机各个构成基点要素的具体变化而设。因之各种具体的治法，均可归结到治则的统领和指导之下。

按照守机而治的原理确立的扶正祛邪、调整阴阳、调理气机等治则，分别统领和指导着若干具体治法。

（1）扶正祛邪类的治法

扶正类：补气（补益心气、补益肺气、补益脾气、补益肾气），补血（补养心血、滋养肝血），补阴（补养心阴、涵养肝阴、滋养脾阴、滋养肺阴、滋补肾阴），补阳（温补心阳、温养肝阳、温补脾阳、温补肾阳）等。

祛邪类：发汗解表（辛温解表、辛凉解表、祛风除湿解表）、攻里泻实（通腑泻实、消痈散结）、吐散痞结、涤痰破瘀、清热化湿、涤饮化湿、消积除痞、消食导滞等。

扶正祛邪并用类：益气解表、滋阴解表、养血解表、温阳解表、益气活血化瘀、益气涤痰化湿、温阳化饮等。

（2）调整阴阳类的治法

盛者损其有余类：针对阳胜则热之状，清热泻实、清热解毒、清心除烦、清心（导赤）除热、清泻肝火、清热除湿、清热化湿、清热渗湿等；针对阴胜则寒之状，温散寒湿、温散寒邪、温经通络、温中散寒等。

虚者补其不足类：针对阴虚则热及血虚之病，养阴清热、滋阴补血、补养心血、滋养肝肾、滋养肺阴、补益肺肾（之阴）等；针对阳虚则寒及气虚之证，温补心阳、温养肝阳、温补脾阳、温补肾阳、温肾补脾等。

阴阳俱病而虚实夹杂者，当阴阳双补而调，宜补益气血、气阴双补、温阳养阴等。

（3）调理气机并调和气血类的治法

第一，针对气机不畅之法：疏肝理气、平肝降逆、解郁行气、降逆顺气、行气消痞、理气止痛、益气升提等。

第二，针对气机紊乱而气血不和之法：理气活血（疏肝理气并活血化瘀）、益气活血、益气摄血、补肾纳气（补肾益肺）等。

第三，针对气行不畅而痰饮水湿不化之法：通关行气除（癃）闭、健脾益气除湿、健脾除湿涤痰化饮、理肺涤痰（化痰）、温肾通关顺气行水等。

第四，针对气乱而神乱之法：平肝降（气）逆、醒脑（行气）开窍等。

2. 针对病机的构成要素确立治法

辨证时，可以先辨清小的简单的提纲证（病机的构成要素），再依据提纲证辨明综合性的复合证（病机各要素的整体联系）。确定治法，也可以先针对病机的构成要素（提纲证）而确立小的简单的治法，为最终确定治疗病机联系（复合证）可依据的综合治法奠定基础。

（1）针对病因

第一，针对外邪之治法：发汗解表（辛温发汗解表、辛凉发汗解表、祛风除湿解表）、辛凉润燥、祛风胜湿、清热解毒等。

第二，针对内生之邪的治法：息风止痉、养血息风、养阴息风、降逆息风，温里散寒、温阳散寒，清利渗湿化湿、渗湿化饮，养阴润燥、滋阴补血润燥、养阴生津润燥、清热润燥，清里泻热、清热泻火、降逆泻火、清肝泻火、清心导赤、通腑泻实、养阴清热等。

第三，针对情志不遂等为病之治法：疏肝理气、养肝温胆、安神定志、降逆平冲等。

第四，针对邪留发病之治法：消食导滞、消痞除积，消疳除积（化虫）、驱虫止痛、涤痰化饮、渗湿化饮、化湿除饮，活血化瘀、破血化瘀等。

（2）针对病位

第一，针对体表或体内（表病或里病）：解除表证之解表法，治疗里证之清里、温里、调里、泻实、补虚等法。

第二，针对脏腑失调：此类治法，需结合五脏六腑之气血、阴阳、气机失调的具体情况而定治法。主要者如：

其一，治疗心（小肠）病之法：养心、补心、清心、泻心、宁心、导赤、补肠。

养心之法，以解气血阴阳不足或气血不和、心脉痹阻而致心失所养、心神不宁诸症。

补心之法，以治心气亏虚、心血不足、心阴亏耗、心阳不振等虚损诸证。

清心之法，以解气结于心、神明受扰而心窍不适诸症。

泻心之法，以祛郁热积心、心胸不畅而热积懊恼诸症。

宁心之法，以舒解气结不畅、心神受扰而心神不宁诸症。

导赤之法，以消心火移热小肠而口舌疮疡、尿赤诸症。

补肠之法，以治肠虚滑脱，泄泻不止诸症。

其二，治疗肝（胆）病之法：疏肝、平肝、柔肝、养肝、清肝、泻肝、温胆、利胆。

疏肝之法，通过疏散调达郁结之肝气，疏肝理气，消除肝郁气滞诸症。

平肝之法，针对肝脏"阳常有余"之特质，以调平过旺之肝气而消肝气偏旺诸症。

柔肝之法，针对肝脏"阴常不足"之特质，以养阴柔润之品补养不足之肝阴，以治肝阴不足、阴不敛阳而阳亢所致诸症。

养肝之法，以补血、养阴之药补养不足之肝的阴血，使其阴阳调和，阴血足而阳不亢，以治阴虚阳亢诸症。

清肝之法，针对其常有余之肝阳、肝热，以清解过亢之阳热。

泻肝之法，以苦寒之品清泻过盛之肝火。

温胆之法，以温养胆虚而治胆气不足、惊惕不安之证。

利胆之法，以梳理之理，疏肝利胆，通畅结滞之胆气，通利不畅之胆汁。

其三，治疗脾（胃）病之法：健脾、补脾、清脾、理脾、养胃、清胃、降逆、消痞结。

健脾之法，以健脾益气之理而治脾虚不运诸症。

补脾之法，是以补益脾气或温补脾阳之机，治疗脾虚不运、脾阳不足而运化无力、升举无力诸症。

清脾之法，则针对邪气困脾，中土受困不运之证，以清解困脾之邪而助脾气健运，枢机通畅。

理脾之法，针对脾"喜燥恶湿"而易被湿邪所困阻之特质，以理气、醒脾之药，清理祛除困脾之湿邪等邪气。

养胃之法，以调养受损而虚之胃气与胃阴，恢复机体受纳腐熟水谷之功，为水谷精微之化生提供基础，治疗胃气虚弱、胃阴虚损而不纳诸症。

清胃之法，针对胃"喜湿恶燥"而易被燥邪所伤之特质，清解胃腑之燥热、燥火，以复其受纳腐熟之力。

降逆之法，以降上逆之胃气而恢复胃的受纳腐熟功能。因为胃与脾同居中焦，为升降之枢，脾气以升为顺，胃气以降为安。病中，胃气不降反升为逆，则受纳腐熟不力。

消痞结之法，以顺降胃气之理，调畅中焦，消除中焦痞结而受纳腐熟不力诸症。

其四，治疗肺（大肠）病之法：补肺、养肺、清肺、宣肺、降肺（气）、通腑、固（涩）肠。

补肺之法，以补益肺气、补养肺阴之理，使得肺气宣发、肃降有常而主气有力，治疗肺气虚损、肺阴不足诸症。

养肺之法，针对"肺为娇脏"，其性属金而忌燥的特质，在治疗肺脏之疾时，需以柔润养肺之品而治肺燥诸症。

清肺之法，以清肺润燥之理而治肺金受灼、肺失清肃诸症；宣肺之法，以清解、表散之力而治肺气受郁而闭阻不宣诸症。

降肺（气）之法，以通调、肃降之理，涤痰化痰、降逆顺气而治肺气不降而上逆咳喘诸证。

通腑之法，以通腑泻实之理，治疗传化之官大肠或因燥实内结，或因腑气闭结，或因肺气不降而致的腑气不通诸症。大肠通畅，糟粕外排，肺气肃降而不上逆。

固（涩）肠之法，以收涩、固涩之力而治疗肠虚滑脱、泄泻不止诸症。

其五，治疗肾（膀胱）病之法：补肾、益肾、清肾，清利膀胱、补益膀胱。

补肾之法，以填补真阴真阳之理，或补肾阴，或补肾阳，或肾之阴阳双补，或填精补髓，以治肾之阴虚而热，或肾之阳虚而寒，或肾之阴阳两亏，或肾精亏耗诸症。

益肾之法，则是在治疗多脏相联而病虚损之时，当共调脏腑虚损，固护肾之真阴真阳而复其元。

清肾之法，针对肾为实邪所困而水饮、水湿停滞，或寒湿、湿热蕴结之状，以清解困肾、伤肾之邪。

清利膀胱之法，以清解、清利之力，清除阻碍膀胱气化行水之邪而治膀胱湿热、下焦淤阻诸症。

补益膀胱之法，以温阳、益气之理而治膀胱虚寒、水液潴留诸症。

第三，针对骨肉之病：强筋壮骨、强腰健骨、祛腐生肌、祛瘀化癥、消脂去赘（肉）、祛风止痒护肤等法。

第四，针对经络之病：通经活络、舒经活络、循经开闭、和解少阳（病在少阳之半表半里）、温通厥阴（寒凝肝经）等法。

（3）针对病性

如：寒凉清热、养阴清热，温散寒邪、温阳散寒，急下攻里泻实、补虚泻实，填补真阴真阳、滋阴壮阳等法。

（4）针对病势

如：安神定志、开窍醒脑、托里生肌、透痈排脓、疏风透疹、透热转气、逐邪外出等法。

3. 最终确定的综合治法必须针对复合证的病机关系

依据上述所论"针对病机的构成要素确立治法"，可得出针对构成病机的若干要素（提纲证）的简单治法，而临床所依据的治法，应是综合的，并以诊断结论——复合证的证名为依据，针对该证名所反映出来的病机关系而立治。换言之，在分别分清和设计确定针对病机各基点要素的"小"治法后，还需将其综合，从整个复合证的病机关系出发，形成较为整体综合的治法，方能统领治疗而成为治疗方案之首。

复合证的证名，反映着该证的病机联系，包含了两个以上的构成性要点（要素）及其相互间的关系。复合证的提纲证构成关系，主要为病因＋病位，或病位＋病性，或病因＋病性，或病因＋病位＋病性。因此，针对复合证的治法，一般也应由两个以上小的简单的治法组成。譬如：

（1）针对病因＋病位的治法：疏风解表、辛温解表宣肺（止咳），清心泻火、活血化瘀通心脉，清利肝胆湿热、温脾化饮、清泻胃火、清肺化痰、清利下焦湿热等。

（2）针对病位＋病性的治法：补益心气、补养心血、宁心安神、滋养心阴、温养心阳，滋养肝阴、补养肝血，健脾益气、滋阴养胃，补益肺气、补养肺阴，滋补肾阴、温补肾阳、滋阴壮阳补肾等。

（3）针对病因＋病性的治法：益气活血化瘀、理气活血化瘀、温热通阳活血化瘀、清热养阴活血化瘀、养血活血化瘀、破血化瘀等。

（4）针对病因＋病位＋病性的治法：益气化瘀通（心）脉、滋阴平肝降逆、疏肝理气并泻火降逆，健脾益气化饮、健脾益气渗湿，清热化痰宣肺平喘，温肾化湿除饮等。

三、针对关键性病因病机确立的治则治法

在第一章，我们讨论了疑难病主要的关键性病因病机。归纳起来，主要有八：内外合邪、内邪为患、邪留发病、气机紊乱、痰瘀互结、寒热错杂、虚实夹杂、心身失调。针对这些关键性病因病机而确立的治则治法，则为外逐内调、祛除留邪、清除里邪、调畅气机、涤痰化瘀、祛寒清热、补虚泻实、调心治身。

（一）外逐内调

对于内外合邪之病机关系，当以外逐内调之法治之。

1. 根据病势而逐邪外出或内消病邪

对于疾病的内外合邪之势，首当截断或扭转病势，以遏制其急速发展之势，减轻其严重之状，阻止其病向深、向重发展，避免疾病恶化；同时，恰当地应用扶正与祛邪法，或祛邪扶正，或扶正祛邪。

逐邪外出，当用各种祛邪之法。如：汗法、攻下法、利尿法、排脓法、催吐法等。

内消病邪，则用各种清解病邪之法。如：温散寒湿、清热化湿、涤痰渗湿、化湿去饮、活血化瘀、消食导滞、安蛔驱虫等。

截断或扭转病势，逐邪外出或内除病邪时，还应当注意改善或调整患者的生活环境与行为方式、生活方式。

2. 祛邪为主速治急性病

急性病时的内外合邪，其病机关键为邪气实盛或虚实夹杂，以实为主。因此，其治，当以祛邪为主。对于虚实夹杂，以实为主者，可在祛邪为主的同时，兼顾其正气不足之况，辅以扶正之品。

对于其病主要起于外邪侵犯，或因环境因素异常，受冻中暑，污染中毒，职业性急性损伤，特殊病原微生物感染等，当以速祛病邪，脱离异常（有害）环境，避免接触有害有毒物质等方法为上。

对于其病主要为内邪所致，或邪留发病者，则当急速清解里邪，消其留邪；若虚实夹杂而实证为主者，辅以扶正之法。

3. 扶正为主调治慢性病

慢性病中的内外合邪，多为正气虚损或虚实夹杂，以虚为主；有的邪正交争，胶着难解，有时会出现阶段性的以邪实表现为主为急；多数病证，则以正虚为主为重。

因此，慢性病的治疗，总以扶正为主并注意区别具体情况，不宜大补，也不可急攻，以调理为上策。

久病而正虚者，宜扶正，治以益气、养血、滋阴、温阳。

病程虽久长，但正虚不明显而主要为功能紊乱、气血不和者，当以调和气血为主，以使气血和畅，五脏六腑得养，病易向愈。

病已日久，正气虚损，但在一定条件下，邪留发病较甚，则当攻补兼施；若邪实为急为甚，仍当集中攻邪、泻实。如：痰涎壅堵，气道阻塞，气急喘促，气短难续者，仍当涤痰降气为主为急，以通气道而解气急喘促、气短难续。

久病不愈、怪病难愈者，多为痰瘀互结，气机不畅，治当涤痰化瘀，调畅气机。

4. 攻补兼施治疗慢性病急性发作

慢性病急性发作时，内外合邪的病机关键主要为内外邪实，外实内虚；其病势为虚实夹杂而邪实为急。故此，其治法则应为三：祛邪为先并固护正气、补内虚并祛外邪、攻补兼施而急祛邪气为主。

（1）祛邪为先并固护正气

采用祛除内外之实邪，兼顾其久病必虚的特质而辅以少量扶正之品，治疗宿有内在痼疾、邪气实盛，复因外邪袭扰，内外实邪相合之病。

如：慢阻肺病人，骤遇气候寒冷而病情加重急发，咳喘不止，痰涎壅堵，气息难续，气憋面紫，发绀青紫；恶寒发热，身酸痛，大便闭结不通，舌暗苔腻，脉弦、涩紧等证。治疗，应以驱散风寒、宣肺降逆、涤痰化瘀、宽胸开痹为法，以泻白散合防风汤为主治疗。

二方相合，防风汤驱散风寒，与泻白散相合而宣肺降逆；泻白散肃降上逆之肺气并涤痰通气。再加入贝母、白芥子、莱菔子、丹参、莪术等涤痰化瘀之药；佐以生黄芪以固护肺气，用薤白宽胸理气，此二药共助全方宽胸开痹。

（2）补内虚并祛外邪

以调补内虚与祛除外邪并举之法，治疗内脏虚弱而外邪侵扰之病证。如：素患心肺气血不足之人，极易反复外感，体虚乏力，经年外感病证不断，稍遇气候变化，则致外感之病骤起。故其治疗，当以补养心肺气血、祛除外感邪气之法并用。

（3）攻补兼施而急祛邪气为主

以扶正与祛邪并用、攻补兼施而以泻实祛邪为主的方法，治疗虚实夹杂而邪实为急之病证。如：气虚血瘀而心脉痹阻之证，可能由于过劳、过逸或情志不畅等原因，导致淤阻心脉而胸痹（心绞痛）突发。此时之治，仍当以益气活血化瘀为基础，但需针对其心脉淤阻较甚而结滞的"邪实"且急迫之势，速以通脉化瘀之法治疗，开其结滞，心脉通畅方安。

（二）清除里邪

对于内生内停之邪为患诸证，针对其病邪发于体内并直接损及五脏六腑、四肢百骸的内邪为患之病机关系，当以清除里邪之法治之。

1. 平息内风

针对内风之证，治当平息内风而息风止痉。针对内风之病机关键，需采取以下具体之法：

平肝降逆息风之法，以治肝气不疏或肝火过旺，气机逆乱，风痰相携，犯上阻络，清窍不利，经络受阻而挛急诸症。

清热泻火平肝息风之法，则治肝经火热炽盛，热极生风，风火热邪相携作祟诸症。

滋阴柔肝敛阳息风之法，治疗阴血亏损、阴不敛阳、虚风内起而阳亢于上、风动于内诸症。

2. 温散寒邪

对于内寒之证，当予温散寒邪之法。针对其关键之病因病机，综合其病位之累，尚需分别以温热之法而治之。

温经通络散寒之法，以治寒邪凝滞，聚于经脉、骨肉，经脉痹阻不通而厥逆诸症。

温热除寒之法，治疗外寒直中于脏腑而阴寒内盛诸症。

温阳散寒之法，以治脏腑阳气虚损、阴寒内盛诸症。

3. 化湿渗湿

针对内湿之证的病机关键，当以运化水湿、渗利水湿之法治之。

化湿通络之法，用治湿邪困阻经脉、络阻不通而痹阻困重诸症。

温阳化湿之法，用治因阳虚而水湿不化诸症。

温热化湿之法，用治因寒湿内聚而水湿内聚诸症。

清热渗湿之法，用治湿热蕴结并闭阻诸症。

4. 养阴润燥

对于内燥之证，当以养阴润燥之法治之。若细分，则有以下三法。

养阴生津之法，用以治疗因外燥久积不解，伤津耗液，渐致阴液不足，燥邪内聚诸症。

滋阴养血之法，以治久病体虚，阴血不足，阴液匮乏而燥邪内盛，体失濡养，脏腑不润，机体干燥诸症。

滋阴润燥清热之法，治疗阴液耗损，阴虚内热诸症。

5. 清热泻火

对于内火之证，总以清热泻火之法为要。针对内火之证尚可分为内热证与内火证之不同，其具体治法尚可细分为二。

第一，清解热邪

对于实热之内热证，当以清泻实热为要：清热泻热之法，治疗实热之邪壅盛诸症（如：阳明经病实热证之大汗、大热、大渴、脉洪大的"四大症"）；清热解毒之法，以治热邪蕴结而热毒壅盛诸症；攻下邪热之法，则治腑实热结、内聚不通诸症。

至于虚热之内热证，则应以滋阴清热或甘温除热之法治之：滋阴清热之法，用于阴虚而热诸症；甘温除热之法，则用于因气虚而热诸症。

第二，清泻火邪

内火为患，常与内热相伴。内火之证，多为脏腑功能失调而亢盛。故其治，当以清泻脏腑之火，抑其亢盛为主。

清肝泻火之法，以治肝热偏旺而致肝火偏盛诸症。

清心泻火之法，用治心火亢盛、移热于膀胱诸症。如：心烦易怒、口舌生疮、尿赤短黄、尿涩不畅等。

清泻相火之法，用治肝肾不足、阴虚火旺而下焦相火偏盛诸症。

（三）祛除留邪

针对"前病生此邪，此邪致新病"邪留发病的病机关键，其治法之要，应当注意处理好消前病、解此邪、防后患的关系，及时祛除留邪。

1. 消食导滞

对于食积之证，治当消食导滞。针对食积之证的成因及其病机的关键，尚需区别不同情况而治之。

理气消食导滞之法，以治情志不畅，肝气郁结而引致脾胃中焦气机郁滞不运、脘腹痞结诸症。

降气消食导滞之法，则治中焦气机郁结、胃纳不运、胃气上逆而腹胀、呃逆诸症。

益气消食导滞之法，治疗脾胃虚弱、受纳腐熟功能低下，食积于中，隔阻不化诸症。

2. 化虫消积

针对虫积之证的病机关键，当以化虫消积之法治之。

驱虫消积之法，主要用治因饮食不洁，寄生虫寄于体内诸症。该类病证因虫寄于体内，消耗人体精微物质而体失濡养，常伴脾胃虚弱而肝气偏旺诸症，当辅以安虫驱虫、平肝健脾之法。

化虫消积导滞之法，主要用于虫积并食积之证。其因人体受纳腐熟功能下降，精微不得化生和敷布，体失濡养而出现类似于"虫积"之表现。

平肝健脾化虫之法，用以治疗体内虽无虫所寄，但其脾弱肝旺而气血化生不力，体失濡养，发育迟缓，生长缓慢而疳积之症。

3. 逐水化饮

对于水饮之证，当用逐水化饮之法。

通利逐水化饮之法，治疗水饮内停，潴留不通：胸胁痞满疼痛，或胸胁饱闷，撑胀难耐而痛，随呼吸、转侧等动作而痛甚；或咳喘，痰多而清稀色白，甚则喉中哮鸣有声，面目浮肿等。

清热化湿逐饮之法，以治水饮停蓄而郁热蕴结：水饮内停之证并见湿热之象，舌红，苔黄腻，脉弦滑数等。

温阳逐水化饮之法，用治阳虚不化、水饮停蓄为患：水饮内停之证并见阳虚寒盛之象，舌淡白，苔白腻或水滑，脉沉细弦等。

益气分清泌浊而逐水化饮之法，用于中气虚弱、水湿运化不力而水饮上犯：眩晕，呕恶，舌淡，苔白滑或白腻，脉沉细弱或细弦等。

4. 涤痰化湿

对于痰湿之证，总应以涤痰化湿之法法治之。

痰湿之证，其病机关键在于水湿不化而结滞。水湿不化，多与气机失常有关。故其治，在化痰、涤痰、化湿、渗湿之中，均需注意理气。此处之理气，为一个广义之题，即调理气机，包含了疏利气机的理气、行气、破气、降气和补益脏腑之气的补气诸法。总和起来，针对痰湿之证的病机关键，其治法可细分为以下之法。

化痰宣肺降气之法，以调畅气机，化痰除湿而宣发或肃降肺气之力，治痰液阻塞气道，致肺气或失宣，或失降，肺气失于宣降而气逆咳喘诸症。与此同时，视其是否寒化或热化，再分别与温肺或清热之法相合而用。此为治疗"有形之痰"的主要方法。

涤痰散结通络之法，以疏利气机，涤痰散结，消散阻滞之邪的原理，以治"无形之痰"内聚，或成核成团成块，或随内生风邪为患而阻络蒙蔽清窍诸症。具体使用时，当细辨其为患之病位，或涤痰散结通络，或涤痰通利（息风）开窍。

理气化湿之法，藉调畅气机而促进水湿运化，以免湿积成痰之理，治疗水湿不化、阻碍气机诸症。

渗湿开闭之法，借助调畅气机，渗利清解内聚之湿的机理，以治水湿不化，助痰生痰，痰湿内聚而阻滞、肿胀诸症。

化湿、渗湿，也当视其是否寒化或热化，再分别与散寒或清热之法合用。

5. 活血化瘀

对于瘀血之证，当以活血祛瘀之法治之。针对瘀血为"前病生此邪，此邪致新病"之病机关键，其治，当注意去瘀生新。具体之法，可为以下所论。

理气活血化瘀之法，以理气、行气、破气、降气而疏利气机，促进瘀血之消散，治疗气滞而血瘀诸症。

益气活血化瘀之法，藉补益脏腑之气而助血行畅达、化生有源之理，以治气虚无力运血而血瘀诸症。

温阳活血化瘀之法，以温阳活血之力消散积滞之瘀血，治疗阳虚寒凝而血瘀诸症。

清热凉血化瘀之法，以清热泻火、凉血化瘀之理，治因火热极盛，煎熬阴血，凝滞淤阻之血瘀诸症。

（四）调畅气机

气机紊乱，百病由生。治疗气机紊乱，关键在调畅气机，以使开合有度、升降有常；当升则升，当降则降；当出则出，当入则入。针对气机紊乱的病机关键，调畅气机，当有理气、行气、破气、顺气、降气、补气之不同。（具体论治，详见本书第十四章气机失畅）

1. 理气

理气之法，以疏肝理气而调畅全身气机、梳理脾胃之气而利中焦、调理心气而宽胸胁之力，治疗肝气郁滞、脾胃中焦气结、心胸气机不畅诸症。

2. 行气

行气之法，以调理气机、通行结滞之气的原理，治疗气机郁结，闭阻不通诸症。

3. 破气

破气之法，以破除或破解之力，冲破气机结滞较甚、局部鼓胀不通、腑实结滞。

4. 顺气

顺气之法，以条达解郁、顺畅气机之势，用治气机郁滞不畅而乱行，体内之气如豚奔而走窜无定诸症。

5. 降气

降气之法，以肃降上逆之气的机理，降上逆之肝气、肺气，以治肝气上逆清窍或肺气上逆而喘促诸症。

6. 补气

补气之法，以补益脏腑虚损不足之气而复其正常运行之力，治疗脏腑之气不足诸症。五脏之气皆会出现虚损不足，故补气之法，当与五脏功能特点相合：补益心气之法，以鼓血脉运行；补益肝气之法，以除肝胆气虚而胆怯易惊诸症；补益脾气之法，以治脾虚不运诸症；补益肺气之法，以治肺气虚弱而容易外感或气短诸症；补益肾气之法，以治肾气虚损而肾精不充或气不化水之水湿泛滥诸症。

（五）涤痰化瘀

痰瘀互结，为邪留发病之最为典型者，也为前病生此邪，此邪致新病之最为胶结难速愈者。其病程，往往长久而胶着不愈，且容易不断引致新病。故其治疗，一要注意消前病，解此邪，防后患；二要施以涤痰化瘀，集中"解此邪"，以消解互结交阻之痰湿与瘀血。

1. 益气涤痰化瘀

对于因气虚而痰湿不化、血行无力而成之痰瘀互结，当以益气为先，增强机体运化痰湿、畅行血液之力，以消互结之痰瘀。

2. 理气（行气）涤痰化瘀

对于因气机不畅、结滞不通而引致痰湿结聚、血行不畅之痰瘀互结，当以理气、行气、破气、顺气为要，畅气机而消痰湿、散瘀血。

3. 温阳（散寒）涤痰化瘀

对于因阳虚寒盛、阴寒凝滞而痰湿凝聚、瘀血凝滞之痰瘀互结，首当温阳散寒、温通驱寒，进而以温化痰湿、温散瘀血。

4. 清热（泻火、解毒）涤痰化瘀

对于火热毒邪蕴结，痰凝血瘀，成痈成结成块，甚而肉腐血壅之痰瘀互结，当先予清热，或泻火，或解毒，并涤痰化瘀而消痈散结。

（六）清热祛寒以除寒热错杂

本书第一章已详述，寒热错杂之病机关系，总为证候属性相反的寒证与热证同时显现，但可有病因与病性之属性的区别。从病因论，分为寒邪与热邪；从病性论，尚有寒性与热性之别，也更涉及虚实之异。其治法，总以寒温并用、清热除寒为要。具体之法，尚需结合其病之内外、虚实而治。

1. 寒温并用

针对寒热错杂之病机，当以寒温并用之法，以清热除寒。

由于寒热错杂之证常因病位的不同，呈现出不同部位的寒热错杂，也就有不同病位、脏腑寒或热之虚实的不同。因此，治疗该类病证，尚需注意寒热之证的虚实不同而用药。

2. 辛温解表并清解里热

用辛温解表之法治外束之寒邪，以清解里热之法清泻里热。二者相合，以治寒热错杂之外寒里热证：恶寒发热，身酸困，无汗；咽痛而干，或痰黄而稠难咯，大便秘结，舌红苔黄。

3. 辛凉解表并温里祛寒

以辛凉解表之法解除外犯之热邪，用温里祛寒之法驱散中焦脾胃之寒邪。二者并用，以治寒热错杂之外热里寒证：发热恶寒、咽痛、口干、舌尖红；胃脘不适，肠鸣腹痛，便泻清稀。

4. 清热利咽并温中祛寒

用清热利咽之法清解上焦之热，以温中祛寒之法祛散中焦之寒。二者同用，以治肺经热盛、脾胃虚寒的上热下寒之证：口干咽痛、声音嘶哑；胃脘不适而冷痛，泄泻清利，舌红苔白等。

5. 温中散寒并清解下热

以温中散寒之法解除中焦虚寒，用清热利湿之法清解下焦湿热。二者并举，治疗中焦虚寒、下焦湿热之上热下寒之证：胃脘冷痛，纳谷呆滞；尿赤短黄，下阴瘙痒等症。

6. 养阴解表清热

养阴清热之法清除里虚热，辛凉解表之法清解外犯之风热邪气。二者并用，以治阴虚外感之证。阴虚之人，素易阴虚生内热，复感外犯之风热之邪，则出现内外俱热之象。但其外为热邪所犯，为实；内为阴虚生热所致，为虚。因之其治疗，当养阴解表清热。

（七）补虚泻实以消虚实夹杂

虚实夹杂之证，关键在于正气虚弱与邪气实盛同时相兼交杂。故其治，总当以补虚泻实的攻补兼施、祛邪扶正并用之法。

1. 攻补兼施而补虚泻实并举

虚实夹杂而虚实并重者，当攻补兼施，祛邪与扶正并用，补虚泻实并举。

2. 补虚扶正并辅以泻实祛邪

虚实夹杂而虚多实少者，治当补虚扶正为主，辅以驱邪去实。若病虚至极，当注意虚不受补，当缓进缓调，不可过用补益。

3. 泻实祛邪并辅以补虚扶正

虚实夹杂而实多虚少者，治当驱邪泻实为主，辅以补虚扶正。

应当指出的是，在实际的临床工作中，对于虚证与实证的辨别及祛邪或扶正法的运用，应以中医辨证的判断依据为主、为准。

如：有的证候为实、为热，但现代医学实验室检查指标低下而似"虚"者，切不可简单地以西医检查为据而滥用补益之药，仍应按中医辨证论治法治之。以笔者诊治的一个患儿为例：

王某，男，13 岁，高热（39.3℃）一周，经其他医院诊治而高热不退。察其此时之病，虽高热，但无恶寒，流清涕，咽痛，口干，唇红，微咳，大便干结，舌淡红而边尖红，少量瘀点，苔薄黄少津，脉细数。但其血常规检查白细胞仅为 2.9×10^9/L，其母甚为担心其"体虚"而热不退。经辨证，其为外感温热之邪，热已由卫分入气分，耗伤津液，热盛血瘀。据此，即以清热解毒、凉血生津之方药治疗，服药 2 剂。三天后再诊，其热已退，咳嗽止；再服药 2 剂，病愈。12 天后血常规检查，白细胞为 5.8×10^9/L。其间，仅服笔者中药，未服其他药物。（详见本书第四章第三节验案举隅之【验案一】外感高热而白细胞降低）

本例，其病虽有白细胞低下之情，但其年龄尚幼，邪实明显，辨证得知其病为急为热为实。故以祛邪之方药治疗，其病解，白细胞也很快回升至正常。此为祛邪以扶正之典型例证。

4. 阴阳双补以治至虚

虚实夹杂至久，邪气渐退或邪气虽恋，但正气亏耗至极，阴损及阳，或阳损及阴，发为至虚之阴阳两亏，则当滋阴壮阳而阴阳双补，以治至虚之证。

（八）调心治身

对于心病累身，身病伤心而心身失调之病，其治疗，当以安神志、调脏腑、泻过亢、补虚损为要。具体治法，可分为三种。

1. 祛除心病或身病之源

心身失调，或先有身病，继而忧疾不解，渐致心病；或因情志不畅，先为心病，渐累身病。不论何因所致，均当首先解除其最初的关键之因，消其病之源头，才能调心治身，治之获效。

第一，溯心病之源，消除精神压力

通过心理诱导，知其心病之源，细解其心病之结，鼓其治病之愿，助其自知治病之理，懂得自我配合之法。帮助其尽力按"恬憺虚无""精神内守"的要求，调摄自身的精神状态，尽可能地保持平和的心态对待疾病，配合治疗。

第二，察身病之根，解除疾患之苦

细察细辨其身体原患之疾，抓住症结而治，尽快初步获效，鼓舞其治病之信心，使其逐步建立良好的积极心态，有助于获得佳效。

2. 调心宁心而安神定志

调心宁心，安神定志，应当以多种方法相携，或内服方药，或以心理诱导，或以导引健体等手段，以达气畅血和，神清气爽，神安心宁。

调养心神、滋养心阴、补益心气、补养心血、清心泻火、疏肝理气、平肝降逆、安神定志等法，均可达调心宁心而安神定志之效。（具体论治，可详参本书之第十一章心身失调）

3. 攻补兼施以清解为上

心身失调的关键病机之一，就是虚实夹杂。因此，调治心身失调，当予攻补兼施。心志不宁而气结不舒，多为实证，故在攻补兼施之中，注重清解，以清解为上。

第三节　辨病论治与辨证论治结合

辨病论治抓住并解决的是某个病的基本矛盾，是该病发展变化的过程，是一条前后联系的线。辨证论治抓住并解决的是某个病在一定阶段一定条件下的主要矛盾（矛盾的主要方面），是一个症结性的点、一个网结。辨病论治与辨证论治结合诊治疾病，就是点线结合，既要抓住和把握病的发展变化前后联系的过程性，又要抓住证的阶段性、网结性的主要矛盾或矛盾的主要方面，并以证的网结作为切入点进行治疗。

第二章已讨论过，在实际的疑难病证的临床诊断中，会遇到三种情况：辨证较易而辨病较难，容易得到"证名"而难得"病名"；辨证不易而辨病较易，较易获得"病名"而较难得到"证名"；证候及病候均较清晰，辨病与辨证均较为清晰，同时可获得"病名"与"证名"。根据此情况，临床论治，也就必须区别这些不同情况而治之。

一、以辨证论治为主的病况

有的病患，辨病较为困难，较难做出病名诊断，难以得出"病名"；辨证相对容易一些，可以得出"证名"。对此，只能以辨证的结论为主，实施辨证论治。

以笔者诊治的"练功异常致身胀并会阴部坠胀"为例讨论之。

该患者，男，28岁，因练气功不当，神情黯淡，全身不适而发胀，下腹坠胀，任督二脉交会之肛门与前阴之间的会阴穴部位似有物积聚鼓胀；大便干结而难排，尿黄，色深，尿后余沥不尽，有清亮黏液滴出。从辨病诊断看，其虽有便秘、尿浊（前列腺炎）、气胀的一些特点，但主要之病难有恰当的病名加以概括，辨病诊断难明。从综合情况看，该患者之病甚为复杂，练气功不当，诸症兼杂，诊断不易，治疗棘手。其复杂之状，皆起于练气功不当而岔气，走火入魔，全身气机失畅并阻滞，情感情绪异常。其病机，应为心理与生理、心神与心智、气机与代谢、痰湿与瘀血，均相互影响而异常。故其辨证，属气机郁滞较甚，腑实内结，湿热淤阻；经以理气消胀、通腑泻实、清热化湿、活血止血之方药治疗，诸症消除。（详见《庆生诊治中医疑难病验案集粹》之第九案）

二、以辨病论治为主的病况

有时，患者的病名诊断容易辨清楚，尤其是西医的病名诊断清晰，但是，其证候表现不够典型，证名诊断及其证候分型不易分辨。对此，只得以辨病论治为主，突出辨病用药。同时，设法从多方面辨证，尽量辨出证的有关要素，针对这些要素的而施治，设法解开一个个的网结，以利于解除病的基本矛盾，进而消除病根。

以笔者诊治的"特发性肺含铁血黄素沉着喘促"为例讨论如下。

该患儿，男，5岁半，因头痛、脸色苍白并发紫半年，入住某儿童医院治疗。一个月后，出院诊断为：特发性肺含铁血黄素沉着症，重度贫血，小儿偏头痛？脑室扩大。笔者诊治时，该患儿头颅较大，颅骨较方；头痛，烦躁，夜寐不安；面色黑红紫晦暗，颜面浮肿；鼻塞，呼吸不畅，痰阻，喘促，胸闷。

就辨病而言，其病之核心问题是肺部特发性的含铁血黄素沉着，亦即大量的血细胞破裂而含铁血黄素沉着于肺部，出现中医病机之痰瘀互结于胸而气机不畅、髓海失养。由此，引致重度贫血、偏头痛等问题，且伴有脑室扩大。

从辨证的角度看，其病位涉及脑（清窍）、肺、心、脾；其病因有痰湿、瘀血内聚，气郁；其病性为虚实夹杂；其病势急、重、危；其病机错综复杂，主要为邪留发病，肺脾俱虚、气血不足、痰瘀互结胸中。其证候错综复杂，难以确定一个主要的中心性的证候，有肺脾（心）俱虚证、气血不足证、痰瘀互结证等存在，其证候的典型性不强。

从治疗而言，首先需解决其病之病机关键，肺部特发性的含铁血黄素沉着，即痰瘀互结。从中医辨病看，其病机关系主要是心、脾、肺虚弱，摄血无力，血溢脉外，积于肺脏，淤积胸中；气血不足，瘀血阻滞而气机受阻，痰湿不化，故痰瘀互结。故其治，当着力解决该病之气血不足、血溢脉外而痰瘀互结，予以补益脾肺、调补气血、活血破瘀、涤痰化湿、宣肺利水之法及相应方药治疗。初期，服药一周，咳嗽时痰液由白色转为微黄红色；中后期，服药三周后，痰色由黄红色转为白色，渐至不再咯痰，咳嗽止，胸部无特殊感觉；头痛等症消失。守方治疗一月，颜面浮肿消失，面容恢复正常，呼吸正常；头型完全正常，无畸形状态。（详见《庆生诊治中医疑难病验案集粹》之第五十七案）

依据上例，简言之，辨病论治，就是从病的角度，把握其基本的变化特点及其规律而施治用药，亦即根据该病的基本病机（基本矛盾）而用药。

三、需辨病论治与辨证论治结合的病况

病名诊断与证名诊断均明确时，应当在辨病之下，辨清证候的类型——证型，辨病论治与辨证论治结合施治。

（一）依病择药以针对并解决病的基本矛盾

依病择药，就是以辨病诊断结论为依据而用药，主要是针对并解决每个个病的基本

矛盾。

1. 注意病的全过程性而用药

病与病之不同，在于其发生发展变化的规律不同，亦即其全过程的基本病机、基本矛盾不同。因此，以辨病的结论指导用药，就需要把握该病的基本病机、基本矛盾的特点与特质，依据该病的全过程特点而用药，并将其用药的注意点贯穿于该病治疗的全过程。

如：感冒病，其基本病机、基本矛盾在于外邪由外侵袭人体，出现病位在表的各种表现。其治，当针对病邪侵犯的特点，以"解表"之法择药，驱邪外出而解；用药，则当用具有表散之力的药物，或辛温解表，或辛凉解表，或祛风除湿解表。

再如：消渴病，其基本病机、基本矛盾是燥热津伤。该特质贯穿于该病的上消、中消、下消的不同阶段。各阶段虽有不同的主要矛盾及其证型，但燥热津伤始终为基本之点。故其治，当以养阴清热生津为要，以甘寒之品为主，多用芦根、粉葛、知母、石膏、天花粉、玉竹等药养阴清热生津；而不宜以苦寒之药为主，少用或慎用苦寒之药黄芩、黄连、黄柏、栀子、大青叶等药。因为，甘寒之品清热生津，苦寒之药清热伤津。消渴之病，本已燥热津伤，若再过用苦寒，津伤更甚，则犹如火上加油。

与此理相通的情况是：临床中常见，治疗高热之病患，为急解其高热，当用清热之力较强的苦寒之品。用后，其热解除，往往口干难耐。就一般常理而言，热邪已除，伤津之源已消，津液应当不再受伤。但是，为何此类情况中，其热虽退，反而口干为甚，津液不足更显？除了病况本身的热病津伤外，一个主要的因素就是过用苦寒之药而伤津。

由是可知，注意从病的基本病机、基本矛盾出发而用药，消除并解决其基本病机、基本矛盾，有利于解决从"证"入手的主要矛盾，提高并确保整体诊治的效果。

2. 注意结合现代中药药理认识而辨病用药

目前，现代中药药理药效学的研究，对部分中药的作用机制已有不少认识。但是，其得出的认识，大多以中药有效成分（单体）的药理药效作用机制为主，对中药单味药以及复方整体调节作用机理的研究尚不多。此外，由于中药药理学的研究手段、技术方法及理论依据等均为现代药学所用之法，多是从"病"的角度进行的研究，因之运用现代中药药理学的认识指导临床诊治工作，多以辨病诊断结论为据，甚至是西医辨病诊断结论为主。如是，以现代中药药理学的认识指导临床用药，则是以辨病用药为主。

如：白鲜皮、苦参，按传统之中医用药习惯，认为二者均有祛风止痒、渗湿除湿之效，主要用治皮肤瘙痒等症，因而成为治疗皮肤病之药。按中药化学及中药药理学的认识，其主要成分均有抗过敏性疾病的作用。据此认识，笔者将二药广泛用于治疗过敏性疾病，不仅在过敏性皮肤病（湿疹、皮炎、药物疹）中应用，也还全面用于治疗过敏性哮喘、过敏性结肠炎、过敏性鼻炎等病之中，结合辨证施治用药，均获较好疗效。

（二）依证用药以针对并解决证的主要矛盾

依证用药，就是以辨证诊断结论为依据而用药，主要是针对并解决每个证所反映和代表的主要矛盾。因为，证与证的差异，在于其代表和反映的疾病在不同时间、阶段、条件下的病机症结、主要矛盾的不同。

辨证论治，就是要以证为切入点，及时解决一定时间、阶段、条件下病变的主要矛盾；也就是抓住"证"所代表和反映的各种病变因素相互作用的综合性反应的症结而施治。

如：治疗感冒病之风寒束表证。该证为外感病中的一个证型，所反映和代表的主要矛盾是风寒之邪由外侵袭人体，邪正相争于体表。故，其治，当以辛温发汗解表之法及其方药治之。汗出，风寒之邪随之而散，邪气外束之机得解，表实之证得消；正气本不虚，邪祛则正自复，病则愈。

再如：血瘀证，可见于若干不同的疾病之中。鼓胀、黄疸、胸痹等病，都可见血瘀证。不论其出现于何病之中，前后联系如何，或由气滞，或由气虚，或由热极，或由寒凝而致，只要血瘀证既成，其主要的病机症结、主要矛盾就是血行不畅或受阻，停积淤滞一定部位而成瘀血，极易再阻滞其所停部位或全身的血液运行或气机畅行，引致新病。其治，当以活血化瘀之法治疗，以活血行，散淤积，消留滞之邪，既除已成之证，更避其邪留而发新病。当然，抓住血瘀证的主要矛盾而辨证施治，也还需结合辨病施治，针对鼓胀、黄疸、胸痹诸病的基本矛盾，在治疗用药时，分别加入除鼓消胀、退黄利肝胆、宽胸开痹之药。

（三）病证结合用药以协调解决主要矛盾与基本矛盾

辨病与辨证结合而论治，需要全面把握治病与治证的关系，核心就是要能够抓住证的主要矛盾作为治疗的切入点，并注意与解决病的基本矛盾相结合；要切实处理好治疗的整体性与局部性、过程性与阶段性的关系。

同时，治疗还必须统筹兼顾，既要找准抓住主要关键、主要矛盾（或矛盾的主要方面），还应兼顾其他的方面和矛盾，以祛邪不伤正，扶正不碍邪、不留邪；治标不伤本，固本不碍标。

按照辨病的过程性与辨证的阶段性交织的关系，辨病论治，就是要抓住并解决病的发展之线；辨证论治，就是要抓住并解决证的网结、症结、节点。辨病与辨证结合而施治，就是点线结合、纵横结合而治，以节点（网结、症结）为治疗的切入点，并注意发展之线的影响。换言之，抓住并解决点（网结、症结、节点）的主要矛盾而辨证施治用药，需与解决线（病）的基本矛盾用药相结合。

以治疗胃脘痛病、崩漏病、带下病中的中气下陷证（型）为例。

胃脘痛病、崩漏病、带下病的某一阶段或条件下，均可见中气虚损、收摄无力、不能升举、反而下陷的中气下陷证（型），出现内脏下垂、血溢脉外、精微不固等病况。治疗中气下陷证，应当补益中气，升阳举陷，主要用补中益气汤。此为抓住此时中气下陷的主要矛盾而治，以补益中气、升阳举陷作为治疗之切入点无疑。但是，对于不同病中的中气下陷证（型）而言，仅用此法此方，还难以全面诊治而获效，尚需病证结合论治，方可获全效。

辨病与辨证结合之诊断：胃脘痛病之中气下陷证（型），主要表现为：胃脘部隐痛坠胀，纳谷不香，少气懒言，脉细弱；崩漏病之中气下陷证（型），则为血下如注，血色淡，神倦乏力，少气懒言，面色无华，舌淡白，苔薄白，脉细弱；带下病之中气下陷证（型），则是带下清稀量多，神倦乏力，少气懒言，面色无华，面浮肢困清冷，舌淡白，苔薄白或微腻，脉细弱。

辨病与辨证结合之论治，在抓住中气下陷证这个主要矛盾作为切入点，主用补益中气之法，主施补中益气汤的同时，还应根据各病的基本矛盾，结合辨病而施治用药。

胃脘痛病，往往影响其受纳腐熟功能而食积，食滞不化，故尚需加用消食导滞之药。崩漏病，则应加入止血、养血、补血之品。带下病，则当加入固涩止带、分清泌浊之药。

四、把握病势以因人因时因地而宜施治

由于诸多因素的影响，疾病的发展变化趋势会因人、因时、因地不同而有所不同。疑难病证，这种变化及其差异常常表现得很突出。因此，在疑难病证的治疗中，准确把握病势，因人、因时、因地而宜地施治，尤为重要。

（一）审势而治以调控病势的轻重缓急顺逆

病势代表和反映着疾病发展变化轻重、缓急、顺逆的状态和传变趋势，主要反映在病与病、证与证的变化与联系之中。调控病势，主要还是抓住并治疗"证"。通过辨证，准确把握病势的轻重、缓急、顺逆，方可审势而治，调控病势的轻重缓急顺逆。

审势调治，就是要根据疾病的发展传变之趋势，适时合理用药，截断扭转恶化之势；或者顺势驱邪外出或扶正补虚，让病势向有利于向好、向愈的方向发展。审势调治，主要应注意以下几个要点。

1. 妥治标本先后并妥处轻重缓急

审势施治之要，就是准确地把握病证的标本先后、轻重缓急状态与关系，并及时地妥善地合理施治。

一般而言，对于标本先后之势，应当急则治标，缓则治本，标本俱急之时当标本同治；先病先治，除其原病，以利后病之治。由于标病（证）多为邪实，本病（证）多为正虚，因此治疗时，尤当注意治标不伤本（正），治本不碍标（邪）。

对于轻重缓急之势，当急治急救危重、紧急之病证；缓解后再调治较轻、较缓之病证。

2. 用药需方向准定位准计量准

治疗疑难病证，注意并把握好用药的方向、定位、用量十分重要。其涉及临床用药的量效关系、安全系数等重要问题，也是避免误治、误用、过治（过量治疗）的关键环节，以避免药源性、医源性疾病。

第一，方向准

方向准，就是根据病势的发展趋势而用药。对于有恶化之势的病情，当逆势用药，阻其恶化之势，扭转其势而使之向好向愈。对于向好之势的病况，则当助其势而用药，或顺势驱邪外出，或扶正补虚。

如：有亡阴、亡阳之势的病况，急当大补阴液，或回阳救逆。待阴复、阳回，再缓图调治。对于大汗、大吐、大泄、大失血之病患，常见此情，当妥用此法。对于内风为患之病，也当急息其风，方可再调他病。

再如：在温热病中，由气分证回转卫分证时，其病势反映着该病为自里出表，病邪渐

退，病情向好，治当以解表透邪为主，驱邪外退；当气营两燔之证转显气分之证之时，其虽仍有高热、烦渴等症，但已无神昏、出血瘀斑之象，为气营两燔之证向好，为透热转气之势，治宜清解气分之热而祛邪。

第二，定位准

定位准，就是要准确把握病变的阶段及其主要部位，恰当施治。定位不准，病变的阶段把握不好，就会导致治疗的方向错误而误治。

如：出疹类疾病，在其疹子渐起渐发之时，宜透发宣畅，切不可攻里清里，以免引邪内陷，变生他证。同理，治疗外感表证，应以解表为要，不可擅用清里、补里之药，以免表证未解，里病复起，表邪入里，表里同病。

第三，用量准

用量准，就是要药、证（病）相宜，量、效相对。用药不可过轻，也不可过量，以免要么病重药轻而十分病一分药，要么病轻药重而一分病十分药。如是种种，均会误治或失治。

要做到把握病势，准确准量用药，还需要把握证与证、病与病的转化，做到方证对应。

如：在阳明腑实证的治疗中，该类病证虽均为腑实不通，但其病情的轻重、发展的趋势不同，具体的证及其证候表现亦有所不同，需要分别运用大承气汤、小承气汤、调胃承气汤治疗。大承气汤为峻下剂，主要用于痞、满、燥、实之证；小承气汤为轻下剂，适宜于痞、满而热结旁流，谵语等症；调胃承气汤为缓下剂，适用于燥、实而蒸蒸发热，甚则谵语等症。

3. 截断扭转恶化之势

对于病势急、重、危，且有恶化之势，则当果断逆其势，以截断扭转之法遏制病变恶化之势。

如：高热之病患，出现痞、满、燥、实（屎），腹胀如鼓，神昏谵语，舌红绛，苔黄腻少津，脉洪弦滑数或沉弦滑数时，其病已深重危急，高热神昏，神明受扰，当速以大承气汤，急速泻下攻里，逐邪外出，截断扭转其恶化之势。

4. 顺势驱邪外出或扶正补虚

在病变过程中，有时会出现病变向好的方向发展的情况，如发疹类疾病之高热而伴逐渐疹子显现，伤食腹痛后腹泻等病况。这些病变之势，有利于邪退或正复，当顺其势而治之，或尽快驱邪以促邪外出，或是扶正补虚促病向愈。

如：痢疾之病，泻下或白或红白相间之黏液，里急后重，排便不爽，腹痛难耐。此为邪毒蕴结肠腑，邪气虽有外排之势，但因其肠腑气机不畅，故里急后重，排便不爽。对此，则当通条肠腑之气机，泻实通利，缓急止痛，以促其邪毒尽快外排则安。

再如：久病体虚，体倦乏力，腹胀泄泻，不思饮食者，经治渐现胃纳渐增，纳食渐香，是为其胃气渐复、脾胃运化逐渐复常之象，为病势向愈之佳兆，当加大健脾胃、涩肠腑、助消化、消痞结之品，大力扶正，以促其正虚早复。

（二）选择最适宜的治疗方式或药物剂型

从病势发展变化的情况看，患者的临床表现往往会因人、因时、因地不同而有所不同，体现出证候的个体化特征。医者针对不同病患的证候差异、病机症结、主要矛盾而实施的治疗，必须注意个性化施治。疑难病患者的诊治，个性化施治的要求及其特质更为突出，往往需要一病、一人而制定一个治疗方案和策略。

因人、因时、因地而宜地进行个性化施治，需要根据病势及每个患者的具体情况，选择最适宜的治疗方式或药物剂型，也就需要采取多阶段、多角度、多方法综合治疗。

第一，多阶段施治

多阶段施治，就是要根据患者的具体病况，分清病情的轻重、缓急、主次，有重点、分主次而有步骤、分阶段地治疗。

一般而言，在病情处于危、急、重之时，当以急治、急救为主。以闭、脱之证为例。针对其病机关键，若为邪实而闭者，应急攻邪泻实而开闭；属正虚而脱者，则当扶正救逆而固脱。待闭、脱之状缓解，方可进一步调治，解其原病，或防其病进。

在病情虽为多病、多证交织，但其势较为和缓之时，则综合调治，抓住其发展之线，消解其纠缠之网结、症结、节点；辨病论治与辨证论治结合，或祛邪扶正，或扶正祛邪，以去留邪，补正虚，复功能，畅气血，通经脉。

第二，多角度施治

多角度施治，就是要视其病况，或内病外治，或外病内治，或内外同治；或上病治下，或下病治上，或上下同治；或心理辅导、调心为上，辅以治体；或治体为主，辅以调心。

对于疑难病证，往往需要多角度综合治疗。

如：疤痕挛缩而硬肿之病，多为他病之后，肉腐血壅积久而痰瘀互结所成。其治，既要消其原病，又要治其现病之肌肤受损、疤痕挛缩；既需要内服方药以涤痰化瘀，又需要外洗、外敷药物以软坚散结、护肤消疤痕。

再如：心肝火旺、神志不安、魂魄难收而神思欲越、烦躁不安、夜不入寐之证，其治，可内服方药，以清肝泻火、宁心安神；也可辅以外洗浴足之法，用活血祛瘀、安神定志之药煎取药液，泡足浴足，引导气血下行，缓其气血上冲之势，改善睡眠，安神减烦。

第三，多方法施治

多方法施治，就是根据病况，或以方药治疗，或以针刺、艾灸治疗，或以推拿治疗，或以熏蒸治疗，或多种方法并用。

用方药而治，尚有施以汤剂（药），或膏剂，或丹剂，或丸剂，或散剂，或酊剂，或搽剂，或气雾剂等剂型的不同。

总之，治疗疑难病证，施行个性化治疗，当根据患者的具体病况，多阶段、多角度、多方法施治，选择最恰当、最适宜该患者的角度与方法而治，方可望获得最佳疗效。

五、准确判断疗效而适时调整治疗

中医辨病与辨证结合施治的最大优势，就是能够实施个性化诊治，施行因人、因时、因地而宜的治疗。这个优势的具体体现，就是在诊断结论明确、主要的治则治法确定、主方的组方原则及法度明确之后，适时地根据治疗的效果及患者的实际情况，随症加减用药。要实现有效、合理、准确地随症加减用药，需要准确地判断疗效，适时调整完善治疗方案。

如何准确而科学地判断疗效，是中医临床工作，尤其是诊治疑难病证的一个重要问题。其既涉及治疗问题，也还涉及中医诊治疾病的原理与方法，以及诊断与疗效评定标准等问题。

疑难病证的诊断不易，有的无诊断标准，有的易辨病而难辨证，有的易辨证而难辨病，有的仅是实验检查指标异常而中医、西医均无临床诊断的其他依据。诊断的依据不明或缺如，疗效的评定也就无依据。

如是种种，如何准确而科学地判断把握疗效，进而随症加减用药，有效治疗，就成为诊治疑难病证中的重要问题。

粗略分析，准确而科学地判断中医诊治疑难病证的疗效，应注意以下三方面的情况。

（一）以诊断指标的改善为据

不论是辨病施治还是辨证施治，只要诊断标准明确，且已确诊之病证，其疗效的判定，均需依据诊断标准而定。经过治疗，诊断标准所涵盖的异常病理情况消除的进度及程度，就是疗效评定的尺度。

（二）以功能的改善或恢复为主

有的疑难病证，其诊断标准缺如，其病之关键主要为功能紊乱，故其疗效较难判断。此外，也由于中医学作为整体、动态、功能态的医学，其临床诊断的依据，许多都是功能态的紊乱。判断其疗效，就是看其调整或恢复正常功能状态的效果如何。

如：笔者诊治过的"练功异常致身胀并会阴部坠胀"，其病就是较为典型的人体功能态的紊乱。该患者因练气功不当，神黯，全身不适而发胀，下腹坠胀，会阴穴部位似有物积聚鼓胀；便秘，尿黄色深而余沥不尽。诊断无标准，疗效也难判定。但是，经治，诸症消除，全身功能恢复正常，应属病愈。

（三）以实验指标的改善为主

有的疑难病证，仅是实验检查指标异常，但无中医学或西医学已知的对应的病名诊断标准可依。该类情况，往往是偶然发现，患者无自觉不适，也尚无其他可察知的体征。但这些实验检查指标的异常，的确极易引致严重病证的微观变化，患者也多紧张不安。

对此类病况的诊治，多以该类异常指标的病理发展规律为主要依据，从辨体质、辨心理精神状态入手而施治。其治疗的效果，需以实验指标的改善为评定的依据。

如：笔者诊治的一位患者，在体检时发现其白细胞增高，血小板减少，自诉无任何不适。笔者综合其总体情况看，其面色萎黄，细询得知，咽痒，微咳，寐差，舌暗红，苔薄白，脉弦缓。此状，确实难以辨病，勉力辨证，其证为气血不活、气机不畅、金（肺）旺克木（肝），以调养气血、安神镇静、清肺利咽之法治疗，获较好效果。

初诊时，白细胞为 $10.9 \times 10^9/L$ ［参考值：$(4 \sim 10) \times 10^9/L$］；血小板为 $79 \times 10^9/L$

［参考值：（100～300）×10⁹/L］，予方药 4 剂。一周后，二诊：白细胞为 13.01×10⁹/L，血小板为 90×10⁹/L，白细胞微反弹而上升，红细胞也已上升；面色萎黄减淡，咽痒、微咳基本消除，夜寐渐安，舌暗红转润，再予方药 4 剂。又再一周后，三诊：白细胞为 9.83×10⁹/L，血小板为 98×10⁹/L，白细胞下降而红细胞继续上升，为佳；面色萎黄减淡转润，已无咽痒、微咳，夜寐正常，舌暗红转淡红，又再予方药 4 剂。又一周后，四诊：白细胞为 9.76×10⁹/L，血小板为 127×10⁹/L，面色正常，微现红润，余无不适。又二周后，五诊：白细胞为 7.38×10⁹/L，血小板为 121×10⁹/L，面色正常而红润，无不适。此时，其实验检查指标完全正常，已无临床不适，为病愈。（详见本书第十六章第三节验案举隅之【验案三十五】白细胞增多而血小板减少）

第四节　以传统理论及现代研究成果指导用药

治疗错综复杂、疑似难辨的疑难病证，需要充分依靠医者个人的经验积累；同时，还应重视理论的应用和指导，尤其需要将传统的中药学、方剂学理论与现代中药研究成果结合，共同指导处方用药。临证开具的处方，应是传统理论与现代研究认识共同指导下的综合性用药。其处方形式，应以中医处方为载体。

一、遣方用药以传统中药方剂理论为主要依据

按照诊断与治疗一体、理法方药一致的内在要求，根据治则治法而遣方用药，应以传统中药药性与方剂理论为主要依据，方可发挥中药及其方剂的复方治疗效应。

中药，其基原均为天然药物。按其来源不同而分为植物药、动物药、矿物药，以植物药为主。植物药中，又可细分为草本植物药、木本植物药等，还有茯苓等真菌类药物。如是，每一味中药，聚天地山水之精华，富含多种有效成分，具有一定的特性（即药性）；中医药学家们依据其药物特性，根据药性理论进行分类，将其纳入中医治病的药物资源库中，成为可治某一病证的药物。

医者根据诊断结论和相应的治则治法，将某一药物按照一定的方剂关系而调配使用。因此，使用中药，应当严格以传统的中药药性理论为指导，注意中药的性味归经、引经报使、十九畏、十八反等特性与用药宜忌；准确把握并运用升、降、浮、沉属性及寒热温凉四气，酸、苦、甘、辛、咸之五味治病；用好中药的脏腑归经等理论，进而提高药物的量效比（用量与功效之比）和安全性。

方剂，是中医临床用药的载体，也是中医药学的最大特色与优势之一。其以特殊而有效的组方原理、原则，将不同的药物组合，适用并解决某一病证的病机关键，进而具有"方证对应"的关系和效应，达到针对主要矛盾、解决主要问题而整体调节的效果。方剂按君、臣、佐、使的关系确定的组方法度，使得方剂中的各味药物相互协同，达到最佳或最大的协同效应，充分发挥中药及方剂的复合治疗效应，从而取得多路、多元、多靶点调节治疗的效用。

以传统的中药药性与方剂理论为主指导遣方用药，才能充分发挥中药及其方剂多路、多元、多靶点调节治疗的效用。这也是中医诊治疑难病证必须坚持和发挥的优势之一。

二、特殊治疗用药宜借鉴现代中药研究成果

对于特殊难治的疑难病证，其用药应当借鉴现代中药研究成果，尤其要善于应用现代中药药理研究的成果指导辨病用药。

现代中药药理研究的方法及技术手段的基本原理，主要为还原分析方法。按照还原分析方法原理的要求，首先需要分离提取出某一中药或复方的有效成分、有效部位，方能进行药理、药效学等研究。由这个特质所决定，目前中药药理学研究的认识，多从病的角度入手，多为关于某种药物的某种（某些）有效成分（单体）对某一类（种）病理变化干预调节的认识，很难从证的综合性、网结性的角度探讨其作用机制。因此，在临床应用时，以现代中药药理学研究的成果指导用药，主要是辨病用药。

以现代中药药理学的研究成果指导用药，应当尽可能地将中药药理学的认识与中药学、中医方剂学的传统认识范畴相统一。

如：笔者在诊治一例"高危型乳头瘤病毒（HPV）感染"患者时，其仅有经过 DNA 检测得知，HPV 高度感染，却无对应的临床表现而"无证（症）可辨"。笔者在施治时，除采取条畅气机、调养气血、养心安神等方法之外，还以中药药理学的研究成果指导用药，使用具有较广谱抗病毒作用的中药连翘等药，直接灭活病毒或抵抗病毒的侵袭。

该患者，经过近五个月的诊治，经同一所医院 DNA 检测，HPV 由"检验结果阳性"转为"检验结果阴性"。（详见《庆生诊治中医疑难病验案集粹》第四十九案）

治疗中用连翘，确有特殊考虑。连翘为传统的清热解毒药，现代中药药理研究知其具有较广谱抗病毒作用。笔者用此药于该病治疗的思路，虽以中药药理学研究成果指导为主，但从中药学和中医方剂学的观点看，也符合清热解毒药物功效所适用之范畴。

三、处方形式以中医处方为载体

在遣方用药的思考中，应当按照以上两点要求，传统理论与现代研究认识结合，共同指导用药。临证开具的处方用药，应是传统理论与现代研究成果共同指导下的综合性用药；处方形式，应以中医处方为载体。应当遵循中医方剂配伍的原则与要求，按照中药药物（饮片为主）的配伍关系列出全方药名，而不是中药（单体）提取物的有效成分名称。

只有按照中医方剂配伍的原则与要求，列出全方的中药药名，才能够最为完整而集中地体现出诊断与治疗一体、理法方药一致，也才能够全面把握诊治情况，准确把握治疗进展而适时恰当地随症加减，有效施治，确保疗效。

第五节　体恤患者而医患互动以获佳效

经过多年诊治疑难病证的实践，笔者深切体会到：再好的医生，也需要患者及其家属

的支持配合，才能有效诊治疾病，尤其是疑难病证。作为医者，当以大爱之心为先为要，秉大医精诚之德，敞悬壶济世之怀，强精益求精之技，施妙手回春之术，体恤患者，实现医患互动互助，方可有效诊治，获得佳效。

体恤患者，医患互动，当以德为先。德高者，寿自长；德高者，不易病；德高者，病易愈；德高者，技必精；德高者，医始效。

一、医患互动以信任为要

诊治疑难病证，既是对医者的挑战和考验，也是对患者的重压和磨炼。在长期复杂疑难病患的重压下，患者往往焦虑、担忧，甚或对自己、对就医均无信心；要么讳忌如深，不愿多谈病情，一切等医者"摸脉"估诊；要么夸大病情，放大病痛，令医者难究其真。

对此情况，应当建立有效的医患互动，相互信任，相互配合，方可获良效。为此，医者应当注意以下几方面。

第一，态度要诚恳，精力要集中，沟通要及时，语气要和缓，用词应中性。

第二，接诊要及时，诊察要迅速，方法要得当，操作应轻柔，把握病情要快而准，尽可能尽快正确判断并把握病势。

医者若能够准确判断、驾驭和掌控病势之主次、轻重、缓急、进退、顺逆，抓住并处理好"常"与"危"，与患者及时有效沟通，即能获得好效。反之，则会出现若干预想不到的复杂局面，甚或失治、误治。

第三，根据医者的初步判断和对病势的把握，坦诚谈出医者的初步诊断思路，以取得患者的配合，以进一步了解并诊察病情，准确诊断。

第四，与患者讨论互动，探讨确定治疗方案，最大限度地取得患者的理解和配合；患者明白其理，方能配合医者，医者方能有效诊治病证。

第五，为患者保密个人隐私和病情。

二、体恤患者以大爱解难

要做到医患互动，相互信任和配合，还需要医者体恤患者，大爱解难。医者应以此诚心，努力并体现以下心意。

第一，施以关爱之心。为患者着想，体谅其病痛之难，缓解其心理之压力；诊察轻柔，治疗用当其时，尽可能减少患者的压力与负担。

第二，医患换位思考。医者以患者心理看待其患疑难病证的诊治情况，揣思其心理接受力并据其优化诊治方案，提高患者的接受和配合程度，以获得最佳的诊疗效果。

第三，恰当合理地劝解引导。根据患者实际情况，恰如其分地劝解引导患者。

三、周详医嘱以引导安抚

医嘱是治疗方案的重要组成部分，也是治疗措施之一。作出周详的医嘱，可以引导安抚病患者心宁气静，泰然配合诊治。医嘱之用途及其要点分析如下。

第一，通过医嘱，客观适当地告其病情及必要的机理解释，让其知晓其病之症结，治疗之关键，生活之宜忌，饮食之当否，自励之要义。

第二，通过医嘱，激活患者自身内在的良好品德，积极的心性，健康的心态，扶持正气（抗病力），提升其代谢和自体免疫力，以帮助获取最佳的疗效。

尤其对于心病与身病俱重之人，欲治其病，必先解其心结。通过医嘱，解其心结，身心同治，鼓励其树立生活信心，唤起其主动性，信任治疗，自觉主动地配合治疗，建立良性的积极的自我心理诱导，方能服药奏效。

第三，通过医嘱，引导患者及其家属辅之以良好的综合护理，引导患者自我调适，方可有效提高疗效。

下 篇

部分疑难病状的诊治

第四章

难治性发热

第一节　概　述

难治性发热，既包括了不明原因的发热，也还涉及高热或低热而久热不退，或久治不消等发热。其为疑难病中最常见的病状，诊治较为棘手。

欲有效地诊治发热，尤其是难治性发热，需要分析探讨发热的表现特点及主要机理等问题。如是，有利于探索诊治难治性发热的有效方法，提高诊治发热的水平与疗效。

一、发热简析

发热为临床常见症状，可见于若干外感及内伤疾病之中。其成因，又甚为复杂；治疗，有的较易，有的也非易事。判断是否发热，人们常常习惯于以体温变化为标志。

正常人体，成人之体温为 37.0℃ 左右，常常会有一定的波动，昼夜之间上下不应超过 1.0℃，一般习惯于将超过正常值 0.5℃ 的体温称为发热。但是，应注意排除一些特殊情况下的体温波动或异常，如剧烈运动、月经来潮之前或来潮初期、妊娠期、心理性应激等，均会出现体温波动而稍微上升，有的剧烈运动之后体温上升还会较高；有的则会出现机体散热机能失常而体温升高，如烧伤或其他疾病导致皮肤瘢痕挛缩、汗孔消失，鱼鳞病等等。在若干特殊病证的早期，常常可以出现不明原因的持续的发热，成为其特殊的信号，如一些恶性肿瘤常出现持续发热。不论何种类型的发热，一旦发生，人体均会感到不适。

辨别和治疗发热，中医有着独特的理论认识和诊治方法。依据中医理论及方法进行分析，发热的成因及表现形式甚为复杂，正虚或邪实，新病或久病，均可出现发热；从辨证角度而言，通过"审证求因"，其多归于火热之邪为患一类的证候，却又有虚实之证的不同。

从临床实际看，中医所认识和诊治的发热，包括了人体的一切发热病状，主要可以分为体征性发热和感受性发热两大类。这是中医整体、动态、功能态地认识病状的特有认识。依据这样的认识，中医形成了独有的辨治发热的方法及其方药，能够获得较好的疗效，有的甚至可称为奇效。

二、发热的不同表现

发热这个最常见的临床症状，从不同的角度分辨，有着许多不同的表现及其特点，代表和反映着不同的病变或病证。

（一）体温或感觉不同

依据体温变化或感觉的不同进行分辨，可有体征性发热与感受性发热之别。

体征性发热，均出现发热的客观体征表现——体温升高，可用体温计测定。

感受性发热，多为体温未升高，或是体温微升高，但其自觉体热难耐，常伴有其他不适，如情绪或机能的变化。

体征性发热者，可单独出现，或可伴有感受性发热的表现。感受性发热，多单独出现。

（二）发热的兼症不同

发热的特点及其兼症不同，其所反映的病证类别也不相同。外感病或内伤病中见发热，其特点、兼症和属性各不相同。

外感病发热，常为发热与恶寒同现。其热，多为体征性发热，体温上升并多伴有恶寒、脉浮。

内伤病，其热多为但热无寒。其热，体温上升的体征性发热与自觉体热的感受性发热均可出现。

内伤病的体征性发热，体温上升，有的热势较高但无恶寒，常伴有口干，舌红，苔黄，脉数等。

内伤病的感受性发热，体温多无变化，或是微热，但其往往有心肝火旺、气郁气逆，或是气虚，或是阴虚，或是血虚等证。

（三）发热的程度不同

从体征性发热的角度看，体温高于37.5℃者，均称为发热，按其程度不同，又可分为过高热、壮热（高热）、中度热、低热。

从感受性发热的角度分辨，多为体温未升高而自觉体热难耐；或是体温微升高，多为低热或微热，但患者自我感觉热盛难受，自我感受的热势往往超过实际的体温标记。

（四）热势及表现方式不同

在不同的病情或条件下，发热的热势及表现方式各不相同。主要者如：恶寒发热，即恶寒与发热并见；但热不寒，即过高热及壮热，不恶寒反而恶热；寒热往来，即恶寒与发热先后交替发作；潮热，发热如潮汐而至，发有定时，来时汹涌，去则无踪；烘热，身体如炉火内烧而热，向外烘烤透发，常呈阵发性发作。

（五）发热的部位不同

各种发热的临床表现及其特点，除了其热势与表现方式外，发热的部位也十分重要。一些疑难病证，往往出现特殊的局部发热。

根据临床表现，分辨发热的不同部位，主要应注意：全身发热、骨蒸潮热、五心烦热、心胸发热、头胀发热、其他局部发热。发热的部位不同，其病因病机也各不相同。

三、发热的主要机理

（一）发热的总病机

就一般理论原则而言，阳胜则热。阳热实邪亢盛而热，为实热；阴液亏虚，阴不敛阳而阳相对偏盛而热，为虚热。从发热之病因病机规律看，发热一症的出现，主要源于邪正相争，脏腑失调。

1. 邪正相争

邪正相争而热者，因邪气盛、正不虚而邪正相争剧烈，其热主要为高热、实热之证。也有极少数的体虚外感者，病邪外侵，邪正相争而正不胜邪，故其热多为低热、虚热。

其一，外感邪气，或内邪渐生，或邪留发病，均可出现邪甚伤人，正气抗邪而邪正相争。邪正相争较剧时，阳热偏盛，则现发热。

邪气由外侵内，正气抗邪，相争于表，邪气盛，正不虚，故其证为实，其热也为实热之证。外感风寒，或风热，或风湿之邪，在表久之不解，皆可化热入里，也为实热之证。

内邪渐生，火热渐起，或热毒内陷；或邪留发病，交阻日久而热，其热也多为实热之证。

其二，正气虚弱而病邪外侵，体虚而外感之病，邪正相争，正不胜邪。其本为阴、阳、气、血虚弱而抗邪之力不足，病邪由外内侵与正相争，虽热但其多为低热。

2. 脏腑失调

在各种内外致病因素的作用下，脏腑失调，阴阳气血功能紊乱，则致发热。此类发热，多为里证之热。如：外感之病而邪气入里，或因内伤之病，均为病邪在里，累及脏腑，阴阳气血失调而热。

阳盛则热，为阳热偏盛而实热内积；阴虚则热，为阴不制阳而虚热内生。气机郁结阻滞而郁热，甚者郁热化火，是为实热；中气虚弱，水谷精微之受纳腐熟不力，化生无力，气血不足而体失濡养，阴阳不济而热，是为虚热。瘀血、痰湿、水饮停滞，阻而不化，久郁则化热，是为邪留发病之邪实之热。

（二）火与热的病因病机差异

发热与"火"或"热"，属性一致。火与热，其性均属阳。根据中医"审证求因"的推导，从证候的病因属性归类看，发热一症，往往又可从火与热的不同角度分辨，或是火热同论。

笔者认为，火与热的病因概念，主要是从证候归类而分辨的。从这个意义上讲，辨火与热，应是辨"火证"与"热证"。因此，辨别分析火与热的病因病机，实际是分辨火证与热证的病因病机。不论是火证，还是热证，随病因病机的不同，均可形成体征性发热与感受性发热，但其表现特点各有不同。

热者，其病机主要为邪气侵扰，阳热炽盛，阳胜则热；或是阴分不足，阴不制阳，虚热内生。发热，可见于外感或内伤病之中，也有虚实之别。其既可因外邪侵袭人体，邪正相争而发；也可由内伤之病，脏腑阴阳气血失调所致。

火者，其病机，除局部痈脓疮疡之外，主要为脏腑功能失调所致，因而主要出现于内伤杂病之中，或气郁化火，或郁热化火，或阴血不足、阳气偏旺而内火自生。火热积于一处，则局部出现热感，甚而烧灼样痛。

特殊之时，内外火热毒邪互结为患，或局部疮疡痈脓，火热盛而肉腐血壅；或火毒犯脑攻心，热扰神明而神昏谵语。

（三）体征性发热和感受性发热的主要机理

1. 体征性发热的主要机理

体征性发热的体征性表现较为典型，热势较高，常呈过高热、壮热（高热）、中度热，极少的为低热。其病因病机，主要为内外之邪伤人，邪气盛正不虚而邪正相争剧烈，阳热偏盛；或是内邪渐生，或邪留发病，交阻日久，邪正相争而阳邪偏盛，则现发热，多为实热之证。

体征性发热之正气虚损而热者，多为病邪伤人，病久，实邪耗伤阴阳气血津液，正气受损，虚热渐起，其热则为邪气伤人之余热未尽。此时之热，多为低热。

2. 感受性发热的主要机理

感受性发热，以患者的自我感觉为主。其感受之"发热"，多为微热、烘热、潮热、"火气"盛等，往往无体征性的发热指征（体温测量不高），或体征性的发热指征微现但不高（体温测量微超过正常）。

感受性发热的主要病因病机，应是脏腑阴阳气血功能紊乱所致，或因外感之邪入里，引致机体脏腑阴阳气血功能紊乱；或因内伤杂病、邪留发病致阴亏或气郁、气阻、气滞、气虚而成。

阴液受损，阴分不足，阴不敛阳，阳热偏亢而虚热内生；气机不畅，郁滞不解，气结日久而气郁化火，火热内炽，炎上熏蒸而自觉体热，如"火气"内烧。

（四）体征性或感受性发热的机理与辨证方法原理

体征性发热与感受性发热的机理不同，适宜的辨证方法也不相同。换言之，能够有效地辨识体征性或感受性发热的辨证方法，其原理与发热的机理均有着一定的相适性和对应性。

各种辨证方法的角度与原理各有不同，因而对不同的病证有不同的适应性。辨治外感伤寒及温热病的辨证方法，能够较好地辨别邪正相争及其盛衰的规律而分辨其证候差异、传变规律等；辨治内伤病的辨证方法，则能够较好地辨别脏腑阴阳气血津液受损失调的规律并分辨其证候差异等。

从相适性和对应性的角度看，病因辨证、六经辨证及卫气营血辨证、三焦辨证等方法，较为适宜辨别外感邪气及温热病邪，因而适于辨别体征性发热类疾患；脏腑辨证、气血津液辨证、经络辨证等方法，能够辨清脏腑阴阳气血津液受损失调的情况，因而适于辨别感受性发热。

（五）相关认识

从现代医学和相关多学科的角度看，发热的机理主要分为感染与非感染两大类。

感染类发热，多为病原体侵袭人体，如病原微生物细菌、病毒或真菌感染，或细菌与病毒的混合感染等引致。从其感染源的角度看，又有内源性与外源性感染的不同。该类发热，阳邪为主，阳热亢盛，以体征性发热为多，且以中度以上发热为主；部分病患会出现低热、微热。

非感染发热，主要为机体代谢（吸收）异常，或机体功能紊乱等。在非感染的情况下出现发热，除了应该排除剧烈运动、月经来潮、妊娠期等生理性体温升高之外，其发热主要为机体调节功能紊乱。

如：患者的心理应激反应性较强，在情绪刺激及过度劳累之后，出现神经体液调节功能紊乱，人体自控及调节能力下降，出现自觉烦躁、发热、"火气"上冲等病状，以感受性发热为主。

再如：在多种因素作用之下，尤其是颅内压力改变而增高时，人体的体温调节中枢功能失常，出现体温升高，甚则高热。

四、发热的辨识要点

（一）辨外感或内伤病之归属

辨发热，首先需辨别其所属之病为外感或内伤之病。其首要之点，就是看其是否与恶寒并见。这是辨别内伤与外感发热的重要依据，也决定和影响着治疗发热的基本思路与原则。

外感发热，均与恶寒相联。故谓之"有一分恶寒发热，便有一分表证"。其总的病机，主要为外感病邪，邪正相争于表而发热。

内伤发热，均无恶寒之症，为但热无寒。其发热的态势、表现形式及其特点，又有着许多不同，或灼热、高热、中度热、低热、微热，或潮热、烘热等。

外感之病逐渐入里，表邪未解，里证渐显之时，恶寒与发热交替出现，是为邪在少阳或募原，邪正相争于半表半里之间。

（二）辨体征性发热或感受性发热

辨别体征性发热或感受性发热，主要依靠体温变化和患者的自我感觉。

体征性发热者，以患者的体温升高为据，可以体温计测量。体温高于37.5℃者，是谓发热。

感受性发热者，主要以患者的自我感觉为据，其自觉体热难耐，而体温多数不高，或是微升高，但自我感觉热甚、火烧难耐的程度高于体温的实际高度。

（三）辨热势之轻重

综合体征性发热与感受性发热的特点，从热势的程度分辨其轻重，发热可分为以下五类。

过高热，超过41℃者，容易伴发神昏、惊厥、抽搐等热扰神明之证。

壮热（高热），体温高于39.0℃且持续不退，恶热却不恶寒，多见于里实热之证，为邪热炽盛所致，阳热内盛。或由外感风寒入里化热、风热内传而表邪已退；或温热病之气分病。

中度热，体温在38.0℃～39.0℃之间。其可见于表证，也可见于里证。

低热，体温高于正常（37.5℃），低于38.0℃。内伤与外感之病，均可见。

微热，往往自觉身热，但体征性发热不明显，或仅有身体局部温度微微升高，如手足心、胸口部位等。

（四）辨发热的表现特点

1. 恶寒发热

"有一分恶寒发热，即有一分表证。"恶寒发热，即恶寒与发热并见，为外感邪气，病变在表的典型代表。据此，尚需进一步分辨其为外感风寒，还是外感风热、风湿之邪；或是正气虚弱而外邪侵袭。

风寒、风热、风湿之邪由外侵袭之表证，为邪实之证，其热为体征性发热，体温均较高，多为中度热，也有少数表现为高热（＞39.0℃）或低热（＜38.0℃）。

体虚外感，虽也可见发热与恶寒或恶风并见，但其因阴、阳、气、血虚损而外邪侵袭，其热多为体征性发热之低热（＜38.0℃），少数为中度热（38.0℃～39.0℃）；有的发热也为感受性发热之微热（≤37.5℃）。

2. 但热不寒

但热不寒，即不恶寒反而恶热，体温常高于39.0℃且持续不退，呈高热、壮热，为体征性发热之最为典型者。其病，多为里实热之证。

但热不寒，为典型的病邪入里，邪热炽盛之表现。其病，分别以六经辨证之阳明经证和阳明腑证为典型代表：阳明经证，出现大热、大汗、大渴、脉洪大，简称"四大症"；阳明腑证，在壮热的同时，出现腑实（大便）不通的痞、满、燥、实诸症。此外，温热病之气分证，也以但热不寒为主要症状。

3. 寒热往来

寒热往来，即恶寒与发热先后交替发作。恶寒时，身冷而紧，近火暖得衣被不解，甚者冷而战栗；发热时，身热急骤，或有体征性发热之中度热、低热，或是感受性发热之低热、微热。其病，多为邪在半表半里之间。

寒热往来，有发无定时与发有定时之别。

第一，寒热往来，发无定时者，有邪在少阳与邪在募原之不同。

邪在少阳：多为邪在半表半里之间的半表半里证，也为《伤寒论》六经辨证之邪在少阳之证。

邪在募原：寒热往来，为邪在肌肤与胃腑之间的"募原"，也居于人体之半表半里之间。其发病，寒热往来无定时，胸痞脘闷，腹胀，呃逆，苔腻。其病机，主要为邪结于半表半里，气机隔阻，阴阳之气不相顺接而水湿不化。

第二，寒热往来，发有定时者，为疟疾。

其病，寒战与壮热之寒热往来，定时发作，一日一发或二三日一发，恶寒甚而寒战、颤抖，继而出现体征性发热之高热，汗出则热退。其病之因，主要为疟邪（疟原虫）侵入人体而病，邪正相争于半表半里。

4. 潮热

潮热者，发热如潮汐，定时而至，来时汹涌，去则无踪。

（1）日晡潮热

日晡为每日15∶00～17∶00，亦为申时。此时，发热较为明显，或者热势较甚，称为日晡潮热。其往往伴有口渴、喜冷饮及痞满燥实之症，多为胃肠燥热内结。其因在于，日晡之时，阳明经气旺盛，复因热邪客于阳明经，两两俱盛，热结胃肠，故其热势盛于此时。

（2）午后及夜间潮热

正午之后及夜间而潮热者，即患者午后发热明显，其他时间则身热减缓甚或消退，是为午后及夜间潮热，主要分为湿温郁热与阴亏而热两大类情况。

第一，湿温郁热：患者午后热势增高但身热不扬，伴有脘痞胸闷、身重不适、舌红、苔黄而黏腻等症。

身热不扬，为体征性发热之中度热以上，触诊时初扪肌肤不觉很热，扪之稍久则感灼手。其病，湿温为患，温热之邪蕴结，但湿邪黏腻，重浊遏制，热蒸湿郁，热难透达，故身热不扬。但因其湿温内郁，午后阳气旺盛，故见身热较甚。

第二，阴亏而热：午后或夜间身热较甚者，多为阴液不足而病。细究之，又有阴液亏虚与热伤营阴而热之异。

阴液亏虚而热：午后及夜间潮热，常伴骨蒸潮热、五心烦热、口干不欲饮等症，是为虚热证。其病在于阴液亏损，阴分不足，阴不敛阳，相对阳盛而热，故为虚。阴虚发热之势，多为中度热以下，并以低热为多；有的可显现较低的体征性发热，有的则为感受性发热。

热伤营阴而热：在温热病程中，在身热不退的情况下，身热夜甚，伴有舌红绛、苔黄腻而干或少苔无苔，是为温病之中，热入营分，灼伤营阴而热甚。其发热之势，多为体征性发热，且出现于持续高热之后。

5. 烘热

烘热者，身体如炉火内炽而热，向外烘烤透发，常发无定时而成阵发性发作，故异于热如潮水定时而至之潮热。其热势，多以感受性发热为主，多见于内伤杂病之中。阴亏或气虚、气郁，均可见烘热。

（1）阴亏而烘热

阴液亏损不足而烘热者，为夜寐之时身热难耐，常伴五心烦热，口干舌燥，舌红少苔、无津或光红无苔，脉细数等症。其病机，主要为阴液不足，阴不敛阳，阳热偏亢而虚热内生，蒸腾向外而烘热。

（2）气虚而烘热

气虚而烘热者，多为中气虚弱而烘热，多见身困乏力，劳则身乏而烘热不适，常伴气短懒言，舌淡苔薄白而少津，脉细弱。其病，主要为中气虚弱，水谷精微之受纳腐熟不力，化生无力，气血不足而体失濡养，阴阳不济。

（3）气郁而烘热

气郁而烘热者，多为肝气郁滞而烘热，常见情绪波动则身烘热难耐不适，心烦易怒，舌红苔黄，微腻或少津，脉弦滑数或弦数。其病，多为情志不畅，肝气不舒，气结日久不解，气郁化火，心肝火旺，郁内难解，情绪波动则热势甚。

（五）辨发热的部位

1. 全身发热

在各种急慢性疾病之中，外感或内伤病之时，均可出现全身均衡性的发热。其体征性发热与感受性发热均可出现，但以体征性发热为多。

全身发热，主要是由于内外之邪侵袭人体，邪正相争，正不虚，邪气实，邪正相争剧烈而发。外感病中现全身发热，为邪正相争于表所致，风寒之邪外束而郁久不解，化热入里；或风热之邪外犯，邪热内侵而渐致里热，均可见全身之热。内伤之病，由于脏腑阴阳气血功能失调，也可出现身热不已。

2. 骨蒸潮热

骨蒸潮热者，其热源自体内筋骨深处，如从骨髓蒸腾而发，热势如潮，阵发而作，常伴阴液亏耗之证。其热之势，多为低热或微热，体征性发热与感受性发热均可出现，但以感受性发热为多。

3. 五心烦热

五心烦热者，常为手足之心、心窝（心中）不适，烦热难安。其热之势，多为感受性发热，五心之部烦热而难耐，却无体征性发热之体温上升。

五心烦热，多与骨蒸潮热同现，为阴虚而阴不敛阳之发热；与情志不畅，心烦难安，易怒躁动等症同现，则为气滞郁热、心肝火旺所致。

4. 心胸发热

心胸发热者，多为心中不适而似火热中烧，常伴烦躁不安、心情不舒、易怒心急，或头胀不适，或尿黄短赤涩痛，脉弦数等症。其病，多为气机郁滞，久郁化火，心肝火旺，郁火积热于胸中所致。其热势，多为感受性发热。

5. 头胀发热

头胀发热者，头目发胀不适，如火热积于头部而炎上难耐。其既可见于外感病中，也可见于内伤之病；均可表现为体征性发热与感受性发热。

外感病中现头胀发热，多为风热之邪急犯，或温热毒邪侵扰，火热炎上，侵犯清窍，火热熏扰头目而胀；为邪正相争而热。此时之热势，以体征性发热为多。

内伤之病出现头胀发热，多为肝火上炎，或气火上逆所致，常伴烦躁易怒、头胀目胀，甚则头晕目眩，血压升高等症。其热势，多为感受性发热。

6. 其他局部发热

其他局部发热者，即除以上部位发热外，有的局部也会出现发热之状，如局部痈脓疮疡，或肌肉或骨节发热等，可简要地分为局部痈脓与非痈脓两大类。该类发热之热势，体征性发热与感受性发热均可出现。

因痈脓疮疡而局部发热者，相对而言，较易辨治；非痈脓疮疡而局部发热者，诊治则较为棘手。笔者在诊治疑难病证之时，经常遇到局部发热而非局部痈脓疮疡者，如背部局部发热，四肢单侧或双侧，或一肢发热，手掌或足掌局部发热等情况。

分辨局部发热，需注意以下情况。

第一，局部痈脓疮疡类疾病而热者，多为局部体征性发热，甚者伴有全身发热，但身热相对较低，而局部痈脓疮疡热势较高。其病，主要为热势聚集于局部，热毒熏蒸，热结血瘀，肉腐血瘀，毒聚成脓，故局部热盛。

第二，非痈脓疮疡类疾病，则以感受性发热为多，偶有低热者。医者触之多难辨其热势，而患者自觉局部发热难耐，甚者有火烧火灼之感。其病，有风湿热之邪积于某一局部而热，或为气机不畅，局部气滞较甚成结，郁结日久化火，局部痹阻而感发热；或为局部阴血不足，虚热内聚；或为瘀血阻滞，局部积瘀，日久化热。极少数情况，则可表现为局部发热而烧灼。

（六）辨火与热之不同

1. 辨热

一般而言，热者，无论外感或内伤之病，均可出现，且分虚实。其可因内外之邪侵袭人体，邪正相争而发；也可由内伤之病，脏腑阴阳气血失调所致。其热，均可出现体征性发热与感受性发热。实热者，多为体征性发热，如但热不寒、寒热往来等。虚热者，多见感受性发热或体征性发热之低热、微热，如潮热等。

2. 辨火

火者，除局部痈脓疮疡之外，多见于内伤之病，主要为脏腑功能失调所致。有时，局部火热郁积，则在相应部位出现热感甚而烧灼样痛。其热势，除痈脓疮疡之外，多为感受性发热或低热。

如：心肝火旺者，气机不畅，郁而化火，心火盛则心烦不安、口舌生疮、尿赤短黄；肝火盛则烦躁易怒，甚则暴怒，两胁不适，发脾气则舒。

又如：肝火上炎者肝气郁滞较甚，气郁化火，其性炎上，直冲清窍髓海，则现头胀而晕痛，甚者如火烘烤，伴见烦躁易怒，面赤目红。

再如：心肾不交者，肾水亏于下，阴亏则虚热滋生，不能涵养滋济心神，心火独亢于上，心烦不宁，夜难入寐或不寐，口干舌燥，五心烦热如火烘烤，尿赤短黄，舌红苔黄或苔少而光红，脉细弦数。

且如：胃阴不足，胃中虚火而热，则现胃脘不适，痛而烧灼，甚者至食道咽喉部位，舌红而干，或少苔，脉细弦数。

3. 火热之比较

从证候表现及热势特点看，热证之病，多为体征性发热（外感邪气，温病之热、肝胆之湿热、脾胃之湿热、肾与膀胱之下焦湿热）；火证之病，多为感受性发热（心火、肝火、胃火）。

特殊情况下，火热并见并称，多为局部病变而热毒至极，火热毒邪蕴结而热盛伤人，肉腐血壅，局部痈脓疮疡溃烂，或火热毒邪攻心犯脑。

（七）辨发热与脏腑归属

发热既为脏腑阴阳气血功能失调的表现之一，其表现特点及其热势，往往与脏腑相连并反映出脏腑功能受扰而失调的状况。

1. 心与小肠热

其一，实热

心火热盛：心烦易怒而口舌生疮，或局部疮疡，创面如火烧灼热而痛；温病热入营血，高热不退，渐起身热夜甚，甚者神昏谵语。

心火甚而移热于小肠：心烦易怒，口舌生疮，尿短黄、涩痛而淋沥不畅；小肠热甚，常易湿热蕴结，出现腹痛而便泻不爽，舌红，苔黄腻。

其二，虚热

心阴不足：面色微红赤而干，虚烦不得眠，烦躁而口干，心胸部位发干发紧不适而微热，时有心悸不宁。

心血不足：面色萎黄，心悸不适，心胸时有微热。

2. 肝与胆热

其一，实热

肝火上炎：目赤，目眵，易怒，头晕胀痛而热，舌红苔黄，脉弦数。

肝胆湿热：身热，面目发黄如染，胁肋胀满疼痛，目赤，口苦，尿短黄，舌红苔黄腻，脉弦滑数。

其二，虚热

肝阴不足：头晕目花，目睛干涩，视物不清，口咽干燥，五心烦热，面部烘热；或手足、肌肉蠕动、瞤动，或胁肋灼热不适，舌红苔少或少津，脉细数。

肝血亏虚：面萎黄或白而无华，头晕目眩，视物模糊甚而夜盲，爪甲不荣，或肢体麻木，关节拘急，手足颤栗，或妇女经行量少、色淡，甚而闭经，舌淡，脉细弱。

3. 脾与胃热

其一，实热

湿热蕴脾，枢机不利，运化失常：身热不扬，肢体困重，脘腹痞满不适，呕恶纳呆，渴不多饮，大便泄泻而不爽，尿黄，口中黏腻，或身目发黄而鲜亮，或皮肤瘙痒而潮湿，舌红苔黄腻，脉濡数或滑数。

胃热炽盛，胃失和降：烦热，胃中灼热而痛，拒按，口臭，或消谷善饥，或牙龈肿痛溃烂，齿龈出血，大便干结不解，尿短黄。

腑实热结，邪气内结于腑：壮热，或日晡潮热，脐腹胀满硬痛而拒按，大便秘结不通，或热结旁流，稀便水下，恶臭难耐，甚则神昏谵语，狂乱不安，尿短黄，舌红或绛，苔黄而干燥，或舌面焦黑起刺，脉沉实有力，或沉数有力。

其二，虚热

脾胃病而虚热，实为特殊，多为阴分不足而病。脾阴不足而热之证，是由脾阴不足，运化失健，气血生化不足，体失濡养而致。胃阴亏虚而热之证，多因胃阴亏虚，胃失濡润，和降失畅，胃纳受扰而成。

脾阴不足：身微热而干，皮肤干燥，唇干为先，唇色干红，纳呆不食或食后不化，舌微红而少苔或无苔，少津，脉细、微数。

胃阴亏虚：胃脘微热而隐隐灼痛，饥不欲食，或腹中嘈杂而胃脘痞结不舒，或干呕气逆，口燥咽干，大便秘结，燥而不解，舌红，少苔或无苔，少津，脉细数。

4. 肺与大肠热

其一，实热

风热犯肺：发热而微恶寒，咳嗽，痰黄，鼻阻涕稠或浊，口渴或咽痛，舌红，苔薄黄，脉浮数。

燥邪犯肺：发热恶寒，无汗或少汗，干咳少痰或无痰，甚者痰中带血；口咽、鼻唇干燥难耐，甚者鼻衄，咯血，大便干结，小便短少，脉浮数或浮紧。其病，初秋而病，发热重而恶寒轻，脉浮数者为温燥；深秋而燥，恶寒重，发热轻，脉浮紧者为凉燥。

热邪壅肺：发热，咳嗽而气喘难定，甚者鼻扇，呼气如灼，口干而渴，咽红肿痛，甚者胸痛，大便干结，小便短赤，舌红苔黄，脉数或滑数。

痰热壅肺：高热，咳嗽而咯痰黄稠，量多，甚者痰色如脓血铁锈且腥臭，胸痛，胸闷，气喘息粗，甚者鼻翼扇动，舌红苔黄腻，脉滑数。

大肠湿热：发热而腹痛，便泻脓血下痢，里急后重，或暴注泄泻，色黄臭秽，肛门灼热而痛，小便短赤，舌红或红绛，苔黄腻，脉滑数。

其二，虚热

肺阴不足：低热不已，或五心烦热，形体消瘦；或午后潮热，盗汗，颧红，或干咳少痰难咯，甚或痰中带血，或无痰，口干咽燥，声音嘶哑，舌红少津，或无苔，脉细数。

该证，源于燥邪伤肺，或久病耗损肺阴，或痨虫侵肺，耗伤肺阴，致肺阴受损而亏虚。

5. 肾与膀胱热

其一，实热

由于肾与膀胱互为表里，湿热蕴结于膀胱，下焦不利，气化受阻，水湿运化不利，遂现下焦湿热之证。

下焦湿热：发热，少腹疼痛，尿急尿频，尿道灼热疼痛，尿短黄或短少，或浑浊，甚或尿血，或有砂石，腰部胀痛，舌红，苔黄腻，脉滑数。

其二，虚热

由于久病劳损，耗损肾阴，或因温热病后，消津灼液，肾阴受损，体失濡养，虚热内生。

肾阴亏损：潮热盗汗，五心烦热，或骨蒸烦热，午后颧红，形体消瘦，腰膝酸软，头晕目眩，耳鸣失聪，齿松发落，失眠健忘，男子遗精，女子少经或闭经，舌红或光红，少苔或无苔，少津，脉细数。

（八）辨发热出现的先后

在病变过程中，发热一症出现的时间先后不同，提示和反映的病机意义不同。

1. 病起即见发热

一为外感之病，或里病复感外邪。如：外感风寒，或是风热外犯，或是风湿热阻络。

二为温病气分之热。此为温热疫疠病邪侵袭，温热之邪直接入里而病，气分里热即起。

三是毒邪侵袭，毒邪夹热而至，病起即现发热。

2. 病中渐起发热

患病有日，初时无发热，病程之中渐显发热，主要有三种情况：

一是伏邪深藏，病久渐显邪正相争剧烈而热，多为温热病之伏邪为患，或为现代医学所认识之深部感染、继发性感染；或为邪留发病之瘀血、痰饮阻滞日久而热。

二是病中复感外邪，原病仍存，复起外感之病，常常引致慢性病急性发作。如慢性咳嗽、哮喘，复因外感邪气而恶寒发热，咳喘更甚。

三是久病耗伤阴阳气血，出现虚热之证，或因阴虚发热，或因气虚发热等。

3. 寒病渐显发热

病患本为寒证，在一定的阶段出现发热，多为寒邪郁久不解而化热。

如：寒湿困脾，脘痞腹胀，便溏或泄泻，舌淡苔白腻，脉细弦；寒湿日久不解，郁而化热，渐变为脘痞腹胀，便溏，里急后重或排便不爽，尿短黄，舌淡红或暗红，苔黄腻，脉弦滑或滑数。

4. 暂无典型病变表现而显发热

常人之体，素无疾患，也无典型身体不适，仅感到身体微热，或局部发热，或"火气"较重，多为机体气机失常、气血或气阴偏虚。

如：头胀而热，多为肝火偏旺而上炎，也为高血压病患者之表现之一；心胸部位热，似有火气在胸，多为心肝火旺之初起；手足心微热，多为阴液不足或是气滞郁热、经气不舒；不事劳累，易倦怠，偶有身热，多为气虚发热。

五、发热的治疗要点

（一）治疗发热之总则

针对发热之阳盛则热或阴虚则热的总病机，热者寒之，施以清热、解热、除热。

在此总治则之下，还需具体针对邪正相争、脏腑阴阳气血功能失调而热的病机规律，予以祛邪扶正，或扶正祛邪，以解除邪正相争状态；调整脏腑阴阳，或调治气血津液，以调整恢复脏腑功能。具体施以清热泻火、清热解毒、清热凉血以治实热；或予以养阴滋阴除热，以治虚热。

1. 祛邪泻实清实热

对于邪实而热者，当以祛邪泻实之法为主，清解实热。

（1）解表除热

外感病邪而热者，以解表之法，逐邪外出，解热于表。

视风寒外束、风热外犯、风湿阻络而热之证的不同，分别以辛温发汗解表、辛凉解表、疏风化湿清热之法治疗。

（2）清泻里热

里热炽盛而热者，以清热泻实之法，清解里热。

区别气分热盛、热入营血、热结肠腑而热各证的不同，分别以清解气分热、清营凉血清热、通腑泻实泻热之法治疗。

（3）祛除内邪而清里热

内邪为甚或邪留发病而热者，当清除致热之内生五邪，或消解致热之留邪，方可清解由内生之邪或邪留发病所致之里热。

内邪生热者，多与脏腑功能失调或受损相关。故其治，除针对病邪之性外，还需结合其脏腑功能受扰情况而治之。如：清泻内生火热，则需清泻心肝之火而治心肝火旺者，或清心泻火治疗心火炽盛移热小肠者。再如：清热渗湿，则宜清热渗湿醒脾，以治脾胃湿热蕴结而热者；或清热渗湿、利胆退黄，以治疗肝胆湿热者。

邪留发病而热者，当消解致热之留邪，方可清解其热。如：活血化瘀清热，以治瘀血阻滞而热者；涤痰化湿清热，以治痰湿壅盛而热邪蕴结者；消食除积清热，以治食积化热者。

2. 调护正气除虚热

正气不足而热者，是为虚热。其或因阴液亏虚而阴不敛阳，虚热自生；或因气血不足而生化乏源，阴阳不济而热。治疗此类发热，当调护正气，滋养阴液，或补益气血，方可清除虚热。

调护正气除虚热，则需视正虚的不同而分别施治：阴液亏虚，虚热内生者，以滋阴清热之法为要，以知柏地黄丸为代表；中气虚弱而气虚发热者，以甘温除热之法治之，以补中益气汤为要；心肝血虚而热者，以养血清热之法为用，以四物汤为基础方。

3. 辨表病或里病而治热

（1）解祛表病之热

外感病之热，主要由外感邪气所致，当以解表祛邪为要，表邪去，热自清；再视其正气之强弱而分别治之。外感之热的治疗，主要为发汗解表或扶正解表两大类。

其一，发汗解表

以辛温发汗解表之理，除恶寒发热、身酸困、脉浮紧之风寒外束而发热者，用麻黄汤治之；以辛凉解表之法，治发热恶寒、口干、咽痛、脉浮数之风热外犯而发热者，以银翘散、桑菊饮等治之；以疏风清热化湿之法，除恶寒发热、肢体疼痛、筋脉屈伸不力、苔微腻、脉浮濡之风湿阻络而热者，以羌活胜湿汤治之。

其二，扶正解表

视阴、阳、气、血不足而外感发热之证的不同，分别以滋阴解表、助阳解表、益气解

表、养血解表之法治疗。（详见本章"体虚外感发热"相关内容）

（2）清除里病之热

内伤病之热，或因外邪入里化热，或热邪内扰，或邪留发病，或脏腑阴阳气血津液失调而阳热亢盛，或阴亏虚热。据此，治疗内伤之热，则当清解里邪或调整脏腑阴阳气血而治之。

其一，里热炽盛者，当以清里泻热之法治之

外寒里热者，即外感寒邪入里化热，或原有里热而复感外寒，表寒未解，里热炽盛，症见恶寒，高热不已，无汗，头身疼痛，烦躁，口渴，咳喘，痰阻，或大便不行，舌红，苔薄白而少津，或苔黄而燥，脉浮紧，治以散寒清热，以大青龙汤治之，药用麻黄、桂枝、杏仁、石膏、生姜、甘草等。

气分热甚者，外感风寒，郁久化热入里；或风热外犯，入里化热；或外感温热之邪由卫分传气分，气分热甚，里热炽盛，出现壮热不已，烦渴引饮，汗出恶热，面目红赤，舌红，苔黄而干，脉洪大，治宜清泻里热，用清热生津或苦寒清热之品，以白虎汤或黄芩汤、黄连解毒汤等治之，药宜生石膏、炒知母、粳米、炙甘草等。

温病热入营血者，壮热，或热势虽减但身热夜甚，心烦不寐，口渴或渴不欲饮，甚则神昏谵语，舌红绛，苔黄而干，脉细数，以清营凉血清热之法治之，可用清营汤、犀角地黄汤、化癥汤、清温败毒饮等方，药以犀角（可用水牛角代，加大剂量）、生地黄、麦冬、丹参、丹皮、赤芍、炒知母、玄参、竹叶、黄连、金银花、连翘等。

热结肠腑者，高热不退，壮热不已，腹胀难耐，大便闭结，舌红苔黄燥，脉沉实而数者，当以通腑泻实泻热之法治之，以大承气汤或小承气汤、调胃承气汤、复方大承气汤治之，药宜大黄、芒硝、枳实、厚朴、莱菔子、桃仁、赤芍等。

其二，内邪为甚或邪留发病而热者，治宜解邪祛热

邪气深入而内结，或内邪自里为患，或邪留发病而热者，治当清除内生之邪，或消解内留之邪，方可祛邪除热。

心肝火旺而火热难耐者，心烦易怒，头胀而热，头痛目赤，口苦，耳肿，舌红苔黄，脉弦滑数，治当清泻心肝之火，除内郁之热，以龙胆泻肝汤、钩藤饮等治之，药宜钩藤、刺蒺藜、龙胆草、夏枯草、连翘、栀子、菊花、石决明、生地黄、泽泻、木通、赤芍、丹皮、玉竹等。

气火上逆者，情志不畅，暴怒而气逆，头胀目赤而热，头晕目眩，足履不稳，舌红苔黄，脉弦数，治宜平肝降逆，清泻肝火，降气解热，用天麻钩藤饮、枳实散，药用明天麻、石决明、钩藤、刺蒺藜、桑叶、白芍、枳实、降香、瓜蒌、连翘、丹皮、丹参、赤芍、玉竹等。

心火热盛，移热小肠者，出现心烦，尿赤、短黄，灼热涩痛，舌红苔黄燥，脉细数，治当清心泻火，方用导赤散等，药用生地黄、木通、玄参、金银花、连翘、淡竹叶、紫花地丁、赤芍、丹皮。

湿热蕴结脾胃而热者，身热缠绵难愈，或身热不扬，脘腹胀满，痞闷不舒，纳呆不食，泄泻不止，舌红，苔黄腻，脉滑数或濡数，治宜清热渗湿醒脾，方宜平胃散合二妙散等，药宜佩兰、藿香、木香、厚朴、甜瓜蒌、黄芩、黄连、黄柏、秦皮、金钱草、茯苓、莲子、薏苡仁等。

肝胆湿热而热者，壮热，身黄如橘，尿黄，舌红苔腻，脉弦滑数，治宜清热渗湿、利胆退黄，以龙胆泻肝汤、茵陈蒿汤治之，药以茵陈、海金沙、金钱草、龙胆草、连翘、栀子、生地黄、泽泻、黄柏、木通、赤芍、丹皮等。

瘀血阻滞而热者，局部烧灼发热而痛，瘀血瘀斑，或红肿热痛，或青紫掣痛，治宜活血化瘀而清热，以桃红四物汤、血府逐瘀汤、桃核承气汤等治之，药用桃仁、红花、丹参、丹皮、赤芍、生地黄、玄参、黄芩、黄连、黄柏、大黄等。

痰湿壅盛而热邪壅肺者，发热，咳喘，痰黄稠，甚者痰色如脓血铁锈且腥臭，胸痛胸闷，气喘息粗，治以涤痰化湿清热，以千金苇茎汤、泻白散等治之，药宜苇茎、败酱草、桑白皮、鱼腥草、黄芩、赤芍、桔梗、贝母、白芥子、莱菔子等。

食积虫积而热者，发热，或日晡潮热，胃脘嘈杂不舒，或心下痞满不适，嗳气吞酸，舌红苔黄腻，脉细数或滑数，治宜消食导滞而清热，以枳实导滞丸、保和丸、柴芍六君汤等治之，药宜焦山楂、莱菔子、白芥子、枳实、厚朴、神曲、半夏、大黄、黄芩、黄连、白芍、炒柴胡、桑叶等。

其三，体虚而热者，治以补虚除热之法

补虚除热，常用三法：滋阴清热、甘温除热、养血清热。

第一法，滋阴清热，主治阴液亏虚，虚热内生者。

久病，耗伤气血津液而致阴液不足，或热病伤阴耗液而致阴液亏虚，均可导致阴亏而阴不敛阳，阳热相对偏亢而虚热内生。阴液不足，以肝肾之阴受损最为典型，其余之脏腑，也会出现阴液不足而虚热自生之状。

滋阴清热之要，以滋养肝肾之阴而为典型，以六味地黄丸或知柏地黄丸为代表。同时，还需辨各脏腑之热（火）而治。

第二法，甘温除热，专治气虚发热者。

气虚而热者，多为烘热、低热，以活动、劳累则身乏不适而热为主要特点，常伴身困乏力，气短懒言，舌淡，苔薄白而少津，脉细弱。其病之要为中气虚弱而气血生化乏源，阴阳不济而失调。益其中气，生化有源，阴阳互济，则其热自消。以补中益气汤为主，药宜生黄芪、丹参、枳壳、桔梗、炙升麻、柴胡、当归、地骨皮、防风、甘草等。

第三法，养血清热，专消阴血不足而热者。

心肝血虚而热者，心悸不适，心胸时有微热，或目睛发热而干涩不适，面萎黄或白而无华，视物模糊甚而夜盲，爪甲不荣，或肢体麻木，关节拘急，手足颤栗，或妇女经行量少、色淡，宜用养血除热之法，以四物汤为基础方加枸杞、丹参、炒知母等治疗。

（二）辨体征性发热或感受性发热而治

体征性发热，均有客观体征表现——体温升高，可用体温计测定。感受性发热，多为体温未升高，或是体温微升高，但其自觉体热难耐。据此，此二类发热之治，也各有侧重不同。

1. 体征性发热之治

根据体征性发热的主要机理，其治当分为两类：祛邪清热与扶正清热。

（1）祛邪清热

病邪为患，正气不虚，邪正相争剧烈而发热者，多为体征性发热，体温升高。一般而言，体温升高的幅度与感邪的程度直接关联。此时，其病机关键为外感之邪较甚，故以祛邪为主。

从现代医学的角度看，体征性发热而体温较高者，往往其免疫功能基本正常，甚或亢进，对病原微生物（细菌、病毒、真菌等）的刺激反应较为强烈，炎性反应较为剧烈。故其治，也以针对病原微生物（细菌、病毒、真菌等）为主，以抗菌、消炎、抗病毒或清除真菌等。

治疗体征性发热，仍需分别表病与里病之异而治之。

表病而体征性发热者，主要为风寒外束、风热外犯、风湿阻络等证，总以发汗解表为治，分别以辛温解表、辛凉解表、疏风化湿通络之法治之。

里病而体征性发热者，主要为热毒壅盛、里热炽盛（气分热盛）、腑实内结、热入营血、湿热蕴结、痰热互结等证。其治法，当以清热解毒、通腑泻实清热、凉血清热、清热化湿、清热涤痰等法为要。

（2）扶正清热

正气不足或虚损，复感外邪；或正虚而阴阳不济失调者，虽有体征性发热，但多为热势不张，以低热、微热为多。其治，当以扶正清热为要。主要治法，则为扶正解表或扶正清（里）热。

体虚外感者，当以扶正解表之法治之。视其因气虚、阴虚、阳虚、血虚而外感邪气之异，分别以益气解表、滋阴解表、助阳解表、养血解表之法及其相应方药治之。

体虚而热但无外感者，当以扶正清（里）热之法治之，分别以滋阴清热、甘温除热、养血清热之法治之。

2. 感受性发热之治

感受性发热的表现特点，在于患者自觉微热、烘热、潮热，"火气"盛而"发热"，但其体征性发热的指征不典型，体温测量不高或仅仅轻微超过正常。其特质及病机关键，在于脏腑阴阳气血功能紊乱，致使郁热、内火自生，患者自我感觉为甚。

脏腑功能紊乱而亢进者，其表现为实、盛之证；功能紊乱而低下者，其表现为虚、弱之证。故此，治疗感受性发热，宜以调整脏腑阴阳气血功能为主，实盛者，泻其有余之实；虚弱者，补其不足之虚。

（1）泻其有余

因脏腑阴阳气血功能紊乱所致感受性发热时，有的证候特点表现为实、盛，其病因病机主要为机体机能偏盛、亢进、有余，主因脏腑功能亢进异常，多因气郁、气滞、火盛、络阻（邪留发病）等原因所致。对此，当以"泻其有余"为治疗总则，清解清泻其热。主要的方法为清肝泻火、清心泻火、（疏肝）解郁除热、（解郁）降逆泻火、（逐邪）通络解热。

（2）补其不足

感受性发热，有的则是由于脏腑阴阳气血不足、功能低下所致，多由阴液亏虚、阴血不足，或由气虚而成，脏腑功能偏弱、低下、不足。其证候特点表现为虚、弱。故其治，当以补其不足为治疗总则，分别以滋阴、养血、益气之方药为主，以扶正除热。

具体治法，主要为滋阴清热、甘温（益气）除热、养血清热。

（三）辨火热之异而治

前已述及，辨火与热，应是辨火证与热证。其治，也就是辨治火证与热证。

1. 热证之治

对于热证，当热者寒之，区分实热与虚热之异，采用祛邪清热、扶正清热之法。（具体内容详见本章"治疗发热总则"之"祛邪泻实清实热"与"调护正气除虚热"）

2. 火证之治

对于火证，总以泻火为要，但泻火之法，则有多个角度与方药。或直用苦寒之药清泻火热，通下二便；或调整脏腑功能，降逆、平肝、清心等而清泻火热；或调理阴阳气血津液，柔润、滋养而清火。

其一，苦寒之药泻火

火热炽盛，积于心肝者，由于火性炎上，故见头胀而热，甚或头晕目眩，或面红目赤，烦躁易怒，口舌生疮；或火邪下移，尿赤涩痛，大便干结，舌红苔黄而燥，脉弦数。对此，应予以苦寒之药，泻其心肝之火，导其火热外排，药用龙胆草、黄芩、黄连、黄柏、连翘、栀子、玄参、菊花等。

其二，通下（二便）泻火

火热内聚，火邪内炽者，由于火热积于肠腑而腑实，或蕴结下焦（膀胱、尿道）而尿不畅，出现大便秘结而不通，小便不畅而涩痛、短黄之二便不畅。此证，应以通下二便之法以泻其火，药用生地黄、芒硝、大黄、枳实、厚朴、瞿麦、紫花地丁、木通、淡竹叶等，以通泻腑实祛除积滞，导赤畅尿、清泻积火，以釜底抽薪之法泻其火热。

其三，调整脏腑功能，以降逆、平肝、清心等法而清火

对于脏腑气机功能紊乱而生火热者，当以降逆、平肝、清心等法清其火热。

本类治法及其药物，并非简单的清热泻火，所用之药的药性也非苦寒之品为主。以此立法并遣方用药之意，主要是通过调节脏腑功能而清热泻火。这也是治疗感受性发热之要义。

降逆泻火：对于因情志不畅，暴怒气逆而头胀热盛、头痛目赤者，宜以降逆泻火之方药治之，方宜枳实散，药用明天麻、石决明、代赭石、钩藤、刺蒺藜、桑叶、白芍、制香附、枳实、降香、瓜蒌、连翘、丹皮、丹参、赤芍、玉竹等。

平肝清火：对于肝气不舒，肝郁气滞而火热渐生者，烦躁易怒，两胁胀满灼热或痛，目赤而干涩不适，治宜平肝清火，方以逍遥散与沙参麦冬汤合用为宜，药用桑叶、白芍、制香附、合欢皮、佛手、槟榔、明天麻、石决明、连翘、焦黄柏、丹皮、丹参、赤芍、玉竹等。

清心降火：对于情志不畅，忧思不解，心神不宁而心火旺盛者，烦躁不安，心神不宁而难静，夜寐难安，脉细弦、微数，当以清心除烦为主而解心火，药宜莲子心、连翘、合欢皮、佛手、郁金、炒枣仁、乌梅、丹参、丹皮等。

其四，调护阴阳气血津液，柔润、滋养而清火

对于阴阳气血津液不足而阴不敛阳、火热滋生者，当调护阴阳气血津液，以柔润、滋养之方药治疗而清火，或以滋阴清热泻火，或以养血柔润清火。

滋阴清热泻火：滋养肝肾之阴而清热泻火，是该治法之代表。主用滋阴养阴、柔润之品，常用生地黄、山萸肉、泽泻、炒知母、玉竹、天冬、麦冬、芦根、百合、沙参、天花、枸杞、白芍、菊花、龟甲、鳖甲等。

养血柔润清火：补养心肝血虚，是为养血柔润清火之道，方以四物汤为基础加枸杞、丹参、鸡血藤、白芍、木瓜、炒枣仁、炒知母等，或用补肝汤(《医学六要》，当归、生地黄、芍药、酸枣仁、木瓜、甘草）或养心汤(《古今医统大全》，当归身、生地黄、熟地黄、茯神、麦冬、五味子、柏子仁、酸枣仁、甘草）。

3. 内外火热毒邪互结之治

对于特殊之时的内外火热毒邪互结为患者，或局部疮疡痈脓，火热盛而肉腐血壅，或火毒犯脑攻心，热扰神明而神昏谵语，当以清热泻火解毒法治之。其方药，以清温败毒饮、大黄牡丹皮汤等为代表，药以败酱草、蒲公英、紫花地丁、皂角刺、露蜂房、大黄、赤芍、丹皮、紫草、连翘、玄参、石菖蒲等为主。

六、发热的用药之道及宜忌

(一) 祛邪清热泻火用药宜忌

1. 解表清热用药宜忌

表病之热，主为外感邪气而热，其治宜解表，以发汗为要，谓之"一汗了之"；不宜见热即"热者寒之"而清热，概用寒凉之药清解之。发汗解表除热，均以药性具辛散之力的药物为要，再据药物温凉之性的不同，而有辛温解表、辛凉解表、疏风除湿解表之异。

其一，辛温解表之法及其方药，主要用治风寒外束之证。故，当以辛温之药发汗解表，勿用寒凉之药。辛温之药麻黄、桂枝、防风、荆芥、白芷、紫苏叶、生姜、葱白、细辛，以其辛温发散之力，逐风寒表邪外出。

其二，辛凉解表之法及其方药，主要用于风热外犯之证。以辛凉之药发汗解表祛邪，忌用辛温发汗之品。辛凉之药金银花、连翘、薄荷、桑叶、菊花、柴胡、葛根等味，以其辛凉之性，散风热表邪。

其三，疏风除湿解表之法及其方药，主要用以治疗风湿之邪袭表阻络之证。以辛散疏风、化湿解表之力的药物疏风除湿解表。同时，由于风湿之邪易与热邪或寒邪同犯机体，风湿袭表之证又有风寒湿邪困表与风热湿邪袭表之异，故用药还需注意其偏寒与偏热之异。疏风除湿解表，主用防风、荆芥、白芷、藁本、香薷、羌活。偏风寒湿者，宜加独活、威灵仙、海风藤、松节；偏风湿热者，宜加秦艽、防己、桑枝、豨莶草等。

其四，扶正解表之法及其方药，用治体虚外感诸证。具体之用，当区别气、血、阴、阳之虚弱而分别用益气解表、养血解表、滋阴解表、助阳解表之法及其方药治之。一般而言，在益气解表、助阳解表的同时，多用辛温解表之药为使；用滋阴解表、养血解表之时，多用辛凉解表药为辅。

2. 清里除热用药宜忌

里热实邪诸证，当用清里除热之法及其方药治疗。通过清热解毒、清热燥湿、清热凉血诸法清里除热。

至于内火炽盛或虚火而热诸证，则分别采用清泻火热或扶正清热之法及其方药治疗。

其一，清热解毒之药，其性多寒凉，以其寒凉之性解热邪之毒，主要用于火热毒邪炽盛而蕴结之症，丹毒、痈肿、疔疖、疮疡、咽喉肿痛、急性热病而热毒蕴结等。常用者为：穿心莲、大青叶、板蓝根、青黛、马勃、连翘、金银花、贯众、蒲公英、败酱草、重楼、山豆根、漏芦、白花蛇舌草、山慈菇等。

在火热炽盛而毒邪蕴结之时，其病火热之势往往较为炽盛，用此类药，可即奏清热解毒而退热之效。此时，其常兼血热之证，故常需与清热凉血药同用，借凉血之力而清热。

本类药物之用，中病即止，不可过用、久服，以免因其寒凉之性损伤脾胃。

其二，清热燥湿之药，其性多苦寒并具燥湿之力，主要用于湿热之证；同时，因其苦寒之性而具苦降之力，泄热力强，还可用于清泻脏腑火热之证。其常用者为：龙胆草、黄芩、黄连、黄柏、苦参、白鲜皮、秦皮、三颗针等。

本类药物在清热泻火的同时，极易耗气伤津，耗损阴液，即"苦寒耗气""苦寒伤津"。因此，本类药物用量不宜过大，不可久用，中病即止。

本类药物，脾胃虚弱者慎用，确需用时，当佐以顾护脾胃、益气之品；热势虽盛，已显热病津伤，阴液不足之证，减小用量，并配以生津润燥或养阴护液之药；素为燥热较甚，或其病本为燥热为患，阴津亏耗之证，如燥热津伤为基本病机的消渴病，阴液亏损、真阴不足的"干燥综合征"等，尽可能慎用或不用本类药物，确需清其火热而需急用之时，也应尽量选用甘寒之药，或注意配以护养阴津之药。

其三，清热凉血之药，其性多苦寒或咸寒，易入营血而清热，通过凉血而清热，为清解营血分热或脏腑火热而致血热、血瘀诸证的主要药物。主要者为：生地黄、赤芍、丹皮、茜草、紫草、玄参、水牛角（代犀角）、白茅根等。

本类药物，常需与清热解毒药同用，以增强清热解毒之力，治疗热入营血之重证，清解营血热盛，甚则神昏、瘀血瘀斑诸症；与清解气分热之药协用，以解气营两燔。

凡治疗高热、壮热之症，加入适量凉血清热之药丹皮、赤芍、玄参，即可起到较好的退热清热之效。

3. 清泻火热用药宜忌

脏腑火热偏盛诸证，多为脏腑功能失调或火热之邪结于脏腑而热，当以清泻火热之法治疗。

清泻火热之药，其性多为苦寒或甘寒，清热之力较强，尤善清泻脏腑之火热。主要者为：生石膏、知母、栀子、连翘、玄参、龙胆草、决明子、夏枯草、菊花、密蒙花、青葙子、芦根、天花粉、淡竹叶等。

使用时，当注意其火热之势与脏腑阴阳气血的状态而合理配伍用药。

对于肝火旺盛之证，宜与平肝之药合用，以知母、栀子、连翘、龙胆草等药为主，佐以白芍、乌梅、槟榔等。

对于肝火气逆而头晕目眩之证，当与降逆去眩之药合用，以知母、栀子、连翘、龙胆草、决明子、夏枯草、菊花、密蒙花、青葙子等药为要，同用枳实、香附、郁金、降香、沉香、明天麻、钩藤、刺蒺藜等。

对于心火炽盛并移热于小肠者，当以生石膏、知母、栀子、连翘、玄参、芦根、天花粉、淡竹叶等为主，辅以赤芍、紫花地丁、焦黄柏等。

对于肺火壅积者，当以生石膏、知母、栀子、连翘、玄参、芦根、天花粉等为要，佐以鲜竹沥、葛根、青黛、马勃等药。

本类药物，清热泻火之力较强，当中病即止。

（二）扶正清热用药宜忌

1. 养阴清热用药宜忌

养阴清热，养阴不宜过于滋腻，清热不宜过用苦寒，养阴清热须从脏腑之性。

第一，养阴应适量而不过于滋腻

养阴，当视其阴分不足、阴亏的程度及脏腑阴液受损的情况而选用养阴之药，并视情适时调整剂量。同时，还要注意外感病中邪热津伤而阴液受损与内伤病中阴液亏耗之异，妥用养阴之药。

一般而言，芦根、粉葛、玉竹、天冬、麦冬、沙参的滋阴补益之力较为平和，也不易碍湿生痰，可较为广泛用于一切阴液阴分受损之证。外感阴津受损，内伤阴亏之轻证，均可用之。

百合、天花粉、石斛、生地黄、龟甲、鳖甲等药滋养阴液之力较强，也容易碍湿生痰而碍脾胃。故其之用，可用于内伤之病而阴亏较甚之证，纳呆、湿重、痰甚之人则慎用或减少剂量。

乌梅、五味子等药，酸收阴柔，滋养阴液，配合滋阴清热之常用药治疗阴虚火旺或阴虚生热诸证。同时，因其阴柔酸收之效，还可安神宁心，治疗阴虚火旺而心神不宁诸症。

第二，清热应视其火热之势的轻重缓急而用药

养阴清热用药之要，首当注意：其治之证，阴虚之热，全因阴液不足而起，故其清热之药，应以甘寒之药为主，切不可过用苦寒。

一般而言，苦寒之药清热之力较强，但也易在清热的同时伤及阴液，谓之"苦寒伤津"。故用滋阴清热之法，在滋养阴液之时，尽量辅之以甘寒之药如生石膏、炒知母、地骨皮、芦根等。

同时，需注意分辨阴虚火旺之病患热势、火势的轻重、缓急而用药。在火热之势急重之时，可以适度以清热泻火之力强盛的药物泻其火热，但剂量宜小不宜大，且宜中病即止，不可过量。因此，需佐以苦寒之品清热而治阴虚之热时，尤应注意此要点。在火热之势较轻、较缓之时，尽量少用或不用苦寒之品。确需使用龙胆草、黄芩、黄连、黄柏、玄参等苦寒之药时，尤其应当注意此要求。

第三，养阴清热须从脏腑之性

养阴清热之典型代表，为调养乙癸同源的肝肾之阴，方剂以知柏地黄丸为代表。在以此法、此方为基础方的同时，还需注意养阴清热用药，须从脏腑之性，辨各脏腑之热（火）而治。

如：心阴不足而热，常兼心神不宁诸症，需加用玉竹、天冬、麦冬、五味子等味；肺阴不足、肺失濡润而肺燥，肺金受灼、宣降失常而声嘶，则需加芦根、百合、沙参、粉葛等品；脾阴不足，濡养力弱而脾运不健，加用莲子、芦根、天花粉等药；肝阴不足而热，肝经失养而易怒，目干涩，当加枸杞、白芍、乌梅、五味子、菊花等药；肾阴不足，真阴亏耗，宜加用龟甲、鳖甲、石斛、炒知母等药。

2. 养血清热用药宜忌

血虚而热者，多与阴亏而热相伴，需养阴补血同用。血虚而热之证，主为心肝血虚。故其治，当注意心肝之脏腑、经脉功能的异常而用药。方药以四物汤为基础代表方，并注意以下特点而治之。

心血虚而热时，心失所养而心悸不适，心胸时有微热；心血不充，心神不宁，虚烦不得眠，故宜以养血活血、清热宁心除烦之药为主，用丹参、丹皮、生三七、枸杞、当归、炒枣仁、五味子、茯神、麦冬、炙远志等。

肝血虚而热时，目睛发热而干涩不适，视物模糊甚而夜盲；或肢体麻木而胀满，关节拘急，手足颤栗，或妇女经行量少。故其治，当以补血养血，濡润除热为要，用枸杞、丹参、丹皮、当归、益母草、白芍、酸枣仁、木瓜、乌梅、槟榔、菊花、谷精草、炒知母等。

气血互用，血虚之人，其水谷精微的受纳腐熟功能也多低下。故，养血补血而清热，一应注意补血养血药的用量不宜过大，以免加重脾胃运化之力的负担，且应适度加入健运化、助消化的焦山楂等品；二需注意佐以清热之药时，只宜辅以甘寒、甘平等清虚热之药，而尽可能少用或不用苦寒之品，常辅以炒知母、粉葛、秦艽、地骨皮等。

3. 甘温除热用药宜忌

甘温除热之法所用方药，主要为补中益气之方药。使用时，亦应注意：

第一，气有余便是火，补气不可过量。用益气之药不可过用力强之品，只宜用潞党参、苏条参、西洋参、生晒参等品，而不宜用补气作用较强的红参等味。

第二，阴阳互根，气属阳，需阴之味相濡，以阴之味为其化生之源。气虚而热者，主要因为气血生化乏源而体失濡养，故益气除热，需适度辅用柔阴润养之味，如白芍、粉葛等。

第三，气虚而热者，多呈烘热之势，故在益气为主、辅以润养之药的同时，还应注意佐以调畅气机、柔养之品枳壳、桔梗、炙升麻、炒枣仁、五味子等。

（三）清热之法的依据应以中医诊断为主

客观而实事求是地说，在当代的中医临床工作中，面对复杂疑似而难治的病状时，无论是医者还是患者，都会进行多种现代医学检查，以求全面诊断。

面对复杂的病状，中医治疗遣方用药的依据，应以中医诊断为主，并按中医理法方药一致的要求而遣方用药。

面对发热之人，切不可看到几个实验室指标低下就认为是"体虚"而滥用扶正之法，也不可看到其热势高扬而忽视正虚明显之状，不敢扶正除热而滥用驱邪清热泻火之方药。关键之点，仍是要准确辨病辨证而施治。

笔者曾治过一名患者，其高热（39.3℃）一周，经其他医院抗菌消炎而高热不退。诊治时，辨其病为外感温热之邪，热已由卫分入气分，耗伤津液，热盛血瘀；但其血常规检查白细胞仅为 2.9×10^9/L，其母甚为担心其"体虚"而热不退，追问可否用西药之免疫增强剂。

笔者据辨病辨证结论，速以清热解毒、凉血生津之方药治疗，服药 2 剂。三天后再诊，其热已退；再服药 2 剂，病愈。12 天后血常规检查，白细胞为 5.8×10^9/L。其间，仅服笔者祛邪除热类中药，未服其他药物，也未用补益药。（详见本章第三节验案举隅之【验案一】高热而白细胞低下）

第二节　主要病状诊治要点

病状之一　特殊热势

临床所见发热，有的发热之势及相关的表现较为特殊，或自体内骨髓而出，阵发性潮热而至；或手心、足心与心窝（膻中）不适，发热难耐；或心胸烦闷，自觉心胸热甚；或头胀不舒，胀满而热；或动则烘热，发作无定。如是此类发热，既非典型的外感发热，也非一般的内伤而热，故谓之特殊热势。

一、骨蒸潮热

骨蒸潮热者，其热如潮水定时而至，似火热发于骨髓而向外蒸腾，是为潮热之较为特殊且较重之状。其主要见于肾阴不足、肝肾阴亏、肺肾阴虚、气阴不足之证。

其一，肾阴不足

主要表现：热势如蒸，阵发而作，夜热尤甚；潮热盗汗，腰膝酸软，五心烦热，耳鸣失聪，齿松发落，失眠健忘，口干不欲饮，舌红或光红，少苔或无苔，少津，脉细数。

治宜：滋阴清热，以清骨散（《政治准绳》）或知柏地黄丸为主。

药宜：生地黄、熟地黄、山萸肉、丹皮、炒知母、黄柏、银柴胡、胡黄连、秦艽、青蒿、地骨皮、玉竹、龟甲、鳖甲等。

其二，肝肾阴亏

主要表现：热如自骨髓深部透出，午后及夜间尤甚；腰膝酸软，五心烦热，头晕目花，目睛干涩，视物不清；或手足、肌肉蠕动、瞤动；口干不欲饮，舌红或光红，少苔或无苔，少津，脉细数。

治宜：滋养肝肾（滋水涵木）、养阴清热，以知柏地黄丸合杞菊地黄丸为主。

药宜：生地黄、熟地黄、山萸肉、丹皮、炒知母、黄柏、地骨皮、枸杞、白芍、桑叶、菊花、玉竹、龟甲、鳖甲等。

其三，肺肾阴虚

主要表现：低热不已，午后潮热，入夜骨蒸潮热，盗汗，颧红，形体消瘦；或干咳少痰难咯，甚或痰中带血，或无痰，口干咽燥，声音嘶哑，舌红少津，或无苔，脉细数。

治宜：滋养肺肾之阴而清热，宜以百合固金汤（《慎斋遗书》）合知柏地黄丸为主。

药宜：生地黄、熟地黄、山萸肉、丹皮、炒知母、黄柏、地骨皮、百合、白果、白芍、麦冬、玉竹、芦根、沙参、五味子等。

其四，气阴不足

主要表现：潮热夜甚，或动则身热，时有骨蒸之感；潮热盗汗而汗液清稀，或动则汗出，倦怠乏力，气短懒言；腰膝酸软，五心烦热，头晕目眩，舌红或淡红，苔薄白少津或无苔，脉细弱、微数。

治宜：益气养阴、清热除烦，宜以补中益气汤合知柏地黄丸为主。

药宜：生黄芪、枳壳、桔梗、炙升麻、防风、生牡蛎、生地黄、山萸肉、丹皮、炒知母、黄柏、地骨皮、白芍、麦冬、玉竹、沙参、五味子等。

二、五心烦热

五心烦热，即手足之心、心窝（膻中）不适，烦热难安，常见于阴虚火旺、气滞郁热、心肝火旺之证。

其一，阴虚火旺

主要表现：五心烦热常与骨蒸潮热并见，以午后或夜间尤甚，常兼见潮热盗汗，腰膝酸软，耳鸣失聪，齿松发落，失眠健忘，口干不欲饮，舌红或光红，少苔或无苔，少津，脉细数。

治宜：同前节"骨蒸潮热"之肾阴不足之证，需加重炒知母、黄柏、地骨皮的用量；若心烦较甚，可加用连翘、炒栀子。

其二，气滞郁热

主要表现：五心烦热而常伴身烘热，常兼心中懊恼不适，胁肋胀满或胀痛不舒，甚者灼热，心烦不安，或夜寐不安，舌红，苔薄黄，脉弦数。

治宜：疏肝理气，解郁除热，以疏肝散或逍遥散为主方。

药宜：桑叶、白芍、枳壳、制香附、炒栀子、连翘、黄柏、炒知母、丹皮、赤芍、合欢皮等。

其三，心肝火旺

主要表现：五心烦热，以心胸发热为主，手心发胀；烦躁易怒，头胀而热，目胀、目赤，胁肋胀痛灼热，口干苦，或尿黄而涩痛，或大便干结，舌红苔黄而燥，脉弦数，或脉弦滑数。

治宜：清肝泻火、清心除烦，以龙胆泻肝汤合导赤散为基础方加减。

药宜：龙胆草、连翘、黄芩、黄连、黄柏、生地黄、泽泻、炒知母、淡竹叶、灯心草、赤芍、丹皮等。

三、心胸发热

心胸发热者，主要表现为心中不适而似火热中烧，常伴烦躁不安、心情不舒、易怒心急，主要为心肝火旺、胃阴不足（食道灼热）之证。

其一，心肝火旺

主要表现：心胸不适，心中似火热中烧，常伴手足心热或头胀而热，面红目赤。

治宜：同上述"五心烦热"之心肝火旺之证，加重连翘、黄芩、炒知母的用量，加用玄参、菊花等药。

其二，胃阴不足

主要表现：心胸烦热，咽喉以下至膻中部位烧灼疼痛，常伴发酸，反胃，心下嘈杂不舒，大便干结，口干，舌红苔黄燥，脉弦数。

治宜：调护胃阴、滋阴清热，以玉女煎为主。

药宜：生石膏、炒知母、玄参、生地黄、玉竹、沙参、麦冬、粉葛、赤芍等。

四、头胀而热

头胀发热而闷热者，火热积于头部，头目发胀不适而热，或兼头胀发闷，或兼头痛而胀。主要见于外感风热（温邪外犯）与肝火上炎（气火上逆）之证。

其一，外感风热（温邪外犯）

主要表现：头胀而痛，暴作如裂，全身发热、微恶寒，汗出，口干舌燥，舌红或淡红，苔薄白或薄黄而干燥，脉浮数。

治宜：辛凉解表、疏风清热，或清温败毒，方宜银翘散或清温败毒饮合防风汤。

药宜：金银花、连翘、玄参、桑叶、炒黄芩、防风、荆芥、藁本、薄荷、生石膏、知母、赤芍、丹皮等。

其二，肝火上炎（气火上逆）

主要表现：头胀而热，如火热之气直冲巅顶，常伴烦躁易怒，头胀目胀，甚则头晕目眩，血压升高，舌红，苔黄或燥，少津，脉弦滑数。

治宜：清肝泻火、平肝降逆，以龙胆泻肝汤或天麻钩藤饮为主。

药宜：龙胆草、栀子、黄芩、连翘、明天麻、钩藤、刺蒺藜、天冬、生地黄、泽泻、木通、桑叶、白芍、赤芍、丹皮等。

五、动则烘热

主要表现：动则身热如烘烤，由内向外透发，或劳则身乏而烘热不适，常伴气短懒言，汗出清冷，舌淡，苔薄白而少津，脉细弱。

治宜：补中益气、甘温除热之方药，以补中益气汤为主。

药宜：生黄芪、枳壳、桔梗、炙升麻、防风、荆芥、生牡蛎、大枣、浮小麦、丹皮、地骨皮、黄连、白芍、五味子等。

病状之二 体虚外感发热

正气虚弱，不御外邪而病在表，是为体虚外感。作为外感之病，或多或少，均兼有恶寒发热（或恶风发热）。其治，当以扶正解表之法为主，分辨气血阴阳之虚弱而分别治之。

一、气虚外感

气虚外感者，因气虚而外感风寒。

主要表现：发热，头痛，身酸困不适，素体虚弱，反复感冒不愈，气短懒言，舌淡苔白，脉浮弱。

治宜：益气解表，以参苏饮(《太平惠民和剂局方》) 治之。

药宜：党参、紫苏叶、茯苓、葛根、前胡、法半夏、枳壳、桔梗、木香、生姜、大枣、甘草等。

二、阳虚外感

阳虚外感者，因阳气不足，卫外无力而风寒外束。

主要表现：发热，恶寒，四肢厥逆，舌淡苔白，脉沉细。

治宜：助阳解表，以麻辛附子汤(《伤寒论》) 为代表方治之。

药宜：麻黄、细辛、附子；加防风、白芷等。

三、血虚外感

血虚外感者，多为病后阴血亏虚，或失血之后，调摄不慎而感受外邪，营卫不调。

主要表现：发热，微恶寒或恶风，无汗，头痛，面萎黄，头晕目眩，目睛干涩，舌淡苔薄少津，脉浮而细数。

治宜：养血解表，以葱白七味饮(《外台秘要》) 为基础加减（葱白七味饮，别名为七味葱白汤，《类证活人书》）。

药宜：葱白（连须）、干葛、（新）淡豆豉、生姜、生麦门冬、干地黄、当归等。

四、阴虚外感

阴虚外感者，主因阴液不足，体失濡养而外感风热之邪，表卫失和。

主要表现：发热，恶寒，少汗，口干咽燥，干咳少痰，舌红少苔，或苔白少津，脉细数。

治宜：滋阴解表，宜以加减葳蕤仁汤(《通俗伤寒论》) 治之。

药宜：葳蕤仁、桔梗、白薇、豆豉、薄荷、炙甘草、大枣等。

病状之三　情志郁热

情志不畅，所愿不遂，或外界强烈刺激，致气机郁滞，久郁生热，甚而化火，是为情志郁热。按其程度或表现特点，可分为三证，气滞郁热、肝火气逆、心肝火旺气乱。

一、气滞郁热

本证情志不畅有日，气机阻滞不疏，郁久而火热之邪渐起并郁积。

主要表现：自觉心胸烦闷而身热，或情志不畅则身热并呈阵发性烘热，体征性发热不明显（体温不高），烦躁不安，难以自静，或闷闷不乐，难以与人交往；胁肋不舒，常叹息，夜寐不安，舌暗或暗红，苔薄白少津或苔黄而燥，脉弦或弦紧。

治宜：疏肝理气，解郁清热，以越鞠丸、逍遥散等为主方加减。

药宜：桑叶、柴胡、白芍、制香附、郁金、合欢皮、佛手、栀子、连翘、川芎、赤芍、丹皮、丹参等。

二、肝火气逆

本证，多因气郁日久生热化火，气上逆，火热炎上所致。

主要表现：自觉身热如火烧但体征性发热不明显（体温不高），头热而胀，头痛目赤，烦躁易怒，甚而常呈暴怒骤作，或头晕目眩，足履不稳，胁肋胀痛甚或灼痛，口苦，大便干结难排，舌红，苔黄燥，脉弦滑数。

治宜：清肝泻火，降逆平肝，方宜用天麻钩藤饮、枳实散为基础加减。

药宜：生地黄、泽泻、炒知母、明天麻、石决明、钩藤、刺蒺藜、桑叶、白芍、枳实、降香、瓜蒌、连翘、丹皮、丹参、赤芍、玉竹等。

三、心肝火旺气乱

本证，气滞郁久而火热渐甚，心肝火热内聚；气机阻滞较甚，渐起气机逆乱之势，气火互结上冲，渐扰神明而魂魄不安。如是，心肝火旺，气机逆乱，神志不安而热。

主要表现：身烘热但体征性发热不明显（体温不高），烦躁不安，甚而狂乱，语言无序；面赤气粗，夜不能寐，大便燥结不解，舌暗红或绛红，苔黄燥或黄腻，脉弦滑数而实。

治宜：清泻心肝之火、重镇降逆、清心安神，方宜镇肝息风汤合生铁落饮。

药宜：生铁落、磁石、怀牛膝、生赭石、生龙骨、生地黄、泽泻、炒知母、石决明、胆南星、钩藤、刺蒺藜、炙远志、桑叶、白芍、麦冬、枳实、降香、沉香、连翘、黄连、黄柏、赤芍、丹皮、丹参等。

病状之四　头风发热

头风，即头脑不适，或胀或痛，或头晕目眩，为肝风内动，逆上冲脑之症。在头部出现此状之时，复兼发热之象，或全身而热，或头部发热而胀痛，晕眩更甚，是为头风发热。

头风发热，为发热中较为特殊之症。其机理，应为肝风内动，逆上冲脑，体温调节功能紊乱失常而发热，并非热毒之邪侵犯或病原微生物感染致炎性病变而发热。

肝风内动，逆上冲脑，多见之于肝火上炎、气火上逆之证。多种病变之因，或气郁，或过劳，或素体阳热之体，或特殊的头颅之病，复遇情志刺激，均可招致气火上逆，肝风内动，逆上冲脑，导致髓海清窍受扰而阻滞，也就是导致颅内压增高、体温调节中枢功能紊乱而引起体温异常，实非感染性高热。

此时之火热，为脏腑功能失调、气机紊乱失畅之内生之热。病之所起，火热内聚，热扰心神，往往兼有情绪不宁而烦躁难安，或不寐、难寐诸症。

这类情况，较为轻浅者，仅在头胀、头晕之时感到头部发热而胀，或兼阵发性身烘热；较重者，肝气逆乱较深，髓海清窍阻滞较重，体内阳热亢盛，则出现全身发热，甚则高热不退。

故其治，若按常规的清热解毒，或抗菌消炎、抗病毒等法，常常难以奏效。应针对其病因病机，以清肝泻火、平肝降逆之法为主；同时，还需清心除烦。

笔者于中医临证工作中，常遇不少此类病状的患者。最为典型者，为10余年前曾诊治过的"头风头痛并高热"案（详见《庆生诊治中医疑难病验案集粹》之第一案）。这类病状，可分为肝火上炎与气火上逆两个证型治疗。

一、肝火上炎

本证，为肝经火热郁积，肝火上炎，积于清窍，头风内起而热。

主要表现：头胀头晕而头部发热，或阵发性身烘热，烦躁易怒，目睛鼓胀不适或红赤、干涩，口干舌燥，大便秘结，舌红苔黄燥，脉弦滑数。

治宜：清肝泻火，以龙胆泻肝汤为基础方加减。

药宜：龙胆草、夏枯草、钩藤、刺蒺藜、木贼、谷精草、菊花、炒栀子、连翘、炒知母、丹皮、丹参、赤芍、玉竹等。

二、气火上逆

本证，气机逆乱，火气内炽而上炎，气火相携上逆，清窍头目风起而热。

主要表现：头部暴痛，头胀头晕，似有血热上冲；身热较甚，有的甚至高热不退；或热势不高，但头目不适，头胀头晕，目胀红赤，情志不宁，烦躁难安，躁动不已，甚或手足无措，肌肉瞤动，肢体不稳，夜不思寐，寝食不安，舌红或暗红，苔黄，脉弦滑数。

治宜：清肝泻火、平肝降逆、清心除烦，以镇肝息风汤为基础方加减。

药宜：生龙骨、生牡蛎、明天麻、石决明、代赭石、生地黄、炒知母、桑叶、白芍、钩藤、刺蒺藜、枳实、降香、甜瓜蒌、连翘、丹皮、丹参、赤芍、玉竹等。

在治疗这类病状时，除了主用以上清肝泻火、平肝降逆的药物之外，重用、巧用连翘，十分重要。

连翘，为清热解毒、清心除烦之要药。笔者秉承先师欧阳锜先生之学，并经自己临床多次验证，以连翘"清心除烦"之功效，治疗气火上逆，颅内压力升高，头痛暴作之症，常获极好效果。

病状之五　寒热往来

恶寒与发热先后出现，交替发作，是为寒热往来。其较为广泛地见于多种疾病之中。感冒病，时患风寒外束或风热外犯之证而遭遇情志不畅，或妇女经期感冒，或暑湿较重，或运化失健，均可出现此病状。

一般认为，寒热往来，主要为邪在少阳经之半表半里，或是疟邪（疟原虫）为患而致疟疾。综合观之，其主要病因病机，应为邪在少阳、邪在募原、疟邪为患（疟疾）。

从发病的时间规律看，寒热往来可分为发无定时与发有定时两类。邪在少阳与邪在募原，发无定时。疟疾，发有定时。

从病机关键看，寒热往来而发无定时者，为邪正相争时，阴阳之气不相顺接，交阻于少阳之经、半表半里之间；寒热往来而发有定时者，为疟邪（疟原虫）侵入人体而病，邪正相争于半表半里。

寒热往来，邪正相争于半表半里，枢机不利，也为气机不调不利而病。由气机不调不利而寒热往来者，也可见之于里证。但其此时之寒，多为畏寒，鲜有恶寒。如：在痰湿淤滞，气机受阻，阴阳之气不相顺接；或因气机紊乱，气滞郁热，卫阳不张，均可出现此症。笔者曾诊治过一位患者，昼冷夜烘热，即属此类病状。

从病证关系看，邪在少阳之证多出现于感冒病，或感冒病中情志不畅，或妇女经期感冒；邪在募原之证多见于暑湿较重，或运化失健之中。疟疾一病，是为特殊之病证。

综合言之，诊治寒热往来应分三法。

一、邪在少阳

本证之寒热往来，是因外邪内侵，邪正相争于半表半里之间，表证未解，里证渐显。此外，还因足少阳胆经为人体三阳经之居中者（外为太阳经，里为阳明经），邪正相争于半表半里，也即为相争于少阳之经，而且病之影响也主要为胆气受扰，肝胆功能失畅，故称本证为邪在少阳，或少阳经证。由是，本证也为《伤寒论》六经辨证之邪在少阳之证，治宜调和少阳，以小柴胡汤治疗。按"方证对应"之理，本证也称为小柴胡汤证。以此为先河，则有后来之方证对应的"方剂辨证"之法。

主要表现：寒热往来，胁肋不适而苦满，心烦喜呕，嘿嘿不欲饮食，口苦咽干，目眩，脉弦。

治宜：和解少阳，方宜小柴胡汤。

药宜：柴胡、黄芩、人参、甘草、半夏、生姜、大枣，辅以桑叶、白芍等药。

二、邪在募原

本证之理在于，邪客于募原。募原，为肌肤与胃腑之间的部位，也居于人体之半表半里之间，多为肠腑所主。故其发病，多易为暑湿所伤，多致运化失健。

主要表现：寒热往来无定时，胸痞脘闷，腹胀，呃逆，苔腻，脉弦滑。

治宜：宣透疏通，以达原饮为代表方治疗。

药宜：槟榔、厚朴、草果、知母、白芍、黄芩、佩兰、石菖蒲、焦黄柏等。

三、疟疾

疟疾之病，是为疟邪（疟原虫）侵入人体而病，邪正相争于半表半里。

主要表现：寒战、壮热之寒热往来，定时发作，一日一发或二三日一发，休作有时；恶寒甚而寒战、颤抖，继而出现体征性发热之高热，汗出则热退。

治宜：祛邪截疟，和解表里，方宜柴胡截疟饮（《医宗金鉴》）。

药宜：柴胡、黄芩、人参、甘草、半夏、常山、乌梅、槟榔、桃仁、生姜、大枣，辅以青蒿、草果、苍术、佩兰等。

病状之六　久热不退

久热不退者，是为病中发热持续一周以上，或更长时间，热势不减反增，或持续高热不减，或由壮热、高热渐减为低热但缠绵不尽。如是之势，反映出邪正相争剧烈，或邪正胶着不解，或邪正相争之后正虚邪恋而热不退。主要之病证，宜作如下辨治。

一、表邪入里化热

外感风寒，或风热外犯，清解不力，表邪未去，郁久则入里化热，往往出现表证未去，里证渐起，或表里同病，或里热炽盛，故其热势不减，反而渐盛不消。其治，当仔细分辨而治。

其一，外寒里热

本证，是为外感寒邪入里化热而表寒未解，里热炽盛。

主要表现：恶寒，高热不已，无汗，头身疼痛，烦躁，口渴，咳喘，痰阻，或大便不行，舌红，苔薄白而少津，或苔黄而燥，脉浮紧。

治宜：散寒清热，以大青龙汤为主治疗。

药宜：麻黄、桂枝、杏仁、石膏、生姜、大枣、甘草，辅以生柴胡、连翘、射干、川贝母等。

其二，表里俱热

本证，是因风热外袭，渐入里化热，或素有积热，表里俱实。

主要表现：壮热而憎寒，口苦咽干，烦渴引饮，头晕目眩，目赤睛痛，咽喉不利，胸膈痞满，咳呕不舒，大便干结，尿短赤涩，舌红，苔黄而腻，脉浮数或数而有力。

治宜：表里同解，疏风解表，泻热通里，方宜防风通圣散（《宣明论方》）为主。

药宜：防风、川芎、当归、芍药（白芍）、大黄、薄荷、麻黄、连翘、芒硝、石膏、黄芩、桔梗、滑石、荆芥、白术、栀子、甘草；辅以金银花、桑叶、知母等。

二、热毒实邪蕴结

里热炽盛，热毒实邪蕴结而致高热久热不退者，宜注意分别证候之不同而治。

其一，阳明经证，气分热盛

本证，是为外感邪气入里化热，或外感温热，病在气分，为气分热盛之证。

主要表现：大热、大汗、大渴、脉洪大，简称高热"四大症"。

治宜：清解气分之热，以白虎汤、黄芩汤、黄连解毒汤等治疗。

药宜：生石膏、知母、黄芩、黄连、黄柏、栀子、金银花、连翘、玄参等。

其二，阳明腑证，热结肠腑

本证，是为热邪内结，蕴结肠腑，导致腑实不通而热结不解。

主要表现：痞、满、燥、实的腑实"四大症"，高热不退，壮热不已，腹胀难耐，大便闭结，舌红苔黄燥，脉沉实而数。

治宜：通腑泻实泻热，以大承气汤或小承气汤、调胃承气汤、复方大承气汤治疗。

药宜：大黄、芒硝、枳实、厚朴、莱菔子、桃仁、赤芍等。

三、湿热蕴结不化

湿性重着黏腻，湿邪与热邪互结，湿热交阻，身热不扬，病势缠绵难愈，常显高热久不退而难解。

主要表现：身热不扬，肢体困重，脘腹、胁肋痞满不适，呕恶纳呆，渴不多饮，大便泄泻而不爽，尿短黄，口中黏腻，或身目发黄而鲜亮，或皮肤瘙痒而潮湿，舌红苔黄腻，脉濡数或滑数。

治宜：清热化湿、利湿渗湿，方以三仁汤、甘露消毒丹为代表。

药宜：杏仁、白蔻仁、生薏苡仁、滑石、白通草、木通、紫花地丁、竹叶、厚朴、半夏、茵陈、金钱草、黄芩、石菖蒲、川贝母、藿香、薄荷、连翘、射干等。

四、温病热入营血

本证，为温病较深而久，邪热不消，热入营血，病程较长，动血耗血。

主要表现：壮热较久，或其热势虽减但身热夜甚，心烦不寐，口渴或渴不欲饮，甚则神昏谵语，瘀点瘀斑，舌红绛，苔黄而干，脉细数。

治宜：清营凉血清热，可选择使用清营汤、犀角地黄汤、化癥汤、清温败毒饮等方剂。

药宜：犀角（可用水牛角代，加大剂量）、生地黄、麦冬、丹参、丹皮、赤芍、炒知母、玄参、竹叶、黄连、金银花、连翘等。

五、肺肾阴亏

本证，主要为患者虚劳，或久病，或肺痨之病，引致金水枯涸，肺肾阴亏而虚热遂起。

主要表现：低热不已，甚者经年缠绵不愈，或五心烦热，形体消瘦，腰膝酸软，或午后潮热，盗汗，颧红，或干咳少痰难咯，甚或痰中带血，或无痰，口干咽燥，声音嘶哑，舌红或光红，少苔或无苔，少津，脉细数或沉细数。

治宜：滋养肺肾之阴，清热除痨，方以百合固金汤合知柏地黄丸为代表。

药宜：百合、白及、百部、南沙参、北沙参、麦冬、天冬、玉竹、生地黄、山萸肉、泽泻、五味子、玄参、龟甲、炒知母、连翘、防风等。

六、邪留发病

邪留发病者，为"前病生此邪，此邪致新病"。邪留发病而出现发热者，为"此邪致新病"之症，当消解生热之留邪，方可清解其热。如：活血化瘀清热，治疗瘀血阻滞而热者；涤痰化湿清热，治疗痰湿壅盛而热邪蕴结者。

其一，瘀血阻滞而热

本证，为瘀血阻滞，络气受阻，阳热郁积而热。

主要表现：局部烧灼发热而痛，瘀血瘀斑，或红肿热痛，或青紫掣痛。

治宜：活血化瘀而清热，以桃红四物汤、血府逐瘀汤、桃核承气汤等治疗。

药宜：桃仁、红花、丹参、丹皮、赤芍、生地黄、玄参、黄芩、黄连、黄柏、大黄等。

其二，痰热壅肺而热

本证，多为肺病日久，病邪留滞，阻塞气道，或是肿块阻滞，气道受阻；痰湿壅盛，阻滞结块，或痰瘀互结，蕴结化热，壅塞肺经气道。

主要表现：发热，咳喘，胸闷，气喘息粗，痰黄稠，甚者胸痛、心胸压迫不适，舌红或暗红、紫暗，苔黄腻或腐腻，脉弦滑或弦涩。

治宜：涤痰化瘀，化湿清热，宽胸开结，宜以千金苇茎汤合泻白散治疗。

治宜：苇茎、败酱草、黄芩、桑白皮、鱼腥草、葶苈子、浙贝母、白芥子、莱菔子、赤芍、丹参、丹皮、莪术、薤白等。

其三，食积虫积而热

本证，因食积虫积，肠腑受阻，气机不畅，郁积生热。

主要表现：发热，或日晡潮热，胃脘嘈杂不舒，或心下痞满不适，嗳气吞酸，舌红苔黄腻，脉细数或滑数。

治宜：消食导滞而清热，宜以枳实导滞丸、保和丸、柴芍六君汤等治疗。

药宜：焦山楂、莱菔子、白芥子、枳实、厚朴、神曲、半夏、大黄、黄芩、黄连、白芍、炒柴胡、桑叶等。

病状之七　局部局限性发热

前已述及，临床所见发热，从发热部位而言，有的发热如发自骨髓，谓之骨蒸潮热；手足心及心中发热，谓之为五心烦热；心中懊恼热盛，谓之心胸发热；头部发胀不适而热，谓之头胀发热；局部痈脓疮疡而热者，谓之为疮疡热壅。

笔者在诊治疑难病证之时，经常遇到在这些发热之外，还可见机体某些部位局限性发热不适而非局部痈脓疮疡者。如：肌肉或骨节发热，或背部局部发热、四肢单侧或一肢发热、手掌或足掌局部发热等情况，其因多不明。此类局部局限性发热，多为烧灼性发热。其诊治，主要分以下几个证型。

一、胃阴不足

本证，主要为胃阴不足，胃失濡润，失于和降，胃腑痞结，热结于食道及胃脘。

主要表现：胃脘至咽喉以下部位、食道烧灼或灼热不适，甚者疼痛不已，常伴胃脘嘈杂不舒，脘痞或闷胀，饥不欲食，或干呕气逆，口燥咽干，大便燥结而秘，尿短少而黄，舌红，少苔或无苔，少津，脉细数。

治宜：养胃清热，滋阴泻火，方宜知母饮为基础方加减。

药宜：炒知母、生石膏、生地黄、玄参、鲜竹沥、鲜葛根、玉竹、麦冬、天冬、沙参、甜瓜蒌、浙贝母、白芥子、炒莱菔子、赤芍、丹皮、连翘等。

二、痰瘀阻滞

本证，多因痰瘀互结，阻滞停聚于机体某一部位，积聚而热，遂现疼痛而热。

主要表现：常呈局部灼热刺痛，腹部、背部、四肢等均可出现，常伴局部皮色不变，或热痛部位微红赤，或触之微紧、微硬而无包块，拒按，舌红或暗红，苔薄黄或腻，脉弦滑数或细数。

治宜：活血化瘀，涤痰清热，方以身痛逐瘀汤（《医林改错》）合涤痰汤为代表。

药宜：桃仁、红花、丹参、丹皮、赤芍、紫草、秦艽、羌活、知母、浙贝母、白芥子、炒莱菔子、焦黄柏。

三、湿热痹阻经脉

本证，主因湿热痹阻经脉，经脉不通而沿经脉走向出现热痛。

主要表现：沿经脉走向呈条索样放射状灼热疼痛、刺痛，多发于臀部及其以下，向下肢呈条索样放射状痛，甚者至足尖；也可见于上肢，或背部，或颈项部。湿热痹阻，常致痰瘀结滞，故经脉阻滞更甚，在经脉热痛的同时出现肢体不用，动作困难。

治宜：清热通络、化湿涤痰、祛瘀止痛，方以宣痹汤（《温病条辨》）为代表。

药宜：桑枝、豨莶草、海风藤、防己、防风、藁本、白芷、丹参、丹皮、赤芍、蒲黄、炒知母、连翘、玄参、龙胆草、金钱草。

笔者曾诊治过一例"左枕大神经痛"，即属此类病状。该患者左颈肩部条索状疼痛，僵硬灼痛、刺痛，痛由枕下向上入头颅，髓海疼痛难耐。［李庆生．左枕大神经痛验案一则．辽宁中医杂志．1993，(4)：34]

第三节　验案举隅

【验案一】高热而白细胞低下

王某，男，13岁，汉族，初中学生，其母陪诊。

一、初诊概况

时间：2012年3月5日

主要病状： 其高热（39.3℃）一周，已经其他医院诊治，虽经抗菌消炎治疗而热势不减。察其此时之病，高热而不恶寒，伴清涕、微咳、咽肿痛，口干，唇红，大便干结，舌淡红而边尖红，有少量瘀点，苔薄黄少津，脉细数。血常规检查白细胞仅为2.9×10^9/L（见附录图1）。

由于患者血常规检查白细胞较低，其母甚为担心其是否因"体虚"而高热不退，追问可否用西药之免疫增强剂，或请笔者予以"补虚"以强体。

医者分析： 患者白细胞仅为2.9×10^9/L，就此而言，确属白细胞低下。但是，从辨病辨证而言，其素体不差，此时之病证，为年少之人发热，起病一周，邪热较为明显，病属邪实而热之证。从现代医学观点看，应属细菌与病毒的混合感染所致。同时，由于邪正相争，邪实而正气受遏，也可出现一些生理常数波动，但其热非体虚所致。故，不可视为"体虚发热"，只要治疗时注意不过用攻伐即可，切不可"补益"。

主要病因病机及诊断： 其病，里热炽盛较为典型，但仍有表邪未尽之迹，清涕未尽。综合而言，应属外感温热之邪，病在气分，热盛蕴毒，渐致阴津不足，热盛血瘀，故现诸多实热之象的同时，尚有舌红并少量瘀点，苔薄黄少津等阴津受损而热盛血瘀之象。故其诊断应为外感温热，气分热盛，热毒渐显。

治宜： 据上诊断，当急清气分之热，以清热解毒、凉血生津之方药治疗。

处方： 生柴胡15g，金银花15g，连翘15g，贯众10g，败酱草12g，芦根15g，玉竹10g，生地黄16g，泽泻10g，炒知母10g，射干10g，玄参10g，牛蒡子10g，防风15g，荆芥10g，藁本10g，丹皮15g，赤芍15g，桑白皮12g，葶苈子15g，杏仁10g，生甘草5g。

医嘱： 服2剂，再诊。注意饮食清淡，不可进补；停用其他药物。

方解：清热解毒： 生柴胡、金银花、连翘、贯众、败酱草。此组方药，有解决患者混合感染而热之考虑。

清热利咽、疏风止咳： 射干、玄参、牛蒡子、防风、荆芥、藁本、桑白皮、葶苈子、杏仁。此组方药，兼清未尽之表邪。

凉血而助清热解毒： 丹皮、赤芍、生地黄、泽泻、炒知母。

生津解热： 芦根、玉竹、炒知母。

二、诊治进程及其变化

3 天后，二诊：

主要病状：服上方后，热势退而体温复常，已无咳及清涕；咽肿痛转为咽痒，口微干，唇色正常，大便已解而偏干，舌淡红而边尖红，瘀点已消，苔薄黄，脉微数。

调治简况：据此可知，其外感温热，气分热盛已除，热病之后，气阴稍显不足，当进一步调治而消其病。

守初诊之方药之旨，因热势已消，去金银花、贯众、败酱草、玄参、葶苈子、杏仁；因咽痒，加白鲜皮 8g，与防风、荆芥、射干、牛蒡子等药继续疏风利咽而止咽痒。服 2 剂，视情随诊。

12 天后，其母专程告曰：服二诊之方药 3 天后，热退而身体清爽，未再服药。今日血常规检查，白细胞为 $5.8 \times 10^9/L$（见附录图 2）。其间，仅服笔者开具的中药，未服其他药物。

三、诊治难点及特点

本案为较典型的外感温热，热在气分之证。其诊治，本不困难。诊治之时的难点，在于其高热一周，虽治而罔效，且其血常规检查白细胞仅为 $2.9 \times 10^9/L$，而其母甚为担心其是否因"体虚"而热不退，想增用西药之免疫增强剂，或请笔者予以"补虚"。

对此，涉及中医临床诊治的依据及用药思路，考验着医者的定力。关键在于，可否在患者以高热为主，病为外感温热，热在气分之证较为典型之时，以其白细胞低下的指标为据判断其因"体虚"而热。笔者斟酌再三，判断其为外感温热，热在气分，邪实为主，当以祛邪清热为法，治用祛邪除热类中药，以清热解毒、凉血生津之方药治疗，未用任何补益之药。

二诊之时，其热已退，气阴稍显不足。在守住初诊主方之旨及主要方药的基础上，调减有关清热解毒药。

此为典型的按中医辨病论治与辨证论治结合，针对邪实为患，以祛邪清热之方药治疗高热。实邪一去，其热消除，正气自复，故其白细胞复常。由此昭示，中医诊治疾患，应坚持并善用中医诊断标准，以中医的辨病与辨证论治结合为主，理法方药一致地遣方用药，方可获佳效。

【验案二】昼冷夜烘热

肇某，女，汉族，43 岁，已婚，公务员。

一、初诊概况

时间：2012 年 4 月 2 日

主要病状：白昼身冷畏寒，夜间烘热，已近二月，但无五心烦热或盗汗；身倦乏力，懒言，耳鸣；腹胀，口苦，便溏；月经正常但经行不畅，色黑；舌质暗红，苔薄白微腻，少津，脉细弦。

医者分析：该患者的特殊之处在于：在昆明较为干燥且白昼气温已达 25℃的时候出现身冷畏寒，而在气温相对较低的夜间烘热。此症，与常理所认识的白昼阳气旺盛人易觉暖，夜晚阴盛人易感寒完全相反。

主要病因病机及诊断：该患者，应属气机紊乱，阴阳之气不相顺接，卫阳不彰，络气阻滞，气滞郁热而昼冷夜热。此外，其无五心烦热或盗汗，可排除阴液不足而热之机。耳鸣、腹胀、口苦、月经行而不畅并色黑等症，足证其有气机郁滞；腹胀、便溏、口苦、苔腻，少津等症，则说明其因气滞而湿阻不化，津不上承；平素经行不畅、色黑，舌暗红，脉弦，则提示其有气滞血瘀之证；身倦乏力，耳鸣，则说明其也有中气虚弱之证。

据此，其病应属虚实夹杂，气滞湿阻血瘀，兼肝气不舒、中气不足。

治宜：针对其病因病机，依据诊断结论，治宜调畅气机，理气益气，化湿活血。

处方：桑叶 15g，白芍 15g，制香附 15g，郁金 15g，合欢皮 15g，枳壳 15g，甜瓜蒌 15g，益母草 15g，丹参 30g，丹皮 15g，防风 15g，藁本 10g，白芷 10g，生黄芪 15g，桔梗 8g，升麻 5g，茵陈 15g，金钱草 15g，怀山药 20g，茯苓 20g，炒知母 10g，焦黄柏 10g，玉竹 15g，生甘草 5g。

医嘱：服 3 剂，再诊；忌食辛辣、鱼腥之味。

方解：调畅气机：以理气益气之药并用。疏肝理气之药，桑叶、白芍、制香附、郁金、合欢皮、枳壳、甜瓜蒌；益气之品，生黄芪、桔梗、升麻。

化湿渗湿：茵陈、金钱草、茯苓、焦黄柏。

活血祛瘀：益母草、丹参、丹皮、郁金。

益气固表：生黄芪、桔梗、升麻、防风、藁本、白芷、桑叶、白芍。

柔敛除热：桑叶、白芍、玉竹、炒知母、焦黄柏。

二、诊治进程及其变化

5 天后，二诊：

主要病状：白昼身冷畏寒减轻仍存，夜间烘热明显减缓；身倦乏力改善，言谈流畅，耳鸣减缓，腹胀基本消失，口苦减淡；舌质暗红转淡红，苔薄白微腻，脉细弦。

调治简况：服前方已起效，当守方再治。调整用药：腹胀基本消失，去甜瓜蒌，减小枳壳用量至 10g。

医嘱：续服 4 剂，再诊。

一周后，三诊：

主要病状：身体昼冷畏寒夜间烘热基本消失，已无身倦乏力、腹胀，口苦基本消除；近日因工作及情绪等因，夜寐不安；舌淡红，苔薄白，脉弦缓。

调治简况：服前二次方药，昼冷夜烘热之症基本消除。现夜寐不安，主因情志不畅所致。当续守前方之义，加减调整用药：因昼冷夜烘热之症基本消除，去藁本、白芷、炒知母、焦黄柏；已无身倦乏力、腹胀，去枳壳、升麻；口苦减缓，去茵陈。因夜寐不安，加炒枣仁 15g，五味子 15g。

医嘱：续服 4 剂，随诊。

一月后，专程来告：服三诊之方一周后，原患昼冷夜烘热诸症悉除，精神体力均感到较为充沛，正常入寐。二周前，经行正常而通畅，颜色转常。

三、诊治难点及特点

该患者诊治之难，在于其在昼夜之间，身体出现寒热交替，性质差异较大，且寒热发作时间颠倒，与人们的常识和自然界的规律相反。

其昼间怕冷，为畏寒，非外感之病之恶寒；夜间发热，为烘热，也非潮热，更非高热。细细辨之，其寒热之状，非典型的邪在少阳半表半里证的"寒热往来"，应称之为"寒热交替"。

综合分析，其病应是由于气滞湿阻血瘀，气机紊乱，阴阳之气不相顺接，卫阳不张，络气阻滞，气滞郁热而成。据此分析而治，获佳效。由此，诊断及病因病机分析成立。

【验案三】 湿阻寒热往来

卢某，男，72 岁，壮族，退休干部。

一、初诊概况

时间：2011 年 12 月 5 日

主要病状：寒热往来三年，否认疟疾病史；发作无定时，或为午后，或在傍晚至子夜当寐之时。恶寒时身冷发抖，汗少，发热时身热难耐或烘热，五心烦热；不寐，心烦；脘痞胸闷，纳呆不食，时有呕恶，便溏，口气较重，尿短黄；舌暗红，苔白腻，脉弦滑、微数。

医者分析：患者寒热往来较为典型，但其综合表现，既非典型的邪在少阳之证，也非典型的疟疾，应为邪在募原，湿邪内阻。

主要病因病机及诊断：其病，应是湿邪阻滞日久，气机受阻不畅，清气不升而表气不宣，中焦不利而浊气不降，阴阳之气不相顺接，邪正相争，故寒热往来较甚；且因气机不畅，郁热内积，湿热内阻而在午后、傍晚至子夜之时身热或烘热，五心烦热，不寐，心烦；湿阻中焦，枢机不利，故脘痞胸闷、纳呆不食、时有呕恶；湿阻中焦而水谷水湿运化失健，故便溏、口气较重、尿短黄、苔白腻；湿热久郁，阻碍血行而渐瘀，故胸闷、舌暗红。其病机关键在于：湿阻日久，化热夹瘀，中焦不利而湿热瘀血阻滞，故其寒热往来，缠绵三年不愈。证属湿阻生热、湿热夹瘀，邪在募原。

治宜：据诊断，治当调畅枢机（通利中焦），清热化湿，和解表里，祛瘀除热。

处方：生柴胡 15g，茵陈 15g，海金沙 15g，桑叶 10g，白芍 10g，枳壳 10g，防风 15g，荆芥 10g，浙贝母 15g，白芥子 15g，炒莱菔子 15g，茯苓 20g，法半夏 10g，薤白 15g，甜瓜蒌 15g，丹参 30g，丹皮 15g，连翘 15g，焦黄柏 10g，紫花地丁 15g，炒枣仁 15g，五味

子 15g，石菖蒲 3g，秦艽 10g，生甘草 5g

医嘱：服 4 剂，再诊；忌辛辣、香燥、鱼腥之味。

方解：调畅枢机、通利中焦：桑叶、白芍、枳壳、薤白、甜瓜蒌、石菖蒲、浙贝母、白芥子、炒莱菔子、法半夏。

清热化湿：茵陈、海金沙、茯苓、法半夏、连翘、焦黄柏、秦艽、紫花地丁。

和解表里：生柴胡、防风、荆芥、桑叶、白芍、枳壳、浙贝母、茯苓、法半夏。

祛瘀除热：丹参、丹皮、连翘、焦黄柏、秦艽。

辅以炒枣仁、五味子，与桑叶、白芍、连翘相合，清心除烦，安神入寐。

二、诊治进程及其变化

一周后，二诊：

主要病状：寒热往来基本消除，不寐改善，心志渐宁，烦躁减轻，胸闷已消，已无呕恶，脘痞明显减缓但时有呃逆，食纳增加，尿清而畅；汗出增多，动则尤甚而汗出清冷；舌暗红转淡暗红，苔薄白腻，脉弦滑。

调治简况：据此时之状判断，药效已显，湿阻渐开，邪正相争减缓而久病正虚显露，故汗出增多，动则尤甚。治当续守前方之主要法则，调整用药：寒热往来基本消除，去生柴胡、荆芥、桑叶、白芍；胸闷消除，去薤白。因汗出而动则尤甚且清冷，加生牡蛎 15g，浮小麦 15g，生黄芪 15g，桔梗 8g，炙升麻 6g；呃逆，加降香 10g。

服 4 剂，随诊。

又一周后，三诊：

主要病状：寒热往来已全部消除，夜寐正常而无烦躁，已无脘痞，呃逆减轻，食纳正常；汗出减少，但仍动则汗出，时感疲乏；舌淡红，苔薄白、微腻，脉弦缓。

调治简况：据此状可知，湿阻生热、湿热夹瘀、邪在募原之证已解。惟其年迈，其病三年，久病体虚，邪去正虚则显，当守原方主旨，调整用药：去生柴胡、茵陈、荆芥、浙贝母、连翘、焦黄柏、秦艽；加苏条参 15g，玉竹 15g。

服 4 剂，随诊。

二月后，患者家人告曰：患者病已愈，一切皆好，能正常起居，能够适度户外活动；未再出现寒热往来。

三、诊治难点及特点

该病患之表现及其诊治难点，在于其病既非典型的邪在少阳之证，也非典型的疟疾，而是因湿阻生热、湿热夹瘀、邪在募原；气机受阻，清气不升而表气不宣，中焦不利而浊气不降，阴阳之气不相顺接，致使其寒热往来而缠绵难愈，病久延三年。经予调畅枢机、通利中焦、清热化湿、解和表里、祛瘀除热之法及其方药治疗，不足一月即痊愈。

【验案四】 伤寒病后低热

何某，女，36 岁，白族，公务员。

一、初诊概况

时间：2011 年 2 月 13 日

主要病状：五周前发热 39.5℃，持续一周。确诊为伤寒而收住入院，经全疗程抗生素足量治疗后，体温有所下降，但仍未恢复正常，保持在 37.5℃～38.0℃ 的低热状态已二周。经检查，伤寒病的主要检测指标均已基本恢复正常，且无并发症，已于三天前出院。现仍有低热不退，且周身不适，故特延请中医诊治。

诊察得知：其身热不扬，触之肤冷，久触则手热微烫；自觉忽冷忽热，四肢酸痛，头部昏闷，身倦乏力，时有呕恶，神情黯淡；咽痛，口干苦，腹胀，大便稀溏但排便不爽，尿短黄；舌暗红，有少量瘀点，苔白腻微黄燥，少津，脉弦滑数。

医者分析：伤寒，为中医之湿瘟病。患者发病至今已一月余，经住院作系统的抗生素治疗，体温有所下降，但仍低热；其他主要检测指标基本正常且无并发症，是为湿瘟病之余邪未尽，正虚邪恋，故余热仍存。

主要病因病机及诊断：湿瘟之病，湿热瘟邪中阻，病程绵长，其热缠绵，故久热不退，且身热不扬，为湿热瘟邪之典型表现。风湿热邪侵袭未尽，故现自觉忽冷忽热，四肢酸痛，时有呕恶；湿热瘟邪中阻，气机不畅，故现头部昏闷，口苦，腹胀，大便稀溏但排便不爽，尿短黄，苔白腻微黄等症；湿热蕴结而血瘀，故现舌暗红，有少量瘀点；湿热久蕴，耗气伤津，致气阴受损不足，则见身倦乏力，口干，苔白腻微黄燥而少津等症。其病机关键，为湿热瘟邪中阻，余邪未尽，正虚邪恋，气阴受损而不足。诊断，病为伤寒，证属湿热未尽，气阴不足。

治宜：疏风除湿、清热渗湿、益气护津。

处方：生柴胡 15g，防风 15g，苏梗 10g，荆芥 10g，独活 10g，羌活 10g，茵陈 15g，金钱草 15g，桑枝 18g，豨莶草 15g，怀山药 20g，连翘 15g，焦黄柏 10g，枳壳 10g，薤白 15g，丹参 20g，丹皮 15g，桔梗 8g，炙升麻 5g，玉竹 15g，玄参 8g，射干 10g，紫花地丁 12g，生甘草 5g。

医嘱：服 4 剂，一周后复诊。注意饮食，宜进稀软清淡饮食。

方解：疏风除湿：生柴胡、防风、苏梗、荆芥、独活、羌活。

清热渗湿：连翘、玄参、射干、茵陈、金钱草、焦黄柏、紫花地丁。

祛湿通络：桑枝、豨莶草、独活、羌活。

利湿化瘀：茵陈、金钱草、丹参、丹皮。

和中消痞：薤白、枳壳、桔梗、炙升麻、怀山药。

益气护津：桔梗、炙升麻、玉竹。

因其湿热之余邪留恋，暂不宜用益气之品，以具升提之性的桔梗、炙升麻合用，可起到一定的益气之用，但又可避免益气而助火热之弊。此为笔者多年之体验。

二、诊治进程及其变化

一周后，二诊：

主要病状：身热已退，体温在 37.2℃ 左右，触之已无手热而微烫之感；已无忽冷忽热、四肢酸痛、腹胀、呕恶；头部已无昏闷，但仍感到头部微不适而晕，仍感乏力；大便稀溏但排便已正常，尿短黄；舌暗红转淡暗，瘀消失点，苔薄白微腻，少津，脉弦滑、微数。

调治简况：前方获效，湿热余邪已去，久病正虚较显，当守方并加减用药而续治。调减用药：因其热已退，去生柴胡、玄参、射干；因四肢已无酸痛，去独活、羌活、桑枝、豨莶草；因呕恶已除，去苏梗、荆芥。加用之药：久病正虚较显，气阴不足仍存，加苏条参 15g，生黄芪 15g，茯苓 15g，枸杞 15g，粉葛 10g，沙参 10g。

续服 4 剂，调养，随诊。

二周后，随访：身体完全康复，一切正常。

三、诊治难点及特点

伤寒，为现代医学之传染病，属于中医的湿瘟病范畴。

现代医学认为，伤寒因感染伤寒杆菌所致，初期以发热为主，经过极期，至缓解期体温下降，在恢复期（约 5 周）体温正常而相关临床表现消除。若治之不力或无效，则极易产生若干并发症。（杨绍基，任红．传染病学，北京．人民卫生出版社，2009 年，140 - 149）

患者已经住院系统治疗，体温虽降，但仍低热，其他主要检测指标基本正常且无并发症。从中医辨病辨证而言，其为湿瘟病，湿热瘟邪中阻，余邪未尽，正虚邪恋，故余热仍存，且气阴受损而不足。据此诊断，施以疏风除湿、清热渗湿、益气护津之法，前后服药 8 剂而愈。

由此例可知，中医诊治久热不退，当以辨病与辨证结合而论治，方显其佳效。

【相关验案简介】（选自《庆生诊治中医疑难病验案集粹》）

案例一　头风头痛并高热

患者为 13 岁初中学生，因不明原因高热住院一月余治疗，高热不减。笔者诊察判断，其高热非外感温热之病，应为内伤里热而郁热内积。综观其临床表现并结合 CT、MRI 检查所见，乃头风头痛（大脑左顶叶组织缺失 3cm×3cm×4cm）所致颅内压力失衡、颅内压增高、体温调节功能异常而致高热，为非感染性高热；辨证为肝火上炎、气火上逆、热扰心神。显然，如是之病证，用抗菌消炎或清热解毒方法治疗，确实难以奏效。笔者采用清肝泻火、平肝降逆、清心除烦之法，约经一旬治疗，头痛止，高热退，体温复常。随治、调护六年余，患者体健智常，考取大学（二类本科）。（详见《庆生诊治中医疑难病验案集粹》之第一案）

案例二　口辣并灼热

患者为 53 岁的中年妇女，其口中发辣、灼热数年。诊治时，胃脘胀闷不舒，嘈杂不适，时有灼痛；烦躁不安，颈肩疼痛，双下肢麻木；时值妇女多事之秋的更年期，月经减少而绝经。其痛苦之状，难以言表。辨病属口中异味异感、脘痞；辨证属寒热错杂、气阴不足、肝气不舒、经脉不通。经寒温并用、消痞除胀、调养气阴、调补气血、通络止痛之法，诸症悉除。（详见《庆生诊治中医疑难病验案集粹》之第六案）

顽固性疼痛

第一节　概　述

顽固性疼痛，多为不明原因之痛，或是他病继发疼痛而不止，或是疼痛久治不消。患此病状的患者，不仅身体疼痛，心智也常受其困扰，苦不堪言。因此，顽固性疼痛，实为疑难病中最常见而诊治又较为棘手的病状。

一、疼痛简析

疼痛为临床常见症状，也是患者的自觉症状；外感及内伤，均可出现。其成因及病机较为复杂，证候表现千差万别。

正常之人，阴阳平和，气机畅行，气血相和，五脏相谐，六腑相通，四肢百骸得濡，经脉和畅，机体康泰而无痛。

病变之时，阴阳失衡，气机紊乱，气血失和，五脏不谐，六腑不通，四肢百骸失养，经脉失常，则疼痛由起。疼痛之病机关键，在于经脉。经脉不通，经气郁滞，经脉挛急则痛，"不通则痛"，是为实证；经脉失养，经气虚弱，经脉弛废而痛，"不荣则痛"，则为虚证。

疼痛之成，表现多样。有的病起即为疼痛，有的为病中或久病之后出现疼痛；有的痛势急迫暴作，有的疼痛久长而隐痛不愈；有的痛处寒冷如冰，有的痛处如火烧灼热；有的疼痛而麻木，有的痛不可触而如针刺刀割；有的痛处牵拉掣痛，或游走无定，有的痛位固定不移；有的痛而喜温喜按，有的恶热忌按；有的痛而如物撑胀，有的痛而空虚无物。

疼痛作为患者的自觉症状，在诊治时，患者的心理状态及配合十分重要。医者要善于引导患者准确表达其对疼痛的感受，辅之以必要的触诊而做出正确的判断，适时而准确地判断治疗的效果。

疼痛之治，也当分别虚实和痛势之轻重缓急而治。对于"不通则痛"的实证疼痛，以祛邪为主，邪去，通则不痛。对于"不荣则痛"之虚证疼痛，以补益为宜，正复，荣则不痛。由于疼痛的病因病机及其表现的复杂多样，有的疼痛，极难速愈；有的疼痛如癌肿晚期而痛者，实难消除，仅能有所缓解。

二、疼痛的辨识要点

（一）辨识疼痛的总体要求及其注意点

疼痛是患者的自我感觉。不同的患者，对疼痛的感受和反应极不相同。因此，医者在辨识疼痛并作出诊断结论时，需要注意以下几方面，才能全面而准确地做出正确判断。

1. 辨疼痛对功能状态的影响

疼痛作为患者自我感觉不适的临床症状，或多或少，均会影响其机体的功能活动。严重者痛而难忍，情志不安，表情及面容痛苦，身体难动作；肢体不用或难行走，或难举抬，或脏腑疼痛而机体功用受阻或不畅。

如是，要分辨疼痛对患者的影响，应分辨患者疼痛的自我感觉与其机体功能状态的关系。其方法，就是在听取患者对疼痛自我描述的同时，辅以必要的其他诊察，准确观察其面容及表情特征、身体整体的动静姿态和动作，掌握其脏腑功能状态等。

一般而言，表情及面容呈痛苦难耐，动作僵直难动者，多为痛势剧烈，实证为多；表情及面容虽不舒但无较典型的痛苦之状，动作萎软无力者，痛势尚不剧烈，虚证为多。

2. 辨外感或内伤病之疼痛

外感病之痛，多为新病、急病而身痛，且多为周身疼痛，兼有风寒或风湿袭表之证，多为实证。

内伤病之痛，新病、久病均可出现，实证、虚证均会有痛。身体疼痛僵硬，胀痛、重痛、牵拉痛等，多为实证；身体疼痛为隐痛、空痛等，则为虚证。

外伤跌扑打击之痛，有明显而具体的外部受伤之因及相应的病位，是为疼痛之特殊情况。

3. 辨疼痛之势

疼痛的发作之势，多反映出疼痛的轻重缓急及其病机之异。

疼痛暴作骤起，多为外感之病，或内伤之邪气实盛，邪留发病急性发作。其痛势剧烈且部位广泛，牵拉、掣痛、胀痛、绞痛者，病起多急重，多为实证。

疼痛缓成渐起，多为内伤之病，虚实之证均可见之。疼痛虽缓成渐起，但逐渐加重，痛而不止，痛势剧烈者，为实邪内聚之实证；疼痛平缓，隐痛不剧，冷痛而喜温喜按，空痛等表现，病起较缓和，是为正虚不养，多为虚证。

4. 辨疼痛之喜恶

疼痛之时，其痛处对冷热、触诊等的反应，即可显示出疼痛的喜恶，可帮助判断其病性。一般而言，疼痛之处喜按者，按之则舒，为虚痛；拒按者，按之痛剧，为实痛。喜温者，得温则舒，为寒痛；喜凉者，得凉则缓，为热痛。

5. 辨疼痛的表现特点

辨别疼痛的表现特点，可以分辨不同的病因病机或病变性质，以及病势的轻重缓急。疼痛的表现特点，主要有：麻木痛、重痛、胀痛、隐痛、空痛、冷痛、绞痛、灼痛、刺痛、掣痛。

6. 辨疼痛的部位

辨别疼痛的部位，有助于分辨疼痛的性质、脏腑的归属及其影响、病证的属性等。分辨疼痛的部位，主要有周身痛、头痛、胸痛、胃脘痛、腹痛、四肢痛、关节痛、背痛、经络痛、走窜痛、定点痛（局部局限性痛）等。

7. 辨疼痛出现的先后

辨疼痛出现的先后，有助于察知病邪的属性、病情的轻重、病势的缓急。

病起即现疼痛，多为外感病，或风寒湿、风热湿邪阻滞经脉不通，或寒邪直中脏腑而痛；或生活方式不当，用力失当，闪腰岔气，经脉肌肉挫扭伤而痛。此类病状，常呈疼痛骤起、暴作，且痛势急迫，以实证居多。

病中渐显疼痛，多见之于内伤之病，有虚实之别。

久病而肢体萎软疼痛，或他病之后，身体疼痛而肢体萎弱不用，呈现隐痛、空痛等，多为"不荣则痛"之虚证疼痛。

病程虽长，原有寒湿或湿热内聚，渐显疼痛，肢体不用；或原患痰湿、瘀血诸证，复现疼痛，或心胸，或脘腹，或头面，或四肢，或躯干而痛，呈胀痛、刺痛、灼痛、重痛等，多为邪气内阻，邪留发病，经脉受阻之"不通则痛"，多为实证。

8. 辨疼痛对情志的影响

人体的自我感觉，取决于自身的感受能力，并与其情志（心理）状态密切相关。不同的人，其心理敏感性与耐受力多有不同，其对疼痛的敏感性和耐受度也不相同。对于疼痛这个以患者自我感觉为主的临床症状，不同的人其感受与表述是不同的。医者诊治时，应当加以特别重视。

就人的个体差异而言，有的人对疼痛耐受力较高，对疼痛不敏感；有的则相反，稍有疼痛即感到痛不可耐，疼痛严重时极易昏厥。从患者发生疼痛时的情志（心理）状态看，其处于心态宁静平和之时，对疼痛的感受和反应、表达就较为正常；若处于情志不畅、情绪低落、心绪不宁之时，其自感疼痛的程度及痛势就会加重、放大；若正在心有喜乐之事、情绪较好、心情愉悦之时，其自感疼痛的程度及痛势就会减轻、变小。

在诊治疼痛时，注意辨别不同病患者的情志（心理）状态，对于准确判断疼痛的程度、痛势，对机体脏腑功能的影响，以及理法方药是否一致等，均有十分重要的意义。

（二）分辨疼痛的虚实特性

实证之痛，为邪气内聚，机体经脉气血阻滞不通而痛，为"不通则痛"，主要表现为实盛之状，如：胀痛、绞痛、麻木痛、灼痛、刺痛、掣痛、走窜痛、肿痛、重痛、冷痛（寒邪盛）等。

虚证之痛，为正气虚损，机体经脉气血不足失养（荣）而痛，"不荣则痛"，主要表现为虚弱之象，如：隐痛、空痛、冷痛（阳虚寒）。

（三）分辨疼痛的部位

疼痛可广泛地发生于身体的各个部位，且各有特点和病机归属。粗略归纳，疼痛发生的部位主要如下。

1. 周身痛

周身疼痛者，即全身各部位均感疼痛，头部、躯干、四肢、腰背等均现疼痛。其可见于外感或内伤病之中，需要分辨虚实。

其一，外感身痛，病起较新，病程较短

周身酸困疼痛，多为感受风寒湿邪，为实证。细分之，又有风寒外束与风湿袭表阻络之别。

风寒外束而身痛者，恶寒发热，疼痛自头部至全身，酸楚困顿（肌肉酸胀）而痛，无汗，脉浮紧。其恶寒发热、无汗越重，身体酸困而痛就越甚。

风湿袭表阻络而身痛者，以恶寒发热、肢体疼痛或关节（骨节）疼痛为主，筋脉屈伸不利，苔微腻，脉浮濡。由于风湿之邪易与热邪或寒邪同犯机体，风湿袭表之证又有风寒湿邪困表与风热湿邪袭表之异，其表现各有特点。风寒湿邪困表阻络者，以肢体困重、疼痛而有冷感为主，苔多白腻；风热湿邪袭表阻络者，以肢体骨节疼痛而热为主，苔多黄腻。

其二，内伤身痛，病起日久，病程较长

周身疼痛而痛势剧烈，身体疼痛僵硬，胀痛、重痛、掣痛等，多为实证，主因寒凝、热灼、气滞、湿阻、痰阻、痰瘀互结、食积、虫积等因所致。

周身不适、酸软疼痛者，多为久病或卧床较久，气血亏虚，体失充养，经脉不利，不荣而痛，为虚证。

2. 头痛

头痛可见之于外感、内伤诸病，且有虚证、实证、虚实夹杂之证的区别。

（1）外感头痛

外感病中见头痛，主要为风寒、风热、风湿、暑湿等邪气侵犯人体，经脉受阻，脑络不通而痛。

风寒外束而头痛者：头痛而紧，以双太阳穴、前额及枕后脖颈疼痛为主，并兼风寒外束之证的表现。

风热外犯而头痛者：头痛发胀而有撑胀感，以头顶部为甚，目睛不适或红赤，并兼风热外犯之证的表现。

风湿袭表而头痛者：头痛而重，头部经脉僵滞而酸困，颈项及肩背僵直不舒，并兼风湿袭表的表现。

暑湿困表而头痛者：头痛重而发胀发晕，甚者恶心欲呕，并兼发热恶寒，身重酸困，脘腹痞闷不舒，口干不欲饮，便溏，尿短赤，舌淡红或红而暗，苔腻或黄腻，脉浮数，或浮滑数。

（2）内伤头痛

辨内伤病之头痛，首先当分虚实。实者，"不通则痛"，主要为阳热亢盛，上冲清窍；

火热炎上，气火上逆；痰湿瘀血内阻脑络。虚者，"不荣则痛"，主要为气血不足，清气不升，髓海失养。

其一，邪实头痛

火热炽盛而头痛：头痛暴作而胀，伴高热，面红目赤，汗出，口干舌燥，大便秘结不通，舌红或红绛，苔黄燥，脉数或洪大而数。本证，火热内炽，积于肝经，循经上冲，故在高热的同时，头痛暴作。

肝火上炎而头痛：头晕胀痛而热，或阵发性身烘热，但体温不高，目赤，目眵，烦躁易怒，胁肋不适或胀痛或灼痛，口苦而干，大便秘结，舌红苔黄，脉弦数。本证，肝火内郁而上炎，肝气随之而上冲，火热积于头目及肝经，故头痛为甚。

气火上逆而头痛：头部暴痛，头胀头晕，似有血热上冲巅顶而痛；身热较甚，有的甚至高热不退；或热势不高，但头目不适，头胀头晕头痛，目胀红赤，情志不宁，烦躁难安，躁动不已，甚或手足无措，肌肉𬌗动，肢体不稳，寝食不安，舌红或暗红，苔黄，脉弦滑数。本证，火热偏盛，气机逆乱而上冲，上逆之气火挟血液而上犯，故头痛。

肝阳上亢而头痛：头胀脑痛，头晕目眩，目睛发胀不适，手足颤抖或步履不稳，言謇语涩，舌暗，苔薄黄或腻，脉弦细数。本证，由于肝火上炎，或气郁火热，耗伤阴液，肝肾阴亏，不能敛阳，肝阳偏亢上逆而头痛。

痰湿中阻而头痛：头痛而重，昏沉不已，目睛转动不灵或呆滞，兼有呕恶，脘痞胸闷，舌淡暗，苔白腻，脉弦细或弦滑。此为痰湿内阻，清窍受蒙而成。

瘀血阻滞而头痛：头痛固定不移，痛如针刺，面色青晦或紫暗，舌暗有瘀点、瘀斑，苔薄白或薄黄，脉弦涩或细涩。本证为瘀血内阻脑络，不通而痛；瘀血停滞而刺痛。

其二，体虚头痛

气血不足而头痛：头痛而晕，或头部隐痛、空痛，记忆力下降，眼目昏花，面色萎黄或㿠白，倦怠乏力，舌淡或淡白，苔薄白，脉细弱或沉细弱。本证，气血不足，脑髓失养，髓海不充而痛。

中气不足而头痛：头痛多为隐痛，动则眩晕而呕恶不适，身倦乏力，气短懒言，胸腹痞满不适，舌淡，苔薄白微腻，脉细弱或无力。此为中气不足，中焦阻塞而清气不升，浊气不降，上逆犯脑而痛。

髓海失养而头痛：头痛如髓海中空无物，空痛隐痛，记忆力下降，反应较慢或思维僵滞，头晕空虚，面色㿠白或晦暗，倦怠乏力，气短懒言，腰膝酸软，舌淡，苔薄白，脉沉细弱。本证，久病体虚，或先天禀赋严重不足，真精不足，元气不足，气血亏虚，髓海失养，故不荣则痛。

3. 胸痛

胸痛之症，主要与心肺相关，也与宗气运行、气血敷布百脉相关。其主要之病，为以下所叙。

（1）心主血脉功能受阻

病邪侵及心脉，致心主血脉的功能受阻，心脉不通或心脉失养，均会导致心脉痹阻而疼痛，表现为胸痛之心痛。心病之痛，以胸部"虚里"（位于左胸部左乳下三寸）之部最为典型，甚者向左臂部放射而痛。

心主血脉功能受阻而胸痛，邪实或正虚均可引发，实证、虚证均可出现，但以虚实夹杂为多。胸痛之状及其证候的辨识，主要有寒凝心脉而心脉凝滞、气滞血瘀而心脉受阻、气虚血瘀而心脉淤阻、痰瘀互结而心脉阻滞。

寒凝心脉而心脉凝滞：胸痛如冰，疼痛剧烈，痛及背部甚而至左上肢，心中冷感明显；面色青灰，四肢不温，舌淡暗或青紫，舌系带发青，脉弦涩紧。其主因寒邪内侵，心阳不振，心脉凝滞而痹阻不通。

气滞血瘀而心脉受阻：胸痛而胀，刺痛难耐，胸中憋闷，烦躁不安，舌青紫或紫暗，舌面瘀斑，舌下络脉青紫，甚者暗黑，脉弦涩。其病多因情志不畅，气滞血瘀，痹阻心脉所致。

气虚血瘀而心脉淤阻：胸痛如刺，气短懒言，身倦乏力，舌淡或淡暗，舌面有瘀点，舌下络脉青紫，脉细沉而涩。其因气虚，无力运血，气虚血瘀而心脉痹阻。

痰瘀互结而心脉阻滞：胸痛闷胀而刺痛，时有胸痛而压迫麻木之感，或呕恶，胸腹痞满不舒，舌暗或青紫，舌苔腻，或白腻或黄腻，脉弦涩或弦滑。其为痰湿瘀血互结，痹阻心脉而痛。

（2）肺主气司呼吸功能受制

病邪在胸，肺气受阻，宣发肃降功能失常。肺失宣降，积于胸中则痛。肺病之痛，以整个胸廓（胸膺）疼痛为其特点。一般而言，肺主气司呼吸，主卫外，病起多由表证而始。但是，肺病而胸痛者，多为里证，且病势较急重。内外之邪，均可致肺失宣肃而胸痛，可见虚实之证。其主要病状，可分辨为寒饮停肺、热邪壅肺、痰热壅肺、痰淤阻肺、阴虚肺燥、肺肾气虚。

寒饮停肺：胸痛胸痞疼痛而咳喘不止，呼吸急迫，气喘难续，肺部胸中水饮声响，面色青晦，不能平卧，或伴恶寒发热，身痛，无汗，或身体浮肿，头面四肢为甚，舌暗或淡暗，苔白滑，脉弦滑，或脉浮紧。本证，主因水饮内聚于胸，或复感外邪而发，寒饮停滞于肺脏，阻碍肺气宣肃，胸中痹阻而胸痛。

热邪壅肺：胸部热痛，伴高热，咳嗽，气喘息粗，鼻翼扇动，咽喉红肿疼痛，大便秘结，尿短赤，舌红苔黄，脉数。本证，主因风热外犯，热邪入里，肺热炽盛而壅遏肺气，肺经热盛而失于宣肃。

痰热壅肺：胸中灼热疼痛，胸闷气粗，咳嗽而痰黄稠量多，发热口渴，烦躁难安，或咳嗽咯吐黄红色痰，脓血腥臭，大便秘结，小便短赤，舌红苔黄腻，脉滑数。本证，主因外邪犯肺，郁而化热，热伤肺津，炼液成痰，内蕴日久，痰与热结，壅阻于肺。

痰淤阻肺：胸痛而感憋闷，痛处重痛；气阻不畅，气息难续而咳喘，或有痰声辘辘，或无痰而气促，面色青紫或紫暗青灰，舌暗或紫暗，苔白腻，脉弦涩或弦滑。本证之因，在于内外之邪侵犯肺脏，病久而邪气内聚，成痰成瘀，痰瘀互结，成团成块，阻滞肺脏、气道，肺失宣肃，逆乱而阻，呼吸不畅而胸痛。其多见之于肺部肿物，或阻塞性肺病等。

阴虚肺燥：胸痛而燥热，伴低热，或骨蒸潮热，干咳少痰或无痰，或痰中带血，甚则咯血，颧红如妆，口干咽燥而不欲饮，肌肤干燥，舌红或暗红，苔薄少津或无苔，脉沉细数。本证，主为久病，外燥犯肺，或疠邪侵袭，肺阴亏虚，燥邪内起而伤肺，甚者，可见肺肾阴亏而诸症加重。

肺肾气虚：胸痛而呼多吸少，喘促不宁，胸部憋闷，夜不能卧，端坐呼吸，身倦乏力，腰膝酸软，面色青灰或㿠白，舌淡暗，苔薄白，脉沉细弱。本证，主因久病而耗伤肺肾之气，肾纳气、肺主气的能力降低，气不能达丹田入肾而无根，清气虚浮，胸中气血不足而痛。

（3）邪客胸胁

胸廓，心肺之脏居于其中，心肺与胸廓之间，谓之胸胁。本部，常时无隙，故无异常；病变之时，病邪客于胸胁，则痛。主要之状，应有饮停胸胁与淤阻胸胁。

饮停胸胁：胸痛而胀，胸廓下部为甚，稍动可感胸胁摩擦不适而痛，或可感到水饮辘辘，甚者呼吸受限，咳吐痰甚；胸腹脘痞，时有呕恶；面色青晦，舌淡暗，苔白腻或黄腻，脉弦滑。本证，为外邪内侵，或久病而肺气不张，心脉不畅，水饮内停，客于胸胁，痹阻不通而痛。

淤阻胸胁：胸痛如刺，胸肋、皮下如刀割针刺，呼吸痛剧，面色青紫晦暗，舌暗或青紫，脉涩。本证，久病，气滞或气虚，血行不畅而淤滞；或痰湿阻滞日久，血行受阻而淤积，客于胸胁而痛。

4. 胃脘痛

胃脘之痛，多与脾胃相关。脾主升而主运化水谷水湿，其性喜燥恶湿，易受湿邪所伤；胃主降而主受纳，其性喜湿恶燥，易为火热所伤。脾胃居于中焦之枢，通达上下，需互为表里而相谐互补，方能升降相因，受纳腐熟有常。脾胃居中焦，属土，需肝木条畅气机才不致壅遏，才能枢机畅行，水谷水湿受纳腐熟运化有常，气血生化有源。故此，胃脘痛，主要责之于脾胃，也与肝木相关。胃脘痛之病状，可从寒邪直中、脾胃虚寒、中气不足、肝胃不和、食积胃脘、胃热炽盛、阴虚胃火等证辨之。

寒邪直中：胃痛暴作，绞痛不已而拒按，甚者冷汗淋漓；面色青灰，唇紫，大便稀溏，舌暗或青，苔薄白或白厚，脉弦紧。本证，主为突受冰寒，外寒直中胃脘，经脉拘急而挛缩，故疼痛暴作而痛势剧烈，绞痛。

脾胃虚寒：胃脘冷痛或隐痛，喜温喜按，遇温遇按则舒；神疲乏力，畏寒喜暖，大便稀溏，甚或泄泻不止，下利清谷，舌淡，苔白或白腻，脉沉细弱或细弦而弱。本证，主因寒邪直中胃脘久而不愈，或过食生冷，或寒湿聚于脾胃日久，久则伤阳，脾胃受伤，耗散阳气，脾阳不足，故不能温化而痛。

中气不足：胃脘隐痛而坠胀不适，不思饮食，或纳食不化；气短懒言，面色㿠白，或苍白无泽，舌淡，脉细弱。本证，主因久病气虚，中气不足，不能升举，反而下陷，致胃体下垂而坠，脾胃运化之力低下，不能受纳腐熟、运化升清。

肝胃不和：胃脘胀痛而口苦，嗳气，腹胀脘痞，嘈杂吞酸，诸症随情志变化而变化，心情不好则加剧；烦躁易怒，口气较重或口臭，大便不爽，舌红或暗红，苔黄而燥或黄腻，脉弦滑数。本证，主为肝气不舒，气滞郁热，肝木克伐太过，移热于胃；胃喜湿恶燥，遇肝之郁热入胃腑，则胃热更甚，不能肃降，气郁火热积于胃脘，则胃脘胀痛而枢机不利。

食积胃脘：胃痛而胃脘饱闷拒按，呕恶或呃逆，嗳气酸腐，甚或胃脘热感灼痛，或手心发热（烘热），口气较重或口臭，舌红或暗红，苔黄燥或黄腻，脉弦紧或弦滑数。本证，主为食积不化，停滞于胃，胃腑不通而痛，积久气逆，郁积日久则易生热。

胃热炽盛：胃中热痛，如火中烧，或胃脘痞满发硬，口干舌燥，烦渴引饮，大便燥结不解，尿短赤或涩痛，舌红或绛红，苔黄或黄燥，脉数或滑数。其病，主因外感风热，渐入里化热，聚于胃腑，或温病热在气分而热结胃腑，胃肠热结，燥实内结而痛。

阴虚胃火：胃脘灼痛，嘈杂不适，饥不欲食，吞酸口苦，大便干燥或秘结，尿短黄，舌红或光红无苔，脉细数。其病，主因热病之后胃阴受损，或是素体胃阴不足，虚热虚火内生，聚于胃腑，故疼痛而不能受纳水谷。

5. 腹痛

腹部与胃脘相连，但部位及脏腑功能各有不同。腹痛，主要反映出肠腑之病，常见热结肠腑、肠腑气结、湿热蕴肠、食积虫积。

热结肠腑：腹痛痞闷，中腹部及脐下胀满疼痛，燥实内结，身热，口渴，舌红苔黄燥，脉沉数。其病，为邪热炽盛，内结肠腑，致使肠腑闭阻不通，结滞疼痛。

肠腑气结：腹痛而胀，大便不通，初起腹部尚软，结滞日久，腹满硬痛，不可触之，甚者饮食即吐，舌暗或暗红，苔黄燥，脉沉细而紧弦。其病，多为肠腑气机闭阻，肠腑不通，腑气不降，结而郁阻。如：多种原因，或病变所致之肠梗阻、肠套叠等，均多现此状。

湿热蕴肠：腹痛如灼，身热而高，便泻脓血下痢，里急后重，或暴注泄泻，色黄臭秽，肛门灼热而痛，小便短赤，舌红或红绛，苔黄腻，脉滑数。其病，是为湿热之邪内蕴，结于肠腑，致使肠腑传导失司，气机郁闭而痛。

食积虫积：腹痛或胀痛，或绞痛，或以脐周为显，吞酸嘈杂，口气较重，舌暗，苔腻，脉弦紧或弦数。其病，主因食积不化，或虫积于腹，肠腑不通，运化受阻而痛。

6. 四肢痛

四肢分布的多条经脉，与多个脏腑相连，承担着机体运动和意志动作的支配与协调。病中出现四肢（包括骨干、肌肉、筋脉等）疼痛，则运动、走动受限，甚者无法走动；意志动作不相适应，难以动作，影响生活起居及工作活动。四肢疼痛，多见寒湿凝滞、湿热阻络、气郁热积、瘀血阻络、血热窜络、阴虚骨蒸。

寒湿凝滞：肢体疼痛而僵直，难以转侧、抬举、屈伸，或肌肉酸胀或僵硬疼痛，或关节、骨节冷痛，舌淡暗，苔白或白腻，脉紧或弦紧。其病，因外感风寒湿邪，久之不愈，寒湿深入筋骨、血脉，客于其间，凝滞收引，故疼痛僵直、酸胀或僵硬。

湿热阻络：肢体疼痛而发热或灼痛，转侧屈伸则痛甚或如针刺，或肌肉酸胀发热，或关节、骨节红肿而痛，舌红或暗红，苔黄或黄腻，脉弦数或弦滑数。本证，因外感风热湿邪，郁久阻络，筋骨、筋脉受阻，湿热熏蒸，故疼痛酸胀发热，或红肿而痛。

气郁热积：四肢肌肉、骨干胀痛而热，时有烘热阵作；或手足心烘热，烦躁易怒，情志不畅则四肢胀痛而不适；胁肋不适，口苦，舌暗或暗红，脉弦数。其病，为肝气郁结较深，气滞而郁热渐生，郁于四肢经脉，阻于经络，络阻而痛。

瘀血阻络：单侧或单只肢体疼痛，或肢体某部疼痛如刀割针刺，痛处肌肤皮色晦暗，干涩，触之发硬而痛甚，舌暗或青紫，舌面有瘀点瘀斑，脉细涩或弦涩。其病，多因风寒湿邪或风湿热邪阻滞筋脉日久，络阻血瘀；或是痰湿阻络，肝风内动而络阻受损，肢体萎废，瘀血停滞，故络阻而痛。

血热窜络：四肢筋脉、肌肉灼痛而如针刺刀割，皮色微红或沿血脉走向而红赤发烫，甚者皮色紫暗并皮肤甲错，常以下肢为甚，大便秘结，小便短黄，舌红或暗红，苔黄，脉弦数或弦涩。其病，火热毒邪郁积于四肢血脉，热盛血瘀，脉道受阻，火热升散，血随热行，走窜于脉络，火热瘀血阻滞肢体而痛。

阴虚骨蒸：肢体骨干灼热酸痛，似有火热自骨干之中发出而骨蒸，常兼有潮热，夜间为甚，以下肢小腿之胫腓骨骨干为典型；可见腰膝酸软，舌红或光红，少苔或无苔，脉细数。其病，是因肾主骨，久病体虚，阴血不足，肾精亏耗，骨髓失养，虚火内生，郁于骨干而痛。

阳虚寒凝：四肢厥逆而痛，肢端紫暗，面色青晦或紫暗，脉沉迟、细弱。其病，为阳气虚弱，失于温煦，阳热不达四末而冷痛。

7. 关节痛

关节为骨所主，筋脉所连，气血所充，且为枢机而需运转灵活自如。全身关节，分布广泛，大小不一。上者为颈项之颈椎关节，下者至足趾关节；大至腰骶及髋关节，小至手指、足趾关节。

关节之痛，常与骨节筋脉相关，且伴枢机不转而动作不利，甚者不能动弹。其影响广泛，表现各异。关节之痛，概括而言，主要为寒湿痹阻、湿热交阻、肾虚不养、气血不足。

寒湿痹阻：骨节冷痛麻木，僵滞不利，甚者冰冷入骨髓，皮色不变或微苍白，舌暗或青紫，脉弦紧。其病，寒湿凝滞，关节筋脉痹阻，不能转动，寒凝湿滞而痛。

湿热交阻：关节疼痛而热，不能转动，甚者关节发烫或烘热，关节红肿，舌红或暗红，苔黄腻，脉滑数或弦滑数。其病，湿热蕴结关节，湿热痹阻关节筋脉，致关节痹阻而湿热蕴结，故关节痛而红肿。此状，还应注意上下肢关节疼痛的异同：上肢关节痛者，多为风湿热邪所犯。下肢关节痛者，多为湿热蕴结而兼二便不调，或便秘，或尿短黄；若大关节痛，如腰骶关节、膝关节痛而热者，多兼肾精不足。

肾虚不养：关节隐痛，骨软不举，转侧抬举无力，多兼腰膝酸软，神疲乏力，舌淡或淡暗，脉细弱。其病，是为肾精不足，不能充养，主骨之力弱，骨节、筋脉失养而痛。

气血不足：关节发软而痛，四肢无力，常遇劳累或动作之时则加剧，不胜风邪，常易外感，倦怠乏力，面色萎黄或㿠白无泽，舌淡白，脉细弱无力。其病，是因素体虚弱，或是久病耗伤气血，不能濡养、充养四肢百骸，关节失养失充而痛。

8. 腰痛

腰为肾之府，肾藏精、主骨、主水。腰部之痛，多与肾及水液运行相关。腰痛，多为寒湿凝滞、湿热蕴结下焦、肾虚不养、瘀血停滞、经脉痹阻所致。

寒湿凝滞：腰痛僵硬重着，不能转侧或屈伸，甚者上及肩背，下至臀部，均僵直难动，动则痛甚，舌暗，脉沉细紧或细涩。其病，为寒湿困阻于腰府，其筋脉受寒而收引凝滞，湿困则重着不移，故痛而僵滞。

湿热蕴结下焦：腰痛酸胀而灼热，甚者尿短黄而下砂石，甚者尿中带血，舌红或暗红，苔黄腻，脉弦数或弦滑数。其病，湿热蕴结下焦肾与膀胱，水湿不能运化渗利，郁久化热积砂结石，湿热砂砾淤聚阻滞，下焦不利，腰府受累而痛。

肾虚不养：腰痛隐隐，软弱不举，无力直升，行走无力，腰膝酸软，舌淡或淡暗，苔薄白，脉沉细弱而无力；或腰痛如冰，脉沉尺细弱。其病，因素体虚弱，或久病耗伤气血阴阳，致肾之真阴真阳不足，肾精匮乏，腰失所养而痛；肾阳不足，虚寒较甚，则腰痛如冰。

瘀血停滞：腰部刺痛，固定不移，不可转侧或动作，舌暗或青紫，脉弦紧或弦涩。其病，多为外伤跌扑或闪腰岔气之后，或久病寒湿、湿热腰痛不愈，瘀血内积，停滞于腰府，致经脉不利、阻滞而痛。

经脉痹阻：腰痛并呈放射状，痛及下肢，甚者直至足尖，痛势或麻木，或刺痛，或烧灼痛，舌暗，脉弦涩。其病，多为腰部经穴为病邪所阻滞，邪气沿经脉而行，则痛及下肢。

9. 背痛

颈椎（大椎穴）以下，腰部以上，是为背部。其以脊柱为体，肌肉、筋脉为充，督脉循此而行于脊里，相关穴位，直接对应脏腑。背部之痛，既为脊柱、肌肉、筋脉所病，也与脏腑之病相连。背痛，主要见之于寒滞经脉、湿热阻滞、气滞郁结、瘀血停滞、肾虚不养。

寒滞经脉：背痛僵滞发硬，不能俯仰；甚者，上不能转动颈项，下难以转侧腰部，脉弦紧或浮紧。其病，为寒湿之邪侵及背部筋脉，收引凝滞，经脉不通而痛。初始之时，多为风湿袭表阻络，多兼风寒之证而颈项僵硬（"落枕"之状），继而寒湿积滞较甚则背痛不解且加重。笔者诊治过多例"强直性脊柱炎"，多现此证。

湿热阻滞：背痛灼热，多在肩背以下、腰部之上，常呈现一定的局部局限性痛，甚者灼痛如刺，舌红或暗红，苔白腻或黄腻，脉弦数。其病，为寒湿凝滞，日久不解化热，或因风湿热侵袭背部经脉肌肉而成。

气滞郁结：背痛如气撑，时聚时散，时重时轻，常随情志变化而变，情志不畅则痛剧，常痛及胁肋，或在胆俞穴、肝俞穴出现明显的压痛或自觉疼痛，常伴胁肋疼痛而胀，烦躁易怒，口苦，舌暗，脉弦。其病，是为气机郁滞不解，结而阻滞较甚，肝胆枢机不利，气阻于背部筋脉而痛。

瘀血停滞：背痛局限固定，或呈片状，或呈条索状，痛如针刺刀割，难以动作；或在心俞穴、至阳穴部位出现压痛或自觉不适疼痛，舌暗或青紫，舌面有瘀点瘀斑，脉弦涩或细涩。其病，可由寒湿凝滞经脉，或热湿阻络，或气滞郁结日久而成；也可因气虚、气滞、寒凝等致心脉淤阻而发，瘀血停滞而痛。应注意的是，心俞穴、至阳穴的疼痛或不适，就是心脉淤阻之特征性表现。

肾虚不养：背痛隐隐，背部软弱不举，难以直立，多背驼前倾，腰膝酸软，舌淡或淡暗，苔薄白，脉沉细弱而无力。其病，因素体虚弱，或久病，气血阴阳耗损较重，引致肾之真阴真阳不足，肾精匮乏，背部筋脉不充，失养而痛。

10. 经络痛

人体经络，由十二经脉（正经）、奇经八脉构成。各条经脉，各有其循行之路径和分布之处。人体之气血运行于经脉之中，内联五脏六腑，外联肌肤皮毛，通联四肢百骸。经络之病，以疼痛为多。经络之痛，表现多种多样，主要的表现是由某一点（某一穴）疼痛开始，痛及筋脉所连部位，呈现为条索状的胀痛、牵拉痛或放射状痛。经络之痛，主要为气滞络阻、寒湿凝滞、湿热交阻等。

气滞络阻：经脉疼痛而发胀，沿经络的走向和分布疼痛，甚者在胀痛的同时出现灼痛；或在某一经穴疼痛的同时，其痛沿经脉而传导至一定部位，进而整条经脉疼痛。如：枕后风池、风府穴等部位疼痛、酸胀，进而痛及上肢，甚者痛而发麻直至指端；或痛起腰骶部，腰俞穴周围痛而向下，经环跳穴，直至足趾，甚者如放电般灼热刺痛；舌暗，脉弦而涩。其病，主因经脉气阻不通，经络受阻于某一穴位，则该穴疼痛不止，传导至该经的其他穴位，其疼痛沿经而传导；气郁聚久，郁而化火，气火入孙络，沿经络之孙络而行，则出现放射性疼痛或灼痛。

颈椎、腰椎之病，以及情志不畅而神越，或练气功不当而走火入魔者，常易出现此类病状。

寒湿凝滞：经脉冷痛而僵滞，甚者如冰而沿经脉展开，痛而扯掣，肌肉筋脉紧张而发硬，或酸痛，面色青灰，口淡不渴，舌暗淡，苔薄白或白腻，脉弦紧。其病，多为风寒湿邪侵及经脉，阻滞不通，入里而寒湿深滞经脉，导致经脉凝滞、寒凝湿滞而不通则痛。其病，常与气郁络阻之证并见，为气郁络阻而寒湿偏盛者。

湿热交阻：经脉痛而感热，甚者如火热沿经脉烧灼，沿经脉走向的肌肉筋脉发热或灼痛，甚者如刺，面色晦暗而赤，舌暗红，苔薄黄或黄腻，脉弦数。其病，多为风热湿邪侵及经脉，阻滞不通，入里而湿热蕴结经脉，不通而痛。其病，常与气郁络阻之证并见，为气郁络阻而湿热偏盛者。

笔者曾诊治过一患者，为经络闭阻、经气结滞而疼痛肿胀之典型者。其因做足底按摩，穴位敏感点受到强烈刺激，足厥阴肝经之气机凝滞，积阻于头部，引致巅顶头痛而沿该经部位向下至面部、颈项肿痛，先疼痛，后肿胀，再流水（渗出）。经辨治，其病属面肿、大头瘟（淋巴管及淋巴结炎），证属经脉不通、热毒积聚、痰瘀互结、肉腐血壅之证。治当疏通经脉之气，通利阻滞不通之淋巴管，畅通淋巴液回流，以清热（渗湿）解毒、调畅气机、涤痰化瘀、软坚散结、护肤修肤之法治疗，面肿、大头瘟悉除，疼痛、肿胀、溃烂等症均消。（详见《庆生诊治中医疑难病验案集粹》之第八案）

11. 走窜痛

疼痛之起，多为邪气结滞阻络或正虚络失濡养，故多为一定部位之痛。在特殊情况下，风邪为患，或气机逆乱，则致疼痛在不同的部位之间游走，交替出现，呈现走窜无定之势，谓之走窜痛，或称之为游走痛。

风寒湿邪侵袭：四肢及关节疼痛，重痛或酸痛，走窜不定，大小关节及骨缝之间交替游走疼痛，时有肢麻或虫行感；恶寒，微热，舌淡暗或淡红，苔薄白或微腻，脉浮紧而弦。其病，风寒湿邪侵袭，客于经脉，经脉受阻，络气不通而痛；风邪善行数变，故其痛游走不定。

风湿热邪交阻：四肢关节疼痛而热，甚或红肿，疼痛无定，交替而作，甚者痛处如火烧而灼痛；发热恶寒，甚或身热不扬，舌暗红，苔薄黄或黄腻，脉浮数而弦。其病，风湿热邪侵犯，客于经脉，脉络受阻，湿热熏蒸，络气不通而痛，或热痛、灼痛；风邪善行数变，湿热之邪随之而行，游走无定。

肝郁气乱：疼痛鼓胀无定，发时气阻如鼓而痛，消则无影；或气如小猪奔豚，在体内走窜无定，或由下腹冲上至胸中，伴随呃逆、腹胀不适；或游走于胁肋、腹部，时鼓时消而胀痛不已；或在胸间、颈部游走而痛，甚者如包鼓起；常伴情志不舒，嗳气叹息，面色青晦，夜寐不安，舌淡，脉弦。其病，为肝郁气滞日久，气结而痛；气结不散而逆乱，故疼痛走窜无定，称之为走窜痛。

12. 定点痛

疼痛之位，主要为以上十一项。笔者体验，除以上部位疼痛的病状外，还会出现疼痛部位更为局限固定的局部疼痛，小者如针刺微粒，大者不过如拳、如掌。这种定点痛的成因及其特点，主要为寒滞经脉、湿热阻滞、气机郁结、痰湿内聚、瘀血停滞、痰瘀互结、肾阴不足。

寒滞经脉：痛处固定重着，僵硬而有冷感。

湿热阻滞：疼痛而热，甚者灼痛。

气机郁结：痛而发胀，或痛而烘热，心胸不适而烦，情志不畅则甚。

痰湿内聚：痛处重着而紧，有撑胀感，触之柔软但如有物。

瘀血停滞：痛如针刺刀割，甚者灼热刺痛，肌肤甲错。

痰瘀互结：疼痛如有根，深而不移，触之如有物而拒按，唇色发暗或有瘀斑，舌暗而舌面有瘀点瘀斑，苔白或黄腻，脉弦滑。

肾阴不足：痛处潮热如蒸，口干咽燥，大便干结，舌红少苔或无苔，脉细数。

（四）分辨疼痛的表现特点

由于病邪属性及其病因病机的不同，疼痛的表现特点也是多种多样的。

1. 麻木痛

疼痛而痛处麻木，发麻部位对外界刺激反应迟钝，甚或无反应者，是为麻木痛。其常见于他病之后，局部或肢（趾）端失血缺血，甚者坏死；或局部血脉阻滞不通，或风邪窜络等。

主要病因病机，为痰湿阻络，或瘀血阻滞，或络气不通。

2. 重痛

疼痛而痛处重着，沉重不移或肢体难举、难动，是为重痛。全身可发，并多见之于四肢、腰部及头部。其病因病机，主要为湿困气阻。湿邪困阻，气机受滞；湿性重浊黏腻，经脉受困，气机不畅，故痛而沉重。

应注意，头部重痛，既可见于湿邪为患，也可因肝阳上亢、气火上逆而成。

3. 胀痛

疼痛而发胀，甚则撑胀难耐者，是为胀痛。胀痛可发于全身，但以头部、胸腹、胃脘为多。

其主要之因，是气机不畅，阻滞不通而痛。需要注意的是，肝阳上亢之证，也可现头部胀痛，主因阳亢于上、气逆上冲。

4. 隐痛

疼痛而痛势不剧，尚可自忍，且绵绵不尽，长久不愈，谓之隐痛。隐痛可见之于全身，但以头部、胸腹、胃脘等为多见。

其主因，在于气血不足，精血亏耗，或阳气虚弱等，致体失充养、温养而痛。

5. 空痛

疼痛而痛处空虚，似中空无物，则为空痛。多见于头部之痛，也可见于胸痛、少腹痛等。

其多为气血不足，精血亏耗，体失濡养而致。

6. 冷痛

疼痛而痛处发冷，或感冰凉而喜暖近火热，是为冷痛。其多见之于四肢、关节、腰背及脘腹等部。

其主要的病因病机，为寒邪凝滞，气机受阻，寒凝收引而痛。其实寒者，因寒邪阻络而痛；虚寒者，则为阳气不足，脏腑、经脉及肢体失于温煦而痛。

7. 绞痛

疼痛而剧烈如刀绞绳勒，是为绞痛。其多发于心胸、脘腹，如痰湿、瘀血、气滞而致的"胸痹（真心痛）"；湿热蕴结而胆汁淤滞、砂石积滞的胁肋痛；湿热砂石蕴结下焦的下腹痛；寒邪直中胃肠的脘腹痛，均有绞痛的特点。

其病，多为实邪闭阻，气机阻滞较甚；或寒邪凝滞较甚而发。

8. 灼痛

疼痛而痛处如火烧烤炙，喜冷恶热，则为灼痛。其可见于全身各部疼痛，但其常呈点状、片状，或条索状的局部灼热。

其因，主要为火热之邪郁滞而窜络，或阴虚火旺，积聚烧灼而痛。

9. 刺痛

疼痛而痛处如针刺，是为刺痛。其为瘀血致痛的典型性特征，可发于全身，但以头部、胸胁脘腹等为多见。

10. 掣痛

疼痛而痛处牵拉掣制，连及他处，是为掣痛（彻痛、引痛）。机体各部疼痛，均可见掣痛。

其病，主要为寒凝经脉，寒凝收引，络脉不通；或经脉失养，拘急挛缩而痛。

三、疼痛的主要机理

疼痛之作，在于经脉不通或经脉失养而拘急挛缩，谓之"不通则痛"或"不荣则痛"。

"不通则痛"，关键在于实邪为患，邪客经脉，经气郁滞，经脉阻滞不通而痛。寒热湿邪，气血痰瘀，虫积食积，皆可导致经脉不通而致痛。寒邪凝滞，经脉拘急收引；热邪侵犯，邪热阻络，经脉受阻而挛急；湿邪黏滞，重着阻络，经脉受阻而拘急；气机郁滞，经气郁结，经脉不畅而挛急；瘀血停积，血脉不畅，经脉不通而挛急；痰湿聚积，阻碍气运，经脉阻滞而挛急；虫积食积不化，气机不畅，水谷水湿不化，中焦痞塞，经脉不利而拘急。

"不荣则痛"，其要害在于正虚不足，经脉失于濡养，经气虚弱不运而痛。气血阴阳之虚，均可致经脉失养而痛。气虚无力推动，经脉不运而挛急；血虚不充，经脉失养而拘急；阳气虚弱，体失温煦，虚寒凝滞，经脉失温而挛急；阴虚生热，虚火灼经，经脉受灼而拘急。

疼痛最严重者，多为脏腑之痛，或是深部筋脉、神经本身的病变而痛。虚实之证，均可出现。

疼痛，为患者的自我感受。心理情志因素，在一定程度上影响着患者对疼痛的感受和耐受程度。心智不同，过于敏感或坚强，均会对疼痛的感受出现变异。

心智脆弱而过于敏感之人，容易夸大或放大疼痛的程度，致使情志更加不畅而气机郁滞更甚，继而加剧疼痛。心智较为健全而坚定之人，较能耐受一定程度的疼痛，进而有利于减缓疼痛对机体的损伤，有利于治疗、康复。可以说，同样程度的疼痛，不同心智的人反应和耐受程度是不一样的，往往会影响着对疼痛的诊断与治疗。

四、疼痛的治疗要点

（一）治疗疼痛之总则

针对"不通则痛"和"不荣则痛"的总病机，治疗疼痛的总则就是"通其不通，通则不痛"，"养其不荣，荣则不痛"。

通其不通，通则不痛：对于邪气闭阻经脉，不通而痛的实证疼痛，应以祛邪通络为主，邪去络通，通则不痛。

养其不荣，荣则不痛：对于正虚不足，经脉失养，气弱不运的虚证疼痛，应予以补虚扶正，补其不荣，经脉得养、经气得运，荣则不痛。

用以上二法止痛去痛之时，还需注意调其情志，畅其气机，以增其效；尚可起到缓解疼痛之效。

（二）治疗疼痛的主要治法

1. 祛邪以治疼痛

对于实证之疼痛，以祛邪为主。按通其不通，通则不痛的治则要求，宜用的主要治法如下。

其一，温经散寒通络止痛

寒邪凝滞经脉，当以温经散寒、通络止痛之法。实寒者，以温散为主；虚寒者，在温经通络的基础上，尚需温阳，以消虚寒。

对于风寒外束而身痛、头痛者，需辛温发汗解表；寒滞经脉而肩背、腰部、四肢疼痛者，当温经通络祛寒；寒滞心脉而心痛者，应温通开痹，急开胸痹；寒邪直中胃脘而痛者，当温中散寒。

其二，清热泻火止痛

火热之邪侵袭，经脉受阻受扰者，当以清热泻火止痛之法。实热火邪炽盛而痛者，当以清热泻火解毒、清泻实热之法，祛邪以止痛；虚热内生而痛者，则宜滋阴养阴，清除虚热、虚火而止痛。

对于胃热胃火炽盛而胃肠热结疼痛，或胃脘痞满发硬者，当泻下通里、泻热外出；热邪入血络、血热窜络而血脉疼痛者，当凉血通脉、清热解毒；气滞络阻，郁热入孙络而腰痛并呈放射状痛及下肢，或烧灼痛者，当清热解毒、泻火通络。

其三，化湿通络（温经散寒除湿、清热泻火除湿）止痛

湿邪阻滞而痛者，重痛、麻木痛，当以化湿、渗湿、利湿而通络之法。由于湿邪阻络，常易与寒邪或热邪同时为患，为寒湿阻络，或湿热阻络，故其治，当分别以温经散寒、除湿通络或清热化湿、通络止痛之法。

温经散寒、除湿通络之法，主治寒湿凝滞经脉诸症。对于肢体疼痛而僵直，或痛而扯掣，肌肉筋脉紧张而发硬或酸痛者，当温经散寒、除湿通络、缓急止痛；关节骨节冷痛者，当温经散寒除湿、强筋健骨。

清热化湿、通络止痛之法，以治湿热阻络诸症。对于湿热阻络而肢体疼痛，发热或灼痛，或关节、骨节红肿而痛者，应予清热除湿通络、凉血清热解毒、消瘀散肿；背痛灼热者，当清热化湿、解肌缓急；湿热蕴肠而腹痛如灼，身热，便泻脓血下痢，里急后重者，则当清热解毒、化湿渗湿、缓急止痛；湿热内蕴、砂石积聚而胁肋或腰部疼痛者，当清热渗湿、利胆或利尿，缓急止痛，排除砂石。

其四，涤痰化饮通络止痛

痰湿内聚而痛，痛处重着或麻木者，当以涤痰通络之法。

若为风痰上扰清窍而头痛者，还当祛风涤痰降逆。若痰湿与瘀血互结而痛者，当涤痰化瘀通络。对于痰瘀互结、心脉阻滞而胸部刺痛闷胀，时有胸痛而压迫麻木之感者，当涤痰化瘀、开痹通（胸）阳。

水饮停蓄阻络而痛者，当利水逐饮。寒饮阻肺者，当温肺化饮；饮停胸胁者，当逐水化饮。

其五，化瘀通脉止痛

瘀血阻滞而痛者，刺痛为其典型代表，当以活血化瘀、通脉通络止痛之法。

对于血瘀而头痛固定不移，当活血化瘀、开窍醒脑；气滞血瘀、心脉受阻而胸部胀痛、刺痛难耐，憋闷烦躁者，当活血化瘀、行气止痛；气虚血瘀、心脉淤阻而胸部刺痛、气短懒言者，治宜益气活血、通脉止痛；淤阻胸胁而胸痛如刺，胸肋、皮下如刀割针刺，呼吸痛剧者，治当理气活血、化瘀通脉；瘀血阻络而肢体、关节疼痛如刀割针刺者，治当活血祛瘀、通络止痛。

其六，行气通络止痛

气机阻滞、郁结而痛，胀痛不已者，当以理气、行气、破气通络止痛之法。

对于肝胃不和者，当疏肝理气、和胃降逆；肠腑气结，肠腑不通，腑气不降，结而郁阻，出现（肠梗阻、肠套叠等）腹痛而胀者，当降气、破气、行气而通结开结解痛；气郁热积，四肢肌肉、骨干胀痛而热者，当疏肝理气、解郁除热而通络；肝郁气乱而疼痛鼓胀无定者，当疏肝理气行气，柔敛缓急。

其七，消食除积止痛

食积胃脘而胃脘疼痛、饱闷拒按者，当以消食除积、理气止痛之法。食积偏热者，口臭而酸腐，呃逆，当辅以清热除积。

其八，除虫消积止痛

虫积而腹痛、胀痛者，常伴食积不化，当除虫消积、柔肝缓急、和胃消食。

2. 补虚以治疼痛

对于虚证之疼痛，以补虚为主。按养其不荣，荣则不痛的治则要求，主要的治法分为以下四种。

其一，补气益脉除痛

气虚而痛者，隐痛不已，神倦乏力，宜以补气益脉之法。对于中气不足，胃脘疼痛而坠痛，或腰部隐痛而坠胀者，当以益气升提之法，升举下坠之脏。

其二，养血充脉除痛

气血不足发软而痛者，当以养血之法。由于有形之血不能自生，生于无形之气，故养血补血，宜与益气之法合用。

其三，温阳驱寒除痛

阳虚不温，虚寒渐生而痛之证，当以温阳散寒止痛之法。

对于脾胃虚寒而痛者，应温阳益气健脾；肾阳不足而腰痛如冰者，当温阳祛寒、壮腰健肾；阳虚寒凝、四肢厥逆而痛者，当温阳益气、温经通络。

其四，滋阴益脉除痛

阴液亏虚，虚火虚热阻络灼络而痛者，当以滋阴清热去火之法。

对于阴虚胃火而胃脘灼痛者，当滋养胃阴、清除虚火；虚火骨蒸而肢体骨干灼热酸痛者，当大补阴液，滋阴除热止痛；肾虚不养、肾精不足而关节隐痛，骨软不举者，当滋养肾阴、补益肾精。

3. 调情志以缓痛

疼痛而情志不安者，当调其情志，畅其气机，去痛缓痛止痛。或以疏肝理气、安神定志之法；或以心理劝慰之心理调摄之法。

（三）多角度多方法治疗疼痛

疼痛发作之时，其自我感觉难受，脏腑功能受影响，机体运动或动作多受限。因此，治疗疼痛，需要从多个角度入手，采用多种方法而治。或施以药物调治，或进行针灸推拿，或借助物理方法，或适度运动活动，或心理劝慰引导。

1. 施以药物调治

针对疼痛的不同病因病机，分别虚实之痛，以祛邪通利之药治疗"不通则痛"之实证疼痛；以补益荣养之药治疗"不荣则痛"之虚证疼痛。

具体用药，还当依据具体病证，或以内服，或以外用。

内服之药，或以传统的汤剂为主，或以散剂、酊剂、丸剂、膏剂等方式服用；或以米汤送服，或以清酒送服。

外用之药，或以外用膏药（剂）贴敷，或以酊剂外搽，或以水剂涂搽，或以气雾剂喷涂，或以药物熏蒸，或以药物煎水沐浴。

2. 进行针灸推拿

针灸推拿，是治疗疼痛较为有效的手段之一。针对疼痛病证，经诊断后，辨病辨证施治，合理选穴配穴而治。对于虚、实不同之疼痛，分别采用补、泻之手法，或烧山火，或透天凉。

需注意：刺痛、灼痛者，不宜推拿（按摩）；胀痛，慎用推拿（按摩）；骨痨（骨结核）所致肢体、骨节疼痛者，最好避免按摩。

3. 借助物理方法

疼痛之中，有的是肢体、骨节病变而致，有的为外伤致肢体受损而致。对于这些病状，需要借助物理的方法，进行必要的辅助（康复）治疗。如：颈椎、腰椎异常，或椎体压缩，或椎体变异而骨刺增长，或椎间盘突出而痛者，应予以物理牵引拉伸，或固定支撑。再如：腰部受寒或受挫而腰部疼痛不能转侧、屈伸者，当以腰托支架固定支撑，以避免转侧、屈伸，养护腰部，减少疼痛。

4. 适度运动活动

因肢体、骨节、关节病变而疼痛者，或因肌肉、筋脉挛缩而痛者，应当在药物或心理治疗的同时，辅以适当适度的运动活动。如：游泳、打小球（乒乓球、羽毛球、网球等）、踢毽子、打太极拳、练五段锦等。

5. 心理劝慰引导

疼痛之缘起，或疼痛之时，不少患者常有情志不畅，心志不宁之状，需要在治疗之中辅以必要的心理劝慰引导，以减少或减缓疼痛的感受。尤其是脏腑功能受扰所致的疼痛、胀痛、重痛等症，尤需心理劝慰引导。

五、治疗疼痛的主要药物及其宜忌

（一）主要的止痛药物

1. 祛风散寒除湿通络止痛之药

本类药物，具祛风除湿、温经散寒通络之功，以治风寒湿阻络而痛者。

主要者为：独活、羌活、威灵仙、防己、防风、藁本、白芷、细辛、伸筋草、青风藤、海风藤、昆明山海棠、丁公藤、雪上一枝蒿、洋金花、松节、川乌、五加皮、千年健、木瓜、乌梢蛇、蟾酥、樟脑。

2. 祛风清热除湿通络止痛之药

本组药物，具清热化湿、祛风通络止痛之效，用治风湿热蕴结阻络而痛者。

主要者为：桑枝、豨莶草、秦艽、海桐皮、络石藤、雷公藤、鸡血藤、穿山龙、丝瓜络、焦黄柏、炒知母、龙胆草、马钱子、露蜂房、冰片。

3. 温经散寒通络之药

本类药味，具温热散寒、通经止痛之功，以治寒邪凝滞而痛者。

主要者为：独活、川乌、草乌、川附片、干姜、炮姜、肉桂、细辛、小茴香、吴茱萸、丁香、高良姜、胡椒、荜芨、荜澄茄。

4. 理气行气止痛之药

本类药物，具理气、行气、破气、通络、止痛之效，用治气滞经脉，胀痛不已者。

主要者为：青皮、枳实、木香、沉香、檀香、川楝子、乌药、小茴香、荔枝核、制香附、延胡索、郁金、乳香、没药、五灵脂、佛手、合欢皮、薤白。

5. 息风止痉止痛之药

本组药味，具祛风息风而止痉止痛之力，以协助治疗气机紊乱，内风为患而疼痛走窜无定者。

主要者为：明天麻、地龙、全蝎、蜈蚣、僵蚕、小白附子。

6. 活血化瘀止痛之药

本组药物，具活血化瘀、通脉通络止痛之效，以治瘀血阻络而痛者。

主要者为：桃仁、红花、丹参、川芎、自然铜、延胡索、郁金、乳香、没药、姜黄、蒲黄、血竭、儿茶、莪术、三棱、刘寄奴。

7. 涤痰化饮止痛之药

本类药物，具有涤痰化湿、逐水化饮之力，可治痰湿或水饮为患，阻络而痛者，痛处重着或麻木，皮色不变，或微有冷感，苔白或腻。

主要者为：胆南星、半夏、礞石、石菖蒲、葶苈子、桑白皮、威灵仙、防己、石菖蒲、佩兰等。

8. 以毒攻毒之药

疼痛最严重且难治者，莫过于内脏疼痛，深部筋脉、神经疼痛。治疗本类疼痛，多以具有一定毒性而可止痛之药，"以毒攻毒"而治之。

主要者为：全蝎、蜈蚣、蟾酥、小白附子、川乌、草乌、细辛、雪上一枝蒿、洋金花、马钱子、露蜂房。

9. 结合疼痛部位选用药物

头痛，需辨具体的经脉所属而用药：太阳经痛（双太阳穴或项背），用羌活、防风；阳明经痛（前额及眉棱），用葛根、白芷；少阳经痛（头颞两侧），用柴胡、黄芩；厥阴经痛（巅顶），用藁本、吴茱萸。

颈项痛，用羌活、威灵仙、葛根；肩背痛，用桑枝、姜黄；上肢痛，用桂枝、羌活；下肢痛，用独活、牛膝；胸痛，用瓜蒌、薤白；胃脘痛，用砂仁、豆蔻；腹痛，用白芍、槟榔；胁肋痛，用川楝子、郁金、延胡索；少腹痛，用青皮、香附；睾丸痛，用荔枝核、橘核；背脊痛，用金毛狗脊、桑寄生；腰痛，用杜仲、续断等。

（二）止痛药应用之主要宜忌

止痛之药，其药物偏性较大，甚或毒性较大。止痛力越强，其药物偏性越大，甚或毒性越大。应用止痛之药，尤其应注意量效关系，量小无效，量大即毒；当用则用，中病即止，不可久用、过用。

1. 有的药物，用量必须严格控制，宜小不宜大。如：雪上一枝蒿、马钱子、细辛、蟾酥等。

2. 有的药物，不宜入药共煎，需单独使用，在主方煎煮滤出汤液后，调入汤液同服，或以汤液兑服；或研末，入丸散。如：肉桂、蟾酥、冰片等。

3. 有的药物，以外用为主。必要时作内服，必须从极小量开始，总量也不可过大。如：雪上一枝蒿。

4. 有的药物，必须以开水久煎去毒，减少副作用。如：附片、草乌、川乌。

5. 有的药物，宜以清酒送服，或以清酒泡服。如：乌梢蛇、木瓜等，可用清酒久泡后服。

第二节　主要病状诊治要点

病状之八　局部性疼痛

局部性疼痛，主要指痛处相对固定而局限的疼痛，有的则是定点疼痛而不移。本类疼痛，内外之病，虚证实证皆可出现。其治，也当攻邪祛邪，或扶正补虚，通养结合。

此处所探析者，主要为以下几类。以脏腑疼痛为主的胃脘痛等，则归入脏腑痛中讨论。

一、头痛之治

头痛，可见之于外感内伤之病。其治，主分为以下十三证。

其一，风寒外束

主要表现：头痛而紧，以双太阳穴（颞侧）、前额及枕后脖颈疼痛为主，并兼恶寒发热、身酸困、无汗、脉浮紧等。

治宜：辛温发汗解表，以麻黄汤为代表。

药宜：麻黄、桂枝、防风、藁本、白芷、荆芥、细辛、羌活等。

其二，风热外犯

主要表现：头痛发胀而有撑胀感，以头顶部为甚，目睛不适或红赤，并兼发热恶寒，微汗出，咽痛，脉浮数等。

治宜：辛凉透表、清热解毒，方以银翘散为主。

药宜：金银花、连翘、桑叶、白芍、黄芩、薄荷、荆芥、蔓荆子、牛蒡子、丹皮等。

其三，风湿袭表

主要表现：头痛而重，头部经脉僵滞而酸困，肩背僵直不舒，并兼恶寒发热，身体困重酸困，关节疼痛，舌苔微腻，脉浮濡或微弦或微紧等。

治宜：疏风解表祛风胜湿，方以羌活胜湿汤为代表。

药宜：羌活、独活、防风、藁本、白芷、佩兰、炒知母、川芎等。

其四，暑湿困表

主要表现：头痛重而发胀发晕，甚者恶心欲呕，并兼发热恶寒，身重酸困，脘腹痞闷不舒，咽痛，口干不欲饮，便溏，尿短赤，舌淡红或红而暗，苔腻或黄腻，脉浮数或浮滑数。

治宜：清热解暑、利湿化湿，方以《温病条辨》的三仁汤或《医效秘传》的甘露消毒丹为代表。

药宜：藿香、苏梗、佩兰、荷叶顶、黄芩、杏仁、滑石、通草、淡竹叶、木通、射干、厚朴、贝母、连翘等。

其五，火热炽盛

主要表现：头痛暴作而胀，伴高热，面红目赤，汗出，口干舌燥，大便秘结不通，舌红苔黄燥，脉数或洪大而数。

治宜：清泻火热，方以银翘散合白虎汤为主。

药宜：生石膏、炒知母、连翘、金银花、桑叶、菊花、龙胆草、生地黄、赤芍、丹皮等。

其六，肝火上炎

主要表现：头晕胀痛而热，或阵发性身烘热，但体温不高，目赤，目眵，烦躁易怒，胁肋不适或胀痛或灼痛，口苦而干，大便秘结，舌红苔黄，脉弦数。

治宜：清肝泻火，方以龙胆泻肝汤为主。

药宜：龙胆草、菊花、夏枯草、炒栀子、生地黄、炒知母、槟榔、桑叶、白芍、赤芍、丹皮等。

其七，气火上逆

主要表现：头部暴痛，头胀头晕，似有血热上冲巅顶而痛；身热较甚，甚者高热不退；或热势不高，但头目不适，头胀头晕头痛，目胀红赤，情志不宁，烦躁难安，躁动不已，甚或手足无措，肌肉瞤动，肢体不稳，夜不思寐，寝食不安，舌红或暗红，苔黄，脉弦滑数。

治宜：平肝息风、清热降逆，方以天麻钩藤饮为主。

药宜：明天麻、钩藤、夏枯草、刺蒺藜、枳实、降香、石决明、生牡蛎、代赭石、龙胆草、炒栀子、连翘、菊花、川牛膝、赤芍、丹皮、玉竹等。

其八，肝阳上亢

主要表现：头胀脑痛，头晕目眩，目睛发胀不适，手足颤抖或步履不稳，言謇语涩，舌暗，苔薄黄或腻，脉弦细数。

治宜：镇肝息风、补阴潜阳，方以镇肝息风汤为主。

药宜：怀牛膝、代赭石、生牡蛎、生龙骨、生龟甲、玄参、白芍、桑叶、天冬、麦冬、生地黄、石菖蒲、蜈蚣、钩藤、赤芍、玉竹等。

其九，痰湿中阻（风痰上扰）

主要表现：头痛而重，昏沉不已，目睛转动不灵或呆滞，兼有呕恶，脘痞胸闷，舌淡暗，苔白腻，脉弦细或弦滑。

治宜：燥湿化痰、平肝息风，方宜《医学心悟》之半夏白术天麻汤为基础加减。

药宜：法半夏、天麻、茯苓、橘红（陈皮）、白术、贝母、白芥子、莱菔子、石菖蒲、礞石、胆南星、僵蚕、地龙、丹参等。

其十，瘀血阻滞

主要表现：头痛固定不移，痛如针刺，面色青晦或紫暗，舌暗有瘀点、瘀斑，苔薄白或薄黄，脉弦涩或细涩。

治宜：活血祛瘀、通窍止痛，方以通窍活血汤为基础加减。

药宜：桃仁、红花、赤芍、丹参、蒲黄、葱白、生姜、大枣、石菖蒲、桔梗、炙升麻等。

其十一，气血不足

主要表现：头痛而晕，或头部隐痛，记忆力下降，眼目昏花，目睛干涩，面色萎黄或㿠白，倦怠乏力，舌淡或淡白，苔薄白，脉细弱或沉细弱。

治宜：益气补血、养心安神，方以人参养荣汤为主。

药宜：人参、黄芪、当归、桂心、白术、白芍、五味子、熟地黄、枸杞、丹参、炙远志、益智仁、大枣、炙甘草等。

其十二，中气不足

主要表现：头隐痛，动则眩晕而呕恶不适，身倦乏力，气短懒言，心下痞满不适，舌淡，苔薄白微腻，脉细弱或无力。

治宜：补中益气、升清降浊，方以补中益气汤为主。

药宜：炙黄芪、党参、枳壳、桔梗、炙升麻、茯苓、法半夏、佩兰、荷叶顶、砂仁、薤白、甜瓜蒌、贝母等

其十三，髓海失养

主要表现：头痛而如髓海无物，空痛隐痛，记忆力下降，反应较慢或思维僵滞，头晕空虚，面色㿠白或晦暗，倦怠乏力，气短懒言，腰膝酸软，舌淡，苔薄白，脉沉细弱。

治宜：大补气血、养脑荣髓，方以十全大补汤为主。

药宜：人参、黄芪、白术、白芍、茯苓、熟地黄、生地黄、山萸肉、当归、枸杞、丹参、蒲黄、肉桂、大枣、益智仁、核桃仁、猪脑髓等。

二、肩背疼痛之治

肩背疼痛，可分为以下七个证型而治。

其一，寒滞经脉

颈项、肩背痛，僵滞发硬，不能俯仰。其治，总宜温经散寒、通络止痛。但还需注意久暂之别。

初始之时，多为风湿袭表阻络，多兼风寒之证而颈项僵硬（"落枕"之状），治宜祛

风散寒、祛湿通络，方以羌活胜湿汤为主，药用独活、羌活、防风、藁本、白芷、桂枝、川芎、延胡索、鸡血藤。

久之不解，甚者肩背冷痛僵滞而难以动作者，主为寒凝经脉，治以温经通络、散寒止痛，方以当归四逆汤为主，药用当归、桂枝、独活、羌活、川乌、干姜、威灵仙、防己、藁本、白芷、海风藤。

其二，寒邪凝滞，督脉痹阻

主要表现：背痛僵硬如索，不能俯仰；甚者，上不能转动颈项，下难以转侧腰部者。

治宜：温经祛寒、强筋壮骨、通络止痛，方以自拟桑枝饮为主。

药宜：桑枝、桂枝、枳实、独活、羌活、川乌、干姜、威灵仙、防己、藁本、白芷、川芎、丹参、当归、熟地黄、杜仲、鸡血藤、海风藤。用枳实，以理气、行气、助通络。

其三，湿热蕴结

主要表现：背痛而痛处热盛有重胀感，舌暗红，苔黄腻。

治宜：清热化湿、解肌缓急，方以《医学心悟》之柴葛解肌汤为代表。

药宜：柴胡、葛根、炒知母、焦黄柏、桑枝、豨莶草、秦艽、络石藤、威灵仙、防己、防风、赤芍、丹皮。

其四，火热灼络

主要表现：背痛而痛处灼热，甚者微有刺痛，舌暗红或红绛，苔黄燥。

治宜：清热泻火、通络止痛，仍以柴葛解肌汤为基础加减。

药宜：前方加泻火止痛之药，如龙胆草、玄参、地骨皮、马钱子、露蜂房、冰片。冰片，以水调而敷于痛处。

其五，气机郁滞并结于肝胆之经

主要表现：背痛如气撑，时聚时散，时重时轻，常随情志变化而变，情志不畅则痛剧；常痛及胁肋，或在胆俞穴、肝俞穴出现明显的压痛或自觉疼痛，烦躁易怒，口苦，舌暗，脉弦。

治宜：疏肝利胆、行气止痛，方以逍遥散或柴胡疏肝汤为基础加减。

药宜：炒柴胡、桑叶、白芍、制香附、郁金、延胡索、茵陈、金钱草、海金沙、赤芍、丹皮、炒知母等。

其六，瘀血停滞而心脉痹阻

主要表现：背痛固定而如刺如割，难以动作者，或在心俞穴、至阳穴部位出现压痛或自觉不适疼痛。

治宜：活血祛瘀、开痹止痛，方以血府逐瘀汤为主。

药宜：桃仁、丹参、川芎、红花、当归、丹皮、赤芍、薤白、瓜蒌、郁金、延胡索、石菖蒲、桑枝、海风藤、鸡血藤等。

其七，气血不足或肾虚不养

主要表现：肩背隐痛，背软前倾而难以直立，肩背软弱无力而不举。

治宜：补益气血、强筋活络，方宜八珍汤合虎潜丸。

药宜：人参、黄芪、白术、白芍、茯苓、熟地黄、生地黄、山萸肉、当归、枸杞、丹参、桑枝、杜仲、续断等。

三、腰痛之治

治疗腰痛，主要可分为以下六种情况而治。

其一，寒湿凝滞

主要表现：腰痛僵硬重着，不能转侧或屈伸，僵直难动，动则痛甚，舌暗，脉沉细紧或细涩。

治宜：温经散寒、祛湿止痛，方以当归四逆汤为主。

药宜：当归、桂枝、独活、羌活、川乌、干姜、威灵仙、防己、木瓜、杜仲、续断、金毛狗脊、海风藤、乌梢蛇。

其二，肾阳不足

主要表现：腰痛发凉如冰，尿清长，腰膝酸软。

治宜：温阳祛寒、壮腰健肾，方以金匮肾气丸为代表。

药宜：熟地黄、熟附子、山萸肉、泽泻、肉桂、桂枝、干姜、续断、杜仲、巴戟天、桑枝、鸡血藤等。

其三，肾虚不养

主要表现：腰痛隐隐，腰膝酸软，骨痿力弱，形寒肢冷，脉沉细弱。

治宜：壮腰健肾，方以《圣济总录》之地黄饮子为基础。

药宜：熟地黄、生地黄、山萸肉、石斛、五味子、麦冬、巴戟天、肉苁蓉、杜仲、续断、附子、肉桂、茯苓、丹参等。

其四，瘀血停滞

主要表现：腰部刺痛，固定不移，不可转侧或动作；多发于外伤跌扑或闪腰岔气之后，或他病之后。

治宜：活血祛瘀、强筋壮骨，方以血府逐瘀汤合桑寄生汤为基础。

药宜：桃仁、丹参、红花、川芎、当归、丹皮、生地黄、熟地黄、杜仲、续断、补骨脂、防己、苏木、桑寄生、石菖蒲等。

其五，经穴气闭、经脉痹阻、络气不通

主要表现：腰痛并呈放射状痛及下肢，甚者直至足尖；其痛或麻木，或刺痛，或烧灼痛。

治宜：开穴起闭、畅通经络，方以自拟桑枝饮合龙胆泻肝汤。

药宜：桑枝、海风藤、怀牛膝、生地黄、山萸肉、泽泻、龙胆草、炒知母、焦黄柏、露蜂房、赤芍、丹皮、金钱草等。

其六，湿热蕴结下焦

腰痛酸胀而灼热，尿不畅。（详见本书"病状之十三　脏腑疼痛"之"肾与膀胱疼痛之治"）

四、四肢疼痛之治

诊治四肢疼痛，主要分为以下四种情况。

其一，寒湿凝滞

主要表现：肢体疼痛而僵直，难以转侧、抬举、屈伸；肌肉酸胀或僵硬疼痛，或骨节冷痛，舌淡暗，苔白或白腻，脉紧或弦紧。

治宜：温经散寒、通络止痛，方以当归四逆汤为基础加减。

药宜：桂枝、独活、羌活、川乌、威灵仙、防己、木瓜、杜仲、续断、金毛狗脊、海风藤等。

其二，湿热阻络

主要表现：肢体疼痛而发热，舌红或暗红，苔黄或黄腻，脉弦数或弦滑数。

治宜：清热化湿，方以宣痹汤为主。

药宜：防己、防风、白芷、羌活、桑枝、滑石、杏仁、连翘、焦黄柏、炒知母、赤芍、丹皮等。

其三，血热窜络

主要表现：四肢经脉灼痛而如针刺刀割，肢体皮色微红或沿血脉走向而红赤发烫，皮下红筋显露，甚者皮色紫暗并皮肤甲错，常以下肢为甚，大便秘结，小便短黄，舌红或暗红，苔黄或黄腻，脉弦数或弦涩。

治宜：清热解毒、凉血通脉，方以桃核承气汤合普济消毒饮。

药宜：大黄、桃仁、芒硝、赤芍、丹参、丹皮、水牛角末（代犀牛角）、乳香、没药、败酱草、连翘、黄芪、黄连、马勃、桔梗等。

其四，瘀血阻络

主要表现：单侧或单只肢体疼痛如针刺刀割，或兼痛处肌肤皮色晦暗，干涩，触之发硬而痛甚，舌暗或青紫，舌面有瘀点瘀斑，脉细涩或弦涩。

治宜：活血祛瘀、通络止痛，方以身痛逐瘀汤为主。

药宜：桃仁、红花、川芎、当归、丹参、丹皮、赤芍、秦艽、防己、防风、白芷、羌活、桑枝、炒知母等。

五、胁肋胸胁疼痛之治

胁肋胸胁，既是人体的一个局部，也为脏腑所居之处。此处疼痛，既有该部位局部之痛，更有脏腑不适而痛。脏腑不适而痛者，列有"病状之十三 脏腑疼痛"专论，此处所探讨的，仅为胁肋胸胁部位所痛之病状。

其一，饮停胸胁

主要表现：胸痛而胀，胸廓下部为甚，稍动可感胸胁摩擦不适而痛；有的或可感水饮辘辘，甚者呼吸受限，咳吐痛甚；胸腹脘痞，时有呕恶；面色青晦，舌淡暗，苔白腻或黄腻，脉弦滑。

治宜：逐水化饮，方宜泻白散与葶苈大枣泻肺汤合用。

药宜：桑白皮、葶苈子、泽泻、茯苓、大枣、薤白、炒延胡索、乌药、地骨皮等。

其二，淤滞胸胁

主要表现：胸胁、膈下痛处不移如刺，呼吸痛剧。

治宜：理气活血化瘀、理气止痛，方以膈下逐瘀汤为主。

药宜：当归、五灵脂、川芎、桃仁、红花、丹皮、赤芍、乌药、延胡索、薤白、瓜蒌、枳壳、甘草等。

六、口舌疼痛之治

口舌之痛，包括了口腔黏膜及舌头的疼痛。二者虽可分别出现，也多间杂出现或相互影响，故合而论治，分为四证。

其一，火热炽盛

主要表现：舌红而痛，或舌尖为甚；或黏膜呈片状发红而痛。其痛，均伴热感；或大便干结，或小便热痛或灼热刺痛，舌红，甚者红绛，苔黄而燥，脉弦数。

治宜：清心泻火、导赤泻热，方以导赤散合知柏地黄丸为主。

药宜：生地黄、山萸肉、泽泻、焦黄柏、连翘、炒知母、玄参、生石膏、淡竹叶、木通、赤芍、丹皮等。

其二，热毒蕴结

主要表现：舌体或口腔黏膜暗红有瘀斑或糜烂，或斑块状红赤而暗，瘀斑，疼痛灼热难耐，大便秘结，尿短黄，舌红或暗红，或红绛，苔黄，脉数。

治宜：清热解毒、凉血泻火止痛，方以黄连解毒汤为代表。

药宜：黄连、黄芩、黄柏、大黄、炒栀子、连翘、玄参、炒知母、生地黄、赤芍、丹皮、茜草、玉竹等。

可用冰片、硼砂研极细末（冰硼散），敷涂糜烂之处。

其三，湿热内蕴

主要表现：舌面或口腔黏膜溃疡、糜烂而肿胀，疼痛灼热，或有斑块状瘀斑，中有黄白脓点，口臭龈肿，舌暗红，苔黄腻，脉弦滑数。

治宜：清热渗湿、凉血消肿、活血止痛，方以《校注妇人良方》之仙方活命饮为主加减。

药宜：生地黄、滑石、杏仁、白芷、赤芍、丹皮、皂角刺、穿山甲、金银花、石菖蒲、焦黄柏、紫花地丁、贝母、白芥子等。

其四，阴虚火旺

主要表现：舌干痛而红赤或暗红，或黏膜片状红赤糜烂而痛，口中干燥无津，胃中灼热，或腰膝酸软，或大便干结，或小便短黄，舌体瘦瘪而干，苔少或干红无苔，少津，脉细数。

治宜：滋阴清热、泻火止痛，方以知柏地黄丸为主。

药宜：生地黄、山萸肉、泽泻、炒知母、焦黄柏、连翘、玄参、鳖甲、玉竹、沙参、麦冬、天花粉、粉葛、赤芍、丹皮等。

七、牙痛之治

其一，胃火炽盛

主要表现：牙痛而痛及头部，牙龈肿痛，牙齿喜冷恶热，或牙龈出血鲜红，或牙龈红肿溃烂，口渴喜饮冷，口臭气秽，大便秘结，尿短黄，舌红苔黄，脉滑数。

治宜：清泻胃火、凉血止痛，方宜清胃散合玉女煎。

药宜：生地黄、泽泻、当归、生石膏、炒知母、黄连、黄柏、丹皮、赤芍、大黄、露蜂房等。

其二，阴虚火旺

主要表现：牙痛而松浮，齿枯龈萎，腰膝酸软，口干舌燥，舌红少苔或无苔，脉细数。

治宜：滋阴泻火、固齿止痛，方以知柏地黄丸为基础加减。

药宜：生地黄、熟地黄、山萸肉、怀山药、炒知母、焦黄柏、杜仲、玉竹、麦冬、龟甲、鳖甲、赤芍、当归、丹皮等。

八、食积虫积疼痛之治

其一，食积而痛

主要表现：胃脘及腹部疼痛，饱闷拒按，纳呆不食，或嗳腐吞酸，舌暗，苔腻，脉弦紧。

治宜：消食导滞、理气止痛，方以木香槟榔丸或保和丸为基础加减。

药宜：枳壳、厚朴、木香、槟榔、陈皮、白芥子、炒莱菔子、鸡内金、焦山楂、郁金、延胡索、连翘等。

食积而偏热者，口臭而酸腐，呃逆，大便燥结，当辅以清热除积，加大黄、焦黄柏、黄连。

食积而偏寒者，口中黏腻，便溏，苔白腻，宜佐以健脾化湿，加苏条参、白术、苍术、佩兰、法半夏、金钱草。

其二，虫积而痛

主要表现：腹痛、胀痛，或脐周疼痛尤甚，面色晦暗或有白斑，夜卧磨牙，流清涎，常伴食积不化。

治宜：除虫消积、柔肝缓急、和胃消食，方以《伤寒论》之乌梅丸为代表。

药宜：乌梅、附子、细辛、干姜、黄连、当归、蜀椒、桂枝、人参、黄柏。

临证时，若其证偏热者，有的药物可酌减用量或去除不用，如附子、细辛、干姜、人参；若偏寒者，则可酌减黄连、黄柏用量。常辅以槟榔、炒使君子、连翘、延胡索等药以除虫止痛。

九、其他局部固定疼痛之治

除以上局部性疼痛之外，有时有的疼痛的部位范围更小。在以上的部位之中，还会出现一些小者如针眼，大者也仅为蚕豆大，或拳头巴掌大的局限性局部疼痛。在此，难以对其诊治进行一一描述，仅简要探析此类病状的主要诊治。

其一，痛处固定重着，僵硬而有冷感者，主因寒滞经脉。治宜温经散寒，通络止痛，药以独活、羌活、威灵仙、防风、藁本、白芷、细辛。

其二，疼痛而热，甚者灼痛者，主为湿热阻滞。治当清热除湿，药宜桑枝、秦艽、海桐皮、焦黄柏、炒知母、露蜂房、冰片。

其三，痛而发胀，或痛而烘热者，主为气机郁结，常伴心胸不适而烦，情志不畅则甚。治宜行气解郁清热，药宜桑叶、白芍、制香附、合欢皮、佛手、郁金、延胡索、枳壳、丹皮、炒知母。

其四，痛处重着而紧，有撑胀感，触之柔软但如有物者，主为痰湿内聚。治以涤痰化湿通络，药用贝母、白芥子、莱菔子、茯苓、佩兰、砂仁、厚朴、金钱草、桑枝。

其五，痛如针刺刀割，甚者灼热刺痛，肌肤甲错者，主因瘀血停滞。治宜活血祛瘀，药宜红花、丹参、丹皮、制香附、没药、炒知母、连翘、焦黄柏。

其六，疼痛如有根，深而不移者，多为痰瘀互结，常兼触之如有物而拒按，唇有瘀斑，舌暗而有瘀点瘀斑，苔白或黄腻，脉弦滑。治宜涤痰化瘀，软坚散结，药宜桃仁、丹参、莪术、三棱、制香附、乳香、没药、浙贝母、白芥子、莱菔子、茯苓、厚朴、金钱草。

其七，痛处潮热如蒸者，多为肾阴不足，常伴口干咽燥，大便干结，舌红少苔或无苔，脉细数。治宜滋阴清热，药用生地黄、山萸肉、泽泻、炒知母、地骨皮、鳖甲、龟甲、玉竹、麦冬、沙参、焦黄柏。

病状之九　广泛性疼痛

疼痛涉及部位较多而广泛者，是为广泛性疼痛，以全身疼痛为代表。同时，多个部位疼痛者，也并入此类讨论之。

其一，风寒外束

主要表现：全身疼痛并酸楚不适，骨节肌肉疼痛；恶寒发热，脉浮紧。

治宜：辛温发散解表，以桂枝汤或桂枝麻黄汤为代表。

药宜：桂枝、麻黄、防风、藁本、白芷、羌活、细辛等。

其二，寒滞经脉

主要表现：全身僵滞而冷痛，以肩背、腰部、四肢疼痛为甚。

治宜：温经通络祛寒，方以当归四逆汤为基础加减。

药宜：当归、桂枝、独活、羌活、川乌、干姜、威灵仙、防己、藁本、白芷、伸筋草、海风藤等。

其三，风寒湿邪凝滞经脉

主要表现：全身肢节疼痛僵直，或痛而掣掣，肌肉筋脉紧张而发硬或酸痛，重着，难以转侧，抬举、屈伸不利，或兼恶寒发热；舌暗，苔白或白腻，脉弦滑。

治宜：祛风除湿、温经通络、缓急止痛，方以羌活胜湿汤为代表。

药宜：独活、羌活、威灵仙、防己、防风、藁本、白芷、白芍、海风藤、五加皮、千年健、木瓜、乌梢蛇、川芎、延胡索、鸡血藤等。

其四，风热湿邪蕴结阻络

主要表现：全身或肢体疼痛而发热或灼痛，或关节、骨节红肿而痛。

治宜：清热除湿、凉血清热解毒、消瘀散肿，方以当归拈痛汤、宣痹汤为代表。

药宜：炒知母、焦黄柏、滑石、桑枝、豨莶草、秦艽、海桐皮、络石藤、羌活、威灵仙、防己、防风、藁本、白芷、赤芍、丹皮等。

其五，瘀血阻络之血瘀痹阻

主要表现：周身或肢体、关节疼痛如针刺，经久不愈。

治宜：祛瘀通络、开痹止痛，方以身痛逐瘀汤为基础加减。

药宜：秦艽、川芎、桃仁、红花、羌活、没药、当归、五灵脂、香附、牛膝、地龙、甘草等。

病状之十　牵拉性疼痛

牵拉性疼痛，主要是指疼痛时，多个部位或相邻部位的疼痛相互之间呈现牵拉掣痛，引致疼痛部位挛缩、紧张而发硬。多发生于肢体或胸腹、内脏。其治，在辨别其寒热虚实之性的基础上，均应注意缓急止痛。

第一，风寒湿凝滞经脉

主要表现：全身肢节、肌肉疼痛僵直、扯掣，肌肉筋脉紧张、牵拉而发硬或酸痛，重着，难以转侧，抬举、屈伸不利，舌暗，苔白或白腻，脉弦滑。

治宜：祛风除湿、温经通络、缓急止痛，方以羌活胜湿汤为代表。

药宜：独活、羌活、威灵仙、防己、防风、藁本、白芷、白芍、乌梅、海风藤、五加皮、千年健、木瓜、乌梢蛇、川芎、延胡索、鸡血藤等。

第二，邪积体内

机体内部牵拉疼痛，尤其是胸腔、腹腔之内，或胸腹牵拉而痛，多为气滞、寒凝或血瘀。

其一，寒凝血瘀

主要表现：胸口发紧，胸中如有物内聚，胸闷气短，面色青灰，舌暗，脉弦涩。

治宜：温阳通脉、宣痹祛瘀、缓急通络，方宜四逆汤合血府逐瘀汤。

药宜：附子、干姜、薤白、瓜蒌、丹参、三七、川芎、苏合香、麝香、防风、白芷、白芍、延胡索等。

其二，肠腑气结血瘀

主要表现：腹中发紧而收引拘急，腹部微硬，行走微前倾护腹，矢气不通，大便不行。

治宜：行气导滞、理气祛瘀、通腑缓急，方以四磨汤或枳实导滞丸为基础加减。

药宜：枳实、木香、沉香、川楝子、乌药、制香附、乳香、没药、瓜蒌、桑叶、白芍等。

其三，气结胃脘

主要表现：心下胃脘痞结而紧缩，挛急疼痛，干呕，呃逆，嘈杂，舌暗，脉弦紧。

治宜：宽胸散结、理气消痞、缓急止痛，方以小陷胸汤为代表。

药宜：黄连、法半夏、薤白、瓜蒌、桑叶、白芍、枳壳、降香、沉香、乌药、制香附、白芥子、莱菔子、玉竹、焦黄柏等。

病状之十一　走窜性疼痛

走窜性疼痛，即指疼痛游走不定，窜痛而移。外邪所致者，为风寒湿邪或风热湿邪侵袭；内伤者，主要为气结气乱无定。

其一，风寒湿邪侵袭

主要表现：四肢及关节疼痛，走窜不定，多在小关节及骨缝之间交替游走疼痛，时有肢麻或虫行感；恶寒，微热，舌淡暗或淡红，苔薄白或微腻，脉浮紧而弦。

治宜：祛风除湿、散寒通络，方以羌活胜湿汤为基础加减。

药宜：羌活、独活、防己、防风、威灵仙、藁本、白芷、海风藤、青风藤、鸡血藤、刺蒺藜、川芎、丹参等。

其二，风热湿邪侵袭

主要表现：全身或肢体、骨节酸痛，或热痛或灼痛，或关节、骨节红肿而痛，游走于上下肢不同关节或部位，舌暗红，苔黄腻，脉弦滑或弦数。

治宜：祛风通络、清热渗湿，方以宣痹汤为代表。

药宜：羌活、独活、防己、防风、炒知母、焦黄柏、桑枝、豨莶草、秦艽、海桐皮、络石藤、赤芍、丹皮等。

其三，气结气乱无定

主要表现：胀痛无定，游走窜痛，常发于胸腹、颈项，或气由下腹向上而冲至膻中、天突，或胁肋胀痛，窜痛，或气冲巅顶，烦躁不安，脉细弦或弦涩。

治宜：疏肝理气、平肝降逆、柔敛缓急，方以《医学统旨》之柴胡疏肝散为基础加减。

药宜：炒柴胡、桑叶、白芍、川芎、炙香附、枳壳、槟榔、乌梅、沉香、檀香、乌药、延胡索、郁金、丹皮、炒枣仁、五味子、石菖蒲、丹参等。

病状之十二　气机紊乱而痛

气机紊乱，或气滞而不行，或气虚而不运，或气乱而逆行，均可导致疼痛。治疗气机紊乱而痛者，总以调畅气机为主要治则，或理气、行气、破气通络止痛，或益气助运化而止痛。

至于气乱而逆，呈现疼痛游走不定之走窜性疼痛的诊治，请参上述"走窜性疼痛"之"气结气乱无定"。

其一，气虚而痛

主要表现：隐痛不已，或头晕头痛而空，或胸中气短而隐痛，或腹部隐痛，常兼神倦乏力，气短懒言，脉细弱等。

治宜：补气益脉、益气止痛，方以补中益气汤合四君子汤为代表。

药宜：人参、黄芪、白术、茯苓、甘草、枳壳、桔梗、炙升麻、枸杞等。

其二，气滞而痛

主要表现：胸腹、胁肋胀痛不已、胀满不适，或四肢肌肉、骨干胀痛而热，烦躁不安，脉弦等。

治宜：疏肝理气、行气破气、通络止痛，方以加味逍遥散为基础加减。

药宜：醋炒柴胡、桑叶、白芍、制香附、郁金、炒延胡索、枳壳、青皮、炒栀子、连翘、炒知母、丹参、丹皮等。

其三，肠腑气结而痛

主要表现：肠腑不通，腑气不降，结而郁阻，出现（肠粘连、肠梗阻、肠套叠等）腹痛而胀，或硬满不可触。

治宜：降气、破气、行气而通结开结解痛，方以枳实芍药散为主。

药宜：枳实、枳壳、厚朴、木香、降香、沉香、瓜蒌、郁金、延胡索、石菖蒲、白芥子、炒莱菔子、丹参、丹皮、玉竹。

病状之十三　脏腑疼痛

人以五脏为中心，主要分为五大功能系统。病变之时，五脏受累，疼痛由生，必然影响其相应的功能。故其治，应当调脏腑，祛内邪，畅气机，调气血，涤痰湿，散瘀血

一、心与小肠疼痛之治

心痛之病，即为心胸疼痛，也谓之为胸痹。心肺同居胸中，胸痹，尚包括肺气壅塞痹阻而痛之证。肺气壅塞痹阻而痛之证，请见本书相关内容。

其一，寒凝心脉痹阻

主要表现：心绞痛，甚则痛及上臂，气憋胸闷，面青灰或紫暗，脉弦紧或沉细。

治宜：温通开痹，急开胸痹，方以《伤寒六书》之回阳救急汤为主。

药宜：熟附子、肉桂、干姜、人参、白术、茯苓、陈皮、五味子、半夏；宜加用桂枝、薤白等。

其二，气滞血瘀并心脉痹阻

主要表现：心痛而兼胸部胀痛、刺痛难耐，憋闷烦躁。

治宜：活血化瘀、行气止痛，方以血府逐瘀汤为主。

药宜：桃仁、丹参、红花、当归、丹皮、赤芍、薤白、瓜蒌、桔梗、郁金、延胡索、合欢皮、石菖蒲、冰片等。

其三，气虚血瘀而心脉淤阻

主要表现：心痛而胸部刺痛，气憋难息，气短懒言，舌质淡暗，有瘀点瘀斑，脉细涩。

治宜：益气活血、通脉止痛，方以补阳还五汤为代表。

药宜：生黄芪、炙黄芪、丹参、当归、红花、丹参、薤白、瓜蒌、白术、枳壳等。

其四，痰淤阻滞心脉

主要表现：胸部憋闷发胀并刺痛，甚者胸痛彻背，不能安卧，舌暗，苔腻，脉弦涩。

治宜：涤痰化瘀、开痹通（胸）阳，方以瓜蒌薤白半夏汤为基础加减。

药宜：瓜蒌、薤白、法半夏、白酒、枳壳、丹参、蒲黄、丹皮、生三七等。

其五，心火移热小肠

主要表现：尿短赤、灼热涩痛，兼见心烦、尿赤、短黄，舌红苔黄燥，脉细数。

治宜：清心泻火、利尿通淋，方以导赤散为代表。

药宜：生地黄、木通、玄参、金银花、连翘、淡竹叶、紫花地丁、赤芍、丹皮等。

二、肝与胆疼痛之治

其一，肝气郁滞

主要表现：胁肋胀痛，烦躁易怒，面红目赤，口苦烦渴，大便干燥，尿短黄，舌红苔黄燥或腻，脉弦数。

治宜：疏肝解郁、理气止痛，方以逍遥散为代表。

药宜：桑叶、白芍、制香附、郁金、香橼、合欢皮、延胡索、枳壳、乌梅、槟榔、连翘、焦黄柏、赤芍、丹皮等。

其二，湿热内蕴而砂石瘀聚

主要表现：胁肋胀痛或绞痛，口苦，舌红苔黄腻，脉弦数或弦紧。

治宜：清热利湿、缓急止痛、排砂祛瘀，方以茵陈蒿汤为代表。

药宜：茵陈蒿、金钱草、海金沙、琥珀、桑叶、白芍、延胡索、乌梅、槟榔、败酱草、黄连、焦黄柏、滑石、赤芍、丹皮等。

其三，湿热蕴结肝胆

主要表现：胁肋胀痛或灼痛，身黄目黄如橘，尿黄，壮热，身黄尿黄，舌红苔腻，脉弦滑数。

治宜：清热渗湿、利胆退黄，以龙胆泻肝汤或茵陈蒿汤为代表。

药宜：茵陈、海金沙、金钱草、龙胆草、连翘、栀子、生地黄、泽泻、败酱草、黄柏、木通、赤芍、丹皮等。

其四，肝胃不和

主要表现：胁肋及胃脘胀痛、脘痞，嘈杂吞酸，口苦，嗳气。

治宜：疏肝理气、和胃降逆，以柴芍六君子汤合四逆散为主。

药宜：柴胡、白芍、枳实、厚朴、瓜蒌、郁金、白芥子、金钱草、炒知母等。

其五，肝阴不足

主要表现：胁肋隐痛而灼热，兼见目睛干涩，口干苦而燥，或手足、肌肉蠕动、瞤动，舌红苔少或少津，脉细数。

治宜：滋养肝阴、清热止痛，方以知柏地黄丸合杞菊地黄丸为主。

药宜：生地黄、山萸肉、丹皮、炒知母、黄柏、枸杞、桑叶、白芍、乌梅、五味子、菊花、玉竹、龟甲、鳖甲等。

其六，寒滞肝脉

主要表现：阴缩（外阴或阴茎紧缩内收）而冷痛，或巅顶疼痛而冷，胁肋部冷痛，面色青晦，干呕清涎，舌淡暗，脉弦紧或沉细。

治宜：温经散寒、行气缓急止痛，以《伤寒论》之吴茱萸汤或《景岳全书》之暖肝煎为代表。

药宜：吴茱萸、干姜、生姜、桂枝、小茴香、肉桂、桑枝、白芍、台乌、槟榔、沉香、川芎、当归、丹参等。

三、脾与胃疼痛之治

其一，中气不足

主要表现：胃脘隐隐而坠痛（内脏下坠），面色㿠白或无华，气短懒言，倦怠乏力，纳呆，舌淡，苔薄白，脉细弱。

治宜：补中益气、升阳举陷，以补中益气汤为主，辅以消食化滞之药。

药宜：人参、黄芪、白术、怀山药、枳壳、桔梗、炙升麻、焦山楂、炒谷芽、炒麦芽、砂仁等。

其二，脾胃虚寒

主要表现：胃脘及腹部冷痛，甚者绞痛而喜温喜按，便溏，甚则下利清谷，纳呆不食，舌淡暗，苔白或腻，脉沉细弱迟。

治宜：温阳散寒、益气健脾，以桂附理中汤为基础加减。

药宜：肉桂、附子、干姜、人参、白术、茯苓、炒扁豆、炒怀山药、法半夏等。

其三，寒邪直中胃脘

主要表现：腹痛急迫暴作，绞痛难耐，胃脘发凉，或呕吐，或泄泻清稀。

治宜：温中散寒，以理中汤为主。

药宜：干姜、白术、高良姜、胡椒、荜茇、荜澄茄、茯苓等。

其四，胃火炽盛而胃肠热结

主要表现：胃脘及腹部疼痛而胀，或胃脘痞满发硬，燥实内结。

治宜：泻下通里、泻热外出，方宜承气汤类。

药宜：枳实、厚朴、芒硝、大黄、木香、赤芍、知母、郁李仁、火麻仁等。

其五，胃阴不足

主要表现：胃脘及食道灼痛隐隐，口燥咽干，嘈杂善饥，大便干结，舌红，苔薄少津，脉细数。

治宜：养阴益胃、清除虚火、和中止痛，方以一贯煎为代表。

药宜：沙参、麦冬、玉竹、白芷、炒知母、当归、生地黄、丹皮、粉葛等。

四、肺与大肠疼痛之治

其一，热邪壅肺

主要表现：胸痛而热，若火烤炙，咳嗽而气喘难定，甚者鼻扇，呼气如灼，口干而渴，咽红肿痛，舌红苔黄，脉数或滑数。

治宜：清热泻肺、宣肃肺气、止咳平喘，方以泻白散为代表。

药宜：桑白皮、黄芩、生石膏、杏仁、金银花、连翘、玄参、射干、赤芍、丹皮、薤白等。

其二，痰热壅肺

主要表现：胸痛而灼热撑胀，胸闷，高热，咳嗽而咯痰黄稠，量多，甚者痰色如脓血铁锈且腥臭，胸痛，胸闷，气喘息粗，甚者鼻翼扇动，舌红苔黄腻，脉滑数。

治宜：清热涤痰、清肺止咳平喘，方宜《古今医鉴》清金降火汤，或以苇茎汤合泻白散。

药宜：川贝母、瓜蒌、苇茎、桑白皮、鱼腥草、炒黄芩、京半夏、薏苡仁、冬瓜仁、炒知母、连翘、炒栀子、赤芍、丹参、丹皮等。

其三，寒饮停肺

主要表现：胸痛胸痞而咳喘不止，呼吸急迫，气喘难续，肺部胸中水饮声响，面色青晦，不能平卧，或伴恶寒发热，身痛，无汗，或身体浮肿，头面四肢为甚，舌暗或淡暗，苔白滑，脉弦滑，或脉浮紧。

治宜：温肺化饮，方以小青龙汤为主。

药宜：麻黄、白芷、细辛、干姜、桂枝、五味子、半夏、甘草。

其四，肺阴亏虚（甚者肺肾阴亏）

主要表现：胸部隐痛而灼热，干咳无痰，或痰中带血，甚则咯血，兼现颧红或淡红如妆，低热不已，午后潮热，入夜骨蒸潮热，盗汗，五心烦热，口干舌燥，舌红少苔、无津或光红无苔，脉细数。

治宜：滋养肺肾之阴而清热止痛，以百合固金汤或知柏地黄丸为主。

药宜：生地黄、山萸肉、丹皮、炒知母、黄柏、地骨皮、百合、白果、玉竹、天冬、麦冬、芦根、沙参、芦根、天花粉、白芍、龟甲、鳖甲等。

其五，肺肾气虚

主要表现：胸痛而呼多吸少，喘促不宁，胸部憋闷，夜不能卧，端坐呼吸，身倦乏力，腰膝酸软，面青灰或㿠白，舌淡暗，苔薄白，脉沉细弱。

治宜：补肺益气、补肾纳气、降气平喘，方以《博济方》之人参蛤蚧散为主。

药宜：蛤蚧、人参、贝母、炒知母、茯苓、桑白皮、杏仁、黄芪、丹参、薤白、熟地黄、生地黄、山萸肉等。

其六，大肠湿热

主要表现：腹痛灼热而里急后重，发热，便泻脓血下痢，或暴注泄泻，色黄臭秽，肛门灼热而痛，小便短赤，舌暗红或红绛，苔黄腻，脉滑数或弦数。

治宜：清热解毒、化湿渗湿、缓急止痛，方以芍药汤或白头翁汤为基础加减。

药宜：黄芩、黄连、黄柏、白芍、白头翁、秦皮、槟榔、木香、金钱草、赤芍、丹皮等。

五、肾与膀胱疼痛之治

其一，湿热蕴结下焦（肾与膀胱）

主要表现：腰部及少腹疼痛、酸胀而灼热，尿短黄或赤而涩痛，甚者尿中带血，舌红或暗红或红绛，苔黄腻，脉弦数或弦滑数。

治宜：清热渗湿解毒、渗利通淋，方以二妙散为基础加减。

药宜：生地黄、车前子、瞿麦、萹蓄、紫花地丁、焦黄柏、滑石、木通、茯苓、连翘、炒栀子、大黄、赤芍、丹皮等。

其二，湿热内蕴而砂石瘀聚下焦

主要表现：腰部酸胀而绞痛，尿短黄灼热、淋沥不畅而涩痛，甚者尿中带血，或裹夹砂石，舌暗红或红绛，苔黄腻，脉弦涩或弦数。

治宜：清热利湿、利尿通淋、排砂祛瘀、缓急止痛，方以八正散为主。

药宜：海金沙、金钱草、瞿麦、紫花地丁、滑石、炒栀子、琥珀、白芍、延胡索、乌梅、槟榔、生地黄、焦黄柏、茯苓、槟榔、赤芍、丹皮等。

其三，肾虚并中气不足

主要表现：肾下垂而腰部隐痛、胀痛、坠痛，常伴尿清长，腰膝酸软。

治宜：补中益气、升阳举陷为主，辅以壮腰健肾，方以补中益气汤为基础加减。

药宜：黄芪、人参、升麻、柴胡、橘皮、当归身、白术、炙甘草，熟地黄、生地黄、山萸肉、泽泻、续断、杜仲、海螵蛸等。

其四，肾虚（冲任不足）而胞宫虚弱并中气不足

主要表现：子宫下垂而少腹隐痛坠痛或兼腰部隐痛而坠，少气懒言，面色㿠白或萎黄无华，常兼月经异常，或经行先期，或淋沥不止。

治宜：补中益气、升阳举陷，辅以调经养血、滋养胞宫，方以补中益气汤合当归四物汤加减。

药宜：黄芪、人参、升麻、柴胡、橘皮、当归身、白芍、白术、益母草、枸杞、丹参、炒艾叶、阿胶珠、白及、炙甘草等。

病状之十四　骨骼疼痛

骨骼疼痛是指骨干、骨节及关节疼痛，也谓之为骨痹。本类疼痛，多与周身、四肢、肌肉疼痛等相关。此处，仅侧重探讨骨骼本身的病状为主的疼痛。其他相关的疼痛，请参见相关部分的内容。

骨骼疼痛，多为寒湿凝滞、湿热壅阻、气滞郁热、肾虚失养等所致。其治，主要为养骨、补骨、壮骨、清邪。

一、骨中冷痛

骨中冷痛，多为阳虚而寒湿痹阻或风寒湿凝滞骨节。

其一，阳虚而寒湿痹阻骨中

主要表现：骨干或骨节冷痛麻木，僵滞不利，甚者冰冷之感由骨髓而出，或骨节肿大僵硬，皮色不变或微苍白，舌暗或青紫，脉沉紧或沉迟、细弱。

治宜：温阳散寒、强筋壮骨、通痹止痛，方以当归四物汤为基础加减。

药宜：川附片、干姜、肉桂、当归、熟地黄、生地黄、山萸肉、白芍、独活、五加皮、千年健、木瓜、细辛、川芎等。

其二，风寒湿凝滞骨节

主要表现：关节、骨节冷痛较甚，僵滞不举，转侧不利，舌暗苔白，脉沉迟或细弦。

治宜：祛风除湿、温经散寒、强筋健骨，方以独活寄生汤为主。

药宜：桑寄生、杜仲、牛膝、独活、羌活、威灵仙、防己、干姜、肉桂、海风藤、五加皮、千年健、木瓜、熟地黄、生地黄、山萸肉。

二、骨中热痛

骨中热痛者，其热自骨中发出，轻重不一，虚实有别，治各不同。实邪为患者，为湿热蕴结，严重者骨节、关节红肿疼痛，或气郁热积，骨干有热感；虚热为患者，多为阴虚而热，甚者骨蒸潮热而痛。

其一，湿热蕴结

主要表现：骨节、关节疼痛而热，不能转动，甚者关节发烫或发热，关节红肿疼痛，舌红或暗红，苔黄腻，脉滑数或弦滑数。

治宜：清热除湿、凉血清热解毒、消瘀散肿，方以当归拈痛汤或宣痹汤为代表加减。

药宜：炒知母、焦黄柏、滑石、桑枝、豨莶草、秦艽、海桐皮、络石藤、羌活、威灵仙、防己、防风、藁本、白芷、赤芍、丹皮。

其二，气郁热积

主要表现：骨干胀痛而热，时有烘热阵作，或手足心烘热，烦躁易怒，情志不畅则四肢胀痛而不适，胁肋不适，口苦，舌暗或暗红，脉弦数。

治宜：理气通络、清热止痛，方以金铃子散为基础加减。

药宜：金铃子、延胡索、枳实、丝瓜络、桑枝、秦艽、白芍、郁金、制香附、炒知母、丹皮、赤芍等。

其三，阴虚火旺

主要表现：肢体骨干如热蒸腾，潮热而至，常伴灼热酸痛，身形瘦羸，腰膝酸软，舌红或光红，少苔或无苔，脉细数，或细弱、微数。

治宜：滋阴补肾、强筋壮骨、除热止痛，方以《丹溪心法》之大补阴丸为主。

药宜：熟地黄、生地黄、龟甲、鳖甲、焦黄柏、炒知母、地骨皮、秦艽、麦冬、玉竹、白芍、赤芍、丹皮等。

三、骨中空虚而痛

骨中空虚而痛者，骨髓不充，骨中空虚，骨干及主要关节萎软无力而痛。主要见于肾虚不养或气血亏耗较重之证。

其一，肾虚不养

主要表现：骨节隐痛，骨节纤细，骨软冷痛不举，腰膝酸软，神疲乏力，阳痿遗精，经少或闭经，舌淡或淡暗，脉沉细弱。

治宜：补益肾精、阴阳双补，方以《圣济总录》之地黄饮子为主。

药宜：熟地黄、生地黄、山萸肉、泽泻、龟甲、鳖甲、巴戟天、肉苁蓉、续断、金毛狗脊、附子、五味子、肉桂、炒知母、秦艽、麦冬、玉竹、白芍、丹参、丹皮、桑枝等。

其二，气血亏耗

主要表现：关节发软而隐痛，四肢无力，常遇劳累或动作之时则加剧，不胜风邪，常易外感，倦怠乏力，面色萎黄或㿠白无泽，舌淡白，脉细弱无力。

治宜：气血双补、充养经脉，方以人参养荣汤为主。

药宜：当归、熟地黄、枸杞、丹参、人参、黄芪、杜仲、续断、当归、白术、白芍、防风、大枣、炙甘草等。

病状之十五　肌肉皮肤疼痛

肌肉皮肤之痛，可随他病见之于周身痛、四肢痛等，也可单独出现，谓之皮痹、肌痹。本处所探讨者，主要为肌肉皮肤之痛单独出现时的诊治。其主要表现，有热痛或灼痛，冷痛或麻木痛，走窜痛，刺痛。

一、热痛或灼痛

肌肉皮肤热痛或灼痛，主要为风湿热邪蕴结、火热积聚。

其一，风热湿邪蕴结

主要表现：肌肉皮肤热痛或灼痛，或条索状或块片状而痛，局部触之有热感，但无皮色变化，常伴有尿黄，舌红，苔黄腻，脉弦滑数。

治宜：清热除湿、凉血止痛，方以当归拈痛汤为基础加减。

药宜：炒知母、焦黄柏、滑石、秦艽、海桐皮、络石藤、威灵仙、防己、防风、藁本、白芷、赤芍、丹皮等。

其二，火热积聚

主要表现：肌肉皮肤热痛或灼痛，多呈点状、片状，痛处触之拒按、痛剧而热感明显，皮色微红或红赤，常伴便秘、尿短黄，舌红，苔黄燥，脉弦数。

治宜：清热解毒、凉血消瘀止痛，方以龙胆泻肝汤合身痛逐瘀汤为基础加减。

药宜：生地黄、龙胆草、连翘、玄参、焦黄柏、炒知母、防风、藁本、白芷、赤芍、丹皮、茜草、水牛角末、玉竹等。

二、冷痛或麻木痛

肌肉皮肤冷痛或麻木痛，多为风寒湿邪凝滞、寒邪凝滞和痰湿阻络。

其一，风寒湿邪凝滞

主要表现：肌肉皮肤冷痛或麻木，常感酸痛而伴收引、紧缩或掣痛感，舌淡或淡红，苔薄白、微腻，脉浮紧，或弦紧，或迟。

治宜：祛风散寒、祛湿通络，方以羌活胜湿汤为基础加减。

药宜：独活、羌活、防己、防风、藁本、白芷、白芍、五加皮、木瓜、川芎、乌梢蛇等。

其二，寒邪凝滞局部

主要表现：肌肉皮肤冷痛而僵滞或硬，或冷而发麻，常感畏寒，舌淡暗，苔薄白，脉沉迟或紧。

治宜：温经散寒、通络止痛，方以独活寄生汤为基础加减。

药宜：干姜、肉桂、桂枝、桑寄生、独活、羌活、细辛、防己、防风、白芷、五加皮、川芎等。

其三，痰湿阻络皮痹

主要表现：肌肉皮肤发紧而麻木疼痛，肌肤逐渐僵滞发硬，皮肤表面纹理变浅或消失而光滑，触之弹性降低如皮革，患者对触诊感觉迟钝，舌淡暗，苔白微腻，脉弦紧。

治宜：涤痰化湿、通络除痹，方以桑枝饮合涤痰汤为基础加减。

药宜：桑枝、羌活、威灵仙、防己、防风、藁本、白芷、海风藤、昆明山海棠、浙贝母、白芥子、莱菔子、丹参、川芎等。

三、走窜痛

肌肉皮肤之中有如蚁行，或虫咬，或风刮而麻酥，走窜而痛，是为风邪为患。风邪外袭，或内风为患，均可出现此状。

其一，风邪外袭

主要表现：肌肤走窜而痛，伴有蚁行、虫咬感，多在肌肤浅层，常伴恶风或恶寒，脉浮紧。

治宜：疏风解表、调和营卫、缓急止痛，以桂枝汤合羌活胜湿汤为基础加减。

药宜：桑叶、桂枝、白芍、防风、防己、羌活、藁本、白芷、粉葛、刺蒺藜等。

其二，内风为患

主要表现：肌肤内外走窜而痛，伴有蚁行、虫咬感，或风刮而麻酥，或兼肌肉瞤动、肢体震颤、麻木等，脉弦。

治宜：息风止痉、缓急止痛，方以天麻钩藤饮为基础加减。

药宜：桑叶、白芍、槟榔、延胡索、制香附、明天麻、地龙、全蝎、蜈蚣、僵蚕等。

四、刺痛

肌肉皮肤刺痛而部位固定，是为瘀血停滞。常伴皮肤干燥，皮色青紫，或有瘀斑瘀点，或肌肤甲错。治宜活血化瘀、通脉止痛，药宜桃仁、红花、丹参、丹皮、乳香、没药、姜黄、蒲黄、莪术、刘寄奴等。

五、痒痛

肌肉皮肤发痒而痛者，多为风邪为患之过敏性疾病。痒为风邪侵袭之主要表现，痒而疼痛者，或夹湿或夹瘀。

肌肤瘙痒而风邪夹湿者，常现湿疹，肌肤潮湿或糜烂；肌肤瘙痒而风邪夹瘀者，常现肤痒瘀斑刺痛，或舌暗而有瘀点。

治疗过敏性肌肤痒痛，总以祛风止痒为主，药宜防风、荆芥、藁本、白芷、白鲜皮、刺蒺藜等。风邪夹湿者，宜加苦参、蛇床子、地肤子等；风邪夹瘀者，宜加丹参、丹皮、紫草。

病状之十六　神经疼痛

疼痛之中，最难忍受而且痛势剧烈严重者，是为深部筋脉之痛，也为神经本身的病变而痛。深部筋脉或神经病变而痛，其痛势剧烈，持续难断，多呈放射状疼痛、掣痛、灼痛、刺痛等。在前述各种疼痛病状之中，较为严重者，多有神经疼痛。故此，对其治疗，可在前述各种治疗之中，注意合理、稳妥地使用具有一定毒性的药物，"以毒攻毒"而治之。

在此，简要讨论两种常见之神经疼痛之病状。

其一，坐骨神经痛

主要表现：腰痛并腰骶部疼痛，由环跳穴及其以下呈放射状刺痛，痛及下肢，或烧灼痛。

治宜：清热解毒、泻火通络、凉血化瘀，方以龙胆泻肝汤为主。

药宜：龙胆草、桑枝、豨莶草、秦艽、海桐皮、络石藤、生地黄、泽泻、赤芍、丹参、丹皮、连翘、焦黄柏、炒知母、露蜂房、防风、白芷。

其二，三叉神经痛

主要表现：由牙床、腮部、耳根疼痛向上入脑，痛势剧烈，如火烧烤炙而灼痛难耐，刺痛，多兼现火邪灼经之证而烦躁难安，便秘，尿短黄。

治宜：清热泻火、解毒止痉，方以当归拈痛汤为基础加减。

药宜：生地黄、泽泻、炒知母、当归、马钱子、露蜂房、黄连、黄柏、连翘、龙胆草、豨莶草、赤芍、丹参、丹皮、全蝎、蜈蚣、冰片等。

使用时，当尽量从简选用药物，小剂量开始。神经疼痛剧烈之时，可用雪上一枝蒿，以土碗之粗糙底部为臼，用少量清水研末成汁，蘸搽疼痛处。

第三节 验案举隅

【验案五】骨痹（强直性脊柱炎）疼痛

强某，男，32 岁，彝族，已婚，公路公司经理。

一、初诊概况

时间：2004 年 4 月 11 日

主要病状： 大椎穴下至腰部脊柱疼痛五年，僵滞发硬，逐渐不能转侧。已经确诊为强直性脊柱炎。经多方治疗，罔效。

诊察得知： 其形体肥胖，腰背部僵硬冷痛，肌肉发紧呈条索状，触之冰凉；上肢抬举也受限，行走、坐立均挺腰、挺胸而不能转侧；面容痛苦，紧张而烦躁，夜寐不安；无恶寒发热等症；舌淡暗，苔薄白而微腻，脉弦紧。

医者分析： 此为骨痹、肌痹无疑。综合而言，其属寒滞经脉，日久骨痹、筋痹。加之其为一年轻的高级管理人员，心性较强，得此顽疾，心中不舒，情志不畅而气机郁滞。除烦躁不安外，肌肉发紧而呈条索状，也为气机凝滞不畅。治其病，当温经散寒、除湿通络，尚需调畅气机，通其阻滞。

主要病因病机及诊断： 其或因野外工作，感受寒湿之邪，痹阻日久不愈，寒滞经脉日深而骨痹、筋痹。因其虽年轻但居一定职业高位，心性较强，遇此痼疾，情志不畅而气机郁滞。寒凝则痛，气滞则疼痛加剧。诊为骨痹、肌痹，证属寒湿凝滞经脉、筋骨不利、气机郁滞。

治宜： 温经散寒、除湿通络、强筋健骨，辅以理气行气。方以自拟桑枝饮加减。

处方： 熟附片 20g，干姜 10g，桑枝 18g，桂枝 15g，鸡血藤 15g，海风藤 15g，枳实 12g，制香附 15g，独活 12g，羌活 10g，威灵仙 12g，防己 10g，藁本 10g，白芷 10g，川芎 10g，丹参 30g，当归 15g，熟地黄 16g，杜仲 15g，生甘草 5g。

医嘱： 服 6 剂，再诊；忌食辛辣、酸冷、鱼腥。

方解： 温经散寒：熟附片、干姜、桑枝、桂枝、独活、羌活。

除湿通络：鸡血藤、海风藤、威灵仙、防己、藁本、白芷。

强筋健骨：熟地黄、杜仲、川芎、丹参、当归。

理气行气：枳实、制香附、川芎协用。用此三药，以助通络止痛。用枳实，以其理气、行气、破气之力，助通络；用制香附，行气，入血通痹开闭；用川芎，以其辛散走窜、活血祛瘀之力，通行淤阻之经脉。

二、诊治进程及其变化

二周后，二诊：

主要病状：服药后，脊柱疼痛有所缓解但仍痛，僵滞发硬稍微减缓，头颈部转动稍显灵活。腰背部触之冰凉感减轻，肌肉发紧减缓，渐有弹性，已无明显的条索状发硬；情绪稍显平缓，夜寐改善；时有倦怠疲乏；舌淡暗，苔薄白，脉弦。

调治简况：寒滞经脉已渐缓解，筋骨不利有所疏通，气机郁滞渐开。当续守前方，略作调整：寒邪减缓，去干姜、羌活，桂枝减为10g；因其倦怠乏力，加生黄芪15g；另加白芍15g，加大缓急止痛之力。续服6剂，再诊。

又二周后，三诊：

主要病状：服前12剂方药后，骨痹、肌痹基本消除。

脊柱疼痛基本消除，僵滞发硬明显改善，头颈部已可正常转动，微感腰背部发软无力，抬举、转侧无力。恐其再发，也不敢用力；腰背部冰凉感消除，时有冷感，肌肉已无发紧，稍显弹性下降而无力，触之已无发硬的条索；情绪正常，嬉笑自如，夜寐正常；舌淡红，苔薄白，脉弦缓、微弱。

调治简况：骨痹、肌痹基本消除，惟久病，筋骨萎弱不用而软。当续守前二方之主旨，加减调整用药，制成膏剂，守服一月。

调整用药：去熟附片、桂枝、海风藤、防己、川芎、制香附；枳实改枳壳10g，加苏条参15g，炒枣仁15g，五味子15g，枸杞15g。

以10剂药之量，制成膏方，续服一月，随诊。

45天后，随访：诸症均已消除，能正常游泳而身无痛。

三、诊治难点及特点

患者寒滞经脉诸症，应属较为顽固而难愈者。虽年轻，却已起病五年，经多方诊治而罔效。细究其前治之方药，多以大温、大热、大补肾阳之剂而治之。

笔者诊治其病，综合考虑，辨病为骨痹、肌痹，辨证属寒湿凝滞经脉、筋骨不利、气机郁滞。以温经散寒、除湿通络、强筋健骨，辅以理气行气之法治疗，经一个月左右，骨痹、肌痹基本消除；续服膏方一月余，病痊愈。

笔者治其病之要，既用温经散寒、除湿通络、强筋健骨之品，但不专用大温、大热、大补肾阳之药；同时，兼顾调其气机，舒其筋骨。

【验案六】鹤膝风并全身疼痛

宗某，女，41岁，汉族，已婚，个体工商户。

一、初诊概况

时间：2011 年 2 月 12 日

主要病状：身痛及膝关节肿痛已八年，久治罔效，已举债 20 余万元人民币治病。不得已，春节刚过，专程由湖南某市到昆明求治。

诊察得知：其周身疼痛、两肩背部及四肢肌肉疼痛，或酸痛，或麻木痛，或掣痛，左胁肋部时有灼痛或胀痛；双膝肿胀如鹤膝，膝关节囊积液，髌骨上缘之上 10cm 至下缘以下 15cm、侧后至膝关节弯曲部肿胀，红紫，夜间痛甚，触之痛剧而手感热；行走微滞不利索而发软，双膝分开而不能合拢；夜寐不安，大便稀溏，尿黄，舌淡红微暗，苔薄白微腻，脉弦紧微数。现已无恶寒发热诸症。

细问而知：其起病之前和初起之时，为当地梅雨之际，久在野外劳作，多次栉风沐雨，渐感周身不适而病。出现如是表现，已经八年。

医者分析：该患者，主要为风寒湿痹无疑，且有膝部肿痛，应为风寒湿痹并鹤膝风（骨痹）。久病，心中焦虑，情志不畅，肝气不舒，郁热积于肝经，故在肝经之野，胁肋部灼痛或胀痛。

主要病因病机及诊断：其病，因其所居之地潮湿且受寒湿，风寒湿之邪侵扰人体，痹阻经脉，故全身疼痛，现已无恶寒发热诸症，是为其病日久，已均入里而病，经脉、筋骨之病为甚；病久，情志不畅，肝气不舒，气滞郁热，积于肝经，故在肝经之野之胁肋部，出现灼痛或胀痛，且夜寐不安。痹病日久，经脉气血受阻受损，经脉、筋骨失于濡养，膝部受损，肾精不足而骨软，正虚与邪实互动，结滞于膝部，故膝关节肿胀、积液而渐化热；湿滞日久，痰湿渐成，血行受阻，痰瘀互结，故膝关节肿胀而积液。其病机关键为：风寒湿邪阻络，局部湿阻化热而寒热错杂，以寒为主；肾精不足，痰瘀互结，虚实夹杂，以实为主。

因此，其病应为风寒湿痹、鹤膝风（骨痹）；其证为风寒湿邪阻络，肾精不足，痰瘀互结（寒热错杂，以寒为主；虚实夹杂，以实为主）。

治宜：攻补兼施、祛风散寒、除湿通络、强筋壮骨、涤痰破瘀（消肿），兼以理气、清热。

处方：独活 12g，桑枝 18g，海风藤 15g，生地黄 16g，山萸肉 15g，泽泻 10g，杜仲 10g，炒知母 15g，焦黄柏 10g，金钱草 15g，防风 15g，藁本 10g，白芷 10g，郁金 15g，炒延胡索 15g，炒枣仁 15g，忍冬藤 15g，生黄芪 15g，枳实 10g，桔梗 8g，炙升麻 6g，莪术 10g，丹参 30g，皂角刺 15g，路路通 15g，全蝎 10g，浙贝母 15g，生甘草 5g。

医嘱：服 4 剂，再诊；忌酸冷、鱼腥、辛辣之味；注意保暖，不涉冰寒之事。

方解：祛风散寒：独活、防风、藁本、白芷、全蝎。

除湿通络：桑枝、海风藤、独活、忍冬藤、枳实。

强筋壮骨：生地黄、山萸肉、泽泻、杜仲。

理气活血（安神）：生黄芪、桔梗、炙升麻、枳实、丹参、郁金、炒延胡索、炒枣仁。

涤痰破瘀（消肿）：莪术、丹参、皂角刺、路路通、浙贝母。

清热渗湿：焦黄柏、金钱草、炒知母。

二、诊治进程及其变化

一周后，二诊：

主要病状：身痛、膝肿均有所减缓，但仍身痛，麻木痛及掣痛减缓；膝虽肿，但红紫色稍减淡，触之热感减轻。余症如初诊时。

调治简况：服前诊方药，已初步显效，说明方证对应，当守方续服。再进 4 剂，再诊。

又一周后，三诊：

主要病状：周身疼痛明显减缓，两肩背部及四肢肌肉疼痛减轻，但夜间疼痛较为明显，但仅以酸痛为主，已无麻木痛或掣痛；双膝肿胀明显减缓、消瘦，皮色已无红紫而仅呈微红，触之积液减少，已无热感；渐可行走但微滞发软，夜寐渐安；口干，大便正常而微干；舌淡红，苔薄白，脉弦。

调治简况：据现病状可知，其病已得到明显改善。在其疼痛减缓之时，夜间疼痛仍明显，且口干，大便渐干，说明其寒邪渐散，当减用温热之药。守前方，调整药物续治。

减药：因已无麻木痛或掣痛，去全蝎；因寒邪渐散，去海风藤、白芷。

加药：因夜间疼痛，加秦艽 12g；为加大涤痰化瘀消肿之力，加白芥子 15g，三棱 10g。

续服 8 剂，再诊。

二周后，四诊：

主要病状：已无明显的周身疼痛和四肢肌肉疼痛，两肩背部疼痛减轻但以骨节疼痛为明显，已无明显的夜间疼痛；双膝肿胀明显减缓，外感基本正常，无明显肿胀，皮色正常而无发红，触之仍有少量积液，但仍感膝部隐痛而软；行走正常，双膝自然分合；胁肋疼痛已消，夜寐复常，二便正常；倦怠乏力，舌淡红，苔薄白，脉弦缓。

调治简况：据此时之状可知，其风寒湿痹基本消除，故周身及肌肉疼痛明显消减，但骨节、关节部位仍疼痛且发软，说明其骨痹仍存；此时，尚有倦怠乏力之感。二者相合，说明久病，肾精亏虚而尚未充，气血亏耗而不足。

当以前诊方药为基础，守方之主旨，调整药味，以充肾精、益气血而强筋壮骨。

减药：因风寒湿痹基本消除，去独活、秦艽、忍冬藤、防风、藁本、炒知母；因夜寐已安，胁肋已无痛，去炒枣仁、郁金；因膝肿基本消除，关节腔积液减少，去三棱。枳实改为枳壳。

加药：为加大调养气血之力，加苏条参 15g，怀山药 15g，枸杞 15g；为增强强筋壮骨之效，加续断 15g，补骨脂 15g。

续服 10 剂，再诊。

三周后，五诊：

主要病状：其告曰：诸症已消，已无疼痛。仅在劳累时，感到体力稍差。将于近日返回原籍。

诊察得知：原患各部疼痛已消；双膝外形正常，触之已无积液，髌骨韧带稍硬。余无不适。

调治简况：至此，历时近二月，服药 26 剂，其所患风寒湿痹及骨痹已痊愈。惟久病，气血亏虚较甚，体力恢复尚需时日。嘱其注意休息，可适量服用补中益气丸二周而止。

三、诊治难点及特点

该患者患鹤膝风之病，风寒湿痹与骨痹同现，且日久而深，实为罕见。

其人久处较为潮湿之地，又复感风寒湿邪，痹阻经脉，全身疼痛及膝部肿痛八年，是为经脉、筋骨之病为甚。综合辨之，其病应为风寒湿痹、鹤膝风（骨痹）；证属风寒湿邪阻络，局部湿阻化热而寒热错杂，以寒为主；肾精不足，痰瘀互结，虚实夹杂，以实为主。

其治，当攻补兼施，散寒除热，通络止痛；不宜大热、大温、大补，也不可大寒、大清。经过初诊、二诊、三诊之治，其邪实之证渐消，邪退正虚之象较为明显，则以补益为主而治之，终获佳效。

所幸者，其骨痹，虽为膝关节疼痛、红肿、积液，行动不利而诊为鹤膝风（骨痹），但其尚为膝部骨性炎变、筋膜肿胀而无骨组织的畸形或增生，故其治，获效也较佳。

用药之中，理气活血（安神）一组的用药，生黄芪、桔梗、炙升麻、枳实、郁金、炒延胡索、炒枣仁合用，有特殊考虑。其中，理气之品，用升提行散之桔梗、炙升麻，也用行气通气降气之枳实，升降相因而理气；以益气之生黄芪相携，加强桔梗、炙升麻、枳实共同理气之效。佐以活血、疏肝、缓急、止痛之丹参、郁金、炒延胡索、炒枣仁，以增强理气活血安神之功。

【验案七】术后肠粘连而肠结疼痛

张某，男，35 岁，汉族，已婚，公务员。

一、初诊概况

时间：1999 年 3 月 6 日

主要病状： 三月前，因急性阑尾炎穿孔而行手术治疗。术后，因伤口感染，腹部脓肿，再次开腹清创。其后，伤口逐渐愈合，但腹痛不已。已确诊为肠粘连。

诊察得知： 其人形体消瘦；腹痛，或胀痛，或掣痛、绞痛，无肠鸣，大便难解但多稀溏，偶尔排便，腹痛更甚，冷汗淋漓；痛甚之时，饮食即吐。行走、坐立时，不由自主地身往前倾以护腹；触其腹部，腹胀而满，发紧发硬，触之痛甚；面色青晦无华，面容痛苦；舌暗红，舌面有瘀点瘀斑，苔黄腻，脉沉而弦涩。

医者分析： 该患者，病因两次腹部手术而起。目前病状，诊为肠结不难，全因肠粘连所致，且其粘连程度不轻；其证之关键为痰瘀互结，是为特殊之处。

主要病因病机及诊断： 其病，因两次开腹手术，肠间筋膜受损而粘连，筋膜挛缩而拘急，引致肠腑气机闭阻，肠腑不通，腑气不降，结而郁阻，不通则痛；筋膜挛急而牵拉，肠腑气闭而撑胀，故疼痛出现胀痛、掣痛、绞痛之状；肠腑不通，水湿水谷运化失常，故大便稀溏而难排。气结日久，水湿凝炼成痰，血行不畅而成瘀，痰瘀互结而疼痛更甚。

据此，诊其病为肠结（肠粘连），其证为气机郁闭、肠腑不通、痰瘀互结。

治宜：治当降气、破气、行气，通结开闭止痛，涤痰化瘀。方以枳实芍药散为主。

处方：枳实12g，厚朴10g，木香3g，降香8g，沉香6g，瓜蒌15g，生黄芪15g，延胡索15g，石菖蒲3g，茯苓18g，浙贝母15g，白芥子15g，炒莱菔子12g，丹参30g，川芎10g，丹皮12g。

医嘱：服4剂，再诊。每剂药煎煮5次，每次煎出100mL，混匀后服。因肠腑不通，服药一次不可量大，一日服六次，每次不宜超过50mL。故，每剂方药约服两天。

方解：降气、破气、行气：枳实、厚朴、木香、降香、沉香、生黄芪。

通结开闭止痛：枳实、厚朴、木香、降香、沉香、瓜蒌、延胡索、石菖蒲。

涤痰化瘀：茯苓、浙贝母、白芥子、炒莱菔子、丹参、川芎、丹皮。

二、诊治进程及其变化

一周后，二诊：

主要病状：服药后，腹痛减缓，已无明显的掣痛、绞痛，时有胀痛，时有肠鸣或呃逆，矢气增多，但大便仍较难解，时可排便，但有排便不爽之感；行走、坐立时，已无明显的身往前倾；腹部触诊，已无明显腹胀满，已不紧硬，触之稍显紧张，但已无疼痛；面色转润，已无痛苦面容，舌面瘀点瘀斑减淡，部分消失，苔薄黄腻，脉弦涩。

调治简况：此时，其肠结得到缓解，肠腑郁闭之气机渐得开启，肠腑渐通但未复常，痰瘀互结渐化。故，当守前方，加减药物续治。

减药：因已无明显的掣痛、绞痛，去沉香，枳实用量调为10g；因瘀血渐散，丹参用量调为20g。

加药：久病体虚，脾胃失健，加苏条参15g，以健脾胃；肠鸣活跃，排便不爽，加黄连10g，白芍15g，与木香相合，缓急止痛，畅气通便。

医嘱：服6剂，再诊。服法同前诊。

二周后，三诊：

主要病状：腹痛已消，肠鸣或呃逆明显减少，大便已通畅，但仍稀溏；纳呆不食，食后腹微胀，神疲乏力；行走、坐立时，身体直立，活动自如；触诊腹部已无紧硬而恢复柔软；面色转常但无华，舌淡红，舌面无瘀点瘀斑，苔薄白腻，脉弦缓。

调治简况：此时，其肠结之病已消，肠腑气机复常，痰湿瘀血已散。惟病久，且为肠结，水湿水谷受纳腐熟及运化失健，气血生化乏源，故脾胃虚弱，气血不足，当续调治。

调整方药：以健脾益气、调养气血而调养。

苏条参15g，生黄芪15g，枳壳12g，厚朴10g，桔梗8g，炙升麻5g，瓜蒌15g，怀山药15g，茯苓18g，法半夏10g，砂仁3g，焦山楂15g，丹参15g，枸杞子15g，甘草5g。

服4剂，随诊。

一月后，随访：其肠结之病未再出现，饮食复常，身体康复。

三、诊治难点及特点

该患者为较典型的手术后肠粘连引致的肠结而痛，其证之关键在于痰瘀互结。

手术后肠粘连引致肠结，主因腹部肠间筋膜受损而粘连，筋膜挛缩而拘急，引致肠腑气机闭阻、结滞而郁阻疼痛。

该患者除有一般的气机阻滞而痛的胀痛之外，尚有掣痛、绞痛，是因其气阻，痰瘀互结而筋膜挛急牵拉较甚。故其治，当降气、破气、行气，通结开闭止痛，涤痰化瘀。经治，服药 8 剂，其腹痛已消，腹部已柔软复常，肠结之病已消，肠腑气机复常，痰湿瘀血已散。惟肠结病久，水湿水谷受纳腐熟及运化失健，气血生化乏源而显脾胃虚弱、气血不足之证。特以健脾益气、调养气血方药继续调治，身体康复。

笔者处方用药时，不是简单地以降气、破气、行气之方药通结开闭止痛，而是在该组用药之中，加用益气之生黄芪。其意在于，该患者因久病疼痛，气机结滞不行，也有气虚不运之虞，故加用益气之生黄芪，以助气机畅行。

在服药方法上，考虑到其病为肠腑不通，一次服药过多，肠腑不易受纳，故以每剂药煎煮 5 次后，混匀服用。控制每次服药之量，改变一般的每日三次之惯例，一日服六次，每次不宜超过 50mL，以图肠腑逐步接受药剂，以助疗效。

【验案八】牙痛及三叉神经痛

柳某，女，49 岁，汉族，已婚，公务员。

一、初诊概况

时间： 2006 年 5 月 19 日

主要病状： 牙痛暴作三日，痛及腮部及耳，如进入头颅内部而暴痛难耐。

诊察得知： 素体健壮，近日过于劳累，且食香燥之物；疼痛而面容极度痛苦，张口吸气，呲牙咧嘴，左下磨牙及牙床疼痛，牙龈无肿，牙齿干燥无泽而显枯；牙痛，以颊车穴部位尤为集中，疼痛如火灼而刺，上窜直至耳部之上，进入颅内；鼻中热如喷火，口燥咽干，渴喜冷饮，大便干结，舌红，无苔而光红，脉细数。

医者分析： 此为风火牙痛，伴有较为明显的三叉神经痛，故痛势十分剧烈。

主要病因病机及诊断： 其病，起于劳累和过食香燥，致使胃火炽盛，伤津耗液而胃阴不足，进而引致肾阴也不足，虚火内生，虚风内动。虚火实热，虚实夹杂，火热灼伤络脉而疼痛灼热；虚风内动，挟火热上行，故痛由牙床上窜于耳根、颅内。

辨其病为风火牙痛，证属胃火炽盛，胃阴肾阴不足，风火内扰。

治宜： 清泻胃火、滋阴凉血清热、息风止痛，方以知柏地黄丸为基础加息风止痉之药。

内服处方： 生石膏 25g，玄参 12g，炒知母 15g，连翘 15g，生地黄 20g，山萸肉 15g，泽泻 10g，龟甲 18g，焦黄柏 10g，麦冬 20g，沙参 15g，玉竹 15g，白芍 15g，赤芍 15g，丹皮 15g，茜草 15g，全蝎 8g，马钱子 8g，露蜂房 15g，生甘草 8g。

外用：雪上一枝蒿约 5g，水研末，外搽。

医嘱：内服 3 剂，煎汤液服下；取雪上一枝蒿，用土碗之底为臼，以清水研末，取汁，搽敷痛处颊车穴部位及左下磨牙牙根，每日 5 次。

方解：清泻胃火：生石膏、玄参、炒知母、连翘、焦黄柏。

滋阴清热：生地黄、山萸肉、泽泻、龟甲、麦冬、沙参、玉竹、白芍。

凉血清热：玄参、生地黄、赤芍、丹皮、茜草。

息风止痛（以毒攻毒）：全蝎、马钱子、露蜂房；雪上一枝蒿（外用）。

和中解毒：生甘草。

二、诊治进程及其变化

5 天后，二诊：

主要病状：牙痛已明显减轻；已无窜痛至腮部及耳或进入头颅内疼痛，仅左下磨牙部仍微痛而紧；齿干之感消失；面容复常，无明显病容；鼻中之气微热，口燥咽干改善；大便已解，微干；舌红，舌苔薄而微黄、少津，脉细数。

取雪上一枝蒿研末之汁搽敷痛处，止痛效果尤其明显；每搽一次，疼痛就减轻一分。

调治简况：据病状，其风火牙痛已得到有效控制和改善，胃火炽盛之势消减，胃阴、肾阴得充，风火内扰已缓解。当加减用药，守方续治。

减药：胃火炽盛之势消减，去玄参；减药量，生石膏 15g（原 25g），炒知母 10g（原 15g），连翘 10g（原 15g），生地黄 15g（原 20g）；胃阴、肾阴得充，去龟甲、麦冬。风火内扰已缓解，去全蝎、马钱子。

停用雪上一枝蒿外搽。

加药：加芦根 15g，粉葛 15g，以助清热生津。

医嘱：内服 3 剂，停用雪上一枝蒿外搽；随诊。

一周后，随访：疼痛已消失，已无鼻中热及口燥咽干等症，大便复常。

三、诊治难点及特点

该患者牙痛急迫，且三叉神经痛剧烈，其病急、重。诊为风火牙痛之病，辨为胃火炽盛、胃阴肾阴不足、风火内扰之证。以清泻胃火、滋阴凉血清热、息风止痛之法及其方药治之，获较好效果。

本案诊治之要，在于恰当、适度地运用"以毒攻毒"之法，妥用具有较强毒性的全蝎、马钱子、露蜂房、雪上一枝蒿。尤其是外用雪上一枝蒿搽敷痛处，获效较佳。中病即止，不再续用过多的该类药。

【相关验案简介】（选自《庆生诊治中医疑难病验案集粹》）

案例三　心下痞结灼痛

该患者，"心下"不适，烧灼而痛。其部位起于食道，直至胸骨柄下缘、胃脘部。胃中胀闷不舒，嗳气，呃逆，口干苦，大便干结，尿短黄。已诊为食道炎、萎缩性胃炎，并有轻度的胆汁反流。按中医辨病、辨证，其病属心下痞结，其证为肝胃不和、胃热燥结、气阴不足。经以疏肝平肝、清泻胃火、滋养胃阴、降逆消痞、调养气阴之方药治疗，未再出现心下痞结灼痛等症，心下痞结已消。（详见《庆生诊治中医疑难病验案集粹》之第三十七案）

案例四　肝郁胃痛

该患者所患胃脘痛，本不特殊，但却因情志不畅、肝气郁结而致胃脘痞结疼痛、呃逆、嗳气暴作，则属特殊。此因其个性特点及暴怒伤肝所致，病为脘痞、胃痛，证为肝气郁结、胃腑结滞。

以疏肝理气止痛、降逆和胃止呃、消食导滞之方药治之，服药 6 剂，脘痞、胃痛之病已消，肝气郁结、胃腑结滞之证已解。病后，脾胃受纳腐熟水谷功能较弱，需继续调理，遂开具疏肝健脾益胃之方，再服 3 剂。一月后随访，一切皆安。（详见《庆生诊治中医疑难病验案集粹》之第三十九案）

案例五　经行头痛眩晕

该患者经行头痛，甚则眩晕，为其特殊之处。追溯其因，其发病源于受过较剧烈的精神刺激，且彼时正值月经来潮。其后，延续三年，每在月经来潮前，出现偏头痛伴眩晕。辨其病因病机及其证候，为肝气郁滞、气血不活、清窍不通，以疏肝理气、调活气血、通窍止痛止晕之方药治之。历经三个月经周期，每个周期调治 1～2 次，服药 11 剂，诸症均消失，近半年未再复发。（详见《庆生诊治中医疑难病验案集粹》之第五十一案）

案例六　妊娠下肢痛而不能站立行走

该患者为二胎妊娠近 4 个月，突感髋关节及其以下双下肢疼痛，右下肢自髋关节向下放射状刺痛至足底，不能落地，不能站立，更不可行走二日。经治，服药 2 剂，三天内疼痛全止，足可落地，行走自如。

本案的最大特点，在于其两次妊娠，均现突发不明原因的下肢疼痛。综合推断，其病与孕妇自身的身体特质有关。随着妊娠次数的增多，其特质越发明显。可能是由于该孕妇身体有其特殊之处，胎儿在其发育过程中，至一定的阶段，压迫或触及母体胞宫或下腹部的某一敏感点，胞络受阻，致使经脉之气阻滞、经脉痹阻不通，出现沿神经走向的放射性疼痛，而且疼痛较重。从遣方用药的效果看，也可佐证此推论。（详见《庆生诊治中医疑难病验案集粹》之第四十七案）

第
六
章

皮肤异常

第一节　概　述

　　皮肤异常，是指排除生活环境、职业特点、偶发因素等影响之外，皮肤出现异常变化，影响自身的功能和形态，也影响和反映着全身机能状态的病状。皮肤与黏膜，功能相同，位置相连，病变互通；皮肤与毛发一体，生理病理相关。此处所论，以皮肤异常为主，涉及黏膜、毛发之异。

　　皮肤异常，有的是皮肤自身局部受损而病的表现；有的则是人体脏腑受损、全身病变在体表的反映。因此，皮肤之病，既可见之于外科、皮肤科，也可见之于内科及其他各科的各种病证之中。可以说，皮肤之病，发于体表而不仅仅在表；其虽表现于体表，看似小病，实则多大病，与全身之疾相关。

　　有的学科分类，将那些与皮肤黏膜直接相关、经性接触而发的病状列入"皮肤病"中。本论所析，不包括性接触而发之病证。

一、皮肤异常简析

　　皮肤，为人体表面的组织器官，起着保护机体、参与代谢、调节体温、排除废物的重要作用。皮肤与黏膜并联，皮肤与毛发并存。皮毛为肺所主，得营卫之气充养，也与五脏相关。因此，皮肤与黏膜之病，既是其自身局部组织的病变，也与人体全身、五脏之病相关。

　　病变时，皮肤会出现一些异常的变化，即颜色、光泽、质地、弹性及形态的异常。譬如：颜色异常，或黑或白或黄或红赤或青紫；光泽异常，或晦暗无华、无泽，或肿胀如水光亮；质地异常，或色斑紧密滞腻如从肉中生长，或松浮粗糙如灰尘覆面；弹性异常，或皮肤松软如泥，按之凹陷，或皮肤发硬如革，按之触手；形态异常，如肌肤黏膜肿胀，或局限而成包，或漫肿而身肿胀，或局部糜烂、腐烂、溃疡等。

皮肤的这些异常变化，即是皮肤之病。其中，有的是皮肤局部受损的自身变化；有的则因人体脏腑受损，全身病变而影响和反映于皮肤。因此，皮肤之病，既可见之于外科、皮肤科的皮肤病，也可见之于内科等由脏腑病变所致的多种病证之中。

皮肤作为人体最大的组织器官，完全暴露于外，是人体与外界自然环境接触最广泛的组织，直接受外界各种因素的影响。外界对人体的不良影响和刺激，最容易直接影响和伤害皮肤黏膜。同理，体内五脏六腑的变化，也直接影响或反映于肌肤。皮肤（皮毛）为肺所主，肺主气司呼吸，朝百脉，灌注五脏六腑，濡养四肢百骸。因此，肺主气之力的强弱，气血运行的盛衰，营卫之气卫外之力的强弱，均与皮肤的正常或异常直接相关。

诊察皮肤之病，需要注意辨别生理性的皮肤异常与病理性变化的区别。生理性的皮肤异常，不宜作为病态论治，仅需作必要的调理养护。同时，还应注意辨别其属于皮肤局部受损的自身病变，还是人体脏腑受损、全身病变的反映。

治疗皮肤之病，既要直接治疗皮肤之疾，还应辨治其体内之异。尤其是因人体脏腑受损、全身病变所致的皮肤异常，更需"外病内治"，调治脏腑，方可消除外显的皮肤黏膜异常。因此，纠正皮肤异常，治疗皮肤之病，需要内外同治，既治皮肤，更调体内脏腑。脏腑有常，气血和顺，内外相谐，皮肤（黏膜、毛发）才能正常而用，发挥其功能作用。

二、皮肤异常的辨识要点

（一）辨识的总体要求及其注意点

1. 区别生理性与病理性变化

辨别皮肤的异常，特别需要辨别生理性与病理性变化。

生理性变化，即指正常范围内的一过性变化，或人在生长过程中因为自然退化而出现的皮肤异常，或个体特质差异所具有的皮肤的一些特殊表现。主要的因素如：

年龄增长：随年岁的增长，人的皮肤往往呈现自然的衰老退化，发干、松弛、起皱、变暗，或起斑点、瘀斑而逐渐色黑；毛发稀少、脆弱而脱落。

生活环境：环境较差，过于干燥低湿，皮肤干燥，易于皲裂；或过于潮湿，皮肤易肿胀或起疹；高原地区，紫外线较强，皮肤易被晒黑，甚或起皮而呈褐色。

职业特点：长期从事野外工作，日光照射过度，皮肤偏黑而干燥起皮；长期接触化学品，或从事实验室工作，身体直接接触试剂和各种电子设备，皮肤较易老化而斑块早现。

偶发因素：如蚊虫叮咬而出现一般性反应，局部瘙痒、发红等（若反应剧烈者则为病）；因气味刺激，一过性的皮肤潮红、瘙痒等。

个体差异：有的人素体皮肤较差，或粗糙起皱，或色黑而干，或易起疹等。

生理性变化范畴之内的皮肤异常，仅表现为皮肤的一般性变化和异常，不应影响人的正常生命活动、日常生活和情志。若因皮肤异常而引致人的正常生命活动、日常生活和情志失常，则属于皮肤的病理性异常而为之病。

2. 鉴别排除一过性因素的影响

在诊察皮肤异常之中，注意一过性因素的影响十分重要。有的一过性因素，仅对皮肤造成短暂的影响，形成生理性的异常，很快自然消除，此不为病。有的虽仅为一过性因素影响，其人已脱离该影响因素存在的环境，但其所致之皮肤异常持续存在，则为发病。如过敏体质之人，或闻及特殊的化学品气味，或在山野之中经过漆树等物，当即或随后发生肌肤肿胀、湿疹、斑块并瘙痒难耐。其虽已离开该类环境，但皮肤损伤已形成，则为发病。

3. 注意皮肤异常与全身病变的关系

皮肤作为人体完全暴露于外而且最大的组织器官，其病变时，既有皮肤直接受伤而出现的自身病变，也有因全身或脏腑病变而引发的皮肤病状。皮肤特殊较重的病状，也会引致全身或脏腑的病变。对此，需要特别加以注意和辨别。

4. 辨别皮肤变化的特点

当皮肤已有变化之时，即应详细辨别皮肤的具体变化及其特点。如辨别其色泽、质地、弹性、形态与范围等。

5. 重视征兆性表现的特殊意义

在典型的皮肤变化、病变出现之前，往往会先出现一些有征兆性意义的特殊表现。如面部皮肤发暗、无泽，逐渐出现黄褐斑点，进而大块连片，形成较为明显的焦糊状的典型黄褐斑。

在面部皮肤发暗、无泽之时，就应引起重视并作必要调护，以避免或阻断焦糊状典型黄褐斑的形成。

（二）分辨皮肤自身受损或脏腑病变所累

有的皮肤疾病，仅为外来因素直接损伤皮肤而皮肤自病，如一般的烧烫伤、刀刃金属刺割伤，虽发病急迫较重，甚或流血、成脓，但仅局限于皮肤自身或某一局部，脏腑受累的表现不突出，或无脏腑自身的病变。

反之，有的皮肤病虽不显急重，自身的改变也不典型，但确为体内脏腑功能异常或病变之象，甚或是危重病之象。如消渴病（糖尿病）患者胫腓骨干表面出现瘀点瘀斑，虽无痒痛，不至大碍观瞻，却为该病津亏较甚，虚热炼液成痰、成瘀，瘀血内聚之征。

辨别皮肤异常是皮肤自身局部病变还是全身脏腑病变的表现，主要应注意以下几点。

其一，皮肤自身局部病变

皮肤的色泽有所改变，但变化较为轻浅，多为病仅在皮肤表层，极少深入肌层；皮肤的质地与弹性变化不明显，没有较为典型的质地致密而如板，或松浮而粗糙；皮肤受损变化的形态与范围较为局限，多为疔疖、痈疽，或较轻浅的风疹、湿疹、癣斑等；疼痛、发热也多为局部、局限性，无明显的全身发热、疼痛等。

此时，最为重要的是尚无典型的全身性病变或脏腑病变之证。

其二，全身或脏腑病变引致皮肤异常

全身性病变引致皮肤异常者，如寒邪凝滞，全身冰冷畏寒、疼痛，皮肤随之而青灰；若为寒盛肢厥，则肢端青紫，甚者肢端肌肤坏死、水液渗出；热盛火炽，高热不止，面红目赤，皮肤红赤而烫；水湿泛滥诸症，肌肤随之肿胀而皮色变浅，或变青灰。

脏腑之病影响或反映于肌肤者，如：

肝气不舒而气血失调，面部黄褐斑，晦暗无泽；

肝郁气滞，面色青晦或青紫；

气滞血瘀，皮肤瘀斑、瘀点或面色青紫或黧黑，皮肤干燥甚或肌肤甲错如鱼鳞；

心火炽盛，口舌生疮，口腔黏膜生疮、溃疡；

湿热蕴脾或湿热熏蒸肝胆，则皮肤黄染如橘皮光亮，眼目黏膜发黄；

胃热炽盛、胃阴不足，口舌糜烂；

肺痨病，面红而两颧如妆；

肾虚水泛，面色青晦；

肾之阴虚火旺，口唇干燥而口糜黏膜溃烂；

肝病至重，气血壅塞，面部或全身片状黄褐瘀斑；

消渴病至深，阴阳两亏、肉腐血壅，皮下瘀斑甚或肢端、肌肤溃烂流脓。

其三，皮肤病变累及脏腑

病起于肌肤，日久不愈，或救治不力，迁延失治、误治，也会导致原皮肤自身局限病患毒邪内聚，侵及脏腑而致脏腑病变。如：

局部受创伤，热毒之邪聚积日久，化脓成痈，由局部痈脓发热发烫而逐渐演变出现全身高热，舌红，苔黄燥或腻等症；

痈脓积久，邪毒内陷，攻心入脑，热扰神明而神昏谵语，肌肤瘀点瘀斑等症频现。

（三）分辨色泽

皮肤色泽之变，主要观察色调之变和光泽之变。皮肤出现或红或白，或黑或黄，或青紫之色；或晦暗无泽，或虚浮光亮。

此为诊断学中望全身颜色之主要内容，在分辨皮肤色泽时，可能仅会直接用到部分内容。在此回顾论之，既为有利于全面把握分辨色泽之要领，更为把握和判断皮肤异常与全身、脏腑病变的关系。

其一，色调之变

色调，即为五色之调，青、赤、黄、白、黑。按五行学说，五色之变，各与脏腑之病相联，也各有其所主之病。

青色，主为肝病之色，主寒、痛、惊（风）、瘀血、气滞、过敏（风邪为患）之病证。

赤色，主为心病之色，主热之证；尚需再仔细分辨实热、虚热、戴阳（证）（阴寒内盛、格阳于上）之赤色。

黄色，主为脾病之色，主湿之病；再细辨之，萎黄而暗晦为气血亏虚，浮黄而虚浮为湿盛，黄如橘皮光亮为阳黄，黄如烟熏晦暗为阴黄。

白色，主为肺病之色，主寒证、虚证、失血、脱血、夺气诸病。

黑色，主为肾病之色，主肾虚、水饮、血瘀、寒证诸病。

其二，光泽之变

分辨光泽之变，主要是看其荣润与枯涸，明亮与晦暗。

一般而言，皮肤异常而显得荣润、明亮者，多为实证、热证、阳证；肌肤枯涸、晦暗者，多为虚证、寒证、阴证。

如：阳热炽盛之疔疮、疮疡、痈疽，其表面荣润、明亮者，多为血热壅盛、热毒内蕴；反之，其表面枯涸、晦暗者，多为阴寒内盛、邪毒内陷。

（四）分辨质地

皮肤异常，尤其在有较为典型的病变时，其质地往往会出现相应的变化。因此，分辨皮肤的质地变化是较为重要的诊察内容。皮肤的质地变化，主要反映为皮肤表面及其纹理的粗糙与细腻，湿润与干燥，干瘪与肿胀；色斑颗粒的致密或粗浮；肌肤的疤痕挛缩与机化硬肿等。

其一，皮肤表面及其纹理

正常之肌肤，表面光滑，微现纹理，汗孔疏密适度。皮肤异常时，或皮肤粗糙而纹理增粗、汗孔粗大，或滞腻而纹理过密甚或消失，汗孔密闭；或皮肤湿润而发胀、肿胀而现松浮，或肌肤干燥起皱而显干瘪。

其二，色斑颗粒的致密或粗浮

皮肤表面出现皮色改变，或色斑或色素沉着时，其色斑或色素沉着的致密或粗浮，分别反映着不同的寒热虚实之性。

一般而言，色斑或色素沉着的质地致密，如从肌肤之中生长而出，表面油腻而滞，多为阴虚火旺，或湿热熏蒸；色斑或色素沉着的质地粗浮，似无根而出，浮在肌肤表面，多为气血不足，或脾虚湿泛。

其三，肌肤的疤痕挛缩与机化硬肿

肌肤表面受损，疔疮、疮疡、痈疽失治、误治，迁延不愈者，在肌肤损伤表面渐起肌肤疤痕，局部肌肤发硬而硬结、挛缩、机化而形成疤痕挛缩硬结。此为肌肤之病的顽症。

（五）分辨弹性

皮肤异常之时，其弹性改变，触诊或僵滞发硬，或萎软松浮；望诊则见皮肤或发紧僵滞，或松弛微浮。

其一，弹性降低至全无弹性而如革

皮色常发黑、青紫、发暗，触诊弹性降低，甚者全无弹性，如按皮革。此症，多为肌肤受损较甚，或寒湿凝滞，或痰湿停滞，或瘀血淤滞，或痰瘀互结导致皮肤弹性逐渐降低，终致弹性全无，是为皮痹、肌痹，或是现代所称之硬化症。

局部皮肤弹性下降，外观挛缩凸起，或皮色无变，触之皮下如有物发硬，多为皮下有结块，或是较为严重的疤痕疙瘩。

其二，缺乏弹性致萎软松浮而如棉

皮色不变，或微显淡、显白，触之萎软松浮而如按棉花，或表皮松弛垂下。此状，多为气血不足，多见之于痿病之中。

如：进行性肌肉萎缩，多见全身肌肤逐渐萎软而肌肉减少、干瘪，终致内脏之肌肉也萎废而不用，脏腑萎废衰竭。再如：局部神经炎变，相关部位肌肤萎软而凹瘪。

皮色微红，或红赤，或皮色无明显变化，触之手下局部发软而痛，如有水液，是为痈脓渐起、痈疽渐成。

（六）分辨形态与范围

当皮肤异常之时，需要辨别其异常的形态与范围。主要之点为：有无肿胀，皮肤异常的范围大小，异常表现（如疔疖、痈疽等）的形态特征，有无挛缩硬化等。

1. 有无肿胀

若出现肿胀，需注意其肿胀的范围及软硬度。

从范围而言，或为局部局限性肿胀，或是较为广泛的多部位肿胀，或是全身性肿胀。

就肿胀的软硬度看，发软者，多仅在皮肤表层；发硬者，其肿胀多深入肌层，甚者发自筋骨。

2. 范围大小

若皮肤出现明显异常，或肿胀，或斑疹，或色斑，或疮疡，或痈疽，均需辨别其所发部位及其所涉范围。

3. 形态特征

皮肤异常出现时，其皮肤表面的改变，均有不同特点。主要者如：

疔或疖。疔之形小如粟，根深而硬，麻木痒痛，多属风邪火毒外侵，邪毒蕴结肌肤；疖之形小而圆，虽红肿而不甚热痛，脓透即消，多为热毒湿热蕴结肤表。

痈或疽。痈者，其部红肿高突，根盘紧束，发热疼痛，多为火毒热邪蕴结，为阳证；其未脓易消，已脓易溃，脓液稠黏，创口易敛。疽者，其部漫肿无头，皮色不变或青晦，患部麻木，不热少痛，多属气血不足，阴寒凝滞，为阴证；未脓难消，已脓难溃，浓液清稀，创口难愈。

斑与疹。在全身性疾病发生之时，斑与疹常常作为最初的或最典型的皮肤异常而出现。因为二者常相伴而现，常合称为"斑疹"。但细辨之，斑或疹，也有各自单独出现之时，故需分别辨之。斑者，平现于皮肤表面，抚之不碍手，点大成片，形状不规则，色深红，或青紫，或黄褐；疹者，突起于皮肤表面，抚之碍手，点小如粟，或如细小花瓣，色红，压之褪色。

疣，发于皮肤浅表的良性赘生物，俗称瘊子。因其发生部位不同、皮损形态差异，有若干名称。总的形态特点是细小颗粒状突起赘生物，或细小如针尖，大者如大米粒或黄豆；或散在点状，也可融合成片相连。一般分为扁平疣、寻常疣、章跖疣、丝状疣和传染性软疣等。另有尖锐湿疣，为性传播疾病。

4. 有无挛缩硬化

皮肤受损，溃烂、结痂之后，有的逐渐愈合，伴随出现斑块斑点，经治疗或休养或可修复，逐渐消除而皮肤复常无痕；有的则在溃烂的同时，或在溃烂之后，局部肌肤挛缩、硬化（机化），形成疤痕。

疤痕形成，小则如卧蚕，为小团、小块、小条状；大则如补疤，呈现相邻局部挛缩、隆起，呈条状、块状，肌肤表面纹理及汗孔消失，发硬、发胀而痛。

（七）分辨痒痛及其他感觉

皮肤异常时，常常伴随着瘙痒、疼痛、胀满、发紧、发硬等自我感觉。辨别患者的这些感受或感觉，有利于辨别皮肤受损的程度和性质。

瘙痒，在皮肤异常（斑疹、湿疹、起屑、脱皮）之时而瘙痒，常反映其为皮肤过敏，或肌肤失养，或代谢异常，或癌前病变。

疼痛，在皮肤异常（色红或黑或青紫、斑块、紧硬如革）之时而疼痛，多为热毒蕴结，水湿停蓄，瘀血停滞，气滞郁结等。

胀满，在皮肤异常之时自觉胀满，多属气机郁滞、热毒蕴结、痰湿淤阻等。

发紧，在皮肤异常之时自觉肌肤发紧不适，多属气机郁滞、热毒蕴结、痰湿淤阻，或是寒邪凝滞。

发硬，在皮肤异常之时自觉发硬，为肌肤硬化之较早的征兆性现象。有的已现肌肤触之发硬而如革，有的肌肤触之尚无明显变化，但均为瘀血停滞，或痰湿内聚，或痰瘀互结之兆。

（八）分辨兼症

辨别皮肤病变时相兼的其他症状，方可辨清该变化属于皮肤自身局部的病变或是全身病变的表现，或外感或内伤，或寒热虚实之证的病性。

三、皮肤异常的主要机理

（一）主要发病关系及其总病机

1. 主要发病关系

皮肤之病，发于体表，内连内脏。其病，或为外在之皮肤病累及体内脏腑，或体内脏腑之病影响或表现于体表肌肤。故，其发病关系甚为特殊，呈现出多组关系。同时，皮肤之病，常表现为多个阶段，至少可分为病起之初、肌肤或脏腑病变、修复调节等三大阶段。

一般而言，皮肤异常之发病关系，主要有以下四种情况。

一是外邪侵袭或损伤，邪毒蕴结而皮肤自身病变于外。外感邪气，外受金刃割刺、虫兽叮咬、毒邪熏蒸等侵袭，肌肤受损而变化，出现皮色异常或红或黑或青或紫，皮肤受损而痛脓，发生疔疖、痈疽，以及较轻浅的风疹、湿疹、癣斑等肌肤自身之病。

二是邪毒蕴结而致气血失和，皮肤之病内传于脏腑。病起于肌肤，日久不愈，或救治不力，迁延失治、误治，导致原皮肤自身局限病患毒邪内聚，侵及脏腑而致脏腑病变。

三是全身病时，气血失和，肌肤随之而应。当全身性病变发生时，皮肤作为人体的一大组织器官，同时发生相应变化而异常。

四是气血失和，脏腑失调而脏腑之病外显或外传于体表肌肤。

这些关系的基本规律就是：外病在皮，内外影响，外病及里，里病现表。即：外邪侵袭，邪毒蕴结肌表，肺卫受遏受损而自病在肌肤；皮毛肌肤之病循经内传，或引致气血失和，累及脏腑；脏腑失调之脏腑病，累及肌肤或外显于肌肤。

2. 总的病机关键

肺主皮毛，在体合皮，其华在毛，卫外御邪。皮肤异常，可由内外之因所致，首先责之于肺。同时，肺主气司呼吸，朝百脉，敷布气血，灌注五脏六腑，濡养四肢百骸。五脏六腑之功能也直接影响和决定着肌肤的状态。

内外之因均可导致皮肤异常。外因，多为金刃或虫兽损伤、毒邪熏蒸侵袭、六淫之邪侵袭而邪毒蕴结于肌表肺卫，火热灼络，热毒郁表。内因，则多为情志不畅，饮食劳倦等因素，致使五脏不调，肺卫不固，遂现毒邪内陷，脏腑之病深重；或因气机失畅、饮食不当、痰湿不化、瘀血停滞、痰瘀互结而皮肤异常更甚。

因此，皮肤异常或典型病变的总体病机关键就是：邪毒蕴结、气血失和、脏腑失调、肌肤受损。

（二）主要的病因病机

1. 金刃或虫兽损伤

意外受到金刃割刺或虫兽叮咬，皮肤表面受损而伤，出现皮肤异常之创口、创面。若金刃或虫兽为直接带毒者，则创口、创面极易成脓、成痈；若失治、误治，也会导致创口、创面溃烂不愈而引致周围皮肤病变，甚则邪毒内陷而病重。

2. 毒邪熏蒸侵袭

在特殊的环境之中，化学品刺激，特殊植物气味（如漆树）等因素，毒邪之味熏蒸侵袭，肌肤受损，邪毒蕴结于表，则出现红斑、起疹（或湿疹，或丘疹，或风疹等）、瘙痒、肿胀等症。

3. 六淫之邪侵袭肌表

外感风邪，诸邪随之侵袭人体，均会导致肌表发病而异常。

风邪袭表，走窜无定，发病迅速，遂现肌肤瘙痒难耐，风疹等。风邪与他邪合病，或风湿之邪侵袭肌表，肌肤肿胀，溃烂而流水渗出不断，或湿疹瘙痒；或风热湿邪阻困肌表，则肌肤红肿，成脓，成痈而溃烂，或肌肤关节痒痛；或风热之邪客于肌表，风疹，丘疹，灼热瘙痒。

湿邪为患，常内外之湿合而为患。外湿内侵，内湿郁阻，客于肌肤，阻碍气血，多现疱疹，患部渗液、糜烂，并伴瘙痒难耐；且病多发于下半身，腰胯之部，阴部之前后二阴，足部等。

4. 火热灼络

外邪侵袭，或内伤病邪，聚热生火。火热积于肌表，火性炎上升腾，火热灼伤血络，皮肤出现潮红或持续皮肤红赤不减，灼痛难耐，血络显露或红丝满肤。久之，则成斑成块，色深而或深红，或紫红，或青紫，或黄褐，或黑色。

5. 热毒壅遏

外感热邪，或内伤热盛，热毒壅遏，聚于肌肤某部某点，成痈成脓，则疔疖渐起，或痈脓聚积而成痈，红肿热痛，痈或疖之肌肤表面脓成有头，脓液黏稠，疼痛不已。

6. 毒邪内陷

邪毒蕴结肌表，若失治、误治而邪毒结久，损伤正气，气血失和较甚而气血不足，则邪毒内陷，侵扰脏腑而出现脏腑之病，甚则攻心犯脑，出现神昏谵语。

7. 气机失畅

情志不畅，肝气郁滞，气滞血瘀；过劳或久病，气虚不运而血瘀，均致气血失和。气血失和，诸脏运行均受累，体失濡养，肌肤不荣，渐致皮肤异常诸症，或皮肤干燥皲裂，或色斑发暗，或黄褐斑。

8. 饮食不当

饥饱失常，或过食发物，导致运化失健，脾虚生风，遂致脾肺不调而肌肤失常，或瘙痒难耐，或风疹，或湿疹，或色斑渐起。

9. 痰湿不化

内外湿邪合而为患，阻滞日久，炼液成痰；或其人体内素有宿痰，或饮食不当而生痰，痰湿与内外之邪合而为患。痰湿内聚而不化，阻滞气血运行，气血失和，肌肤受累则为病，出现局部痰湿阻滞而肿胀，或肌肤硬化而板结发硬，甚者如革；或痰核积聚，停滞不移而肿块有核，皮色不变，触之发硬如有根。

10. 瘀血停滞

不论何因导致瘀血内聚，瘀血既成，所滞之处，肌肤皆有反映。或青紫发暗，或发黑而暗，或瘀斑瘀点，或肌肤甲错；或皮下瘀血肿块，边缘清晰，触之则痛如针刺。

11. 痰瘀互结

痰湿不化，瘀血内停，常相互影响而伴生，形成痰瘀互结，阻滞积于肌肤，则成肌肤痰瘀互结之证。其表现，或在较为广泛的肌肤病变时，出现痰瘀互结之象而青紫硬化，或在局部痰瘀互结而成块、成核。

如：皮肤硬化之症，多在痰湿不化、停蓄阻滞之证的基础上，发为痰瘀互结之证而肤硬如革。

再如：皮下痰核之症，泛发性皮下脂肪瘤，多为痰瘀互结之证。

12. 阴亏失养

脏腑失调，气血失和，极易导致阴液不足，体失濡养而肌肤失养，肌肤干燥、瘦瘪，甚而肌消肉减，皮肤皱缩或干薄无泽。

四、皮肤异常的治疗要点

(一) 治疗总则

针对皮肤异常总的病机关键，治疗皮肤异常的总原则就是祛邪解毒、调和气血、调理脏腑、修肤护肤。

祛邪解毒：以宣散表邪、清解积毒之法，祛邪解毒，消除蕴结于表之邪毒；防止或避免肌肤之病内传，扰乱气血，侵及脏腑；或以祛除留邪之法，清解内生之邪，祛除痰湿瘀血等留邪，解除其孽生之毒。

调和气血：用理气、行气、降气之法，调畅紊乱之气机；以活血、祛瘀、养血之法，调养血液。二者相合，调和气血，使失和之气血重归于正常，气畅血和，肌肤得养、得润、得护而复常。

调理脏腑：以盛者泻之、虚者补之、寒者热之、热者寒之、滞者通之、空者充之诸法，调理脏腑，使脏腑调和，气行有常，血行有度，阴平阳秘，则水湿运化有常，痰湿不生，瘀血不聚，内生之邪或邪留发病者不再侵及肌肤，内外相谐，肌肤得充而康健色正、光润有华。

修肤护肤：以内服外用药物之法，调和气血，调理脏腑，修复受损肌肤，养护保护肌肤。

（二）主要治法

在皮肤异常治疗总则的指导下，针对主要的病因病机关系，金刃或虫兽损伤、毒邪熏蒸侵袭、六淫之邪侵袭肌表、火热灼络、热毒郁表、毒邪内陷、气机失畅、饮食不当、痰湿不化、瘀血停滞、痰瘀互结等，宜采用以下治法指导遣方用药。

1. 宣散疏风

外邪侵袭肌表诸证，多挟风邪而至；气血失和、脏腑失调至一定程度，内风渐起。针对此病机关键，应以宣散之力为主，疏风、祛风、息风（平息并祛除内风）。

疏风散寒：以疏风解表、辛温散寒之力，治风寒之证，方宜麻黄汤、荆防败毒散等，药宜麻黄、桂枝、羌活、防风、荆芥、白芷等。

疏风清热：用疏风祛邪、辛凉清热之效，治风热之证，方宜桑菊饮、银翘散等，药宜桑叶、菊花、金银花、连翘、防风、荆芥、蝉蜕、牛蒡子、黄芩、栀子、赤芍、丹皮。

疏风祛湿：藉疏风宣表、化湿胜湿之力，用治风湿之证，方宜羌活胜湿汤等，药宜独活、羌活、细辛、秦艽、佩兰、苍术、茯苓等。

祛风息风：以祛风息风之法治顽癣、奇痒走窜诸症，药宜蜈蚣、乌梢蛇、蝉蜕、地龙、僵蚕、全蝎、刺蒺藜等。用于治疗血虚阴虚诸证或疣类皮肤之病，或由皮肤病引致的神经疼痛，加用龙胆草、白芍、珍珠母、石决明等。

2. 清解祛毒

清热解毒：清解积热积毒，治疗实热之证，方宜普济消毒饮、五味消毒饮、黄连解毒汤等，常用金银花、连翘、败酱草、蒲公英、栀子、黄芩、黄柏、黄连、马勃、玄参、赤芍等。

清热凉血：凉血以清热解毒，以治血热之证，方宜犀角地黄汤等，药宜赤芍、丹皮、茜草、紫草、槐花、栀子、生地黄、玄参等。

排毒祛毒：排除积毒，或泻下排毒，或清解痈脓祛脓，以治毒邪蕴结，肌肤肿胀溃烂诸症，方宜四妙勇安汤或大承气汤，药宜皂角刺、穿山甲、败酱草、蒲公英、金银花、连翘、玄参、当归、生地黄、泽泻、大黄、芒硝、黄柏、黄连、乳香、没药等。

3. 祛湿除湿

健脾燥湿：健脾助运，燥湿化湿，以治湿邪困脾之证，方以平胃散为主，药宜佩兰、苍术、白术、陈皮、厚朴、石菖蒲、生薏苡仁等。

清热化湿利湿：清除热邪，化湿利湿，以消肌肤渗液、肿胀诸症，用治湿热之证和暑湿之证，方宜六一散、龙胆泻肝汤、茵陈蒿汤、萆薢渗湿汤等，药宜龙胆草、车前子、滑石、茵陈、金钱草、萆薢、生薏苡仁等。

4. 通络除痹

温通除痹：温经通络，散寒除湿以除肌肤痹阻，用治寒湿阻络而肌痹皮痹，方宜独活寄生汤，药宜独活、桑寄生、杜仲、牛膝、秦艽、肉桂、细辛、防风、川芎、当归、芍药、甘草等。

涤痰除痹：涤痰通络，以消痹阻，用治痰湿凝滞而肌痹皮痹，方宜涤痰汤，药宜贝母、白芥子、莱菔子、皂角刺、防风、白芷、羌活、茯苓、法半夏等。

破瘀除痹：活血祛瘀、破瘀除痹，用治瘀血内聚之肌痹皮痹，方宜血府逐瘀汤，药宜桑枝、川芎、桃仁、红花、丹参、路路通、羌活、没药、牛膝等。

5. 润燥养肤

燥邪侵袭，或气血不活，或津液耗伤、阴液不足，均可致肌肤失养而干燥，或起皱，或脱屑。故其治，当以养血润肤、柔润护肤、滋阴养肤之法治之。

养血润肤：调养气血，滋润肌肤，以治气血不足而肌肤失养诸症，如面黄而干，黄褐斑等；方以人参养荣丸为主，药宜黄芪、白术、大枣、当归、丹参、丹皮、枸杞、炙甘草等。

滋阴养肤：滋阴清热，润燥养肤，以治阴虚内热而肌肤干燥、发烫、灼热等；方宜知柏地黄汤，药宜生地黄、泽泻、山萸肉、炒知母、地骨皮、龟甲、鳖甲、当归、玉竹、麦冬、沙参、粉葛、赤芍、丹参、丹皮、紫草等。

柔润护肤：调养阴血，柔敛滋润，护肤养肤，以治阴血不足，肌肤失养而干燥、皲裂、起皱、脱屑而寒热之证不典型者；方宜自拟养颜汤，药宜生地黄、熟地黄、制首乌、杜仲、当归、枸杞、玉竹、沙参、肉苁蓉、肉豆蔻、淫羊藿、丹参、丹皮、防风、白芷等。

6. 涤痰祛瘀而软坚消核

对于痰瘀互结，或肌肤青紫硬化，或在局部结而成块、成核者，治当涤痰化瘀，或涤痰破瘀软坚。

涤痰化瘀：涤痰化湿，活血化瘀，以治痰瘀互结而肌肤青紫硬化诸症；药宜贝母、白芥子、莱菔子、金钱草、川芎、桃仁、红花、丹皮、紫草、桑枝、豨莶草、皂角刺等。

涤痰破瘀软坚：涤痰祛湿、活血破瘀，以治痰瘀互结而局部结块、成核诸症；药宜皂角刺、路路通、贝母、白芥子、莱菔子、桃仁、三棱、莪术、丹参等。喉间、颈部痰核者，合用海藻玉壶汤。

7. 消痈散结

针对热毒蕴结，成痈成脓诸证，以消痈散结之法，分别阳痈和阴疽治之。

清热解毒、祛腐生肌而消痈散结：用治热毒炽盛、肉腐血壅而成痈成脓者，患部红肿热痛，痈脓渐起而触之疼痛，舌红，苔黄，脉数；方以仙方活命饮为主，药宜金银花、败酱草、蒲公英、防风、白芷、贝母、赤芍、皂角刺、穿山甲、天花粉、乳香、没药等。

温阳散寒、养血生肌而消痈散结：用治阳虚血亏，寒凝痰湿之证，患部漫肿无头，皮色不变或微青，或脱疽，或贴骨疽，或流注，舌淡苔白，脉沉细或沉迟；方以阳和汤为主，药宜熟地黄、白芥子、鹿角胶、肉桂、姜炭、白芷、川芎、丹参、枸杞、生黄芪、桔梗、炙升麻等。

（三）多阶段多角度多方法治疗

1. 分阶段而治

其一，起病阶段之治

病起之初，多为邪毒侵扰，当以改善生活或工作起居环境，避免或消除致病之因为主；其治，也以清解毒邪为要，以宣散疏风、清解祛毒、祛湿除湿为主。

其二，肌肤或脏腑病变典型发作阶段之治

在此阶段，或肌肤自身局部变化明显典型，或气血失和、脏腑失调诸证典型，当以祛病邪、理气血、调脏腑为主，宜用宣散祛风、清解祛毒、祛湿除湿、温通除痹、润燥养肤、涤痰祛瘀而软坚消核、消痈散结诸法治之。

其三，修复调节阶段之治

此时，经集中治疗，主病已去，肌肤受损停止，但肌肤受损的后遗之症仍存，或疤痕累累未消，或色斑未尽，或肌肤粗糙，或肌肤弹性未常，需继续修肤、养护肌肤而使其复常。

2. 多个角度而治

皮肤异常之病，为外显之病，治疗应当内外同治，外治肌肤，内调脏腑气血。内服方药，或汤剂，或散剂，或丸剂，或膏剂。外用之剂，或洗剂，或散剂，或酊剂，或软膏剂；外用之法，或清洗，或熏蒸，或涂搽，或涂敷等。

3. 多种方法施治

皮肤之异常或病变，当以多种方法治疗。或以药物内外同治，或以针灸、推拿循经而治而调，或以药物熏蒸治疗，或以导引养身之法内调气血而养颜修肤；或以现代物理方法对症辅助治疗，或修肤，或去痣，或消疣。

五、主要药物及其宜忌

（一）主要的修肤护肤药物

治疗皮肤之异常、病变，祛邪解毒、调和气血、调理脏腑之药，当以辨证用药。

就集中治疗皮肤之病而言，用药之旨，意在疗肤修肤护肤。为此，对各类所用相关药物之功用特点，简析如下。

1. 疏风祛风息风之药

本类药物，以疏风、祛风、息风之力，止痒、透疹而消疹，主治外风侵袭和内邪袭扰，以瘙痒、走窜变化、疹起为主之诸症。

疏解外风（疏风透疹）：防风、荆芥、藁本、白芷、刺蒺藜、蝉蜕、牛蒡子、胡荽、柽柳、羌活、细辛等。

平息内风（祛风息风）：蜈蚣、乌梢蛇、蝉蜕、地龙、僵蚕、全蝎、刺蒺藜等。

2. 清热解毒之药

金银花、连翘、栀子、黄芩、黄柏、黄连、马勃、玄参、露蜂房、苦参、蛇床子、地肤子、土茯苓、重楼、漏芦、败酱草、蒲公英。

3. 消痈透脓之药

内服：土茯苓、重楼、漏芦、天花粉、败酱草、蒲公英、皂角刺、穿山甲、路路通、槐花、贝母、白芥子等。

外用：枯矾、炉甘石、硼砂、冰片、硫黄、雄黄等。

4. 润燥养肤之药

养血润肤：熟地黄、当归、丹参、丹皮、枸杞、黄芪、白芍等。

柔润护肤：生地黄、制首乌、杜仲、肉苁蓉、当归、枸杞等。

滋阴养肤：生地黄、龟甲、鳖甲、乌梅、玉竹、麦冬、沙参、粉葛等。

5. 修肤祛斑之药

活血祛瘀化癥：川芎、桃仁、红花、当归、丹参、丹皮、紫草、茜草等。

软化疤痕：川芎、桃仁、红花、当归、丹参、三棱、莪术、贝母、白芥子、莱菔子、皂角刺、穿山甲、路路通、白花蛇舌草等。

祛斑增白：红花、当归、丹参、丹皮、紫草、水牛角（代犀角）、防风、白芷、白芍、白鲜皮等。

柔敛滋润护肤：生地黄、熟地黄、制首乌、杜仲、当归、枸杞、肉苁蓉、肉豆蔻、淫羊藿、玉竹、沙参等。

（二）修肤护肤药应用注意事项

1. 内服药物

治疗用药，中病即止，不可久服；注意药物偏性，过于寒凉，或过于温热之药，用量均不可过大。

祛风息风、清热解毒及消痈透脓之药，严格辨病辨证用药，注意量效关系，当用则用，当停则停。本类药物，多有毒性，或偏性较大，量小无效，量大则过。

2. 外用药物

外用药物局部治疗或全身调治护理之时，应注意以下几点。

一要敞开透气。除确需包扎以避免感染外，尽量不封闭，治疗时尽可能透气。

二要注意干湿性皮损的治疗差异。湿性皮损，尽量少用或不用油性膏剂等涂敷；干性皮损，尽可能不用或少用散剂、酊剂等收敛之剂。

三要注意合理使用熏蒸、熏洗之法。湿热之证，痈脓渐透，创口开放未愈之时，慎用。

第二节　主要病状诊治要点

本节所探讨者，为皮肤异常之主要病状。

过敏性疾病之临床表现，有不少病状为皮肤病变，统归入本书第十二章过敏反应中一并讨论，本节不再讨论过敏性疾病之皮肤异常的诊治。

　　硬化症之中，可出现皮肤硬化，甚者板结如革，形体表面发生改变，但其还有严重者的内脏硬化之虞，故在本书第七章形体异常中，专列"硬化症"进行探讨。

　　此外，皮肤发痒，虽也为皮肤异常，但在本书中均有相关专论，本节不再单列。因为皮肤发痒（常简称肤痒）可见于多种病证，并为过敏性疾病（过敏性皮炎）的主要表现，肤痒的具体诊治，请参见本书相关部分内容。

病状之十七　口糜

　　口腔内黏膜糜烂，包括口唇内黏膜、牙龈黏膜以及口腔内之舌体、舌面糜烂，均概称为口糜。口糜之症，主要为心火亢盛、胃热炽盛、阴虚火旺、湿热蕴结、脾虚湿盛所致。

一、心火亢盛

　　主要表现：口舌生疮，火辣热痛，或舌尖或舌体两侧疮疡显露，或舌面如针刺芒刺，红点显露，或中有黄白脓点，舌面干燥少津，舌红或红绛，苔黄燥，脉数，伴尿短黄或短赤、涩痛难尽，大便干结，心烦易怒。

　　治宜：清心降火、利尿通淋，方以导赤散为基础加减。

　　药宜：生地黄、泽泻、木通、淡竹叶、灯心草、紫花地丁、焦黄柏、黄连、连翘、赤芍、丹皮等。

二、胃热炽盛

　　主要表现：口内黏膜或舌面糜烂，成点成块，色红赤，或牙龈黏膜溃烂，热痛、灼痛，口臭而嗳气酸腐，大便秘结，尿短黄，舌红，苔黄燥，脉滑数。

　　治宜：清泻胃热、降火泻热，方以《脾胃论》之清胃散为代表。

　　药宜：生石膏、炒知母、天花粉、芦根、生地黄、玄参、黄连、赤芍、丹皮等。

三、阴虚火旺

　　主要表现：口干舌燥，口内干热少津或无津，口内黏膜或舌面、舌体糜烂而成红斑、红点而色红绛，灼痛，舌红少津或无苔，脉细数；伴胃脘嘈杂，善饥而不欲食，大便干结，肌肤发干。

　　治宜：滋养阴津、清热泻火，方以知柏地黄汤为主。

　　药宜：生地黄、山萸肉、泽泻、炒知母、龟甲、鳖甲、玉竹、沙参、麦冬、玄参、焦黄柏、丹皮、白芥子、莱菔子等。

四、湿热蕴结

　　主要表现：口中黏腻而热或苦，口中黏膜及舌面、舌体溃烂而红斑淤滞，中有脓点高凸，脓液黄白，舌红，苔黄腻，脉弦滑数；伴便泻腥臭或肛门热辣，尿黄。

治宜：清热利湿，方以三仁汤或茵陈蒿汤为主。

药宜：滑石、杏仁、茵陈、金钱草、龙胆草、通草、焦黄柏、淡竹叶、生薏苡仁、皂角刺、厚朴、炒栀子、连翘等。

五、脾虚湿盛

主要表现：口淡黏腻，口中黏膜糜烂成斑而色暗，无脓点高凸，脓液清稀，舌淡或淡暗，苔白腻，脉细弱。

治宜：健脾益气、燥湿、化湿，方以四君子汤或参苓白术散为基础加减。

药宜：潞党参、茯苓、莲子肉、生薏苡仁、白术、苍术、佩兰、陈皮、厚朴、石菖蒲等。

病状之十八　唇周炎

唇周炎，也称唇烂。其较典型表现为：口唇周边糜烂、溃烂，甚者肿胀，渗水流脓；内及唇内黏膜，外至唇周上下皮肤，结痂似茧。严重者，久久不愈，甚而发为唇茧（唇癌）。其治，主要分为三证。

一、风毒蕴结

主要表现：唇周红肿而湿疹发痒，常奇痒无比，疹内有少量浆液，时有少量渗出，皮肤表面常有皮屑；时有痒痛，且呈唇周走窜痒痛或肌肉瞤动，舌红或红绛，苔黄燥，脉弦数。

治宜：祛风止痒、清热解毒，方以《小儿药证直诀》之泻黄散为主。

药宜：生石膏、炒栀子、炒知母、黄连、玄参、连翘、防风、荆芥、白芷、露蜂房、刺蒺藜、赤芍、丹皮、茜草、生甘草等。

二、脾胃湿热

主要表现：唇部肿胀而红，唇周有疱疹，浆液饱满，渗水渗液，甚者流脓溃烂，痒痛不已，口不能张，大便或干结或溏泻，尿短黄，舌红或红绛，苔黄腻，脉弦滑数。

治宜：清热渗湿、解毒止痒，方以《医效秘传》之甘露消毒丹为主。

药宜：滑石、黄芩、黄连、黄柏、连翘、川贝母、白鲜皮、皂角刺、露蜂房、木通、金钱草、茯苓、生甘草等。

三、阴虚火旺

主要表现：唇周红而发胀发硬发痒发痛，如一个硬壳环唇，唇色暗红，口唇干燥皲裂，起皮脱屑，口干咽燥，大便秘结，尿短赤，舌红，苔薄黄或光红无苔，脉细数。

治宜：养阴清热、破茧软坚、止痒止痛，方宜知柏地黄丸合《外科正宗》之消风散。

药宜：生地黄、山萸肉、泽泻、炒知母、龟甲、鳖甲、玉竹、麦冬、沙参、粉葛、浙贝母、白芥子、皂角刺、木贼、防风、白芷、赤芍、丹皮、紫草等。

病状之十九　肤暗肤黄

皮肤发暗，或色黑，或黄褐，或青灰，均晦暗无泽，且多色素沉着而色斑累累，是为肤暗肤黄。本病状，主要见之于肝郁气滞、气血不足、气阴不足、瘀血停滞、肝肾不足、肝胆不利诸证。

一、肝郁气滞

主要表现：面色青晦，似表面涂灰，暗斑隐隐，神情不舒，烦躁易怒，夜寐不安，胁肋胀满或疼痛，脉弦。

治宜：疏肝理气、消斑养肤，方以逍遥散为基础加减。

药宜：炒柴胡、桑叶、白芍、制香附、炒栀子、合欢皮、佛手、防风、白芷、丹皮、丹参等。

二、气血不足

主要表现：面色萎黄而暗滞无泽，黄褐斑块遍布颜面，神疲乏力，气短懒言，纳呆便溏，舌淡，苔薄白，脉细弱。

治宜：调补气血、养颜修肤，方以归脾汤为基础加减。

药宜：党参、生黄芪、枳壳、桔梗、炙升麻、白术、怀山药、丹参、枸杞、当归、白芷等。

三、气阴不足

主要表现：面色黑红而紫暗，色斑发暗，似从肌肤底层发出而根深，肌肤干瘪无泽，表面粗糙似起皮脱屑，抚之刮手，神疲乏力，口舌干燥，舌淡或淡红，苔薄而干，脉细数。

治宜：养气阴、柔润护肤，方宜六味地黄丸合补中益气汤。

药宜：生地黄、山萸肉、泽泻、炒知母、生黄芪、枳壳、桔梗、炙升麻、玉竹、麦冬、沙参、防风、白芷、当归、紫草等。

四、瘀血停滞

主要表现：面色青紫，或黧黑而瘀斑瘀点，肌肤干燥，甚或甲错起皱如鱼鳞，舌淡红，瘀点瘀斑，苔薄，脉弦涩。

治宜：活血化瘀、消斑修肤，方以血府逐瘀汤为代表。

药宜：生地黄、红花、丹皮、丹参、紫草、当归、粉葛、枳壳、桔梗、防风、白芷等。

五、肝肾不足

主要表现：面色黧黑，或青紫晦暗而干，眼眶周围青晦而色尤深，色斑深滞，腰膝酸软，乏力恶动，舌淡暗或暗红，脉沉细弱。

治宜：调补肝肾、养颜护肤，方以《本草纲目》之七宝美髯丹为主。

药宜：何首乌、杜仲、菟丝子、补骨脂、生地黄、熟地黄、白茯苓、赤茯苓、牛膝、当归、白芍、白芷、紫草、丹皮等。

六、肝胆不利

主要表现：面色萎黄而青，或青紫晦暗，肤干而细小颗粒状色斑沉着，常伴全身皮肤色黄而晦暗，口苦，舌淡或淡暗，脉弦。

治宜：疏肝利胆、退黄护肤，方以茵陈蒿汤为代表。

药宜：茵陈蒿、海金沙、金钱草、紫花地丁、炒栀子、焦黄柏、连翘、郁金、茯苓、丹参、丹皮、蒲黄、防风、白芷、白鲜皮等。

病状之二十　白斑

黄种人，正常肤色为黄色，面色以黄红而润为佳。所谓皮肤白斑，即在某一局部皮肤或黏膜出现颜色减淡而白，甚者色素缺失而发白，苍白无血色。较为典型者为白癜风、汗斑、外阴白斑、小儿虫斑。

一、白癜风

白癜风，或称为"白驳风"，以局部或泛发性的色素脱失形成浅白色，或乳白色，或苍白无血色的瓷白色白斑为特征；表皮正常，多无痒无痛或无其他自觉症状。起病后发展迅速，男女发病无显著差别，无传染性。

本病诊断较易，治疗较难，患者多伴情志不畅。全身均可发生，多发于面部、颈部，也可发于骶尾部、指趾背部，白斑部分呈瓷白色而边缘清楚，或卵圆形，或不规则斑块，边缘色素沉着增加；处于进展期的白癜风，则边缘较为模糊。暴晒后，易出现红斑，甚至水泡，自觉灼痛。

一般而言，本病多由血虚生风、气血不和所致，发展迅速，发病部位变化多样。处于进展期之白癜风，多属血虚生风、气血不和之证。病久，处于稳定期时，肝肾不足之证较为明显。因肾主骨、生髓，主色为黑色，肝肾不足，其黑色消减而发白。从现代医学分析，免疫功能失调为其主要病理因素之一，在部分患者的血中，可检测出多种抗体，将其列为自身免疫性疾病。

其一，血虚生风、气血不和

血虚生风，风邪善行数变，病起迅速，发展较快；血虚而气血不和，色素脱失，肌肤失养而色白如瓷。

主要表现：白斑渐显如瓷，病起则发展较快，表皮无异常，常神情黯淡，精神萎靡，烦躁不安。

治宜：调和气血、养血疏风，方以四物汤为基础加减。

药宜：桑叶、白芍、枸杞、当归、丹参、熟地黄、生地黄、山萸肉、泽泻、炒知母、枳壳、生黄芪、防风、白芷、刺蒺藜等。

其二，肝肾不足

肝肾不足，则精血匮乏，阴阳不调，体失濡养，肤失润养而发生白癜风。

主要表现：白斑稳定而病久，白斑边缘色素加深，更显白斑毫无血色而微青，肌肤发干，脉细弦或细弱。

治宜：补养肝肾、调肤养肤，方以六味地黄丸为基础加减。

药宜：熟地黄、生地黄、山萸肉、泽泻、炒知母、杜仲、续断、补骨脂、当归、丹参等。

续断、补骨脂，为笔者治疗白癜风的主要药物，对于促进色素代谢、增长，退白斑而长肌肤、增红润，具有较好效果。

二、汗斑（散发白斑）

皮肤表面散在发白之点，但微显常色而有血色，表皮正常，无痒无痛，是为汗斑，也为散发白斑。其病，多为汗出不畅，或汗出过盛，腠理、玄府失调，肌肤失养失调而成。其治，多以疏风宣表，调畅腠理、玄府之药调之，药宜防风、白芷、荆芥、苏梗、桔梗、炙升麻、丹参、丹皮、紫草等。

三、外阴白斑

外阴白斑，为外阴黏膜发白成斑，亦为黏膜白斑，多呈网状、条纹状或片状，为局部黏膜白色角化性损害，常伴剧痒、疼痛。主要之证为湿热蕴结下焦和肝肾不足。

其一，湿热蕴结下焦

主要表现：外阴白斑部位潮湿、瘙痒、疼痛，局部糜烂渗出，常伴白带量多色黄，尿短黄，舌红或淡红，苔黄腻，脉数或弦滑数。

治宜：清热利湿、解毒止痒，方宜自拟苦参汤。

药宜：苦参、地肤子、蛇床子、白鲜皮、皂角刺、防风、白芷、生地黄、泽泻、炒知母、败酱草、萆薢、紫花地丁、焦黄柏、丹皮、赤芍等。

其二，肝肾不足

主要表现：外阴白斑干燥而瘙痒，疼痛，局部少量起屑，常伴大便干结，尿短少，舌红或淡红，苔薄黄而燥，或少津无苔，脉细数或细弱。

治宜：滋阴清热、解毒润燥止痒，方以知柏地黄丸为主加减。

药宜：生地黄、山萸肉、泽泻、炒知母、苦参、白鲜皮、杜仲、玉竹、防风、白芷、焦黄柏、当归、丹皮、赤芍等。

四、面部虫斑

面色青灰或萎黄，两颊或颧部出现大小不一、不规则白斑，如浮于肌肤者，是为虫斑，多见之于小儿疳积之证，故也称之为小儿虫斑。

其病之关键，为肝脾不调、脾弱肝旺、气血不和而体失濡养。故此，面部虫斑，也可见之于青年人气血不和者。

主要表现：出现面部虫斑时，常伴面色无华，或青灰，或萎黄，纳呆不食，精神不振，或烦躁易怒、异动不安，甚或肌肉瞤动，挤眉弄眼，腹中嘈杂，喜食异物等。

治宜：平肝健脾、调和气血、驱虫消斑，方以柴芍六君汤为主。

药宜：炒柴胡、桑叶、白芍、槟榔、炒使君子、乌梅、苏条参、枳壳、白术、茯苓、丹参、连翘、焦黄柏、益智仁等。

病状之二十一 黑化症

皮肤黑化症，即无明显诱因，身体某一局部皮肤均匀性发黑，类似现代之皮肤黑化病，为病因不确定之病。

依五行学说之理论，黑色，为肾所主之色。黑化症，应与肾相关。同时，肺主皮毛，主气司呼吸，其病，也与肺相关。其病，或因肾虚而水湿不化，蓄而水泛，肺气郁闭；或因真阴真阳不足，生化乏源，肺肾两虚，气阴两亏而成。

其一，脾虚湿盛（肾虚水泛）

本证，以脾肾两虚、运化失健为主。此外，由于肺主气，外合皮毛，其面部皮肤发黑，也与肺气郁闭不宣，皮毛失养有关。

主要表现：肤黑多发于面部，脖颈部以上皮肤发黑，黑色如锅底烟灰，浮于其表，松浮粗糙，晦暗无泽；伴有脾肾亏虚之象，经行紊乱，多先期而至；大便稀溏，小便清长；舌淡，苔薄白微腻，脉沉细。

治宜：补脾益肾、化湿利湿、化癥修肤，方以六君子汤合防风汤为基础加减。

药宜：苏条参、枳壳、莲子肉（去皮、去心）、怀山药、茯苓、法半夏、熟地黄、山萸肉、泽泻、杜仲、防风、白芷、白鲜皮、皂角刺、丹参、丹皮等。

其二，气阴两亏

本证之病机，主要为肝肾不足而阴亏、肺肾气弱而气虚。

肾为真阴真阳之脏。肾藏真阴，肝肾同居人体下焦，以精血为本，亦即肝肾同源、乙癸同源之意。肝肾不足，则真阴不足，精血不充。真阴不足，阴不敛阳，易致阴虚而火旺。火旺，反过来煎熬并耗伤阴液，则机体失养，则为发干、失润而肤黑，色素沉着由内向外显露，质地致密但无光泽，如涂刷哑光油漆而闷亮发干。

肺主气，司呼吸，卫外，主表，外合皮毛。肾为气之根，肺气卫外之力，须得肾气之助。肺肾气虚，则在皮肤发黑、发暗的同时，出现身体乏力、气短懒言，经行紊乱、先期而至、量少色淡，口干而饮水不多，舌淡，脉细等表现。

由于其为肝肾阴亏、肺肾气虚之气阴两亏，故，本证之病程较长。

主要表现：肤黑，色素沉着由内向外显露，质地致密但无光泽，如涂刷哑光油漆而闷亮发干；身体乏力，气短懒言，或经行先期而量少色淡，大便干结，小便黄而短少，舌淡暗红，舌体偏瘦，舌面少津，脉细弱或细数。

治宜：益气养阴（滋养肝肾、补益肺肾）、化癥修肤，方以补中益气汤合六味地黄丸为基础加减。

药宜：生地黄、熟地黄、山萸肉、泽泻、怀山药、杜仲、炒知母、玉竹、麦冬、龟甲、生黄芪、桔梗、炙升麻、防风、白芷、白鲜皮、皂角刺、赤芍、丹参、丹皮、紫草等。

病状之二十二　肤烂

皮肤糜烂或溃烂，为皮肤病常见之症。疔疖、痈疽、疮疡等，均可致皮肤糜烂或溃烂。有的皮肤异常，无典型的疔疖、痈疽、疮疡，却有皮肤糜烂或溃烂之症，有的为全身性肤烂，有的为局部而发，常伴瘙痒难耐，或疼痛。

此类病状，肤损表现不典型，其病因往往也不明确。有的属外感邪气而全身肌肤不适，暴露于外之处则易肤烂；有的则为内病而外显，或复杂之病的早期前驱症状，或体内重病顽疾之肤烂。消渴病（类似糖尿病）、癌肿等病，常会在其病变的一定阶段出现本类情况。

临此病状，主要应分辨其皮肤糜烂或溃烂的特点，是属于干性肤烂还是湿性肤烂，再辨证施治用药。一般而言，肤烂多可分辨为风毒郁表、湿热蕴结、热毒壅脓、阴虚火旺之证。风毒郁表、阴虚火旺之证者，多为干性肤烂，皮肤糜烂却无渗液流水流脓，干痒起屑，搔抓之痕明显；湿热蕴结、热毒壅脓之证者，则多属湿性肤烂，皮肤溃烂而渗液流水流脓，但无痈疽、疮疡，出现大片的肤烂而潮湿。

其一，风毒郁表

主要表现：皮肤表面有泛发性细小疹粒，或微高于皮肤表面，或仅感皮肤表面粗糙；其色或微红，或皮色不变，瘙痒，搔抓则皮肤表面起皮而渗血糜烂；舌淡红，苔薄白或薄黄，脉浮。

治宜：疏风解表、祛毒止痒，方以升麻葛根汤为主。

药宜：升麻、葛根、防风、牛蒡子、柽柳、桑叶、白芍、荆芥、白芷、丹皮、赤芍、露蜂房等。

其二，湿热蕴结

主要表现：皮肤表面潮红，痒甚，或剧痒，搔抓而肤烂，渗液，溃烂，舌红或淡红，苔黄腻，或薄黄而腻，脉弦滑或弦数。

治宜：清热渗湿、止痒修肤，方以三仁汤为主加减。

药宜：内服之药，宜滑石、生薏苡仁、杏仁、白蔻仁、白鲜皮、防风、荆芥、白芷、败酱草、紫花地丁、焦黄柏、赤芍、丹皮等。

外用之药，宜黄连、败酱草、蒲公英、枯矾、炉甘石等，煎水外洗患部。

其三，热毒壅脓

主要表现：肌肤发红，甚者焮红而暗，或紫红，发痒而痛，肌肤溃烂，渗液流脓，尿短赤，舌红或红绛，苔黄腻，脉弦滑数。

治宜：清热解毒、祛脓止痒、去腐生肌，方以仙方活命饮为主。

药宜：内服之药，宜浙贝母、皂角刺、白芷、防风、赤芍、丹皮、茜草、生地黄、天花粉、金银花、连翘、败酱草、蒲公英、生甘草等。

外用之药，宜黄连、败酱草、蒲公英、皂角刺、穿山甲粉等，煎水外洗患部。

其四，阴虚火旺

主要表现：皮肤干燥而痒，搔抓而渗血、渗液，起皮脱屑，多发于秋冬天干之际，或久病阴血不足之人，常伴形体瘦羸，肌肤干瘪，大便秘结，舌红或光红，少苔或无苔，脉细数。

治宜：滋阴养血、凉血止痒护肤，方以六味地黄汤为基础加减。

药宜：内服之药，宜生地黄、山萸肉、泽泻、炒知母、玉竹、粉葛、沙参、防风、白芷、当归、肉苁蓉、丹参、丹皮、赤芍、紫草、焦黄柏、连翘等。

外用之药，宜当归、丹参、肉苁蓉、防风、冰片等，或煎水浸洗，或研粉后制成油膏涂搽。

病状之二十三　疤痕挛缩

肌肤受损，溃烂、结痂、脱痂之后，大部分创面或受损部位都会逐渐修复，表面疤痕渐消，斑迹减淡而复常。但是，若其受损较深较甚，或是失治误治而再伤肌肤，或是其人素体禀赋特殊（疤痕体质），则易形成疤痕不消，甚者疤痕挛缩、疙瘩硬化。疤痕疙瘩的形成，对患者的身心健康影响极大，轻者，影响外观而致其心理受挫；重者，不仅影响外观而且影响正常功能，常致心理损伤。

诊治疤痕疙瘩，主要分为三证。各证之间，病理变化相互影响；治疗时，也需视具体情况而综合应用。

其一，气血壅滞

主要表现：患部红肿渐消之时或消除之后，患部肿胀发硬但仍有一定弹性，挛缩突起、疼痛；或仍兼渗液流脓，或表面仍有糜烂、溃烂。偏热盛者，大便干结，尿短赤，舌红，苔黄腻，脉弦滑数；偏寒湿盛者，大便稀溏，纳呆不食，舌淡红而暗，苔白腻，脉细弱。

治宜：以理气活血、散瘀消癥为主，再分别寒热之性而加用药物。

药宜：枳实、浙贝母、白芥子、皂角刺、丹参、丹皮、川芎。

偏湿热者，加败酱草、蒲公英、焦黄柏、紫花地丁、赤芍等。

偏寒湿者，加佩兰、苍术、陈皮、怀山药、茯苓、法半夏等。

其二，痰瘀互结

主要表现：患部肿胀而硬，弹性下降，疤痕挛缩高突而硬，疙瘩明显，触之硌手；疼痛如刺，或灼痛，皮肤青紫或青灰，唇紫瘀斑，舌暗红或青紫，舌面瘀点瘀斑。苔白灰腻，脉弦涩。

治宜：涤痰祛瘀、软坚消疤，方以血府逐瘀汤合涤痰汤为主。

药宜：浙贝母、白芥子、炒莱菔子、路路通、皂角刺、三棱、莪术、丹参、川芎、桔梗、枳实、法半夏、陈皮、茯苓等。

其三，经脉痹阻

主要表现：患部发硬，疤痕挛缩而肌肤纹理消失，表面光红但硬结，或成片、成块、呈条索状，兼有痰瘀互结、肌痹皮痹之象。

治宜：涤痰破瘀、软坚散结、通痹止痛，方以桑枝饮合血府逐瘀汤、涤痰汤为主。

药宜：桑枝、豨莶草、海风藤、浙贝母、路路通、皂角刺、三棱、莪术、䗪虫、丹参、川芎、桔梗、枳实、延胡索等。

病状之二十四　毛发异常

毛发与皮肤紧密相连，互为支撑。皮肤之病，可累及毛发；毛发有疾，终致皮肤受损。皮毛为肺所主，发为血之余，与肝肾、心脾相关。故，毛发之病，也与脏腑和全身疾患相关。

在本章所论的若干皮肤病之中，多已涉及毛发的变化，在此，集中探析毛发异常的三种病状。

一、发落

发为血之余，也为肾之所主，与五脏相关。发落者，有的为根部脱落，有的从中间断裂。一般而言，从根部脱落者，或为血虚生风，或为痰湿蕴结，或为气血不足；从中间断裂者，多为气血亏虚、肝肾不足。因此，辨发落，需辨别头发的质地、发落的数量、发落的方式等。

其一，血虚生风

主要表现：头发多根部脱落，毛囊干瘪，头脱屑而痒；面色萎黄或㿠白无泽，身倦乏力，舌淡白，脉细弱。

治宜：养血护发、祛风止痒，方以四物汤为基础加减。

药宜：熟地黄、生地黄、当归、枸杞、乌梅、丹参、防风、荆芥、白芷等。

其二，痰湿蕴结

主要表现：头发及肌肤油腻而黏腻，落发多从根部脱落，毛囊黏腻如脂，头发易黏接成块，头部发痒搔抓而有血痕；尿短黄，舌淡红或红，苔黄腻，脉滑数。

治宜：涤痰化湿、止痒护发，方以甘露消毒丹合消风汤为基础加减。

药宜：浙贝母、白芥子、金钱草、海金沙、紫花地丁、茯苓、防风、白芷、荆芥、白鲜皮、皂角刺、丹参、丹皮等。

其三，气血亏虚

主要表现：头发稀疏，发质较软，或从根部脱落而毛囊干瘪，或从中间断裂；面色萎黄无泽，不事劳累，舌淡白，脉细弱。

治宜：补养气血、养发护发，方以人参养荣丸为基础加减。

药宜：熟地黄、生地黄、当归、枸杞、丹参、苏条参、生黄芪、桔梗、炙升麻、怀山药等。

其四，肝肾不足

主要表现：头发枯黄而软，多从中间断裂而落，形体羸弱，腰膝酸软，女子经行量少，或男子遗精，舌淡或淡红，苔少或无苔，脉细弱或细数。

治宜：补养肝肾、乌发养颜，方以七宝美髯丹为主。

药宜：何首乌、黑芝麻、胡桃仁、杜仲、续断、菟丝子、补骨脂、生地黄、熟地黄、炒知母、怀山药、当归、枸杞、丹参、丹皮、生黄芪等。

二、斑秃

头发突然呈片块状脱落者，谓之斑秃。其常无先兆，有的脱落后，患者也不自知；常无伴随症状，或也无痒痛。其病之治，主要视其毛囊及发根是否犹存。毛囊仍存，毛孔较明显者，较易治。若病久延，毛囊消失、毛孔难觅而头皮纹理消失、光滑如革者，较为难治，甚或不治。

斑秃之所起，主要因之于风邪为患，或湿热阻络而因热生风，或气血亏虚而血虚生风，或肝肾不足而阴虚生风。

其一，湿热阻络

主要表现：头皮较油腻而面部肌肤油腻，毛孔较粗，头发黏腻，甚者板结，大便或干结，或稀溏而热，尿短黄，舌红，苔黄腻，脉滑数。

治宜：涤痰化湿、去脂生发，方以二妙散合防风汤为主加减。

药宜：浙贝母、白芥子、金钱草、焦黄柏、紫花地丁、怀山药、茯苓、苍术、防风、白芷、荆芥、白鲜皮、皂角刺、丹参、丹皮等。

其二，气血亏虚

主要表现：头发不荣而干燥，毛孔较细小而干瘪，头发枯软而纤细，倦怠乏力，舌淡白，脉细弱。

治宜：补养气血、祛风生发，方以人参养荣丸为基础加减。

药宜：熟地黄、生地黄、当归、枸杞、丹参、苏条参、生黄芪、桔梗、炙升麻、怀山药等。

其三，肝肾不足

主要表现：头皮发干而瘪，毛孔较细小，头发枯黄而软，形体多羸弱，腰膝酸软，舌淡或淡红，苔少或无苔，脉细弱或细数。

治宜：补养肝肾、祛风生发，方以七宝美髯丹为基础加减。

药宜：何首乌、黑芝麻、杜仲、续断、补骨脂、生地黄、熟地黄、炒知母、怀山药、当归、枸杞、丹参、丹皮、生黄芪等。

三、少毛

少毛者，多兼汗出不畅，多属营卫不调、肺卫不宣所致。

主要表现：皮肤表面少毛，汗孔较少，玄府、腠理不全，汗出不畅，肌肤失养，体温不调，常出现肌肤干燥而身痒，肌肤发热发烫。

治宜：调和营卫、益气宣表，方以桂枝汤合防风汤为基础加减。

药宜：防风、荆芥、藁本、白芷、牛蒡子、桎柳、粉葛、桂枝、白芍、炒知母、连翘、丹皮、丹参、射干等。

病状之二十五　银屑病（牛皮癣）

银屑病，俗称为牛皮癣，中医古称之为"白疕"，为一种常见的慢性皮肤病。可发生于全身，以颈项部、额部、四肢、腰背、肘窝、腘窝、外阴、肛周、腹股沟等部位为多。可分为泛发型和局限型两类。

银屑病（牛皮癣）之起病，往往无具体而明确的病因；多由于风湿热邪侵袭人体，郁于肌肤而发病，渐致肤损成斑、成疹、成屑。其特征是在红斑上反复出现多层银白色干燥鳞屑。

该病往往出现大小不等的丘疹、红斑，边界清楚，银白色鳞屑覆盖其表面。由于起因不明，临床表现触目且难受，诊治不易，一旦患上此病，常对患者的身心健康造成较大影响。因此，患者常常伴有情志不畅、烦躁不安等症。

银屑病之治，主要可分为五种证型而治。

一、风热湿邪郁表

主要表现：皮损初起，多在四肢及身体上部，呈扁平丘疹，似浮于皮肤表面，皮色正常或微红色，或红褐色，皮肤表面瘙痒较表浅，舌淡红，苔腻，脉浮数。

治宜：清热化湿、祛风止痒，方以羌活胜湿汤为基础加减。

药宜：羌活、佩兰、牛蒡子、桎柳、防风、白芷、丹皮、金银花、连翘、木贼等。

二、肝郁火热

主要表现：皮疹较厚，多发于头颈部、胸部，似从肌肤发出，色红或暗红，表面尚干燥，皮疹痒而热痛，情志不畅则痒痛加剧，心烦易怒，口苦咽干，夜寐不安，舌暗红，苔黄燥，脉弦数。

治宜：清肝泻火、疏肝止痒止痛，方以龙胆泻肝汤为主加减。

药宜：龙胆草、生地黄、菊花、夏枯草、桑叶、白芍、制香附、郁金、延胡索、槟榔、乌梅、赤芍、丹参、丹皮、木贼等。

三、湿热蕴结

主要表现：皮疹似从肌肉中发出，多发于肌肤厚实之部，胸腹、背部、肘窝、腘窝、下焦之前后二阴、腹股沟等部；苔藓样变化明显，皮疹增厚而表面如苔藓之膜覆盖，潮湿，渗水渗液，少量脱屑，色红或暗红，痒痛不已，搔抓不止，大便干结，或稀溏而灼热，尿短黄；舌红或暗红，苔黄厚腻，脉滑数。

治宜：清热渗湿、去腐护肤，方以普济消毒饮为主加减。

药宜：土茯苓、蒲公英、败酱草、紫花地丁、怀山药、金钱草、焦黄柏、苦参、白鲜皮、地肤子、皂角刺、丹皮、丹参、生甘草等。

四、热积毒瘀

主要表现：在原有皮疹及皮损之后，肌肤色暗红，或焮红，或紫暗，流脓渗液，痒痛更甚，灼痛热痛，大便干结，尿短黄，舌红或红绛，苔黄厚腻，脉数或滑数。

治宜：清热解毒、去腐生肌、祛脓止痒、修肤护肤，方以仙方活命饮为主加减。

药宜：黄连、焦黄柏、败酱草、蒲公英、重楼、漏芦、浙贝母、皂角刺、白芷、防风、赤芍、丹皮、茜草、生地黄、天花粉、金银花、连翘、炒知母、生甘草等。

五、热郁阴亏

主要表现：皮疹微高凸，或与正常皮肤相平，色红或暗红，表面鳞屑覆盖而脱屑，灼热而奇痒难耐，伴周围肌肤干燥或皲裂，大便秘结，尿短赤，舌红而干，舌苔黄而少津，或舌光红无苔，脉细数。

治宜：滋阴清热、养血护肤，方以六味地黄汤为基础加减。

药宜：生地黄、山萸肉、泽泻、炒知母、地骨皮、秦艽、龟甲、鳖甲、玉竹、粉葛、沙参、防风、白芷、当归、丹参、丹皮、赤芍、焦黄柏、连翘等。

病状之二十六　红斑狼疮

红斑狼疮是一个西医学病名，属于累及身体多系统、多器官，临床表现复杂，病程迁延反复的自身免疫性疾病。其以发热、红斑皮损、皮疹疤痕、黏膜溃疡、关节疼痛、月经不调等为主要特征。主要分为系统性红斑狼疮和盘状红斑狼疮两大类。此外，还有介于二者之间的亚急性皮肤型红斑狼疮。

红斑狼疮的发病，或隐匿或急骤，发作后比较凶险，不仅皮损严重，情志受挫，而且极易损及内脏，导致脏腑功能衰减或衰竭；极易复发，迁延不愈，出没无常。传统的中医学中无此病名，根据红斑狼疮的主要表现特征，类似于丹毒、热疮等病，并可参考治之。

诊治红斑狼疮，为医界的重任，许多医家治疗此病已取得一定疗效。笔者根据实际诊治体验，认为对于确诊的红斑狼疮病患者，可分三型治之。

一、湿热毒瘀

主要表现：皮肤潮红或出现多片鲜红色斑，继而皮损起疹，周边潮红，逐渐扩大，损害主要分布于日光照射部位，面、颈、躯干上部、上肢伸侧及手足、指（趾）背，可累及口唇黏膜等。

皮损红斑，或为环状红斑，脑回型红斑，边缘隆起；或为丘疹鳞屑，大小不等，形状各异，浸润性红斑、丘疹，表面覆有菲薄鳞屑；皮肤损害之红斑、皮疹呈现多样型。颧面部蝴蝶状红斑；皮疹糜烂，甚者渗液流水；小关节疼痛，指端水肿性红斑，黏膜溃烂。

多伴有发热，缠绵难愈，或身热不扬，口苦咽干，大便干结或泄泻灼热，尿短黄，或涩痛淋沥，舌红或暗红，舌面瘀点瘀斑，苔黄腻，脉弦滑。

治宜：清热渗湿、解毒散瘀，方以黄连解毒汤为基础加减。

药宜：黄芩、黄连、黄柏、败酱草、蒲公英、土茯苓、皂角刺、玄参、露蜂房、紫花地丁、苦参、赤芍、丹皮、紫草、秦艽、茯苓等。

若皮损热痛，加柴胡、重楼；若尿短赤、涩痛，加淡竹叶、木通；若肢节疼痛，加桑枝、豨莶草、秦艽、海桐皮、络石藤、雷公藤、羌活等。

二、热盛血瘀

主要表现：皮肤紫暗或潮红，皮损扩大而瘀滞，从肌肤深部发出，呈结节或斑块，数量及形态大小无定，有的质地坚实，无移动性；或斑块色暗红或紫暗，皮疹溃烂而渗液流脓，腥臭，痒痛；面部青紫晦暗，或胸闷痛，或气促难喘，或胁肋疼痛，或关节疼痛，腰痛而尿短赤、淋沥涩痛，尿量少，或脱发；舌暗红或紫绛，苔黄燥或黄腻，脉数或弦涩。

治宜：清热凉血、活血化瘀、祛腐生肌，方以身痛逐瘀汤为代表。

药宜：生地黄、赤芍、桃仁、丹参、丹皮、皂角刺、槐花、败酱草、蒲公英、贝母、白芥子、桑枝、豨莶草等

若瘀斑结节疼痛较甚，加乳香、没药；若结节较大较硬，加莪术、三棱、穿山甲、路路通；若肢体疼痛较甚，加秦艽、海桐皮、络石藤、雷公藤、鸡血藤、丝瓜络等

三、肝肾不足

主要表现：皮肤紫暗而干瘪，狼疮红斑色暗而干，起屑脱屑，皮疹渗液较少但创面久不愈合，肌肤或萎软或发硬；面部青紫晦暗，胸闷气喘，腰痛而尿短少，或脱发，多关节疼痛，或关节痹痛；腰膝酸软，便秘，尿黄；舌暗红，苔黄燥或少苔，脉细数或沉细弱。

治宜：补益肝肾、益气活血、化瘀通痹，方以地黄饮子为基础加减。

药宜：生地黄、熟地黄、山萸肉、泽泻、炒知母、何首乌、黄精、麦冬、杜仲、续断、太子参、生黄芪、当归、紫草、赤芍、丹参、木瓜、桑枝等。

若皮损较干，加百部、女贞子、旱莲草；若关节痹痛较甚，加豨莶草、秦艽、海桐皮、络石藤、雷公藤、海风藤等。

病状之二十七　白塞综合征

白塞综合征，也称之为（眼、口、阴部）溃疡三联综合征，即：眼部不适、口舌生疮、下阴瘙痒溃疡，伴有奇痒、疼痛。

此病，古已有之，中医之经典著作，称之为"狐惑病"。东汉末年张仲景所著《金匮要略·百合病狐惑阴阳毒》云："狐惑之为病，状如伤寒，默默欲眠，目不得闭，卧起不安，蚀于喉为惑，蚀于阴为狐。"

患此病之患者十分痛苦。一方面是溃疡创面疼痛、瘙痒难耐，烦躁难安；另一方面是其溃疡上下皆发，阴部为甚，无法言表，家人难知，人们不解，苦不堪言。因此，患者多较为痛苦，心理压力巨大，情志不宁。此外，由于其病因病机甚为复杂，其治疗较为棘手，需要内外兼治，调心治体。

其主要临床表现为眼部红赤而糜烂，口舌生疮，下焦溃疡而男性阴囊溃疡、女性大小阴唇及阴道壁疼痛性溃疡，体表皮肤出现结节性红斑、丘疹化脓、痤疮样皮疹等。其诊治，可分为三证而治。

一、湿热毒蕴

主要表现：眼部红赤糜烂而潮湿，口舌生疮溃烂而中有脓点、周边色深而暗红，下焦溃疡之面湿润而浸红，中有白点或红点，甚者流脓，其味腥臭，痒痛不已；或皮肤红斑结节、疹子红赤溃烂、渗液流脓，关节红肿热痛；常伴烦躁不安，心烦易怒，口苦，胁痛，大便干结，尿短黄或短赤而涩痛；舌红或暗红，苔黄腻，脉弦数。

治宜：清热化湿、解毒祛脓、消肿止痛止痒，方以龙胆泻肝汤合知柏地黄汤为基础加减。

药宜：内服之药，宜生地黄、泽泻、炒知母、龙胆草、山慈菇、白花蛇舌草、黄柏、连翘、木贼、败酱草、雷公藤、白鲜皮、皂角刺、苦参、赤芍、丹皮、防风、白芷、生甘草等。

若渗液流脓较甚，加白鲜皮、皂角刺；若口苦较甚，烦热，加茵陈、金钱草、炒栀子。

外用之药：可用防风、白芷、苦参、地肤子、蛇床子、败酱草、紫草、炉甘石、枯矾，煎水清洗或熏洗患部；冰硼散喷涂患部。

二、痰瘀互结

主要表现：眼部不适，目胀，目睛发红而糜烂不甚；口舌生疮溃烂而脓液黏稠，或黄或白绿，周边色紫或青紫，下焦溃疡渗液较少但黏稠，痒痛并刺痛、灼痛；或皮肤红斑结节、疹子溃烂而发暗、脓液黏滞；常伴胸脘痞闷不舒，烦躁易怒，口苦黏腻，大便稀溏或发黏不爽，尿短黄，舌红或暗红，舌面有瘀点瘀斑，苔黄腻，脉弦滑数。

治宜：清热凉血、涤痰化瘀、祛腐生肌，方以涤痰汤为基础加减。

药宜：内服之药，宜败酱草、黄连、黄柏、炒知母、连翘、浙贝母、白芥子、莱菔子、丹参、莪术、丹皮、白鲜皮、皂角刺、穿山甲、桔梗、炙升麻、金钱草、木贼等。

外用之药：防风、白芷、苦参、地肤子、蛇床子、败酱草、丹参、丹皮，煎水清洗或熏洗患部；冰硼散喷涂患部。

三、肝肾不足（冲任亏虚）

主要表现：诸症缠绵不愈，眼部不适而视物不清，微红赤而干涩，发痒发胀，糜烂不甚；口舌生疮溃烂而无脓液、色黑红或紫暗而干痛，下焦溃疡干涩痒痛；或皮肤红斑结节、皮疹糜烂而发干发痒、热痛；常伴倦怠乏力，经行量少或停经，腰膝酸软；舌红或暗红，苔黄燥或少苔，甚或无苔，脉弦细数。

治宜：滋阴降火、护肤修肤，方以知柏地黄汤为主加减。

药宜：内服之药：可选用生地黄、山萸肉、泽泻、炒知母、杜仲、龟甲、沙参、麦冬、黄柏、连翘、当归、丹皮、白鲜皮、皂角刺、生黄芪、桔梗、炙升麻、粉葛、防风、白芷等。

外用之药：防风、白芷、苦参、当归、肉苁蓉、丹参、丹皮，煎水洗或熏洗患部；黄连软膏涂搽患部。

病状之二十八　鱼鳞病

肌肤干而起皱，或脱屑，表皮如网格、鱼鳞显现，抚之不碍手或仅感粗糙，多发于下肢胫腓骨干部位，也有发于上肢之部，是为鱼鳞病。

本病之发，大多无痒无痛，也有因视之碍眼而搔抓，皮损肤烂而痒痛者。本病之因，生之于风，风邪窜络而皮肤粗糙如鱼鳞。其风之所起，多为血瘀，也有血虚所致，故其肌肤往往易病，常兼有过敏之征，易与过敏性湿疹等病同发，兼现瘙痒、皮疹等。

本病之诊治，主要分为血瘀生风与血虚生风。

其一，血瘀生风

主要表现：肌肤表面黑白相间分明，点状发黑发紫或紫暗，间有色淡之条纹而呈鱼鳞状，肌肤干燥，抚之粗糙，舌淡红或暗红，舌面有瘀点瘀斑，脉弦涩。

治宜：活血化瘀、消斑修肤，方以血府逐瘀汤合消风散为基础加减。

药宜：生地黄、桃仁、丹参、红花、丹皮、莪术、赤芍、白芍、玉竹、粉葛、焦黄柏、防风、白芷、白鲜皮、桔梗、枳壳等。

其二，血虚生风

主要表现：肌肤表面黑白相间呈鱼鳞状，但不甚分明，发暗之点色黄褐，或紫暗，肌肤干瘪而无泽，面色萎黄或苍白发青，舌淡红或淡白，舌面有瘀点瘀斑，脉细涩。

治宜：养血补血、化瘀消斑护肤，方以四物汤为基础加减。

药宜：熟地黄、生地黄、白芍、山萸肉、泽泻、怀山药、当归、丹参、红花、丹皮、生黄芪、桔梗、炙升麻、玉竹、粉葛、焦黄柏、防风、白芷、白鲜皮等。

第三节　验案举隅

【验案九】面部痤疮后疤痕挛缩

柳某，男，21岁，汉族，进城务工人员。

一、初诊概况

时间：2011年11月24日

主要病状：全脸额头发际之下，下颌之上，两侧耳郭之前，均出现疙瘩凸起，硬化挛缩，凸凹不平近1～2cm，脸型变化而近似畸形，疼痛，瘙痒；数条条索状的疙瘩由颊部向耳后部延伸而发硬；全脸大部分疙瘩表面渗液，两颊部、颧部疙瘩表面溃烂流脓；嘴角肌肉牵拉僵硬，口唇张合困难，口不能闭而微张开；面部已不见痤疮；除面部肌肤外，身体其余部位皮肤正常而微白细腻。

面容痛苦，神情黯淡，口苦咽干，烦躁，大便干结，尿短黄，舌暗红，少津，苔黄腻，脉弦滑数。

细询得知，其病已近五年，初始时面部出现痤疮，不知养护，自行挤压脓点，渐致痤疮不愈反成斑点、疤痕。后求医诊治，以手术方式治之，不仅未愈，反而日益加重，渗液流脓。一年前，出现面部疤痕疙瘩挛缩隆起，疼痛，瘙痒，忍不住搔抓，则肤损肤烂更为严重。至近期，已严重影响生活、工作，口不能张，讲话、进食受限。不敢见人，工作也只能多在不见人的地方，真是痛不欲生。

医者分析：此为较典型而少见的因痤疮失治、误治导致的面部疤痕挛缩。其肌肤机化挛缩严重，口唇张合困难，脸型变化，故其情志不畅，神情黯淡，痛不欲生。其治，较为棘手。

主要病因病机及诊断：其患痤疮日久，自行搔抓而皮肤受损，失治、误治而致毒邪蕴于肌肤；其病渐重，肝郁气滞而化火，炼液成痰，痰瘀互结，肉腐血壅积久，故正常肌肤溃烂、结痂而挛缩，疙瘩硬化。现其热毒蕴积、痰瘀互结之象仍较为明显，且有肝郁气滞、肝火损阴之征。其病应属疤痕（类似于皮痹、肌痹），证属热毒蕴积、痰瘀互结，兼气火伤阴。

治宜：根据诊断，治宜清热解毒、涤痰破瘀除痹、祛腐生肌，辅以泻火养津、止痒止痛、疏肝理气，方以仙方活命饮为基础加减。

处方：郁金15g，炒延胡索15g，制香附15g，生地黄16g，泽泻10g，炒知母10g，败酱草10g，浙贝母15g，白芥子15g，炒莱菔子15g，皂角刺15g，路路通15g，防风15g，荆芥10g，白芷10g，丹参30g，丹皮15g，三棱15g，桔梗8g，炙升麻6g，生黄芪15g，金钱草15g，玉竹15g，粉葛15g，生甘草5g。

医嘱：服4剂，再诊；不可再搔抓损肤，尽量少洗脸，不用任何外敷外用之药，让肌肤自然透气；忌食辛辣、香燥、鱼腥、酸冷等物。

方解：清热解毒：生地黄、泽泻、炒知母、败酱草、金钱草。

涤痰破瘀除痹：浙贝母、白芥子、炒莱菔子、皂角刺、路路通、丹参、丹皮、三棱。

祛腐生肌：桔梗、炙升麻、生黄芪、皂角刺、路路通、丹参。

泻火养津：生地黄、泽泻、炒知母、玉竹、粉葛。

祛风止痒：防风、荆芥、白芷。

疏肝理气止痛：郁金、炒延胡索、制香附。

和中解毒：生甘草。

二、诊治进程及其变化

一周后，二诊：

主要病状：面容稍放松，痛苦程度减轻，神情仍黯淡；全脸肌肤之疙瘩凸起、硬化挛缩无明显变化，但疼痛与瘙痒稍减轻；疙瘩表面溃烂渗液流脓减少，有的局部微干而有膜覆盖；口唇张合困难稍改善，时能闭合；余症同初诊时。

调治简况：服初诊方药，热毒蕴结之势得到初步控制，渗液流脓减少；肝气不舒之证稍有减缓，方药之效已渐显。但因其病日久且重，尚无较大改变，当守方续治。

医嘱：再续服初诊之方药4剂，再诊；注意事项同前。

又一周后，三诊：

主要病状：神情已不黯淡，已无烦躁；全脸肌肤之疙瘩凸起、硬化挛缩明显改善，疙瘩表面溃烂基本无渗液流脓，大部分结痂而痒甚，疼痛明显减缓；口唇张合基本正常，但不能大张口，口张大即痛；条索状的疙瘩稍微变软而有一定弹性；口苦咽干明显改善，大便渐正常排解，尿转正常；舌暗红，苔薄黄微腻，脉弦、微数。

调治简况：服前两诊方药，热毒蕴结及肉腐血壅之势得到明显控制，肝气不舒之证明显减缓。方药之效已显现，而腐肉减去之时，新鲜肉芽生长，出现新的痒感，此为佳兆。

当守前方主旨，调整用药而续治。

减药：因肝气不舒减缓，去郁金；基本无渗液流脓，去败酱草。

加药：加穿山甲7g，白花蛇舌草15g，以增强破瘀消肿消疤痕之力。

医嘱：续服方药10剂，再诊；注意事项同前。

三周后，四诊：

主要病状：病情改善，时有笑颜；脸部肌肤之疙瘩明显减缓、渐平，硬化挛缩明显改善并软化，面部肌肤凸凹不平变为0.5～0.8cm，脸型显小而接近正常；疙瘩表面已无溃烂或渗液流脓，大部分痂块已脱落而显出较光滑的疙瘩表面，已无疼痛，新脱痂部分发痒；动作之时感觉体热但汗出不畅而肤痒；口唇已能正常张合而显出正常唇形；条索状的疙瘩变软而瘪下，弹性渐复常而微硬；已无口苦咽干，大便稀软时有稀溏，舌淡红微暗，苔薄黄，脉弦缓。

调治简况：前三诊，已服18剂方药，其病明显改善，热毒蕴结及肉腐血壅之证基本消除，肝气不舒已消。惟挛缩疤痕尚需时日调理消减。当续守前方，调整用药而续治。

减药：因热毒蕴结及肉腐血壅之证基本消除，去生地黄、泽泻、炒知母、穿山甲；肝气不舒已消，去炒延胡索、制香附。

加药：因大便稀软时有稀溏，加怀山药 18g，苏条参 15g，以增强健脾益气，助运化，调气血、养肌肤之力；加木贼 15g，以增强祛疤痕消斑迹之效；加藁本 10g，以助玄府、肌腠之启闭而正常排汗。

医嘱：续服方药 8 剂，再诊；注意事项同前。

又三周后，五诊：

主要病状：精神较好，已无心烦、黯淡之状；脸部肌肤之疙瘩已无明显凸凹不平，硬化挛缩明显消除而软化，原疙瘩表面显得光滑而微有缓和之凸起，脸型正常；疙瘩表面大部分已无结痂而微显粗糙，条索状疙瘩外形已不明显，仅为局部小块微凸，触之较软但尚未完全复常；汗出时已无身痒之感，二便正常，舌淡红，苔薄，脉弦缓。

调治简况：经前诊治，前后服方药 26 剂，其疤痕挛缩基本消除。当续守前方之旨，调整用药而调理。

开具一个调理方，以祛瘀生新、调理修肤。其方为：

生黄芪 15g，苏条参 15g，怀山药 18g，浙贝母 15g，白芥子 15g，皂角刺 15g，路路通 15g，丹参 30g，丹皮 15g，当归 15g，防风 15g，白芷 10g，木贼 15g，桔梗 8g，炙升麻 6g，玉竹 15g，粉葛 15g，生甘草 5g。

服 5 剂，随诊。

一月后，随访：其脸部肌肤之疙瘩硬化挛缩消除，面部原较硬疙瘩部位微有平缓之凸起，但不影响观瞻，全脸肌肤无僵硬之感，表皮已不显粗糙。据此，可知其面部之肌肤疤痕挛缩基本痊愈。

三、诊治难点及特点

该患者诊治之难，在于其整个颜面部肌肤受损，全脸疙瘩凸起，硬化挛缩，凸凹不平近 1～2cm，脸型变化而近似畸形，疼痛，瘙痒，渗液，溃烂流脓，口唇张合困难，已严重影响生活、工作，情志不畅，痛不欲生。

其病之起，仅为年轻人常见之痤疮。因护理不当，失治、误治，竟致如此严重之状。笔者接诊时，面对如此之重的面部疤痕挛缩，心中也是深感诊治困难。经仔细辨病、辨证，诊为疤痕（类似于皮痹、肌痹）之病，热毒蕴积、痰瘀互结并兼气火伤阴之证，以清热解毒、涤痰破瘀除痹、祛腐生肌，辅以泻火养津、止痒止痛之方药治之，前后服方药 30 余剂而历时二月余，其脸部肌肤之疙瘩硬化挛缩消除，面部原较硬疙瘩部位微有平缓之凸起，但不影响观瞻，其疤痕挛缩基本痊愈。

【相关验案简介】（选自《庆生诊治中医疑难病验案集粹》）

案例七　面部色斑如罩并身起紫斑

该患者，14 岁时患川崎病，至今已 24 年。就诊时，身痒，面部色斑如罩并身起紫斑，甚是刺眼。全身肌肤较暗，局部成斑，下肢色斑明显，胫腓骨干部位散在分布十余块色斑。四肢皮肤之下，青筋显露。综合其病史及病情，为多种因素互相影响，病程缠绵；由肝气不舒、气血不活、气不摄血等多种因素，导致痰湿停滞、瘀血积滞，痰瘀互结于经脉皮下，血虚生风而肤痒。以调畅气机、益气活血、涤痰化瘀、养血祛风（止痒）、护肤消斑之方药治之，诊治五次，服药 20 剂，面部如罩的色斑消除，下肢肌肤如常，光滑无斑。（详见《庆生诊治中医疑难病验案集粹》之第二十案）

案例八　唇肿并赘生物

该患者，唇肿九年，近来灼热、痒痛难耐，口唇外凸，紫红发暗而干燥皲裂，为中医学之"唇肿"，属现代医学之"唇周炎"。辨证为热毒蕴结胃经而肿结，气阴不足，尚兼热极生风（而痒盛）之证。初诊时，其尚有下唇突起赘生物六粒，边界清晰，质硬，色紫暗或灰白，非一般炎变所成，恐有口唇恶变之虞。以清热解毒、消散肿结、祛风止痒、滋阴降火、调养气阴之法治之，首见下唇赘生物基本消失，口唇恶变之虞消除；续治之，热毒消退，肿胀消除，赘生物消失，口唇复常。（详见《庆生诊治中医疑难病验案集粹》之第十八案）

案例九　黑化病（运化失健）

该患者，颜面皮肤发黑，如涂抹一层黑色锅底烟灰，仅发于脖颈部以上及面部皮肤，而身体其他部位无发黑之象。细究其源，两年前，曾到澳大利亚墨尔本留学，喜食海鲜；皮肤粗糙，颜色暗，已一年余；脖颈部以上及脸面部皮肤发黑已两月。其病，为中医之"肤暗"，类似于现代之皮肤黑化病，病因不确定。从辨证而论，其病应属脾肾两虚，运化失健，水湿不化所致。以补脾益肾、化湿消食、化瘢修肤之方药治之，历时一月余，肤黑消退，皮肤黑化之症消除，仅存皮肤粗糙。处予调理方，继续调理修肤，一年后随访，其未再出现肤黑，颜面皮肤细腻光泽。（详见《庆生诊治中医疑难病验案集粹》之第二十五案）

案例十　黑化病（气阴两亏）

该患者，起病较久，颜面发黑而色深，黑色素沉积由内向外显露，质地致密但无光泽，如涂刷一层哑光油漆而显得发干。其证候为气阴两亏（肝肾阴亏、肺肾气虚），故其治疗，相对需时较久。以益气养阴（滋养肝肾、补益肺肾）、化瘢修肤之方药治之，集中治疗一个月，调理修肤近三个月，其病、其气阴两亏之证消除，皮肤恢复正常颜色。（详见《庆生诊治中医疑难病验案集粹》之第二十六案）

案例十一　痤疮、湿疹并面部肤损

该患者就诊时，面部痤疮、湿疹、肤损俱重。其痤疮病延时较久，且伴有过敏性湿疹；因搔抓而严重损伤整个面部肌肤，疹粒高出皮肤约 0.1~0.7cm，皮肤粗糙凹凸不平如网眼筛格，抚之碍手。热毒内郁肌肤、肉腐血壅皮损之证甚为典型。经用凉血清热解毒、去腐生肌消斑，辅以祛风止痒、清肝泻火、清心除烦等法治疗近三个月，痤疮未再复发，湿疹及痒感消失，原受损皮肤修复如常。（详见《庆生诊治中医疑难病验案集粹》之第二十二案）

案例十二　银屑病并感染肤烂

该患者为银屑病之泛发型并感染肤烂。起病三年，斑疹发作部位较为广泛，且感染较重，肤损严重，糜烂流脓。辨证为热毒壅盛、湿热蕴结、气阴不足、肉腐血壅。

其诊治，既要注意银屑病的治疗，更应注意其感染之后的综合情况。初治时，治疗银屑病皮损之祛风修肤、祛腐生肌与抗感染之清热化湿解毒并重。随着诊治，其感染、热毒壅盛、湿热蕴结之象最先消除，银屑病之皮损的治疗及护肤、修肤、养肤逐渐成为治疗之重点。经以清热化湿解毒、益气养阴、凉血化瘀、祛风修肤、祛腐生肌、疏肝理气之方药治疗，其银屑病并感染肤烂、斑疹消除，皮损修复。（详见《庆生诊治中医疑难病验案集粹》之第二十四案）

案例十三　疑似硬皮病（癌症放疗致皮肤损伤）

该患者曾被疑为"硬皮病"并进行治疗。经医者鉴别诊断：其实际为8年前患鼻咽癌，经放疗和化疗治疗而基本治愈；却因放疗损伤颈项部皮肤，纹理消失，僵硬疼痛，无法转动而被疑为"硬皮病"。病属鼻咽癌放疗后皮肤灼伤；证属阴虚火旺，兼气阴不足、痰瘀互结。经过一月余治疗，受损皮肤触之已软，僵硬状况消除，颈部已能自由转动，其因放疗和化疗致皮肤灼伤而挛缩发硬的疑似硬皮病治愈。（详见《庆生诊治中医疑难病验案集粹》之第十七案）

案例十四　斑秃

该患者除突发斑秃外，无典型的、有特征性意义的其他临床表现及证候学特征。故其诊治，只得以"斑秃"辨病之理论依据（总体病机）为主，再细辨相关证候之征而治之。以补益肝肾、调和气血、生发养发、祛风护发之药治疗，斑秃发落处毛发复常。

医者诊治斑秃脱发之病患时体悟到：当其新发渐生之时，原脱发之处的头皮多会先出现痒感。此为佳兆，为局部气血渐行而活，毛发生长有源之征。当新生毛发完全长出时，其痒感渐消。此征，是判断斑秃有无可能再生新发的重要指征。（详见《庆生诊治中医疑难病验案集粹》之第二十九案）

案例十五　妊娠带状疱疹并过敏肤烂

该患者妊娠已五月，患带状疱疹；复因家人自用硫黄粉搽敷患部，引起急性过敏反应。其就诊时，四大特点并存：妊娠五月、带状疱疹、急性过敏、胸腹部肌肤溃烂流脓。其病情，确属急、重。对此，既要迅即祛除其带状疱疹、急性过敏的急症，又要祛脓止溃烂、修复肌肤，更要顾护胎儿，实为难事。医者采取速治、急治、即治之策，治其带状疱疹、急性过敏、胸腹部肌肤溃烂流脓，以急解其疼痛、瘙痒、溃烂等症；同时，尽量顾护胎儿。诊治中，按照诊治之策，及时诊察，适时调整药物；治约三周，带状疱疹及急性过敏性湿疹及肤损已愈。半年之后，顺产一个健康男婴。（详见《庆生诊治中医疑难病验案集粹》之第四十八案）

案例十六　石女肤暗发黑

该患者为先天性无子宫及阴道，中医称之为"石女"。因无子宫及阴道，性腺及其激素不能正常代谢或排泄，积郁于体内，作用并沉积于皮下，则出现皮肤发黑，双唇胡须，汗毛明显而色黑等症。其病，责之于肾，缘于肝肾不调、相火偏旺；同时，气血不和，气虚血瘀与气滞血瘀并存。以清泻相火、调和气血、褪黑修肤之方药治疗，半年后随访，面部及颈部皮肤发黑基本消失，可见正常黄红之肤。

本案例，十分罕见，但是，可获如下启示：医者在诊治肝肾失调、天癸异常之病时，应当充分考虑和辨别患者性激素、天癸物质之盈亏、盛衰的状况。（详见《庆生诊治中医疑难病验案集粹》之第五十三案）

案例十七　白塞综合征（狐惑病）

该患者眼部不适，口舌生疮，前阴瘙痒溃疡，患处肿胀、溃疡而糜烂，渗液流脓，其味腥臭，瘙痒难耐。此为较典型的"眼－口－阴部"溃疡三联综合征，亦即"白塞综合征"。此病，古已有之，称之为"狐惑病"。东汉末年张仲景所著《金匮要略》即有专篇论述。

该患者之主要病因病机，为湿热毒邪蕴结、气阴不足，治疗宜内外兼治；以清热渗湿解毒、祛腐生肌化瘀，辅以调养气阴之汤剂内服；用清热解毒、消肿止痛、祛腐生肌、收敛止脓之细粉散剂涂敷溃疡患处。约三个半月后，其眼部不适已消，口、下阴之溃疡已愈。经原确诊为"白塞综合征"的医院检查，确认其病已愈。半年后，再次随访，其病未再复发。（详见《庆生诊治中医疑难病验案集粹》之第五十三案）

形体异常

第一节 概 述

形体，即人体的外显形状与体态。正常人之形体，应是高矮适中、胖瘦有度、体型匀称。反之，若过高或过矮，或过胖或过瘦，或部位异形，肢体骨节过大或纤细，均属形体异常。

有的形体异常，虽为非正常之形，但其多属天生禀赋所致，或病后已愈而形体改变，不影响正常生理功能活动或工作生活者，可以不视其为病态。

作为病状诊治的形体异常，即指其形体明显异常，且已影响正常生理活动或工作生活者之病态。其病态，多为后天因素所致，或由天生禀赋所致，或他病之后遗留，影响正常生理活动或工作生活者。

一、形体异常简析

人之形体，由筋骨、血脉、肌肤组成。正常之人的形体，需要充养和维持。其来源就是五脏六腑的运化有常，生化有源，吐故纳新。脏腑有常，受纳腐熟水谷，运化水湿，分清泌浊，汲纳精微，化生气血，充养筋脉，濡养四肢百骸，养护肌肤，充其常形。

由于内外之邪侵扰，或脏腑功能失调，清气不升，浊气不降；水湿水谷不化，精微不生，气血生化乏源，经脉失养，四肢百骸失濡，肌肤失调，则出现形体异常之变。或脂质不消，脂肪堆积，肥胖不已；或肌消肉削，消瘦单薄；或骨节凸出而畸形，或头大颅方而方颅；或指甲不长而内缩；或鸡胸（胸骨胸膜向外凸起）、漏斗胸（胸骨胸膜向内凹陷）、龟背而形异。病态之形体异常，不仅其形体变异而且伴有功能受限或低下，学习、工作及生活不便，往往还会导致其情志不畅、心志不宁。

本类疾患的出现，皆非一时一日之成，多为久病或慢性渐成，或有较为特殊的原有疾患。其病，多为内伤之疾，气血不和、脏腑失调、阴阳失衡、痰瘀内结所致。其治，也当长治、久治，针对其原有疾患而治，消除痼疾，调和气血、调理脏腑、调整阴阳、涤痰化瘀而治。其治疗标准，主在力求恢复其正常功能，而不可强求或也难求其恢复常形。当然，有的形体异常之变，经过治疗，也可实现功能复常，形体形态也复常。

诊治形体异常，需要多角度、多方面调治，或以药物治疗，或作饮食调理，或作锻炼运动，恢复功能，或养成科学的起居卫生习惯，或调摄情志等，方可取得较好效果。

二、形体异常的辨识要点

（一）总体要求及其注意点

1. 区别生理性与病理性变化

形体异常，有的为个人特质或某些阶段性偶发因素影响所成，且不影响正常生理活动或工作生活，则属于生理性范畴内的变化。除此之外的情况，则属病态而需诊治。具体的判断依据，应注意以下三点：

一为是否影响正常的机体生理活动或工作、学习、生活。

二为是否超出各种相关的公认标准，如体重标准等。

三为是否严重影响外观。

2. 鉴别排除一过性因素的影响

有的形体异常，属于某些一过性、阶段性的影响而发，则不应作为病态诊治，但需密切注意其变化，适时予以调整。如：集中过度劳累而阶段性的体瘦明显，因其他疾病（外伤等）卧床休养而体胖等。只要这些情况改善或其原因消除，一般可自然恢复至常态。但应注意，若这些因素较长时间未消除，或其形体异常超过常量标准，也应及时调整或诊治。

3. 注意形体异常与全身病变的关系

一般而言，形体异常多为身体整体变化的外在表现之一，往往与内在脏腑的运行，气血阴阳的状态密切相关。出现典型的、病态的形体异常，需具体辨病辨证。辨明身体病变的具体情况，病在何脏何腑，分属气病或血病，或属阳虚或属阴亏，或为瘀血或为痰湿所致，属于何种证型。

4. 辨别形体异常的特点

形体异常，其表现形式多种多样，也就各具特点，需要具体分辨，准确辨病辨证。如：肥胖，若属全身性均衡性的发胖，多为体内运化失常、气血不和、代谢异常、内环境（内分泌）紊乱；若身体的其他部位发胖不明显或仅属一般性发胖，而腹部发胖较甚，油肚外凸，甚者行走困难，动则气喘，多为脂质摄纳过多，堆积腹部，且运动不够等。

5. 重视先兆性表现的特殊意义

形体异常作为身体病变的外在表现之一，常常有着征兆性的特殊意义。许多复杂顽疾，在患者无自身明显感受前，即可出现形体异常之变。如：进行性肥胖，常常是体内脑垂体病变，脾肾虚损、痰湿壅盛的表现；进行性消瘦，往往是消渴病、癌前病变的先兆性表现。

（二）分辨形体异常的虚实特性

一般而言，形体异常显得粗壮、突出、强盛者，多为实证；表现为纤细、萎软、虚弱者，多为虚证。

形体异常而为实证者，肌肤发硬而弹性下降，骨骼粗大而形异明显，机体鼓胀膨出，形实而强盛，色鲜明光亮。

形体异常而为虚证者，肌肤发软而萎弱如棉，骨骼纤细而形体异常改变不明显，机体萎缩萎软，形衰而羸弱，色晦暗无泽。

三、形体异常的主要机理

形体异常之变的表现形式多种多样，其病因病机也纷繁复杂，但总的而言，主要为脏腑失调、气血不和、痰瘀内结。

（一）脏腑失调

心主血脉无力，则血液壅滞，肌肤不充而软或淤滞而硬；心神不宁，气血不和，体失濡养则形异。

肝之阴血不足，筋脉失养而萎弱；肝气不舒，则气机不畅、气血不和而淤滞肿硬；肝之疏泄失畅，枢机不利，则机体肿胀僵滞。

脾胃之运化失健，水湿水谷不化，聚湿生痰，痰湿阻滞停蓄；或气血生化乏源，机体失养失充，则形体有变。

肺主一身之气，主行水，通调水道，下输膀胱。肺主气、主行水之力受扰，则体表不宣，水道不畅，水液停蓄而泛滥，或成饮成痰，损及形体。

肾之不及，肾精不足，真阴亏虚，髓海不充，骨骼不壮，甚或骨骼畸形；肾气不足，水湿不化，聚而成痰成饮，遂影响形体。

（二）气血不和

气机不畅，则气血不和。气滞而血行不畅，气虚而无力运血，均致血液淤滞；血液壅滞，阻碍气机畅达，气血不和，则机体失养，形体受损。

（三）痰瘀内结

痰湿既成，易壅遏血行；瘀血停滞，阻碍痰湿则痰湿不化。二者胶结互阻，阻脉阻络，则致形体异常而变。

四、形体异常的治疗要点及宜忌

（一）治疗形体异常之总则

治疗形体异常，应当注意三个原则。

1. 综合调治全身与整治局部并举

根据辨病辨证之结论，既调治脏腑之病变，更重视和注意具体的形变之处，有针对性地予以治疗。如：方颅者，多为痰蒙清窍，或肾精不足而成，既要从整体调治，予以涤痰开窍，或补肾填精，还应针对其髓海受阻、心神受扰而心智不全之症，具体地调其心智，或开其心窍。

2. 恢复功能并兼修形体

形体异常，有形（形体、形态）变之处，更有行（功能）变之虞。从中医诊治疾病的原理看，重在调其功能并恢复功能为主；同时，兼修其形体，尽力恢复至常态、常形。

3. 针对病机而治以补虚泻实

根据形体异常之主要病因病机，补虚泻实，主要通过调治脏腑、调和气血、祛除留邪之法治疗。

（二）治疗形体异常的主要治法

治疗形体异常的治法，主要为调治脏腑、调和气血、祛除留邪、修整异形。

调治脏腑：宁心安神，调畅心血，畅通血脉以濡养形体；疏肝理气，调畅气机以消肿除胀，补养肝之阴血以濡养筋脉；益气健脾，运化有常，水湿水谷得化，气血生化有源而充养机体；补益肺气，宣肃有度，水道通调，水液痰湿不聚，无损形体；补肾填精，滋养真阴，充养髓海，健壮骨骼，则形体有常。

调和气血：调畅气机，调和气血，或理气活血祛瘀，或益气活血化瘀；或补益气血，或补气益气，或补血养血。

祛除留邪：针对留邪之特点及其属性，或活血祛瘀，或涤痰化湿，或燥湿化饮，或涤痰化瘀，以复常形。

修整异形：根据具体的形变情况，采用内服方药、外用药物或其他方法，助其矫形、整形，尽可能复其常态、常形。

（三）多角度多方法治疗形体异常

形体异常，多为多种因素所成，病变影响也是多方面的。其治，也当采取多角度多方法治疗。主要应注意药物调治、合理膳食、科学起居、调摄情志、运动健身、锻炼恢复功能等。

药物调治，既有内服方药而内治，也可根据实际情况，或外用，或局部用药而助疗效。

合理膳食，重在科学、合理搭配饮食，通过饮食调理，配合和发挥药物治疗的最佳效果。

科学起居、调摄情志，需要养成良好的生活习惯，修炼良好的心态和志趣，内外协调，形神兼修而形神俱佳，异形渐常。

运动健身、锻炼恢复功能，就是要辅以必要的整形矫形治疗，或针灸、推拿，或药物熏蒸；或选择恰当、适宜的运动健身项目，或导引，或打太极拳，或跳适宜的健身操，或慢走长走，或慢跑长跑，或开展适宜的球类运动，或跳绳等，意在锻炼恢复因形体异常而引致的功能低下。

（四）治疗宜忌

治疗形体异常，应当综合而治，且需较长时间调治。药物调治之内服方药，可在处方较为固定时，制成膏剂、丸剂、散剂等长服；外用之药，也需视情而适当久用。但也当注意中病即止，不可久延不收。

诊治本类病状，不可图激进治疗而收一朝之功。故其用药调治、饮食调理、矫形整治、运动健身等，均要合理安排，适量适当，不可过量、过用。

第二节　主要病状诊治要点

病状之二十九　肥胖

肥胖为病者，为体重超过正常标准20%以上，且形体臃肿，行动不便，或机体功能下降、萎弱废用。肥胖之病，可分为四个证型：痰阻清窍、痰湿壅盛、脾肾虚弱、痰瘀互结。

治疗肥胖，应综合调治，采用药物调治、合理膳食、运动健身、科学起居、调摄情志诸法。

一、药物调治

以方药调治肥胖，减肥增力，宜分四个证型而辨证施治。

其一，痰阻清窍

主要表现：身形臃肿，反应迟缓，目睛不灵或呆滞，头常发木或晕，时有呕恶，面色晦暗无泽，舌淡暗，苔白腻或水滑，脉弦濡。

治宜：涤痰开窍、消脂减肥，方以半夏白术天麻汤为主。

药宜：明天麻、浙贝母、礞石、胆南星、石菖蒲、法半夏、茯苓、怀山药、金钱草、焦黄柏、佩兰、焦山楂等。

其二，痰湿壅盛

主要表现：体胖形臃，大腹便便，肌肤油腻或泡浮，脘腹痞闷，呕恶厌油腻，纳呆不食，口苦或口中发甜，或淡，大便稀溏，舌淡或淡暗，苔厚腻，脉弦滑。

治宜：涤痰化湿、消脂祛赘，方以藿朴夏苓汤为主。

药宜：藿香、佩兰、厚朴、陈皮、白术、苍术、茯苓、法半夏、砂仁、荷叶顶、白芥子、炒莱菔子、焦山楂、茵陈、海金沙等。

其三，脾肾阳虚

主要表现：形胖体软，赘肉松弛，少气懒言，身倦乏力，行动困难，形寒身冷，腰膝酸软，胃脘隐痛或冷痛，喜温喜按，大便稀溏或泄泻不止，舌淡暗或淡白，苔白腻，脉沉细弱。

治宜：温补脾肾、消脂渗湿，方以桂附理中丸为主。

药宜：附子、肉桂、炮姜、白术、怀山药、枳壳、生黄芪、苏条参、桔梗、炙升麻、白芥子、金钱草等。

其四，痰瘀互结

主要表现：形胖发暗，肌肤晦暗而青紫或青灰，面色青晦，肢体发暗或麻木不适；女子经行愆期或量少色暗，男子阳痿不举；舌暗或青瘀，苔白微腻，脉弦细或弦涩。

治宜：涤痰化瘀、消脂祛脂，方以血府逐瘀汤合涤痰汤为主。

药宜：桃仁、红花、丹参、川芎、生三七粉、莪术、浙贝母、白芥子、炒莱菔子、焦山楂、枳壳、桔梗等。

二、合理膳食

通过饮食调理，合理膳食，配合和发挥药物治疗的最佳效果，也是在消脂减肥之后，维持形体有常不再发胖的重要措施。其要点在于：科学抑制食欲、控制进食总量、优化膳食结构、减少进食次数、固定进食时间、消除不良嗜好。

一是科学抑制食欲：在未进食前或进食中，调整和转移注意力，尽可能抑制和控制食欲，有利于减少进食量。

二是控制进食总量：保持适度的饥饿感，控制和减少进食总量。诚如民间常说的"吃饭只宜七分饱，需要留得三分饥"。

三是优化膳食结构：正常进食，杂食不偏食，荤素得宜，以素为主；多食纤维素高、大体积低热能的食品。

四是减少进食次数：进食次数以一日三餐为宜，不可过多，也不宜过少，有利于保持机体的正常消化代谢之力。

五是固定进食时间：一日三餐，早、中、晚各一餐，保持健康有序规律的消化代谢，不致多余脂质和热能堆积。

六是消除不良嗜好：不抽烟、不嗜酒；少食或不食零食，少食或不食辛辣香燥、油腻肥甘之物。

三、运动健身

根据自身体质状况和兴趣爱好，选择恰当而适宜自身的运动。适度健身运动，可以消除多余脂质，瘦体健身，保持健康形体。

适度的健身运动重在坚持，运动量要适度。运动量过小无效，过大则伤身，影响实际减肥效果。

四、科学起居

起居有常，按时作息，劳作有常，不过逸，不过劳，是为科学起居。

五、调摄情志

保持良好的心态，调畅情志，才能使气血和畅，摄纳有度，运化畅行，减少或消除多余脂质。

病状之三十　消瘦

肌消肉削，筋显骨立，是为消瘦。形体稍微偏瘦，但无体倦体虚诸症者，不作为病态论治。若形体瘦削，且有不适而影响生活、学习、工作者，是为病态。

一、气血不足

主要表现：形体瘦削，肉少筋瘦，面色萎黄或㿠白无泽，气短懒言，舌淡苔薄白，脉细弱。

治宜：调补气血，方以人参养荣汤或十全大补汤为主。

药宜：人参、黄芪、白术、怀山药、莲子肉、熟地黄、枸杞、丹参、当归、大枣、炙甘草等。

二、脾气虚弱

主要表现：形瘦萎弱，萎靡乏力，大便溏泻，纳呆不食，胃脘痞满不舒而喜温按，舌淡或淡白，苔白或白腻，脉沉细弱。

治宜：健脾益气，方以六君子汤为主加减。

药宜：人参、黄芪、白术、白扁豆、莲子肉、怀山药、茯苓、法半夏、枳壳、炙升麻、陈皮、砂仁、大枣、生甘草等。

三、肝肾不足

主要表现：形体瘦羸，骨骼纤细，筋脉细弱，肌肉干瘪，皮肤起皱而无泽，腰膝萎软，目干不适，舌淡，苔白或少津，脉细弱。

治宜：滋养肝肾、填精养血，方以当归四物汤为基础加减。

药宜：熟地黄、生地黄、山萸肉、杜仲、续断、猪脑髓、核桃仁、当归、枸杞、丹参、白芍、玉竹、麦冬、怀山药、枳壳等。

四、肝郁血瘀（干血痨）

主要表现：形瘦发暗，肌肤青晦或甲错起屑，焦虑烦躁，夜寐不安，或胁肋不适，或女子经行色黑量少，口唇青紫或发绀，舌暗或暗红，舌面瘀点瘀斑，脉弦涩。

治宜：疏肝理气、活血化瘀，方以逍遥散合血府逐瘀汤为基础。

药宜：桑叶、白芍、制香附、郁金、枳壳、槟榔、合欢皮、佛手、连翘、丹参、丹皮、红花、川芎、莪术等。

病状之三十一　肌肉萎缩

骨骼无异常或无大异，而肌肉逐渐减少或萎软消减，甚者肌消肉减而脱形，是为肌肉萎缩。

其病，或因久病卧床，肌肉废用而退化；或因他病之后，邪去正虚，伤津耗血，气血亏耗较甚而肌消；或不明原因而肌肉逐渐萎软消减，甚者萎废不用。

肌肉萎缩，可见之于全身，也可见之于局部。见之于全身者，多为气血亏虚，或脾肾两亏；见之于局部者，多属血虚生风。若仅为久病而身体废用，局部肢体肌肉渐萎缩者，应在服药调治的同时，加强机体的运动及功能锻炼。若属于进行性肌肉萎缩者，应视情进行科学合理的运动及功能锻炼，不应简单化或强求运动及功能锻炼。其治，宜分为三个证型。

一、气血亏虚

主要表现：肌肉萎软而萎缩，恶动喜静卧，身屈内收，面色萎黄或㿠白无泽，神倦乏力，少气懒言，舌淡或淡白无血色，苔薄白，脉细弱或沉细弱。

治宜：大补气血、养血生肌，方以十全大补汤为主。

药宜：熟地黄、生地黄、党参、炙黄芪、桂圆、枸杞、当归、丹参、枳壳、桔梗、炙升麻、怀山药、莲子肉、炙甘草等。

二、脾肾两亏

主要表现：全身肌肉萎缩较甚，随肌肉萎缩，骨骼渐纤细而形体缩小，甚者内脏受损而萎废，厌食或不食，吞咽困难，气短息微，难以动作，舌淡白或淡暗无神，苔薄白，脉沉细弱。

治宜：补益脾肾、填精补髓，方以泰山磐石散为基础加减。

药宜：熟地黄、党参、炙黄芪、白术、白芍、续断、杜仲、菟丝子、女贞子、紫河车、猪脑髓、当归、丹参、桑寄生、枳壳、桔梗、炙升麻、糯米、怀山药、砂仁、炙甘草等。

三、血虚生风

主要表现：局部肌肉萎软甚或萎缩，局部肌肤凹陷，表皮形态及肤色多无变化，或伴局部肌肤不适、刺痛掣痛，或局部肌肉瞤动，走窜灼痛或掣痛，或肌肤麻木无感觉而发软等，舌淡，苔薄白，脉弦或弦细。

治宜：养血息风、生肌通络，方以四物汤合消风汤为基础。

药宜：熟地黄、生地黄、白芍、当归、枸杞、丹参、防风、白芷、刺蒺藜、蜈蚣、全蝎、生黄芪、桑枝、豨莶草、怀山药、生甘草等。

血虚生风而局部肌肉萎软甚而萎缩者，可见于某些局部神经炎症而失治、误治之病患者。

病状之三十二　硬化症

硬化症，系现代医学之病名。因其多以皮肤硬化为主要特征，故也称之为硬皮病，类似于中医之皮痹、肌痹。本病之临床表现，以局限性或弥漫性皮肤增厚和纤维化为特征，并累及心、肺、肾、消化道等内脏器官，属于一种全身性结缔组织病。

本病，各年龄均可发病，但以 20～50 岁为发病高峰。女性发病率约为男性的 3～4 倍。依据其皮肤病变的程度及病变累及的部位，可分为局限性和系统性两型。

皮肤硬化是局限性硬皮病的主要表现。在皮肤硬化的同时，机体组织的纤维化变化（痹）还可累及滑膜及内脏，特别是胃肠道、肺、肾、心、血管、骨骼肌系统等，引起相应脏器的功能不全，为系统性硬皮病（系统性硬化症）的特征。其病变的演进，往往可分为水肿、萎缩、硬化三个阶段。

其治，主要分为三证。

一、风湿痹阻

本证，多见局部皮肤发紧、发硬，皮色渐暗，或呈圆斑形，或呈片状，或呈条索状发作，逐渐发展扩大，或肿胀或扩大至周围组织，肌肤肿胀渐发硬而亮。其发展，或先起于腰背，再向远端四肢发展（预后差）；或先发于四肢，再向躯干发展（预后好）。

本证，总应以祛风除湿、除痹通络为主，但其有偏寒或偏热之别，应当具体辨别而治。

其一，风湿痹阻而偏寒者

主要表现：皮肤发紧、发硬而光亮，皮肤发麻，关节重痛，大便溏稀，舌淡暗，苔白腻，脉弦紧或弦滑。

治宜：祛风除湿、散寒通痹，方宜自拟桑枝饮。

药宜：桑枝、海风藤、桂枝、枳实、独活、羌活、川乌、威灵仙、防己、藁本、白芷、威灵仙、防己、木瓜、杜仲、续断、金毛狗脊等。

其二，风湿痹阻而偏热者

主要表现：皮肤发紧、发硬而微红肿光亮，关节灼热或疼痛，大便干结或灼热不爽，尿短黄，舌暗红，苔黄腻，脉弦滑数。

治宜：祛风除湿、除热通痹，方以宣痹汤为基础加减。

药宜：防己、防风、白芷、羌活、桑枝、滑石、杏仁、连翘、焦黄柏、生地黄、炒知母、赤芍、丹参、丹皮等。

二、脏腑虚弱（肝脾肾不足）

主要表现：皮肤发紧、发胀而逐渐萎缩，弹性下降而变硬，皮色晦暗无泽，倦怠乏力，气短懒言，或动则气喘，或腰膝酸软，行走无力；或呼吸困难，喘息难定而胸痛；或心悸胸闷而胸痛；大便稀溏，尿少或清长；舌淡或淡暗，苔薄白，脉细弱。

治宜：滋养肝肾、补益脾肾，方以金匮肾气丸为基础。

药宜：熟地黄、生地黄、山萸肉、杜仲、续断、补骨脂、菟丝子、枸杞、当归、丹参、桂圆、党参、炙黄芪、枳壳、白术、怀山药、桑寄生、桑枝、木瓜、威灵仙、炙甘草等。

可视硬化之程度，酌加浙贝母、白芥子、莱菔子、皂角刺、薤白、瓜蒌、川芎、莪术等。

三、痰瘀互结

主要表现：皮肤萎缩发硬，干瘪而几无弹性，皮肤纹理消失，僵硬如革，皮色青紫或紫暗或暗黑；发于面部者，颜面紧缩而干瘪如皮革蒙面；发于四肢者，如皮革外裹而皮滑无肉，肢体肢节难以屈伸；发于胸腹者，表面干结发硬如革板蒙皮，呼吸难续，吞咽困难；大便干结或稀溏，尿短少，舌暗或紫或青，舌面舌体瘀斑瘀点，苔白腻，或微黄腻，脉细涩或弦涩。

治宜：涤痰破瘀、软坚除痹，方以血府逐瘀汤合涤痰汤为基础。

药宜：桃仁、红花、莪术、三棱、丹参、丹皮、川芎、皂角刺、路路通、穿山甲、浙贝母、白芥子、莱菔子、茯苓、金钱草、生黄芪、枳壳、桔梗等。

病状之三十三　方颅

头形偏大而异常，呈现为面部眉眼之上，头部轮角分明，或头大如肿，骨显外露，或头面呈倒三角形，上大下小者，是为方颅。

本症，多发于小儿，多为先天禀赋异常而为病；或可见之于成人，则为久病重病所成。其治，主要分辨为二个证型，肾精不足与痰瘀互结（涎饮停蓄髓海）。其一为正气至虚，真精真气、真阴真阳不足；一为邪气实盛，痰湿、水饮、瘀血停蓄并阻滞清窍髓海。

一、肾精不足而髓海失养

主要表现：身体瘦羸，体弱面黄，骨骼纤细，头颅较大，额角及枕后部位棱角分明且外凸，面部两颊肉少，下巴尖突，智力发育不全，目光暗滞，反应迟钝，舌淡，脉细弱。小儿或伴五迟（立迟、行迟、发迟、齿迟、语迟）、五软（头项软、手软、足软、口软、肉软）。

治宜：填精补髓、益智健脑，方以龟鹿二仙膏合六味地黄丸为主。

药宜：鹿角、龟甲、人参、熟地黄、生地黄、山萸肉、泽泻、怀山药、杜仲、紫河车、猪脑髓、制首乌、胡桃肉、当归、枸杞、丹参、丹皮、益智仁、枳壳等。

二、痰瘀互结而清窍被蒙

主要表现：身体或胖或瘦，头颅巨大，甚者呈倒三角形，面浮肿，或头痛，或头胀，或目光呆滞，对事物漠然，面目青灰或紫暗，舌淡暗或青紫而暗，苔白腻或水滑，脉弦滑或弦细。

治宜：涤痰化瘀、通窍醒脑，方以涤痰汤合通窍活血汤为基础加减。

药宜：红花、莪术、丹参、川芎、蒲黄、麝香、石菖蒲、佩兰、浙贝母、礞石、白芥子、瓜蒌、金钱草、茯苓等。

病状之三十四　骨节肿大

骨节肿大，甚者如鹤膝，或关节屈伸不利，行走、动作困难，是为骨痹。其病，多为风寒湿痹、风热湿痹、肝肾不足。

一、风寒湿痹

主要表现：骨节肿大而局部发凉，关节屈伸不利而僵滞，或冷痛，或掣痛，触之冰冷，肢困酸楚，舌淡暗，苔白或微腻，脉细弦。

治宜：祛风除湿、温经散寒、通络止痛、强筋壮骨，方以羌活胜湿汤合桑枝饮为主。

药宜：独活、羌活、防己、藁本、白芷、海风藤、桂枝、木瓜、川乌、干姜、威灵仙、五加皮、川芎、丹参、当归、熟地黄、杜仲、鸡血藤、海风藤。

二、风热湿痹

主要表现：骨节多红肿，局部灼热或刺痛，屈伸困难，行走或动作则剧，尿短黄，舌红或暗红，苔黄或黄腻，脉弦数或弦滑数。

治宜：清热化湿、除痹止痛、强筋壮骨，方以宣痹汤为基础加减。

药宜：防己、防风、白芷、羌活、桑枝、豨莶草、秦艽、海桐皮、滑石、生地黄、杜仲、连翘、焦黄柏、炒知母、赤芍、丹皮、生甘草等。

三、肝肾不足

主要表现：骨节肿大而皮包骨，肉薄骨显，骨干纤细，或萎弱无力而隐痛不舒，或腰膝酸软，行走及动作无力，舌淡，苔薄白，脉沉细弱。

治宜：调补阴阳、补肾填精、强筋壮骨，方以金匮肾气丸为代表。

药宜：熟地黄、生地黄、熟附子、山萸肉、泽泻、怀山药、肉桂、桂枝、续断、补骨脂、金毛狗脊、杜仲、巴戟天、桑寄生、鸡血藤、丹参、川芎、炒知母、秦艽等。

病状之三十五　鸡胸龟背

鸡胸，为胸廓畸形，或胸骨、肋骨外翻、凸起，或胸骨、肋骨变形塌陷而胸廓或向外凸起，似鸡之胸脯前突，谓之鸡胸。或向内凹陷而畸形。龟背，为脊柱之胸椎变形，向后凸起，似乌龟之背高凸，谓之龟背。二者多为小儿佝偻病之重症，常相互同现。

处于发展变化之中的鸡胸、龟背，为患者尚处于典型的佝偻病程中，应当急治。鸡胸、龟背，见之于已成年之人且已稳定，又无明显功能异常，不影响生活、工作、学习者，不作为病态而治。

鸡胸、龟背，总因肾精不足而成，据其病因病机及其病变程度，其治分为三个证型。

一、肝脾不调

主要表现：鸡胸、龟背而身体发育不好，形体瘦羸，面部虫斑，面色晦暗，烦躁不安，易动难静，夜喜俯卧或磨牙，口流清涎，纳呆不食，大便干结或溏结不调，舌淡暗，脉细弦。

治宜：健脾疏肝、调和气血，方以柴芍六君子汤为主。

药宜：炒柴胡、桑叶、白芍、槟榔、炒使君子、乌梅、苏条参、炙黄芪、茯苓、法半夏、焦黄柏、连翘、枸杞、丹参、益智仁等。

二、气血不足

主要表现：鸡胸、龟背而形体萎软，面色㿠白或萎黄，神倦乏力，喜静恶动，口流清涎，纳呆脘痞，大便稀溏或溏结不调，舌淡白，脉细弱。

治宜：健脾益肾、益气养血，方以人参养荣丸为主。

药宜：熟地黄、米炒白术、茯苓、炒扁豆、莲子肉、太子参、炙黄芪、枳壳、厚朴、枸杞、丹参、当归、五味子等。

三、肝肾不足

主要表现：鸡胸、龟背而形瘦体弱，骨骼纤细萎软，或骨节异形，面色㿠白或萎黄暗滞，神倦乏力，肢软无力，大便溏结不调或干结，舌淡，脉沉细弱。

治宜：补益肝肾、填精补髓，方以龟鹿二仙膏为基础加减。

药宜：熟地黄、鹿角、紫河车、龟甲、杜仲、续断、怀山药、苏条参、炙黄芪、枳壳、桔梗、炙升麻、枸杞、当归等。

病状之三十六　指（趾）甲回缩

本病状，主指未受外伤，或未受外力影响，指（趾）甲在生长代谢之中，突然停止生长，周边甲沟之肉包裹指（趾）甲，形成指（趾）甲回缩之状。

本病状之主要病因病机，为气血不足，爪甲不荣而生长不力。爪甲为筋之余，赖气血充养而生长。筋为肝所主，肝肾同源、精血同源；气血生化，源于水谷水湿之运化升清，其源在脾。故，爪甲回缩不长，主应责之于肝脾肾三脏。

主要表现：常见指（趾）甲不长，边缘被肌肉包裹，爪前肉厚而指（趾）尖无甲。

治宜：补益气血、健脾益气、补养肝肾，方以人参养荣汤为基础加减。

药宜：熟地黄、生地黄、山萸肉、泽泻、炒知母、杜仲、续断、苏条参、生黄芪、枳壳、炙升麻、怀山药、莲子、白术、白芍、当归、丹参、丹皮等。

本病状，常易兼见瘙痒，多为血虚生风，宜加枸杞、防风、荆芥、白芷；或兼见甲沟边缘糜烂、渗液，是为湿热蕴结，宜加败酱草、苦参、白鲜皮、皂角刺。

第三节　验案举隅

【验案十】 皮肤硬化并咳喘

礼某，女，48 岁，汉族，已婚，公务员。

一、初诊概况

时间：2011 年 11 月 24 日

主要病状：自诉咳喘已近五年，咳声不畅，咳甚则胸痛；面部皮肤发紧，但已记不清何时发生；经行愆期，量少色黑。

经诊察得知：其面色发黑而紫，微浮肿，颜面部触之较硬而板结，眼部原有鱼尾纹及额头皱纹消失，交替单侧睁眼闭目露睛；四肢肿胀而肌肤发硬，指关节肿而发僵，皮肤紫暗，肢端厥逆而冷痛；微喘，咳声不畅而咽痒，痰少但色白，气短，唇紫绀；大便稀溏；舌暗，苔薄白而腻，脉弦涩。此前，均作为呼吸道感染而反复治疗，效果不佳。

医者分析：该患者虽自觉咳喘难耐，久治不愈，但综合辨之，应是皮肤硬化并咳喘。二者相合辨之，恐已为硬化症（肌痹、皮痹）并累及肺脏，引致肺部阻塞而气道不畅，风邪内动而痒。由于其病程漫长，自己病急乱投医，始终未作出恰当诊断，也未得到有效治疗，仅作一般性的呼吸道疾患而治。

主要病因病机及诊断：其病，起于风湿之邪由外而侵袭，积于肌表日久，肺气受郁，卫气不张，玄府、腠理失常，郁而为痹，日久由皮痹渐致肌痹；肺气不得宣发肃降，清气不升，浊气不降，痰湿淤积肺脏而咳喘日久，渐致痰湿阻滞而血行不畅，遂致痰瘀互结，影响肺脏宣降失常更甚，故咳喘不宁而气短；痰瘀交阻，四肢络气不通而肢端厥逆。其病，应为皮痹、肌痹并肺胀（肺痹），证属风湿阻络、痰瘀互结于肌肤、肺失宣肃。

治宜：据辨病辨证结论，治宜祛风除湿、通络除痹、涤痰祛瘀、宣降理肺，辅以益气理气通络；方以泻白散合涤痰汤、逐瘀汤为基础加减。

处方：桑枝 18g，豨莶草 15g，羌活 12 g，枳实 10g，桑白皮 15g，葶苈子 15g，苏子 15g，浙贝母 15g，白芥子 15g，炒莱菔子 15g，薤白 15g，皂角刺 15g，路路通 15g，丹参 30g，丹皮 15g，莪术 10g，怀山药 20g，金钱草 15g，防风 15g，白芷 10g，荆芥 10g，白鲜皮 15g，生甘草 5g。

医嘱：服 4 剂，再诊。忌食酸冷、辛辣、鱼腥等味。

方解：祛风除湿：羌活、防风、白芷、荆芥。

通络除痹：桑枝、豨莶草、羌活、皂角刺、路路通。

涤痰祛瘀：浙贝母、白芥子、炒莱菔子、皂角刺、路路通、丹参、丹皮、莪术、金钱草。

宣降理肺（止痒）：防风、荆芥、白鲜皮、桑白皮、葶苈子、苏子、白芥子、薤白。

益气理气通络：生黄芪、枳实、怀山药、生甘草。

二、诊治进程及其变化

一周后，二诊：

主要病状：咳喘改善，虽咳但喘促减缓，胸痛减轻；面部板结程度有所改善但不甚明显，肢端厥逆而冷痛减缓；余症同初诊时。

调治简况：服初诊之方，已初步显效，说明方药适应病证。但其病为顽疾，非一日所成，治也非一日之功，当守方续治。

医嘱：续服4剂，再诊。

又一周后，三诊：

主要病状：面色由黑而紫转为紫暗，黑色稍减淡，已无面浮肿，肌肤仍发硬而板结，已无喘促，惟微咳，咽痒减轻，咯痰稍增多，色白黏稠成团，胸痛明显减缓；四肢肿胀减缓而肌肤仍偏僵硬，指关节肿而僵减缓，肢端厥逆缓解，虽仍痛但已无明显冷感；唇紫绀减淡，大便微溏，舌暗，苔薄白，脉弦缓。

调治简况：服初诊、二诊之方药8剂，已获较明显效果，风湿侵袭、痰瘀互结之证已有所消解，皮痹、肌痹、肺胀（肺痹）减缓。当守前方之主旨，加减用药而续治。

减药：肿胀减缓，面浮消减，去金钱草；喘促消减，去苏子；咽痒减轻，去荆芥。

加药：加三棱10g，以加大活血破瘀、软坚除痹之力。

医嘱：续服4剂，再诊。

再一周后，四诊：

主要病状：面色紫暗减淡，仍发紫，肌肤发硬但板结减缓，微咳，已无咽痒，咯痰增多色白黏稠，已无胸痛，时有气短；交替单侧眙眼闭目，露睛减少；四肢肿胀明显减缓但肌肤仍偏硬，指关节肿基本消除，肢端厥逆明显减缓，仅指尖微冷，已无痛感；唇紫绀基本消除微暗，大便正常；舌暗，苔薄白，脉弦缓。

调治简况：服前三诊之方药，其病已改善和减缓，当适当调整药味，守方续治。

减药：四肢肿胀明显减缓，去羌活；已无咽痒，去白鲜皮。

加药：气短明显，为邪渐去，正虚显，加苏条参15g。

医嘱：续服4剂，再诊。

又再一周后，五诊：

主要病状：面色紫暗明显减淡，仅为表皮微紫暗，颜面肌肤微紧而硬，无明显的板结状，抬头皱眉可见皱纹，眼角边鱼尾纹渐显，交替眙眼闭目已不露睛；咳减，咯痰减少，色白黏稠，气短改善；四肢已无肿胀但肌肤偏紧发硬，指关节已无肿胀，已无肢端厥逆；唇微紫暗，大便正常；舌暗红，苔薄白，脉弦缓。

调治简况：服前四诊之方药，其病已改善或减缓，皮痹、肌痹及肺胀（肺痹）得到控制和改善。当继续守方而治。

减药：咳减，去葶苈子；已无肢端厥逆，去枳实。

医嘱：续服 8 剂，再诊。

二周后，六诊：

主要病状：面色紫暗基本消退，惟表皮微暗而深黄褐色，颜面肌肤已无明显紧硬及板结状而渐有弹性，抬头皱眉则皱纹明显，交替单侧睁眼闭目正常且眼角鱼尾纹明显；已无咳嗽，痰少而色白渐清，呼吸畅达而无气短，微感胸部发紧；四肢肌肤微紧硬，指关节复常；唇色常而微暗，舌淡暗，苔薄白，脉弦缓。

调治简况：服前五诊之方药 24 剂，其病皮痹、肌痹及肺胀（肺痹）已基本缓解，当集中解决痰瘀互结而痹阻之证。当继续守方而治。

减药：已无咳嗽而痰少，去桑白皮、炒莱菔子。

加药：加川芎 15g，以助活血祛瘀之力；加海风藤 15g，以加大通络除痹之力。

医嘱：以 10 剂之量，制成膏剂，续服，随诊。

六周后，七诊：

主要病状：面色转润而微暗红，表皮已无明显黄褐色，颜面肌肤弹性已复常，触之不硬，稍显偏紧；痰少清稀，已无胸部发紧；四肢肌肤已不发紧，触之微硬；唇色正常，舌淡暗，苔薄白，脉弦缓。

调治简况：服前六诊之方药 34 剂，其病皮痹、肌痹及肺胀（肺痹）已基本消除，为继续巩固疗效，防其复发，当继续守方而治。

以第六诊之方为基础，调整为一个调理方。

桑枝 18g，豨莶草 15g，浙贝母 15g，白芥子 15g，薤白 15g，皂角刺 15g，路路通 15g，丹参 30g，丹皮 15g，川芎 15g，生黄芪 15g，苏条参 15g，莪术 10g，怀山药 20g，防风 15g，白芷 10g，生甘草 5g。

仍以 10 剂之量，制成膏剂，续服，随诊。

二月后，随访：面色已转润而微红，表皮微显散在极少的细小黄褐斑，未再咳喘，无痰；四肢肌肤触之柔软，颜色正常。至此，其所患皮痹、肌痹及肺胀（肺痹）已愈。

三、诊治难点及特点

该患者曾因咳喘久不愈为主要诊治之点，以呼吸道感染而反复治疗，效果效差。

经综合诊察得知：其病，实际为皮痹、肌痹，硬化之症日久，渐致肺脏受累；邪阻肺淤，肺失宣肃，形成肺胀（肺痹）而咳喘不愈。据此，其病之要，在于皮肤硬化并咳喘，硬化症（肌痹、皮痹）累及肺脏，引致肺部阻塞而肺失宣肃。

其主要病因病机在于：病起于风湿之邪由外而侵袭，积于肌表日久，肺气受郁而为痹，日久由皮痹渐致肌痹；肺失宣发肃降，清气不升，浊气不降，痰湿淤积肺脏而咳喘日久，渐致血行不畅，遂致痰瘀互结而痰瘀交阻，四肢络气不通而肢端厥逆。

依据其病因病机而论，其病，应为皮痹、肌痹并肺胀（肺痹），证属风湿阻络、痰瘀互结于肌肤、肺失宣肃。按此诊断结论，以祛风除湿、通络除痹、涤痰祛瘀、宣降理肺，辅以益气理气通络之方药治疗，历时近五个月，服汤剂 24 剂，膏方 20 剂，共 44 剂，其所患皮痹、肌痹及肺胀（肺痹）即愈。

【验案十一】指甲内缩不长

李某，男，13岁，汉族，初中生，其母陪诊。

一、初诊概况

时间：2010年9月27日

主要病状：近一年来，十指指甲停止生长，指尖及甲沟边缘肌肉逐渐将指甲包裹，指甲成为包在肉中的一个个甲片，无萎缩但发软。足趾趾甲无异常。因指甲被包在肉中，指尖肉软而不用，影响精细动作。

细察之，其发育中等，未见明显不适之症；局部也无痒痛或糜烂渗液；其骨骼稍显纤细，目泡微浮，纳食不香；舌淡，苔白，脉细缓。

此前，做过相关的微量元素检测等检查，无异常。个人史中，除患过感冒外，也未患过特殊之病。

医者分析：该患者之表现，确属特殊。身体无明显不适或相关特殊病史，出现指甲内缩不长，指尖肉软而不用。只能综合其整体状态而辨治，注意其体质，遵循中医相关理论关系辨析其甲缩不长之理。

主要病因病机及诊断：其病，除指甲内缩不长之外，余无明显不适。综合辨之，应为脾肾虚弱、肝肾不足。

脾肾虚弱，水谷运化不力，气血生化乏源，爪甲不荣，则现甲缩而目泡微浮，纳食不香，舌淡；肝肾不足，筋骨不壮，稍显骨骼纤细而甲缩。如是，其病应为（爪甲不荣）甲缩，证为脾肾虚弱、肝肾不足。

治宜：据诊断结论，治宜健脾益气、补养肝肾、强筋长肉，方以人参养荣汤为基础加减。

处方：熟地黄15g，生地黄15g，山萸肉15g，泽泻8g，杜仲12g，续断12g，苏条参15g，生黄芪15g，枳壳8g，炙升麻6g，怀山药16g，莲子肉20g，白术8g，白芍12g，当归9g，丹参15g，枸杞13g，炙甘草5g。

医嘱：服4剂，再诊；注意营养均衡，避免指尖用力，以免损及指尖而伤指甲。

方解：健脾益气：苏条参、生黄芪、枳壳、炙升麻、怀山药、莲子肉、白术、炙甘草。

补养肝肾：熟地黄、生地黄、山萸肉、泽泻、杜仲、续断、白芍、当归、枸杞。

强筋长肉：白芍、杜仲、续断、当归、丹参、枸杞、怀山药、莲子肉。

二、诊治进程及其变化

10天后，二诊：

主要病状：十指指甲变硬微软，逐渐生长，指尖及甲沟边缘肌肉包裹已不明显，有的趾甲与指尖的肉平齐；目泡已无微浮，纳食改善，舌淡红，苔白，脉细缓。

调治简况：服前诊方药，指甲已渐有生长，说明方药对证，当守方续治。

医嘱：守前方，续服 4 剂，再诊。

二周后，三诊：

主要病状：十指指甲变硬微软，已生长至正常，指尖及甲沟边缘已无肌肉包裹，大部分指甲已盖过指尖，有的指甲已长于指尖 0.1～0.2cm，纳食正常，舌淡红，苔薄白，脉缓。

调治简况：服前二诊方药，指甲逐渐恢复正常生长，但甲壳微软，尚需进一步巩固疗效，健脾强肾养肝。守前方主旨，调整为一个调理方。

熟地黄 12g，山萸肉 10g，泽泻 8g，生牡蛎 12g，杜仲 10g，续断 10g，补骨脂 10g，苏条参 12g，生黄芪 12g，枳壳 8g，桔梗 7g，炙升麻 4g，怀山药 16g，莲子肉 20g，白术 8g，白芍 10g，当归 9g，丹参 15g，丹皮 10g，枸杞 15g，炙甘草 5g。

以 10 剂之量，制成膏剂，内服，随诊。

一月后，随访：

十指指甲硬度已正常，所有指甲已盖过指尖。已修剪过一次指甲，现为修剪指甲后的第九天，有的指甲已长于指尖 0.2～0.3cm。可知，其所患甲缩已愈。

三、诊治难点及特点

该患者之甲缩，实不多见。其既无明显诱因，也无相关的典型病变或异常，仅为十指指甲不长而内缩。辨治其病，难寻相关"证候"可据，治疗难寻切入点而不易。

笔者根据中医理论关于爪甲、筋脉的相关理论而推导，再细辨其体质和极少的有用信息，做出相应诊断：辨病为（爪甲不荣）甲缩，辨证为脾肾虚弱、肝肾不足。以健脾益气、补养肝肾、强筋长肉之方药治之，获较好效果，指甲恢复正常生长。

【验案十二】 佝偻胸廓畸形

楚某，男，5 岁，汉族，其母陪诊。

一、初诊概况

时间：2010 年 9 月 2 日

主要病状：其母告知，该患儿心窝部凹陷，已二年余。

诊察得知：其发育较差，形小体弱，面色萎黄而虫斑明显；胸廓右肋之九、十、十一肋外翻，约 12cm 长的肋骨凸起约 2cm，肋间隙宽窄不一；心窝（胸骨柄下缘）向内凹陷约 2cm，十分刺人眼目。上下合看，凸凹不平约 4cm；脊柱无异常，腹部鼓胀，触之较软，纳呆不食，便溏；微烦躁，夜间俯卧、磨牙，流清涎；舌淡，苔薄白，脉细弱。

其为足月顺产，出生后无特殊疾患；约两年前出现此症。其家境也较好，喂养等方面无明显缺憾。

医者分析：此为鸡胸无疑。而其胸廓凹凸不平，右肋外翻凸起，心窝（胸骨柄下缘）

向内凹陷，为鸡胸表现之中特殊之处。其肝脾不调、气血不足、肝肾不足之证俱现。

主要病因病机及诊断：其病，脾弱，失于健运，则腹部鼓胀，触之较软，纳呆不食，流清涎，便溏；腹部鼓胀，触之较软，属于虚胀。肝旺，则微烦躁，夜间俯卧、磨牙。

脾弱肝旺，运化代谢失常，面色萎黄而虫斑明显，脾气虚弱与肝气偏旺之证并存；肝脾不调，则气血生化乏源，气血亏虚，体失濡养，发育较差，形小体弱；进而累及肝肾，致肝肾不足，遂出现发育较差，形小体弱，胸廓畸形之佝偻鸡胸。

病属疳积、佝偻；证为肝脾不调、气血不足、肝肾不足。

治宜：据其诊断，治宜健脾柔肝、调和气血、补益肝肾、壮骨强筋。方以柴芍六君子汤为基础加减用药。

处方：炒柴胡9g，桑叶9g，白芍8g，槟榔8g，乌梅2枚，苏条参12g，炙黄芪12g，枳壳7g，熟地黄13g，白术9g，茯苓15g，焦黄柏7g，连翘9g，枸杞10g，丹参13g，杜仲12g，续断10g，生甘草3g。

医嘱：服4剂，再诊。注意进食及其营养均衡，尽可能不偏食。

方解：健脾柔肝：苏条参、炙黄芪、茯苓、白术、炒柴胡、桑叶、白芍、槟榔、乌梅、焦黄柏、连翘、生甘草。

调和气血：苏条参、炙黄芪、茯苓、枸杞、丹参、枳壳。

补益肝肾、壮骨强筋：熟地黄、杜仲、续断、苏条参、炙黄芪、枸杞。

二、诊治进程及其变化

一周后，二诊：

主要病状：诸症有所改善，烦躁减轻，夜间俯卧、磨牙及流清涎均减缓，纳食稍增；肋外翻明显回缩，凸起约1.2cm，肋间隙宽窄基本均衡；心窝（胸骨柄下缘）向内凹陷约1cm，外观凸凹已不十分明显；腹部鼓胀，已明显消减。余症同前。

调治简况：服前方药，肋外翻明显减缓，凸起由约2cm减为1.2cm；心窝（胸骨柄下缘）向内凹陷由约2cm减为1cm。肝脾不调之证的表现也已有改善。说明方证对应，其效已显，当守方续治。

守上方，续服6剂，再诊。

三周后，三诊：

主要病状：诸症继续改善，已无烦躁，夜间俯卧、磨牙及流清涎已不明显，纳食改善但尚未正常，进食仍较少；腹部鼓胀已消减，大便正常。肋外翻明显减缓，凸起约0.6cm；心窝（胸骨柄下缘）向内凹陷约0.5cm。舌淡红，苔薄白，脉细缓。

调治简况：服前方10剂，肋外翻及心窝（胸骨柄下缘）凹陷均有较明显改善；肝脾不调、气血不和之证也已明显减缓。当调整方药，续治。

减药：腹部鼓胀已消减，大便正常，去枳壳7g，白术减为7g；已无烦躁，夜间俯卧、磨牙及流清涎已不明显，去连翘，槟榔减为6g，乌梅减为1枚。

加药：加补骨脂8g，增强补益肝肾、壮骨强筋之力。

医嘱：续服6剂，再诊。

二周后，四诊：

主要病状：已无夜间俯卧、磨牙及流清涎，纳食基本正常，厌食油腻之物；肋外翻已不明显，凸起约0.3cm左右；心窝（胸骨柄下缘）向内凹陷约0.2cm，外观已无明显异常；面色已无萎黄之象而转润；舌淡红，苔薄白，脉细缓。

调治简况：服前几诊方药16剂，其鸡胸之征已基本消除。因其为疳积、佝偻病之特殊病状，虽其形基本正常，但其尚为幼儿。正处于发育期，需要继续注意并调理其水谷精微之运化功能，使气血生化有源，体得继续濡养。故需据前几诊方药，开具一个调理方，以巩固其本、壮其体魄。

桑叶9g，白芍8g，槟榔6g，苏条参12g，炙黄芪12g，熟地黄13g，白术7g，怀山药15g，焦山楂7g，炒莱菔子8g，连翘7g，焦黄柏7g，枸杞10g，丹参13g，杜仲12g，续断10g，生甘草3g。

服5剂，约10天，为一疗程；每个疗程结束，停服一旬，再续服5剂。如此，先集中服药三个疗程。随诊。

三个月后，随访：其胸廓已无异常，纳食正常，面色正常且为红润，体重增加。

三、诊治难点及特点

疳积，为小儿常见之病。但疳积而发佝偻，且出现较为典型的鸡胸，胸廓畸形，在当代的城市儿童中，实属罕见。

该患儿，先天禀赋无异常，后天调养则因脾弱肝旺，肝脾不调而气血生化乏源，气血亏虚，体失濡养，甚而招致肝肾不足，出现发育较差，形小体弱，胸廓畸形之佝偻鸡胸。

其治，以健脾柔肝、调和气血、补益肝肾、壮骨强筋之方药治之，获较好效果。

笔者在用药中，以较为传统的治疗肝脾不调之疳积的方药为基础，在初诊时，即加用补益肝肾、填精补髓、强筋壮骨的熟地黄、杜仲、续断，初获较好效果。在三诊时，加用该类药物补骨脂，其效更佳。在其鸡胸之征已基本消除之时，虑及其正处于发育期，需要继续调理体质，助其发育，故以前几诊方药为基础，开具健脾柔肝、调护气血、强筋壮骨的调理方，以巩固其本、壮其体魄，终获佳效。

【相关验案简介】（选自《庆生诊治中医疑难病验案集粹》）

案例十八　幼儿局限性硬皮病

该患者为12岁儿童，不足6岁即患局限性硬皮病。左前臂、背部左肩胛冈下及腰背中间部位皮肤发硬并疼痛6年余，皮肤硬化而色暗成紫黑斑块。起病之初，即确诊为局限性硬皮病。但因其尚年幼，未作系统治疗。辨病为皮痹（局限性硬皮病），辨证为气机不畅、痰湿阻络、痰瘀停聚肌肤、肌肤受损。以益气理气、化湿涤痰祛瘀、通痹止痛、修肤护肤之法及其方药治之，经一月，硬化皮肤转正常，色斑消失，疼痛消失。半年后随访，其未再出现硬皮病。（详见《庆生诊治中医疑难病验案集粹》之第十九案）

案例十九 进行性肥胖并两腿粗细不匀

该患者较为特殊：迅速发胖，一年内，体重由 60kg 升至 74kg；但是，小腿腓肠肌部位，双腿粗细不一，右腿直径约 19cm，左腿直径约 16cm，双腿直径粗细差异约 2~3cm。X 光显示，其"下肢骨骼对称，无粗细之差异"。综合分析，其双腿明显粗细不一，应属进行性肥胖中的特殊情况；似因其生活无规律，静养多，运动少，营养过剩，双下肢受力不均匀，肌肉发育不均衡所致。因此，治疗其病，应采用服药、调饮食、长时间慢走三法。经坚持三法两个多月，体重由 74kg 减至 66kg，肥胖明显消减；双腿均明显变细，粗细基本相同，双腿外观已无差异。（详见《庆生诊治中医疑难病验案集粹》之第四十五案）

案例二十 肌消增肥

该患者无明显的疾患缠身，仅为单纯性体瘦体轻、肌肉消瘦。其既与先天禀赋（遗传）有关，更与后天失调失养相关。综合而看，其病机关键是脾弱肝旺、气阴不足、心神失养、冲任失调。治当健脾益气、疏肝理气、益气养阴、宁心安神除烦、调养冲任。诊治中，首先是睡眠改善而体重渐增，为"睡美人"效应的最好体现。经调治，历时近三月，体重明显增加，由初诊时的 40.8kg 增至 46kg，精神状态好，精力充沛，皮肤弹性明显改善而光泽，已达到强体、增肥之目的。转为以饮食调理和身心调适为主，五谷为养为上，不宜再长服方药。（详见《庆生诊治中医疑难病验案集粹》之第四十四案）

第八章

感觉异常

第一节　概　述

　　人的感觉是身体的感觉器官接受各种信息后，人的心神（髓海、脑窍、清窍之功能）对这些信息所产生的反应及其感受。按感觉器官（感受器）的不同，人的感觉又分为听觉、视觉、嗅觉、触觉、味觉、温觉、痛觉、定位觉等。

　　在各种因素的影响下，人的这些感觉或高度敏感而反应强烈或低下减弱甚而消失（如疼痛剧烈或无痛感，发热发冷或无冷热感），或产生变异的感受（如口中异味），或功能丧失（重者如失聪、失明、失嗅），或紊乱或消减（如动作定位能力下降或紊乱而动作失常、身体不稳），均为感觉异常。

　　感觉异常，有的是若干复杂病变中的一个具体表现，需要与其所属病证一并诊治；有的单独出现，是为一种独立且严重的病状，需要加以专门诊治。

一、感觉异常简析

　　正常情况下，健康人的感觉正常，不应出现异常或异样的感觉，应是听觉敏锐，视觉清晰，嗅觉灵敏，触觉敏感，味觉有序，温觉平衡，痛觉有常等等。人体感觉正常的最佳状态，以"耳聪目明""矫健敏捷"为代表。

　　人体正常而平衡的感觉，是"阴平阳秘"的具体反映，也是人体五脏六腑协调、气血调和、内外相谐而"正气存内"的结果。

　　在邪气侵袭，脏腑不调，气血不和，阴阳失衡的状态下，人的感觉即会发生异常，或听力下降甚或失聪而耳聋，或视物不清终致失明，或嗅觉下降不分香臭而终不辨其味，或触觉下降麻木而终无感觉，或味觉紊乱、不辨食味而口中出现苦、甜、淡、咸、辣、酸、秽等异味，或温觉失衡不辨寒温，或痛觉过于敏感或痛觉散失而麻木不仁，或定位觉失常而动作不稳。

感觉正常或异常，均为患者的自我感受。医者诊治感觉异常，主要通过问诊而获得有关信息，因而十分需要患者的高度配合。同时，也需要四诊合参，从不同的角度辨别判断患者感觉异常的程度及其虚实之性，从五脏之特性、气血之运行、阴阳之平衡等方面予以综合调治。因此，感觉异常的治疗及其疗效评价，也有若干特殊之处。

二、感觉异常的辨识要点

（一）辨识感觉异常的主要注意点

1. 准确分析判断患者的感觉异常

医者辨识患者自我感受的感觉异常时，其信息来源，主要靠患者的口头描述。因此，医者获知的这些信息的诊断意义和价值，很大程度上取决于患者的自我感觉和表述。

由于受年龄、知识、职业、个性、表达能力、病痛程度等差异的影响，不同患者的表述与实际感觉异常的程度及特点等，往往会有较大的差异。这样，医者辨别患者的感觉异常，就需要尽可能消除患者自身主观因素的影响，准确分析辨识和把握患者的感觉异常。

2. 注意自觉感受与客观反应的关系

人体是一个有机的整体。其病变，常常会有多种表现形式。尽管感觉异常是患者的主观感受，但在患者出现感觉异常时，机体也常常会有相应的其他表现或客观反应（体征、舌、脉等），需要从证候的角度加以辨识。这就需要注意自觉感受与客观反应（其他表现、体征、舌、脉）的关系。如：头胀、头痛者，常常伴有目胀、烦躁不安、易怒等症。

3. 正确应用问诊方法

问诊是医者获取患者自我感觉异常病情资料的主要途径。通过问诊，获得患者对其感觉异常的自我感受及其表述。医者的问诊方法及技巧，直接影响着问诊所获信息的真实性、有效性和准确性。

医者要正确运用问诊方法，就要正确而有效地与患者交流，正确引导患者分辨感觉异常的具体情况及特点等，而不能诱导或误导患者夸大或缩小感觉异常。

4. 合理运用四诊合参

在通过问诊获取患者自我感觉异常病情资料的同时，需要合理全面地运用四诊方法，四诊合参，相互印证、鉴别患者的感觉异常，得出全面而准确的诊断。

在问诊的同时，辅以闻诊（听诊、嗅诊）、切诊、望诊方法，分辨患者感觉异常的类别、属性、部位、程度及特点等；或综合询问了解患者其他的异常感受等。如患者感到口中异味，口中发酸，需要嗅其是否有口气，或是否有酸腐之味，以判断其属实证或虚证，或属水湿泛滥或食积不化。

5. 分辨感觉异常的属性、部位、程度及其虚实之性

感觉异常，依据患者感受器和机体反应的不同，其属性至少可分为听觉异常、视觉异常、嗅觉异常、触觉异常、味觉异常、温觉异常、痛觉异常、定位觉异常等八种。

感觉异常的部位，有的部位固定，有的则可发于多个部位。

感觉异常仅发于固定的部位或具有专一性的特点者，则为听觉异常、视觉异常、嗅觉异常。听觉异常，即耳朵的听力变化，或耳鸣，或耳聋，甚或完全失聪；视觉异常，则视物不清，甚或失明；嗅觉异常，则是鼻子分辨气味的能力下降，甚或丧失。

感觉异常可发生于多个部位，或其变化具有多样性特点者，则有触觉异常、味觉异常、温觉异常、痛觉异常、定位觉异常。触觉异常，可感到机体局部或全身发麻，或如虫行，或如针刺；味觉异常，口中可出现苦、甜、淡、咸、辣、酸、秽等异味；温觉异常，可出现全身或某一部位对冷热刺激无反应，或自觉发冷、冰凉，或发热、烧灼等；痛觉异常，则可呈现全身或某一部位对刺割刺激无反应，或自觉胀痛、灼痛、肿痛、冷痛、刺痛、麻痛等；定位觉异常，则会出现全身颤抖、难以直立，或行走不稳，如踩棉花，或头摇无定，或肢体颤抖，手不能握，或肌肉瞤动不宁等症。

感觉异常，轻者仅为感觉能力下降，机能不足，功能紊乱，甚者则丧失功能，萎废不用。

如：听觉异常，轻者，听力下降，辨音困难；重者，失聪而聋。视觉异常，轻者视物不清，重者则失明。嗅觉异常，轻者，嗅觉下降，重者，则嗅觉全无。味觉异常，轻者不辨滋味或杂味纷呈，重者不知味道。温觉或痛觉异常，轻者仅感不适而尚能忍受，重者则身心不宁，无法忍受；甚者对温度、对刺割刺激全无反应而不知温度高低、疼痛。定位觉异常，轻者，仅影响精细动作，或生活不便；重者，则无法完成必要有效动作，或生活不能自理。

就感觉异常的虚实之性而言，病起初期，或急骤而起，多为邪实，或邪实与正虚并存，虚实夹杂而以实为主；病久日深，或病起缓慢，多为正虚，或邪留发病，虚实夹杂而以虚为主。

（二）分辨不同感觉异常的特点

1. 听觉异常

辨听觉异常，即辨识耳朵辨声听音的能力，主要应注意以下几个方面。

（1）辨获得或辨别声音的清晰度和接受度

听音时，有杂声、杂音相伴，或如雷轰，或如蝉鸣，或如汽笛等，是为耳鸣。

听音时，或伴耳鸣杂音，或虽无耳鸣杂声，却感到听音困难，声音较小，甚至声音全无者，是为耳障（听力下降或听力部分丧失），甚者耳聋（听力全部丧失）。

（2）辨异常的程度

按听觉异常的程度分，由轻至重，分为耳鸣、耳障、耳聋。

其一，耳鸣，可由邪实而致，也可因正虚渐成。一般而言，新病初起，或暴起暴作，或声高音响如雷者，多为邪气实盛。反之，久病不愈，或渐起渐作，或声低音弱如蝉鸣者，多属正虚失养，多为久病虚损。

其二，耳障，即听力障碍，听力下降或听力部分丧失，出现对声音的辨识能力减弱或下降，听音不清晰，或声小则不能听清；或对低钝声音辨识力下降，或对尖亢声音不敏感等等。

有的耳障，由耳鸣发展而来，耳鸣声躁，听力逐渐下降，多为虚证，或气血亏虚，或肝肾不足。

有的耳障，未曾出现过耳鸣，直接发为耳障，虚证或实证均可见。邪实所致者，或因毒邪蕴结，或为肝胆不利；正虚而成者，或气血亏虚至甚，或气脱血脱急发。

其三，耳聋，即听力全部丧失，失聪。首当辨别是突发性耳聋还是渐进性耳聋。

突发性耳聋，常呈耳聋暴作，为急性之病，多为实证；若救治及时得法，或及时消除特殊致病之因，可逆可愈。如在高空，或高速环境之中，常易出现一过性耳聋，只要脱离该环境，或作必要辅助动作，屏住呼吸，用力鼓气，多可很快恢复。热毒蕴结，耳窍被蒙，也可出现该症。

渐进性耳聋，多为耳聋渐起，在耳鸣、耳障基础上逐渐发展而来，多为虚证，治疗较为困难，也往往不可逆。如肝肾不足至虚而肾精枯涸，气血不足至极等。

（3）辨病程

听觉异常的时间短、病程不长者，多为实证；听觉异常的时间久、病程较长者，多为虚证。

（4）辨缓急

起病较急并呈暴作之势者，多为邪实之证，或热毒蕴结，或肝胆不利，或气机结滞；起病较缓而渐成者，多为正虚之证，或气血亏虚，或肝肾不足。

（5）辨特殊的异常声响

脑鸣，是听觉异常中较为特殊的情况。其非耳道直接发生的异常声响，而是患者自觉头颅脑组织嗡嗡作响而不适的异常声响。有的可为整个头颅作响，有的可为局部或多个部位作响。其机理，与耳鸣基本一致，但其程度较耳鸣为重，且多为肝郁气滞较甚，或肾精亏耗较重之证。

（6）辨有无兼证

有的听觉异常，病起单一，仅为耳鸣，或耳障，或耳聋，多为耳窍自身有疾，直接发病，其兼证不显。其治，应以调治耳窍之疾为主。

有的听觉异常，则属他病之后，耳窍受累所致，其兼证或为原病，或为新的兼证。其治，则应在调治听觉异常的同时，以诊治原病或兼证为主。

2. 视觉异常

辨别视觉异常，主要应注意以下几方面。

（1）视物的清晰程度

从视物的清晰程度分辨，轻者眼花，视物不清或如有飞蝇、游丝；甚而视物不明，难辨物体之真面目；或视物有盲区，某一特定部分视物不清或不全；严重者，则全盲而失明。

邪实或正虚，均可致视物不清，或风火热瘀，或气血不足、血虚不荣、肝肾不足。

（2）视物异常的昼夜之分

有的患者，昼间视物无异常，夜间则出现视物不清而为之"夜盲"，多为肝血不足；也有的则见光流泪或畏光而闭目，多因肝热或阴亏。

（3）视物异常的伴随症状

视物不清，或伴目胀睛痛，或伴迎风泪流，或兼目睛干涩等，反映出或气机失畅，或热邪壅滞，或阴血不足。

（4）起病的缓急与久暂

视觉异常，起病急而暴作，病程较短者，多为邪实；起病缓而渐成，病程较久者，多属正虚。

3. 嗅觉异常

辨别嗅觉异常，要注意分辨嗅觉失灵、嗅觉丧失、嗅觉异味三种。

（1）嗅觉失灵

在某些病中，鼻窍受阻，嗅觉失灵，不能正常分辨气味，是为嗅觉受阻，主要责之于肺气不宣。

风邪为患所致嗅觉失灵，多为过敏性鼻炎，以鼻孔瘙痒、喷嚏为要。

外感之病，可见嗅觉不灵。风寒外束者，多兼鼻塞流清涕，伴恶寒发热、身酸困；风热外犯者，多兼鼻塞浊涕或涕厚黄稠，伴发热、微恶寒，咽痛等。

内伤病之气阴不足，鼻膜逐渐萎缩，初起者，多嗅觉失灵，难辨气味，多兼鼻干而涕少，甚者无涕，或鼻衄等。

（2）嗅觉丧失

鼻窍受病，嗅觉全无，完全不能分辨气味，是为嗅觉丧失。其多为遭受较严重化学品刺激而损伤嗅觉，或由嗅觉失灵，日久不愈而来；或是久病、重病之后，嗅觉逐渐丧失。

遭受较严重化学品刺激而嗅觉受损，终致丧失者，多有较明显的诱因，且鼻腔出现刺痛、瘙痒等症。

久病、重病之后，嗅觉逐渐丧失者，如久病鼻渊脑漏。其鼻涕久流不止，先由清浊之涕交替流淌，久之则流淌清涎，为脑之液，鼻甲鼻骨萎缩，渐致嗅觉完全丧失，甚者伴有头颅缩小。

（3）嗅觉异味

在嗅觉失灵的同时，有的则出现自觉异味上冲鼻根，甚者直冲脑窍，或腥臭，或发腥而酸。

异味腥臭者，多为肺经郁热，毒邪蕴积，肉腐血壅积久而异味，多兼有黄浊稠涕；鼻中发腥而酸者，多为肺脾气虚，邪阻鼻窍，多兼有涕清量多，自流不已之症。

4. 触觉异常

触觉异常，为机体对外界的触摸按压，或自身接触物体时的反应异常。其往往与温觉、痛觉的反应状态直接相关。触之无感觉，无痛、无痒、无冷热感，或仅有麻木感。

5. 味觉异常

味觉异常，主要是口中出现特殊的非正常味道。辨识要点，主要为辨其异味之类别、程度和出现的部位（范围）及其脏腑所属。

辨其异味之类别，主要为苦、甜、淡、咸、辣、酸、秽等。

辨程度，主要辨其轻重和久暂。一般而言，异味较轻且时间较短者，病多轻浅；异味较重、浓烈且时间较久者，病多深重。

辨部位和范围，以辨脏腑所属和病情轻重。其异味仅在口腔之中者，病尚轻浅，累及

药宜：炒柴胡、桑叶、白芍、决明子、制香附、郁金、槟榔、沉香、乌药、合欢皮、佛手等。

二、肝火上炎

主要表现：头胀而热，常伴头胀而晕，或阵发性身烘热，烦躁易怒，目睛鼓胀不适或红赤、干涩，目眵，口干舌燥，大便秘结，舌红苔黄燥，脉弦滑数。

治宜：清肝泻火，以龙胆泻肝汤为主。

药宜：龙胆草、夏枯草、钩藤、刺蒺藜、桑叶、白芍、制香附、槟榔、乌梅、木贼、谷精草、菊花、炒栀子、连翘、炒知母、丹皮、丹参、赤芍、玉竹等。

三、气火上逆

主要表现：头胀而痛，甚或暴痛，胀痛而头晕，似有血热上冲，目胀红赤，情志不宁，烦躁难安，躁动不已，甚或手足无措，肌肉瞤动，肢体不稳，夜不思寐，寝食不安，舌红或暗红，苔黄，脉弦滑数。

治宜：清肝泻火、平肝降逆、降气除胀，用天麻钩藤饮合枳实散。

药宜：明天麻、石决明、钩藤、刺蒺藜、生地黄、炒知母、桑叶、白芍、枳实、降香、瓜蒌、连翘、丹皮、丹参、赤芍、玉竹等。

四、阴虚阳亢

主要表现：头胀而晕，目睛鼓胀、干涩而发花，或眩晕不定，步履不稳，或五心烦热，或手足、肌肉蠕动、瞤动，或胁肋灼热不适，舌红，光红无苔，或少津，脉细数。

治宜：滋阴潜阳、平肝息风，方以镇肝息风汤为主。

药宜：生龙骨、生牡蛎、明天麻、石决明、代赭石、生地黄、炒知母、龟甲、鳖甲、桑叶、白芍、钩藤、刺蒺藜、连翘、丹皮、丹参、赤芍、玉竹、沙参等。

病状之四十　眩晕

眼目昏花或眼前发黑为眩，感觉自身或景物转动为晕。二者同时相见为眩晕。眩晕是定位觉异常的表现之一，人体虽未动作，但却感到如坐舟车，旋转、运动不已；甚或动则天旋地转，甚至昏倒。

因眩晕之特质为动摇不定，传统中医理论根据"病机十九条"之"诸风掉眩，皆属于肝"（《素问·至真要大论》）的论断，认为其主为肝所主之病，与多个脏腑相联，与多种因素相关；正虚或邪实，均可致眩晕。其关键性的病机，为髓海及脑窍受扰。其病因病机，实者为气、风、火、痰、瘀扰乱脑窍清空；虚者为气血不足，肾精不充而髓海空虚，脑窍失养。

据其主要病因病机，眩晕之治，可分为六个证型。

一、气血不足

主要表现：眩晕渐作，初始之时，稍作休息或闭目即止；久则渐重，动则眩晕加剧，劳累则发；气短懒言，倦怠乏力，唇甲无华，心悸，寐差或不寐；舌淡，苔薄白，脉细弱无力。

治宜：益气补血、调养心脾，方以归脾汤为主。

药宜：炙黄芪、潞党参、枳壳、桔梗、炙升麻、白术、炒扁豆、怀山药、熟地黄、当归、龙眼肉、大枣、炙远志、炒枣仁、五味子、炙甘草等。

二、肝肾不足

主要表现：头晕目眩日久，形衰神疲，腰膝酸软，目睛干涩，视物不清，健忘多梦；或男子遗精，女子经行量少或愆期；或耳鸣、齿松龈萎；或潮热、五心烦热；舌红，苔薄少津或光红无苔，脉沉细弱或细数。

治宜：补养肝肾、填精补髓，方以左归丸为主。

药宜：熟地黄、生地黄、山萸肉、炒知母、龟甲、鳖甲、鹿角胶、紫河车、杜仲、菟丝子、枸杞、当归、白芍、五味子、沙参等。

三、肝阳上亢

主要表现：眩晕而头目发胀、疼痛，耳鸣，口苦咽干，烦劳气郁则加剧，甚则跌扑，烦躁易怒，肢麻体颤，肌肉瞤动，舌麻或偏斜，舌红苔黄或光红少津，脉弦数或弦细。

治宜：滋阴潜阳、平肝息风，方以镇肝息风汤为主。

药宜：生地黄、炒知母、龟甲、鳖甲、杜仲、生龙骨、生牡蛎、明天麻、石决明、代赭石、桑叶、白芍、钩藤、刺蒺藜、连翘、丹皮、赤芍、玉竹、麦冬等。

四、气火上逆

主要表现：眩晕而头胀痛，甚或暴痛，目胀红赤，情志不宁，烦躁难安，躁动不已，甚或手足无措，肢体不稳，夜不思寐，寝食不安，舌红或暗红，苔黄，脉弦滑数。

治宜：清肝泻火、平肝降逆，用天麻钩藤饮合枳实散。

药宜：明天麻、决明子、龙胆草、夏枯草、钩藤、刺蒺藜、生地黄、炒知母、桑叶、白芍、枳实、降香、瓜蒌、炒栀子、连翘、丹皮、丹参、赤芍、玉竹等。

五、痰湿阻窍

主要表现：眩晕而昏蒙，头重如裹，不能睁眼，张目则视物旋转不已；胸闷脘痞腹胀，呕恶不适，甚或呕吐痰涎，纳呆不食，嗜卧不醒；舌淡，苔白腻或滑，脉弦滑或濡滑。

治宜：健脾和胃、祛痰化湿、降浊开窍，方以半夏白术天麻汤为主。

药宜：明天麻、法半夏、白术、薏苡仁、茯苓、石菖蒲、陈皮、佩兰、藿香、苏梗、厚朴、金钱草等。

六、瘀阻清窍

主要表现：眩晕而头痛如刺，心悸，健忘，不寐，面色青紫或紫暗，唇绀而紫，舌暗或紫暗，舌瘀斑或舌下青筋瘀滞，脉弦涩。

治宜：祛瘀生新、活血通窍，方以通窍活血汤为主。

药宜：赤芍、川芎、红花、麝香、丹参、蒲黄、桔梗、枳壳、石菖蒲、益智仁等。

病状之四十一　耳鸣（脑鸣）、耳障、耳聋

耳疾之病，以听觉异常为主，主要表现为耳鸣、耳障、耳聋。三者相互联系，相互影响而发生。一般而言，听力下降，多先现耳鸣，渐致耳障，甚则耳聋；也有起病即现耳障、耳聋者。特殊之时，甚至可感知头颅内、脑组织中嗡嗡作响而为脑鸣。

其诊治，可分为以下七个证型。

一、热毒蕴结

主要表现：耳底疼痛，或肿痛流脓，听力受损，耳鸣，甚或耳障耳聋暴作，舌红苔黄燥或黄腻，脉数。

治宜：清热解毒、通窍利耳，方以普济消毒饮为主。

药宜：黄芩、黄连、马勃、牛蒡子、败酱草、蒲公英、露蜂房、土茯苓、重楼、漏芦、皂角刺、赤芍、丹皮、防风、白芷等。

二、肝胆不利

主要表现：如耳道被蒙，或发胀，听音声小，辨音不清，耳鸣，甚则脑鸣声高而头胀；或耳障，甚或一过性耳聋；诸症随情志变化而加剧或减轻，烦躁易怒，脉弦等。

治宜：疏肝利胆、开窍利耳，方以疏肝散为基础加减。

药宜：桑叶、白芍、制香附、钩藤、夏枯草、石决明、郁金、槟榔、合欢皮、佛手、石菖蒲、蒲黄、连翘等。

三、肾经火热上冲

主要表现：耳底发热或发胀而不适，耳鸣、耳障，烦躁，梦遗，下焦潮湿，尿短黄或淋沥涩痛，舌暗红，苔黄或黄腻，脉弦数。

治宜：清泻肾火、清除下焦之热，方以黄连解毒汤为基础加减。

药宜：生地黄、泽泻、炒知母、黄芩、黄连、黄柏、炒栀子、滑石、瞿麦、紫花地丁、苦参、蛇床子、赤芍、丹皮、麦冬等。

四、气血亏虚

主要表现：听音声小，辨音不清，耳鸣声低小而尖，耳障渐起，甚则耳聋；甚者，头

颅内隐隐作响而声低。兼见面色㿠白或萎黄，倦怠乏力，舌淡，苔白，脉细弱。

治宜：益气补血、通窍助听，方以十全大补汤为主。

药宜：熟地黄、生地黄、白芍、当归、枸杞、桂圆、丹参、生黄芪、党参、怀山药、枳壳、桔梗、炙升麻等。

五、气脱血脱

主要表现：突发大失血或过劳耗气较甚，气脱血脱，听力迅速下降甚或突然失聪，面色㿠白而无血色，舌淡，苔薄，脉沉细弱微。

治宜：固脱救逆、急补气血，方以独参汤为代表，速予益气补血之方药。

药宜：红参、生黄芪、枸杞、丹参、当归、白芍、白及、桔梗、炙升麻、枳壳等。

六、肝肾不足

主要表现：耳鸣至久，渐为耳障，甚者耳聋失聪，或兼现头部空虚不适，昏晕而脑鸣作响，身体羸弱，腰膝酸软，脉细弱或沉细数。

治宜：补养肝肾、护窍助听，方以地黄饮子为基础加减。

药宜：熟地黄、生地黄、山萸肉、杜仲、巴戟天、官桂、五味子、麦冬、玉竹、沙参、石菖蒲、石斛、生黄芪、枳壳、炙升麻等。

七、阴虚火旺

主要表现：耳鸣，或耳障，甚者耳聋，或耳道微痒而干，五心烦热，潮热盗汗，腰膝酸软，大便干结，尿短黄，舌红，苔薄或无苔，脉细数。

治宜：滋阴降火、养耳开窍，方以左归丸为主。

药宜：生地黄、熟地黄、山萸肉、怀山药、川牛膝、鹿角胶、龟甲胶、菟丝子、五味子、麦冬、炒知母、地骨皮、焦黄柏、丹参、丹皮等。

病状之四十二 嗅觉失常

嗅觉不灵，或嗅觉消失，或嗅闻异味（鼻中异味），是为嗅觉失常。其治，宜分七个证型。

一、风邪侵扰

主要表现：嗅觉不灵或嗅觉超敏，稍遇异味（如烟味、炒菜辛辣味、油烟等）则鼻痒不适、喷嚏频仍。其多为过敏性鼻炎之典型病证。

治宜：疏风解表、通窍止痒，方以自拟消风通窍汤。

药宜：防风、荆芥、白芷、苍耳子、辛夷花、刺蒺藜、牛蒡子、白鲜皮等。

二、风寒外束

主要表现：嗅觉不灵而多兼鼻塞清涕，伴恶寒发热、身酸困，脉浮紧。

治宜：辛温解表、通窍止涕，方以麻黄汤为代表。

药宜：麻黄、桂枝、细辛、防风、荆芥、藁本、白芷、苍耳子等。

三、风热外犯

主要表现：嗅觉不灵，鼻塞流浊涕或黄稠黏厚，伴发热、微恶寒，咽痛，脉浮数等。

治宜：辛凉解表、疏风清热，方以银翘散为基础。

药宜：金银花、连翘、薄荷、防风、藁本、荆芥、桑叶、桔梗、牛蒡子等。

四、肺经郁热并毒邪蕴积

主要表现：嗅觉不灵，涕阻鼻窍，或黄绿黏稠，或黄浊，或清浊交替，自觉鼻窍腥臭异味上冲，甚者直冲脑窍，或按压鼻侧、前额疼痛，舌淡红或暗红，苔黄或黄腻，脉数。

治宜：清热解毒、宣肺通窍，方以黄芩汤合仙方活命饮。

药宜：黄芩、桑白皮、炒栀子、防风、白芷、皂角刺、穿山甲、浙贝母、败酱草、金银花、连翘、桔梗、当归尾、赤芍、丹皮、生甘草等。

五、肺脾气虚

主要表现：嗅觉不灵，或嗅觉低下，对气味不敏感，涕多清稀或少涕，气短懒言，倦怠乏力，或恶风而易外感，或伴心慌，胸闷，舌淡，脉细弱。

治宜：补益脾肺、通窍宣畅，方以补中益气汤合玉屏风散为主。

药宜：生黄芪、苏条参、枳壳、桔梗、炙升麻、防风、荆芥、白芷、五味子、白术、丹参、怀山药、甜瓜蒌等。

肺脾气虚而兼邪阻鼻窍者，多兼鼻中酸腥之异味上冲，涕清自流不已；或鼻侧、前额隐痛、空痛；宜加用辛夷花、苍耳子、苍术、茯苓、法半夏、白及等。

六、气阴不足

主要表现：嗅觉失灵，难辨气味，多兼鼻干而涕少，甚者无涕，或鼻衄；乏力，气短，口干咽燥，大便干结，尿短黄等。

治宜：调养气阴、润鼻通窍，方以补中益气汤合玉女煎为主。

药宜：生黄芪、桔梗、炙升麻、防风、荆芥、白芷、薄荷、苍耳子、生石膏、生地黄、麦冬、玉竹、五味子、炒知母、赤芍、丹皮等。

七、肺肾精亏

主要表现：嗅觉失灵，难辨气味，或嗅觉全无，鼻干甲萎，涕少鼻干而甚者无涕；或鼻中流涕日久，渐流清涎；或久病、重病之后，鼻渊脑漏，嗅觉逐渐丧失，鼻涕久流不止，先由清浊之涕交替流淌，久之则流淌清涎（脑之液），鼻甲鼻骨萎缩，渐致嗅觉完全丧失，甚者伴有头颅缩小。

治宜：填精补髓、通窍养髓，方以补中益气汤合左归丸为主。

药宜：熟地黄、生地黄、山萸肉、怀山药、川牛膝、猪脑髓、菟丝子、杜仲、枸杞、白及、生黄芪、苏条参、枳壳、桔梗、炙升麻、防风、白芷等。

病状之四十三　肢厥

四肢末端（四末）厥逆冰冷，是为肢厥，为中医学之特有认识及其概念之一。其病，与现代医学所认识的雷诺病、肢端紫绀征等病相似。

就一般民间常识而言，肢冷多寒；四肢末端紫绀并厥逆（冰冷），多属阳虚而寒盛，热量不达四末。因此，民间多会自然而然地用草乌、附子、干姜等温热之品补阳气、暖四末。

中医学认识四肢末端厥逆冰冷之病状，则有较为科学合理的分析与归纳。按其病因病机之不同，分为两大类截然不同的病证。一是阳虚体寒，四末失于温煦的阳虚肢厥之"四逆汤证"类病证；二是阳热内聚，或气机不畅，络阻不通，阳气郁于体内，不达四末而"肢厥"之"四逆散证"类病证。两大类病证，其病因病机截然相反，用药也切不可相悖。难点及关键，在于诊断时必须正确判断是阳虚还是气结、气郁、热郁而致肢厥冰冷。

因此，治疗肢厥，切不可见"寒"即用热药。需按辨证之结论，阳虚者，温阳除寒，重用急用温热温阳之热性药；气结、气郁、热郁者，行气通郁、解郁除热，则用行气理气除热之寒性或平性药。

具体诊治，主要分为以下二个证型。

一、阳虚肢厥

本证，属阳虚不温，阳虚寒盛，体失温煦，四末寒凝。

主要表现：身寒形冷，四肢不温，四末厥逆如冰；或机体局部冰冷，喜温喜按；舌淡白，苔薄白，脉迟沉细弱。

治宜：回阳救逆、温阳散寒通脉，方以四逆汤为主。

药宜：附子、干姜、人参、桑寄生、川芎等。

二、阳郁肢厥

本证，为气郁不通，络气郁阻，阳热内闭，不达四末，热深厥也深。

主要表现：四末逆冷，但胸腹热甚，甚或高热憎寒，或身热不寒，舌红或暗红，苔黄燥，脉沉弦，或弦数。

治宜：行气通郁、清热除闭、破滞通络，方以四逆散为代表。

药宜：枳实、柴胡、白芍、郁金、桑枝、连翘、丹皮、丹参等。

若高热憎寒，加黄芩、黄连、黄柏、败酱草、赤芍。

病状之四十四　身体发麻

自觉皮下，或肌肉，或经脉麻木不舒，或如虫行蚂爬，或如轻风吹拂，是为身体发麻。其成因较为复杂，常与多个脏腑相关，终与内风为患相联。

治疗身体发麻，在辨证分型施治的同时，均应注意祛除风邪。根据风邪为患之轻重，采用祛风、息风之药：防风、白芷、刺蒺藜、蝉蜕、蜈蚣、乌梢蛇、蝉蜕、地龙、僵蚕、全蝎等。具体诊治，宜分为五个证型。

一、气血不足

主要表现：肢体或患部受压，或姿势固定较久则发麻，甚而僵硬不动，或肌肉瞤动，或倦怠乏力，气短懒言，舌淡苔白，脉细弱。

治宜：益气养血、舒筋通络，方以桑枝饮合人参养荣汤。

药宜：生黄芪、潞党参、枳壳、桔梗、炙升麻、桑枝、豨莶草、丹参、鸡血藤、枸杞、刺蒺藜、防风等。

二、气机郁滞

主要表现：患部发胀而发麻，常兼情志不畅，烦躁不安，脉弦等。

治宜：疏肝理气、行气通络，方以四逆散或越鞠丸为主。

药宜：枳实、柴胡、桑叶、白芍、川芎、炒栀子、郁金、槟榔、沉香、乌药、防风、白芷、刺蒺藜、甘草。

三、痰湿停滞

主要表现：身体局部或肢体发麻而木，或患部触之有块而外形不显，或皮色无变，或伴有重滞之感，舌淡暗，苔腻，脉弦滑。

治宜：涤痰化湿、通络开窍，方宜涤痰汤合桑枝饮。

药宜：胆南星、浙贝母、白芥子、皂角刺、桑枝、石菖蒲、川芎、丹参、防风、白芷、地龙、僵蚕等。

四、瘀血阻滞

主要表现：患部微僵滞或硬，皮色无变或微晦暗而青紫，伴有微麻刺感，舌暗，舌面有瘀点瘀斑，脉弦涩。

治宜：活血祛瘀、通络开窍，方以通窍活血汤为主。

药宜：桃仁、红花、川芎、赤芍、丹皮、麝香、桔梗、枳壳、蜈蚣、僵蚕、全蝎、生甘草等。

五、风邪窜络

主要表现：身体发麻之部位不定，肢麻体麻而动作失准，行走不稳，或肌肉瞤动，或言謇语塞，或舌体歪斜或抖动，脉弦涩。

治宜：平肝息风、安神开窍，方以钩藤饮为基础加减。

药宜：人参、桑叶、白芍、蜈蚣、全蝎、僵蚕、羚羊角、天麻、钩藤、防风、白芷、甘草等。

若属风邪窜络而痰湿壅盛、心窍被蒙者，应加用礞石滚痰丸，加用礞石、沉香、石菖蒲、川贝母、白芥子、川芎、丹参等药。

病状之四十五　肤痒

身痒是人的一种特殊的专门感受和反应，可表现为皮肤瘙痒，喉咙瘙痒，心胸气道瘙痒，前后阴瘙痒等。

皮肤瘙痒（简称肤痒），既为多种病证中的一个常见症状，也可为一种独立的病状。其常与皮肤异常（斑疹、糜烂、溃烂等）相伴而行，也为过敏性疾病（风邪为患）的主要表现，且为一些特殊病证的先兆性或特征性的表现，如可见之于运化失常（代谢异常）之消渴病的变证，或癌前病变的前驱表现。

在此，仅专论肤痒作为一种独立病状的相关诊治。喉咙瘙痒，心胸气道瘙痒，前后阴瘙痒等相关内容，分散见之于本书之过敏、皮肤异常等部分的相关内容。

肤痒也属人体感觉异常的表现之一，与其心志的宁静状态密切相关。肤痒则易心烦，心烦则肤更痒。故其治，在疏风止痒的同时，宁其心志，甚为重要。

肤痒之症，多为风邪为患，或外风袭扰，或内生风邪。外风袭扰者，多属风寒、风热、风湿、风毒为患；内生风邪者，或血虚生风，或阴虚生风，肌肤失养而风邪为患；或血瘀生风，痰瘀互结，肌肤痒甚。具体诊治，宜分为七个证型：风寒外束、风热外犯、风湿阻络、风毒蕴表、血虚生风、阴虚生风、血瘀生风。

其治，不论何证，均以疏风、祛风、息风（平息并祛除内风）之治风止痒为先，再视其具体证候之要而治。疏风止痒：防风、荆芥、藁本、白芷、刺蒺藜、蝉蜕、牛蒡子、胡荽、柽柳、羌活、细辛等；祛风息风止痒：蜈蚣、乌梢蛇、蝉蜕、地龙、僵蚕、全蝎、刺蒺藜等。

一、风寒外束

主要表现：肤痒并兼风团、疹粒凸起而色白，恶寒发热，身酸困，脉浮紧等。
治宜：疏风散寒止痒，方以麻黄汤、荆防败毒散等为基础加减。
药宜：麻黄、桂枝、羌活、防风、荆芥、白芷、藁本、细辛等。

二、风热外犯

主要表现：肤痒而风团、疹粒凸起，色粉红或赤，发热恶寒，咽痛口干，脉浮数等。
治宜：疏风清热止痒，方以桑菊饮或银翘散等为基础加减。
药宜：桑叶、菊花、金银花、连翘、防风、荆芥、蝉蜕、牛蒡子、黄芩、栀子、赤芍、丹皮。

三、风湿阻络

主要表现：肤痒而肌肤潮湿或渗液，关节筋脉痒甚，或恶寒发热，身困重，舌淡或淡红，苔薄白，脉濡数。

治宜：疏风祛湿，方以羌活胜湿汤等为基础加减。

药宜：独活、羌活、苍术、细辛、秦艽、佩兰、茯苓、络石藤、海风藤等。

四、风毒蕴表

主要表现：肤痒而肌肤顽癣、奇痒走窜，或潮湿或渗液，或干燥脱屑，大便秘结或溏稀腥臭、灼热；舌红，苔黄或黄腻或黄燥。

治宜：清热解毒、祛风止痒，方以普济消毒饮为基础加祛风、息风止痒之药。

药宜：生地黄、蒲公英、败酱草、土茯苓、紫花地丁、赤芍、丹皮、蜈蚣、乌梢蛇、蝉蜕、地龙、僵蚕、刺蒺藜等。

五、血虚生风

主要表现：皮肤干痒而发黄，黄褐斑，目睛干涩，视物不清，舌淡白，脉细弱等。

治宜：调养气血、消风止痒、滋润肌肤，方以四物汤为基础加减。

药宜：生黄芪、白芍、当归、丹参、丹皮、枸杞、防风、白芷、炙甘草等。

六、阴虚生风

主要表现：肤痒而肌肤干燥、皲裂、起屑、发烫、灼热，大便秘结，尿短黄，舌红，苔少或无苔，脉细数。

治宜：滋阴清热、消风止痒、润燥养肤，方以知柏地黄汤为基础加减。

药宜：生地黄、泽泻、山萸肉、炒知母、地骨皮、龟甲、鳖甲、当归、玉竹、麦冬、沙参、粉葛、赤芍、丹参、丹皮、紫草等。

七、血瘀生风

主要表现：肤痒而刺痛，肌肤干瘪，皮色不变或青灰暗滞，舌面有瘀点瘀斑，苔腻，脉弦涩。

治宜：活血化瘀、祛风止痒，方以失笑散合防风汤为主。

药宜：五灵脂、蒲黄、红花、丹参、丹皮、赤芍、白鲜皮、防风、白芷、荆芥、刺蒺藜等。

病状之四十六 脊柱（背部）觉热

本病状，多为患部上起于大椎穴，下至腰骶之间，自觉骨中及深部肌肉发热不舒者，是为脊柱（背部）觉热，常伴疼痛或灼痛、刺痛。其应为经脉阻滞，局部络脉不通，遂致邪留骨中、经络痹阻，也为骨痹之特殊表现之一。其因，多为风湿热蕴结局部经脉，或风寒湿郁久化热（久寒之病而渐显热感），或瘀血阻络所致。

一、湿热蕴结

本证，多为寒湿凝滞日久不解化热而来，或因风湿热侵袭背部经脉肌肉而成，或为局部神经炎症等所致。

主要表现：脊柱发热，背部肌肉也觉热，疼痛或灼痛，呈条索状发热或疼痛，转侧屈伸则痛甚或如火炙烤，舌红，苔黄或腻，脉弦数。

治宜：清热化湿、通痹止痛，方以宣痹汤为主。

药宜：防己、薏苡仁、滑石、炒知母、焦黄柏、桑枝、豨莶草、海桐皮、赤小豆、京半夏、秦艽、络石藤、威灵仙、防己、防风、赤芍、丹皮。

二、瘀血阻络

本证，多因风寒湿邪或风湿热邪阻滞筋脉日久，络阻血瘀；或因痰湿阻络，瘀血停滞而成。

主要表现：脊柱及背部肌肉觉热，患部凝滞而刺痛，唇暗或紫，舌暗或青紫，舌面有瘀点瘀斑，脉弦细或弦涩。

治宜：活血化瘀、通络止痛，方以身痛逐瘀汤为主。

药宜：秦艽、川芎、红花、桃仁、丹参、当归、丹皮、赤芍、没药、地龙、怀牛膝、羌活、桑枝、海风藤、鸡血藤、延胡索等。

病状之四十七　脊柱（背部）冰冷

颈项大椎穴之下，腰骶之上的部位，自觉骨中及深部肌肉冰寒不舒者，是为脊柱（背部）冰冷，常伴冷痛僵直、难以转侧。其证，应为寒邪凝滞筋骨或阳虚督脉痹阻。

一、寒邪凝滞筋骨

主要表现：脊柱及背部肌肉冰冷、僵滞发硬而痛，不能俯仰，面色青晦或紫暗，舌淡暗，苔白，脉紧或沉迟。

治宜：温经散寒、通络止痛，方以羌活胜湿汤为基础加减。

药宜：独活、羌活、川乌、细辛、海风藤、桂枝、五加皮、千年健、木瓜、防己、防风、藁本、白芷、川芎、鸡血藤等。

二、阳虚督脉痹阻

主要表现：脊柱彻骨冰冷，或背部肌肉僵硬而痛，形寒肢冷，畏寒不温，气短懒言，便溏，尿清长，舌淡或淡白，舌体胖嫩，苔白、水滑，脉沉细迟或沉弱。

治宜：温阳祛寒、强筋壮骨、通络止痛，方以当归四逆汤合自拟桑枝饮为主。

药宜：熟附片、川乌、干姜、桑枝、紫河车、肉桂、桂枝、独活、羌活、威灵仙、防己、白芷、川芎、当归、熟地黄、杜仲、海风藤等。

病状之四十八　胫腓骨干发热

小腿部位，胫腓骨干发热，自觉热在骨髓，潮热而起，甚者有蒸腾之感，是为胫腓骨干发热。其主要见之于气阴不足、痰淤阻滞。

一、气阴不足

本证，多见之于久病而气阴亏损太甚，或痨病日久不愈者。

主要表现：胫腓骨干发热，如从骨髓而发，时有潮热，或劳累则甚，肌肤干燥但皮色无变，气短懒言，腰膝酸软，口干舌燥，大便干结或稀溏不爽，舌淡红或暗红，脉细弱或细数。

治宜：补养气阴、益肾补肺、滋水涵木，方宜知柏地黄丸合补中益气汤为主。

药宜：生地黄、熟地黄、山萸肉、泽泻、炒知母、焦黄柏、龟甲、鳖甲、杜仲、续断、怀牛膝、玉竹、沙参、白芍、生黄芪、苏条参、桔梗、炙升麻、当归、枸杞、丹参等。

二、痰淤阻滞

本证，多见之于久病而痰湿不化，日久化热而淤，或瘀血内阻，痰湿不化而痰瘀互结，变证由起者。

主要表现：胫腓骨干之骨髓发热，常伴热而刺痛，甚者如触电之感；肌肤干燥或潮湿，皮色微紫，或表皮瘀点瘀斑，甚者溃烂；舌暗，苔薄白或薄腻，脉弦细或弦涩。

治宜：涤痰化瘀、清热除痹，方宜血府逐瘀汤合涤痰汤。

药宜：浙贝母、白芥子、皂角刺、生地黄、山萸肉、泽泻、怀牛膝、炒知母、焦黄柏、连翘、丹参、赤芍、桑枝、豨莶草、秦艽、海桐皮、鸡血藤、生甘草等。

第三节　验案举隅

【验案十三】乳蛾肿大而耳鸣耳痛

张某，男，37 岁，汉族，公务员。

一、初诊概况

时间：2007 年 5 月 15 日

主要病状：二周前，患急性扁桃体炎而化脓，高热（体温 ≥39.3℃），憎寒，咽痛。经治，其高热已减，已无憎寒，仍发热，体温 38.2℃。但近一周来，在咽痛的同时，出现听力受限、耳鸣、耳痛。

诊察得知：其形体壮实，咽痛而乳蛾（扁桃体）肿大如小枣，触之疼痛，微软，表面有脓点；耳根及耳后疼痛，耳道内有少量分泌物但无脓液，面红目赤，烦躁不安，大便干结，尿短黄，舌红绛，苔黄厚腻，脉滑数。

医者分析：该患者此时主因耳鸣、耳痛而就诊。细察之，其先病温热，咽喉部及乳蛾肿胀，累及耳道，遂现听觉异常而耳痛、耳鸣。其诊治，应从温热之邪为患于咽喉、乳蛾及耳道、耳底入手，不可误用补益之法。

主要病因病机及诊断：其病，因温热毒邪蕴结咽喉、乳蛾，致急性（乳蛾）扁桃体发炎而化脓，局部热毒蕴结不解，肉腐血壅，侵及邻近组织，耳道（耳膜）受损而耳痛，进而影响听力则耳鸣。

此时之证，高热虽减，但仍发热，温热之邪未退；乳蛾肿大，触之疼痛，表面有脓点，反映出热毒蕴结未解；热邪毒瘀，侵及耳道，故耳痛、耳鸣，且触之耳根及耳后疼痛，耳道内有少量分泌物但无脓液；面红目赤，烦躁不安，大便干结，尿短黄，舌红绛，苔黄厚腻，脉滑数，均足证其热毒蕴结、炽盛不解。

其病机，主为温热毒邪蕴结咽喉乳蛾，热邪瘀毒侵及耳底（耳膜）耳道，耳窍受扰而耳痛耳鸣。病属乳蛾肿大并耳鸣耳痛，证为温热毒邪蕴结。

治宜：据上诊断，治宜清热泻火、透脓解毒、祛瘀通窍，方宜龙胆泻肝汤合普济消毒饮。

处方：龙胆草5g，生柴胡12g，金银花15g，连翘15g，玄参12g，生地黄18g，泽泻12g，炒知母10g，败酱草15g，紫花地丁15g，瞿麦12g，焦黄柏10g，皂角刺15g，桔梗8g，防风15g，白芷10g，赤芍15g，丹皮15g，浙贝母15g，白芥子15g，生甘草5g。

医嘱：服4剂，再诊；忌酸冷、辛辣、鱼腥等味。

方解：清热泻火：龙胆草、生柴胡、金银花、连翘、玄参、生地黄、泽泻、炒知母。

透脓解毒：败酱草、紫花地丁、瞿麦、焦黄柏、皂角刺、桔梗、防风、白芷。

祛瘀通窍：赤芍、丹皮、浙贝母、白芥子、龙胆草、防风、白芷。

解毒和中：生甘草。

二、诊治进程及其变化

一周后，二诊：

主要病状：发热已退，体温37.2℃；耳鸣稍减但仍明显，听力稍有改善但仍差，耳痛基本消失；咽痛基本消除，乳蛾（扁桃体）肿大减小、微肿，触之已无疼痛，表面已无脓点；耳根及耳后疼痛已不显，重触则微痛，耳道内已无分泌物；面红目赤消减，烦躁不安改善，已解大便，尿转淡黄；口干，舌红，苔黄，脉滑数。

调治简况：该患者经服前方药，其温热毒邪蕴结咽喉、乳蛾之势得到控制，且逐步消减，故其咽痛基本消除而乳蛾（扁桃体）肿大减小，耳痛基本消失。但属病损及耳膜，故仍耳鸣。

热虽退，但属高热之后，且前方用大剂量苦寒之药，在清热的同时也致苦寒伤津，故其热退，反而口干。

当守前方之义，调整药物而续治。

减药：因咽痛基本消除而乳蛾（扁桃体）肿大减小，耳痛基本消失，去败酱草、玄参、瞿麦。调减剂量：生柴胡 10g，金银花 10g，连翘 12g，生地黄 15g，泽泻 10g，炒知母 10g，紫花地丁 12g，皂角刺 10g，白芥子 10g。

加药：加射干 10g，清热利咽，替代玄参，且减小苦寒之性；加石菖蒲 3g，以利通窍止耳鸣；加玉竹 15g，以护津养津。

医嘱：续服 4 剂，再诊。医嘱同前。

又一周后，三诊：

主要病状：体温稳定，未再发热；耳鸣减缓但仍存，听力有一定改善，已无耳痛和咽痛，乳蛾（扁桃体）已无肿大；耳根及耳后已无触痛；面色转润复常，因耳鸣而轻微烦躁；口干减缓仍存，舌淡红，苔薄黄，脉微细数。

调治简况：该患者经服前二诊方药，其温热毒邪蕴结咽喉、乳蛾之势已消除，但耳膜受损，尚未复原，故仍耳鸣。

当守前方之义，调整药物而续治。

减药：因温热毒邪蕴结咽喉、乳蛾之势已消除，去龙胆草、生柴胡、金银花、射干、赤芍、浙贝母、白芥子。

加药：加山萸肉 15g，以与生地黄、泽泻、炒知母相合，滋养肾阴而养耳；加桑叶 15g，白芍 10g，制香附 15g，以疏肝利胆，开启耳窍而止耳鸣；加丹参 20g，活血化瘀，以促进耳窍之修复；加石菖蒲 3g，以利通窍止耳鸣。

医嘱：续服 4 剂，再诊。医嘱同前。

二周后，四诊：

主要病状：近因公务繁忙，服药不力，且因此而情志不舒。烦躁易怒，前已明显消减之耳鸣近五日复又发作，夜寐不安；大便干结，尿黄而少，口干咽燥；舌淡红，苔薄黄而少津，脉弦细数。

调治简况：该患者经服前三诊方药，耳鸣之势已减。复因劳累及情志不畅，肝火气郁，伤津较甚，故其耳鸣又甚。

当守前方之义，调整药物，加重清肝泻火、疏肝理气、安神定志、养阴生津之药而续治。

减药：因已无温热毒邪蕴结咽喉、乳蛾之势，去皂角刺、桔梗。

加药：加炒栀子 12g，龙胆草 3g，郁金 15g，炒枣仁 15g，加大清肝泻火、疏肝理气、安神定志之力；加沙参 15g，以助养阴生津。

医嘱：续服 4 剂，再诊。医嘱同前。

一周后，五诊：

主要病状：近按医嘱服药，调整心情，已无烦躁易怒；耳鸣明显消减，仅在夜深人静之时微感鸣响，听力有较明显改善，夜寐已安；二便复常，已无明显口干咽燥；舌淡红，苔薄黄，脉弦缓。

调治简况：该患者经服前四诊方药，诸症均得到消减，耳鸣基本消除。可守前方之义，调整药物调养，养耳通窍以聪耳。

减药：因肝火气郁、伤津之势已消，去炒栀子、龙胆草、连翘、紫花地丁、焦黄柏。

加药：加枸杞15g，怀山药15g，桔梗8g，炙升麻5g，以调养气血，养耳通窍。

医嘱：续服4剂，随诊。其他医嘱同前。

一月后，随访：已无耳鸣，听力正常；余无不适。

三、诊治难点及特点

该患者之耳鸣，伴有明显的耳痛，换言之，其耳鸣是由耳痛引致的。其耳痛，又因温热毒邪蕴结咽喉、乳蛾，肉腐血壅，侵及邻近组织，耳道（耳膜）受损而耳痛，进而影响听力则耳鸣。其治，既要针对耳鸣耳痛，更需先治其温热毒邪蕴结之证，清热泻火、透脓解毒、祛瘀通窍，方可消其耳鸣耳痛，渐复其听力。

该患者之疾，主为邪实所致；其治，也当泻实祛邪为主。在治疗进程中，在热邪去除之时，火热虽退但已伤阴，加用调养肾阴之味；其后，复又因肝火气郁而再度伤津，则复用清泻肝火之药；在肝火气郁消除之时，再予调养气血、滋养气阴、养耳通窍，终消其耳鸣。

本案之治，提示：辨治耳鸣，当辨病、辨证而施治；寒热虚实、气血痰火，均可致耳鸣，切不可见耳鸣，即予补肾之方药治之。

【验案十四】 少女突发失聪

邹某，女，17岁，汉族，高二学生，其母陪诊。

一、初诊概况

时间：2012年2月23日

主要病状：双侧耳朵发闷，左耳突然听不见任何声音一周；右耳虽发闷，但听力无明显异常。已到五官科检查过，听觉器官未见异常。

诊察得知：其发育中等偏上，个性乖巧，反应敏捷；神情黯淡，微紧张；夜寐不安，多梦，时有烦躁；经行正常，大便偏干，小便正常；舌淡红，苔薄白，脉细弦。

再综合细辨得知，其因近来学习紧张，时感压力太大。否认近期有外感病，或其他感染性疾病，或特殊用药等情况。

医者分析：该患者之病，为听力障碍而耳障、失聪无疑。其尚为年少之人，出现失聪之症，且无明显诱因，甚为特殊。

综合分析，其主要之因，应是学习紧张，其心性较高，不甘落后，自加压力而听力障碍，突发耳障、失聪。

主要病因病机及诊断：其病，起于精神紧张，由于其个性乖巧灵活，自加压力，肝气郁滞，气机不畅，耳窍被蒙，心神受扰，故现双耳发闷，左耳突然失聪，神情黯淡而夜寐不安，多梦。

据此，可诊为（一过性）失聪，证属肝气郁滞、耳窍被蒙、心神受扰。

治宜：疏肝解郁、行气通窍、宁心安神之法，方以疏肝散合酸枣仁汤为主加减。

处方：桑叶 15g，白芍 10g，郁金 15g，制香附 15g，枳壳 10g，炒枣仁 15g，忍冬藤 15g，五味子 12g，炒知母 10g，龙胆草 3g，石菖蒲 3g，丹参 30g，丹皮 15g，防风 12g，白芷 10g，连翘 15g，金钱草 12g。

医嘱：服 4 剂，再诊；忌食鱼腥、辛辣、香燥之品。

方解：疏肝解郁：桑叶、白芍、郁金、制香附、枳壳、炒知母。

行气通窍：龙胆草、石菖蒲、金钱草、防风、白芷。

宁心安神：炒枣仁、忍冬藤、五味子、连翘、丹参、丹皮。

二、诊治进程及其变化

一周后，二诊：

主要病状：双侧耳朵发闷已明显改善，左耳已能听到外界声音，但有耳鸣如蝉；神情放松，已无紧张感；夜寐改善而无梦；舌淡红，苔薄白，脉弦缓。因心情放松，时有疲乏感。

调治简况：此诊，患者失聪之病已得到明显缓解，肝气郁滞、耳窍被蒙、心神受扰之证也已得到有效缓解。

当续守前方之义，微调用药，续治。

因心情放松，时有疲乏感，加枸杞 15g，生黄芪 15g，以调养气血，协助消除耳鸣如蝉，进一步改善听力。

医嘱：服 4 剂，再诊；其他同前。

一月后，随访：患者听力已恢复正常，已无烦躁、失眠等症。

三、诊治难点及特点

该患者年少而发耳障、失聪之症，但无明显诱因或前病，是为特殊之处。

综合分析判断，其因学习紧张，且心性较高，不甘落后而自加压力，肝气郁滞，气机不畅，耳窍被蒙，心神受扰，故现一过性听力障碍，突致失聪。故其病，与其体质类型、心理素质、情志压力等相关。

针对其病因病机，施以疏肝解郁、行气通窍、宁心安神之方药治疗，服药 8 剂，一月之内失聪之病消除。

该患者之诊治提示：诊治耳障、耳聋失聪，必须辨病辨证施治，切不可一遇耳障、耳聋失聪即视为虚损，尤其是肾虚而大补。若失治，则反而易致病邪内陷，耳窍闭阻而完全失聪。

【验案十五】 左大腿局部肌痹麻木无痛

竹某，女，58 岁，汉族，已婚，退休干部。

一、初诊概况

时间：2011 年 8 月 22 日

主要病状： 患者自诉身体左侧，尤其是左大腿外上方感觉麻木不适，无疼痛感，已三月余，未能察觉明显病因，余无特殊不适。

细察，患者中等个头，体形偏瘦，骨骼偏纤细；其左大腿外上方 1/3 处约 15cm×5cm 面积大小肌肉呈条索状麻木、无疼痛感，触之患部肌肉僵硬，边缘清楚，周边及其余部位肌肤萎软松弛，行走微掣不利；身体其他部位无此状，骨节及肌肤正常，各关节屈伸自如；面色㿠白，倦怠乏力，大便稀溏，舌淡，苔薄白，脉细弱。

医者分析： 此病，起病三月，患部肌肤僵滞而麻木、无痛，呈现局部局限之肌肉僵滞，应为局限性的肌痹。

主要病因病机及诊断： 其病，病因不明，渐致左侧身体麻木，大腿局部肌肉呈条索状麻木、无疼痛感，触之患部肌肉僵硬，应为经脉痹阻，络气不通，风邪窜络；综合其体质，体形偏瘦，骨骼偏纤细及现状，患部周边及其余部位肌肤萎软松弛，面色㿠白，倦怠乏力，应属肝肾不足，气血不活，遂致风邪内生。故其病，应属肌痹；证为肝肾不足，气血不和，经脉痹阻，风邪窜络。

治宜： 补益肝肾、调和气血、祛风通络消痹。方以独活寄生汤为基础加减。

处方： 桑寄生 18g，豨莶草 15g，独活 12g，熟地黄 16g，生地黄 16g，山萸肉 15g，泽泻 10g，杜仲 15g，怀牛膝 15g，丹参 30g，丹皮 15g，枸杞 15g，蜈蚣 2 条，全蝎 12g，生黄芪 15g，桔梗 8g，炙升麻 5g，防风 15g，白芷 10g，石菖蒲 3g，怀山药 20g。

医嘱： 服 4 剂，再诊；忌酸冷、鱼腥之味。

方解： 补益肝肾：熟地黄、生地黄、山萸肉、泽泻、杜仲、怀牛膝、枸杞。

调和气血：生黄芪、桔梗、炙升麻、丹参、丹皮、枸杞、怀山药。

祛风通络消痹：桑寄生、豨莶草、独活、蜈蚣、全蝎、防风、白芷、石菖蒲。

二、诊治进程及其变化

一周后，二诊：

主要病状： 身体左侧，尤其左大腿外上方感觉麻木不适减轻，已稍有疼痛感，但反而自觉舒服轻松。

诊察得知： 其左大腿外上方 1/3 处的肌肉条索状僵硬稍变软，周边及其余部位肌肤萎软松弛程度减缓，行走无明显的微掣不利；面色微转润，体力渐增，舌淡红，苔薄白，脉细弱。

调治简况： 服前方，诸症有所改善。由肌肤麻木无痛转为麻木稍减，而痛感渐增，是为络气渐通之征，为佳。因该病较为特殊，虽有改善，尚待调治，守前方续治。

守初诊之方，加刺蒺藜 15g，以增强祛风通络消痹之力。

医嘱： 续服 4 剂，再诊。

又一周后，三诊：

主要病状： 身体左侧已无麻木感而有痛感，左大腿外上方感觉麻木不适明显减轻，有

较明显掣痛感，但自觉不难受。

诊察得知：其左大腿外上方 1/3 处的深部肌肉条索状僵硬明显变软，且由约 15cm×5cm 缩小为约 10cm×2.5cm 大小的条索状物，微发硬但已无僵硬感，周边及其余部位肌肤萎软松弛改善，渐有弹性；面色转润，无明显的乏力之感，舌淡红，苔薄白，脉弦缓。

调治简况：服前二诊之方，原患之症明显减缓；肝肾不足、气血不和之证渐消，经脉痹阻、风邪窜络减缓，故患者渐有痛感。因深部肌肉仍有僵滞之块，凝滞经脉而牵拉，故现掣痛之感。

治疗已明显见效，当加减调整用药，守方续治。

减药：因经脉痹阻、风邪窜络减缓，去全蝎；蜈蚣减为 1 条。

加药：加桑枝 15g，木瓜 15g，以增强通络消痹、止痛、消除麻木感之力。

医嘱：续服 6 剂，再诊。

二周后，四诊：

主要病状：左大腿外上方已无麻木不适感，掣痛感基本消除。

诊察得知：患者左大腿外上方 1/3 较深部的肌肉已无明显的条索状物，仅深部肌肉微发紧但无僵硬感，周边及其余部位肌肤也已无明显萎软松弛，弹性正常；舌淡红，苔薄白，脉缓。

调治简况：服前三诊之方，原患之症基本消除，原有麻木及后现之疼痛均消。其病应属痊愈。

因深部肌肉微发紧，可续守前方，服药调理。

减药：因原有麻木及后现之疼痛均消，去蜈蚣、桑枝、独活、刺蒺藜、石菖蒲。

加药：加苏条参 15g，鸡血藤 15g，以调养气血之力，恢复筋脉肌肉。

医嘱：续服 3 剂，随诊。

一月后，随访：已未再出现肢麻无痛或麻木疼痛之感，左大腿外上方的深部肌肉也已无发紧之感。

三、诊治难点及特点

该患者体形偏瘦而骨骼偏纤细，下肢非患部的肌肉萎软松弛，但却出现左侧身体麻木，左下肢大腿局部肌肉呈条索状麻木、无疼痛感，触之患部肌肉僵硬之状。其病，虚实夹杂，有肌肉萎软松弛之肌痿之征象，但主要是肌痹，主要的病因病机为肝肾不足，气血不和，经脉痹阻，风邪窜络。

经以补益肝肾、调和气血、祛风通络消痹之方药治疗，先为肌肤僵滞之状减缓，而痛感呈现，但患者自觉舒适轻松。续治之，肌痹消除，麻木感消失，疼痛也消。

本案，是为痹病而无痛之治的特殊之例。

【验案十六】腰背痛而脊柱发热

麻某，女，68 岁，彝族，家庭主妇。

一、初诊概况

时间：2012 年 3 月 8 日

主要病状：腰背疼痛三年。原为僵直疼痛而寒冷板结，近一年来，在腰痛板结、难以转侧的同时，已无冷痛，却现脊柱发热，自腰骶关节以上，至第十胸椎以下，呈条索状疼痛灼热，甚则有灼痛感，时有刺痛。

诊察得知：个子中等，形体微偏瘦羸，身体前倾，难以伸直；时有腰骶关节以下肢体发麻，甚则有触电感；腰膝酸软，行走无力；面容痛苦，二便正常，舌淡暗，苔薄微腻，脉弦细而沉数。

医者分析：该患者特别之处在于腰背部原为僵直疼痛、寒冷板结，近期则反而无冷痛，却出现脊柱发热，条索状疼痛灼热。此状，似应为骨痹、肌痹之特殊之例。

主要病因病机及诊断：其病，初起之时，应为寒湿凝滞经脉骨节，日久不解，逐渐化热而耗伤气阴，渐致湿热痹阻，气阴不足；虚实夹杂，邪滞经脉，局部络脉不通，邪留骨中，经络痹阻。骨痹、肌痹日久，往往引致肝肾不足，筋骨失养，故现腰膝酸软，行走无力。

其主要之病因病机，应为风寒湿郁久化热，耗伤气阴，渐致湿热痹阻，热瘀结滞，气阴不足，肝肾亏虚，筋骨失养。病属骨痹肌痹，证为湿热淤阻、肝肾亏虚（气阴不足）、虚热灼络。

治宜：清热渗湿、通痹止痛、祛瘀通络、调养肝肾（清解虚热）。方以宣痹汤为基础，加减药物而用。

处方：桑枝 18g，豨莶草 15g，海风藤 15g，独活 15g，龙胆草 3g，防己 15g，苏木 15g，生地黄 16g，山萸肉 15g，泽泻 10g，炒知母 10g，续断 15g，粉葛 15g，防风 15g，威灵仙 15g，白芷 10g，丹参 30g，丹皮 15g，生黄芪 15g，桔梗 8g，炙升麻 5g，怀山药 20g，金钱草 15g，生甘草 5g。

医嘱：服 4 剂，再诊；注意养护腰部，避免腰部用力；不可推拿患部；忌酸冷及鱼腥等发物。

方解：清热渗湿：龙胆草、生地黄、泽泻、炒知母、金钱草。

通痹止痛：桑枝、豨莶草、海风藤、独活、防己、苏木、防风、威灵仙、白芷。

祛瘀通络：丹参、丹皮、桑枝、豨莶草、海风藤。

调养肝肾（清解虚热）：生地黄、泽泻、山萸肉、炒知母、生黄芪、桔梗、炙升麻、怀山药、续断、粉葛。

和中解毒：生甘草。

二、诊治进程及其变化

十天后，二诊：

主要病状：服药后，腰背疼痛稍减缓，但仍难转侧；脊柱呈条索状疼痛灼热减缓，未再出现刺痛。腰膝酸软、行走无力稍有改善，痛苦面容稍缓，大便不解，舌淡暗，苔薄黄微腻，脉弦细而数。

调治简况：此时，骨痹肌痹仍存，但其湿热淤阻、肝肾亏虚（气阴不足）、虚热灼络之势得到初步遏制。但其病日久，且年岁较大，骨痹肌痹难以即刻消解，故其仍腰痛而难以转侧。天气干燥且饮食偏热，痰热之证稍甚。当续守前方之主旨，调整用药，续治。

因痰热之证稍甚，加浙贝母15g，皂角刺15g，玉竹15g。

医嘱：服4剂，再诊。

二周后，三诊：

主要病状：服药后，腰背疼痛明显减缓，可做一定转侧，但仍受限；脊柱呈条索状疼痛灼热明显减缓。腰骶关节以下的下肢发麻减缓，已无触电感；身体可小幅度伸直，弯曲度减小，腰膝酸软、行走无力改善；已无明显痛苦病容，大便已畅，舌淡暗，苔薄黄，脉弦细。

调治简况：此诊，湿热淤阻、肝肾亏虚（气阴不足）减缓；虚热灼络明显改善，故其灼痛明显减缓。下肢发麻减缓且已无触电感，痰热之证消减，大便已畅，已无腻苔，当续守前方，加减化裁，续治。

减药：因虚热灼络明显改善，灼痛明显减缓，下肢已无触电感，去龙胆草、防己、海风藤；痰热之证消减，去浙贝母、玉竹。

加药：加杜仲15g，增强强筋壮骨之力，以促消除骨痹。

医嘱：服8剂，再诊。

二十天后，四诊：

主要病状：腰背疼痛基本消除，但转侧仍受限，转侧幅度较大则痛甚；脊柱已无条索状疼痛灼热；已无腰骶关节以下发麻；身体正常直立，腰膝酸软明显改善，行走复常；舌淡暗，苔薄白，脉弦细。

调治简况：此状，湿热淤阻、虚热灼络基本消除，肝肾亏虚（气阴不足）明显改善，腰背痛而脊柱发热之症基本消除。

惟本患者年岁偏大，且病日久，肝肾不足难以一时恢复，仍有腰部转侧受限而幅度较大则痛甚之状，骨痹之病尚需调治。当调整药物，守方续治。

依前几方之主旨，调整为一个调治方。

桑枝18g，独活15g，生地黄16g，山萸肉15g，泽泻10g，炒知母10g，续断15g，杜仲15g，粉葛15g，防风15g，威灵仙15g，丹参30g，丹皮15g，生黄芪15g，桔梗8g，炙升麻5g，怀山药20g，金钱草15g，生甘草5g。

医嘱：服6剂，随诊。

一月后，随访：已无腰背疼痛诸症。

三、诊治难点及特点

该患者特殊之处在于：其腰背疼痛三年，由原病僵直疼痛、寒冷板结，转为近期无冷痛，却出现脊柱发热，条索状疼痛灼热之局部性热感，实为骨痹、肌痹之特例。

诊为骨痹肌痹之病，证属湿热淤阻、肝肾亏虚（气阴不足）、虚热灼络；经以清热渗湿、通痹止痛、祛瘀通络、调养肝肾（清解虚热）之法治疗，服药 16 剂后，腰背疼痛基本消除，脊柱已无条索状疼痛灼热，身体正常直立。表明湿热淤阻、虚热灼络基本消除，肝肾亏虚（气阴不足）明显改善，腰背痛而脊柱发热之症基本消除。

虑及其年岁偏大，且病日久，肝肾不足难以一时恢复，仍有腰部转侧受限而幅度较大则痛甚之状，骨痹之病尚需调治，开具一个调治方续服 6 剂。再经调理后随访，已无腰背疼痛诸症。

诊治本案提示：骨痹肌痹之病，初始之时，多为邪气侵袭，或风寒湿邪，或风热湿邪，侵袭筋脉，痹阻经络；久则耗气伤阴，或耗伤气血，遂致虚实夹杂，变证由生。

本患者之表现，为骨痹、肌痹之变证。其病风寒湿邪痹阻经脉，郁久化热，耗伤气阴，渐致湿热痹阻，热瘀结滞，气阴不足，肝肾亏虚，筋骨失养，遂现此时之证。其脊柱热感而灼痛，可考虑类似现代所认识的神经根水肿炎变，故局部热痛而灼痛、刺痛。

诊治此类病证，当详细辨病与辨证，进而攻补兼施、扶正祛邪，方可获效。

【相关验案简介】（选自《庆生诊治中医疑难病验案集粹》）

案例二十一　口辣并灼热

该患者口中发辣、灼热数年；胃脘胀闷不舒，嘈杂不适，时有灼痛；烦躁不安，颈肩疼痛，双下肢麻木；时值妇女多事之秋的更年期，月经减少而绝经。其痛苦之状，难以言表。辨病属口中异味异感、脘痞；辨证属寒热错杂、气阴不足、肝气不舒、经脉不通。经以寒温并用、消痞除胀、调养气阴、调补气血、通络止痛之法治疗，诸症悉除。（详见《庆生诊治中医疑难病验案集粹》之第六案）

案例二十二　心下痞结灼痛

该患者"心下"不适，烧灼而痛。其部位起于食道，直至胸骨柄下缘、胃脘部。胃中胀闷不舒，嗳气，呃逆，口干苦，大便干结，尿短黄。已诊为食道炎、萎缩性胃炎，并有轻度的胆汁反流。按中医辨病、辨证，其病属心下痞结，其证为肝胃不和、胃热燥结、气阴不足。经以疏肝平肝、清泻胃火、滋养胃阴、降逆消痞、调养气阴之法治疗并调理，未再出现心下痞结灼痛等症，心下痞结已消。（详见《庆生诊治中医疑难病验案集粹》之第三十七案）

案例二十三　指端紫绀并厥逆（冰冷）

该患者双手十指指端发紫、冰冷已年余。经多方诊治，仍不解。其十指指端虽紫暗、厥逆冰凉，却无典型的"阳虚"肢厥等征；应为气机不畅、络阻不通之"肢厥"，辨证属气机郁滞、脉络不通、气血不活、指端肌肤失养。未用温热之品，以理气通络、调养气血、修肤护肤之方药治疗历一月余，指端紫绀并厥逆（冰冷）消除。（详见《庆生诊治中医疑难病验案集粹》之第二十七案）

案例二十四　手足紫绀并手心汗出

该患者四末肢端发紫、发冷、手掌汗出。病属中医之"肢厥"，证属气机郁滞、水湿内停、痰瘀互结、经络痹阻。经以理气通络、除湿通痹、涤痰化瘀法治疗，四末肢端皮肤已复常，手足转温暖如正常；手心汗出止，手足发绀之症基本痊愈。（详见《庆生诊治中医疑难病验案集粹》之第二十八案）

案例二十五　头胀（肝火气逆、气阴不足）

该患者头胀、高血压五年，一直在服用降压药，未能有效控制住血压。近期，因过度劳累并与人争吵而病情加重。此时，肝火气逆、气阴不足、血脉淤阻，虚实夹杂、标本俱急。治疗当分清虚实轻重，把握标本缓急，分阶段治疗。

第一阶段，攻补兼施，以攻为主；标本兼治，急在治标，清肝泻火降逆。以清肝泻火、平肝降逆、调养气阴、活血通脉之方药治疗，头胀已消，高血压已降并处于正常值之上限。第二阶段，攻补兼施，缓则治本。采用平肝降逆、调养气阴、活血通脉之调理（降压）方，制成生粉之胶囊剂长服。其血压稳定于常值之内，无头胀、疼痛、目胀。（详见《庆生诊治中医疑难病验案集粹》之第三十四案）

案例二十六　失血后眩晕

该患者因宫外孕破裂而失血较多，但未予输血补血。机体缺血失养，气血不足，髓海失养而心慌气短、眩晕而不能起床，伴恶心欲呕。其治疗，以补益气血为主，辅以升清降浊、开窍止眩。服药5剂，眩晕明显减缓而能正常活动，已无恶心欲呕及胃中不适，遂去开窍、降浊止呕等药。再以12剂方药之量，制成膏剂调服。40天后随访，其眩晕等症悉除，月经已行，且数量、质地、颜色正常。（详见《庆生诊治中医疑难病验案集粹》之第三十五案）

案例二十七　经行头痛眩晕

该患者，经行头痛，甚则眩晕，为其特殊之处。追溯其因，其发病源于受过较剧烈的情志刺激，且彼时正值月经来潮。其后，延续3年，每在月经来潮前，出现偏头痛伴眩晕。其证候为肝气郁滞、气血不活、清窍不通，以疏肝理气、活血、通窍止痛止晕之法治疗。历经3个月经周期，每个周期调治1~2次，服药11剂，诸症均消失，近半年未再复发。（详见《庆生诊治中医疑难病验案集粹》之第五十一案）

第九章

动作失常

第一节 概 述

动作失常是人体定位觉异常的表现之一，也是人的自我动作控制能力紊乱或低下的主要表现，常出现身体不稳而不能正常行走或坐立；或肢体颤动，手指僵滞抖动而不能进行正常动作，或伴肌肉眴动；常兼见舌体偏斜，伸舌即偏，或舌体颤动、抖动，或言謇语涩，舌卷不音，语言能力受限或降低，或反应迟缓或迟钝，或表情漠然、僵滞等风邪为患、心窍受阻、心神受扰等症。

一、动作失常简析

由于心窍受阻，经脉痹阻，引致筋脉挛缩拘急或筋脉萎软不用，人的躯体、肢体和手指、足趾不能按照人的意愿或意识，完成一定的动作，甚或出现一些失于自我控制的异常动作和行为，是为动作失常。其表现，主要为身体不稳，行走、坐立困难；或肢体颤动，不能完成正常动作；或全身痉挛而四肢抽搐，甚则角弓反张；或（小儿）坐立不安，躁动不已，或局部肌肉眴动而挤眉弄眼、撮鼻弄唇。

动作失常以人体或肢体易摇、易动、易颤而动摇不止为表现特征，也以风邪为患为病机特点。不论何因，出现动作失常，均为风邪内生而为患，筋脉挛急痉挛所致。病邪伤人，内外之邪相合，或气血阴阳失调，均可出现风邪为患。

邪气实盛而生风者，或热极生风，或气机郁滞逆乱而生风，或痰淤阻络生风，或心窍被蒙而风动；正气虚弱而风动者，或血虚生风，或脾（气）虚生风，或阴虚生风。风邪为患而动作失常，其证可见虚实之证，多为虚实夹杂。就病变部位而言，其病或为心窍受阻而心神不明，或为经络受损而经脉不利。

其治，既要针对其病之主要成因，或以驱邪，或以扶正，但均宜合以息风、缓急、止痉之药。

二、动作失常的辨识要点

（一）辨动作失常的部位范围

就动作失常的病变部位及其范围而言，范围较大者，多为风邪内动，心神受扰，经脉受阻，络脉不通且筋脉挛急，遂现全身动摇不已，难以坐立或站立，迈步困难等；若范围较小且局限者，多为风邪为患，络脉受阻，出现某一局部抖颤不稳，或肢节、指节不利抖动而动作失常，或局部肌肉眴动等。

（二）辨动作失常的特点

动作失常，有的仅为自觉身躯不稳，或肢体颤抖，无明显失常的动作幅度；有的则是伴有明显的无法定位，躯体、肢体颤抖并动摇，幅度明显，甚则抽搐；有的仅为躯体、肢体的定位不准而失常，有的则伴有舌歪舌颤、言謇语涩、神情反应漠然等兼症。

一般而言，仅为自觉身躯不稳，或肢体颤抖，无明显失常的动作幅度者，多为风邪为患而络阻筋脉拘急，病情尚轻；明显的无法定位，颤抖动摇而幅度明显者，多为风邪为患，经脉痹阻挛缩，病情较重。在上证基础上而伴有舌歪舌颤，或言謇语涩等相关症状者，则多为风邪为患而心窍受阻、心神受扰，病情深重复杂。

（三）辨动作失常的幅度

在动作失常时，常常出现躯体、肢体颤动而摆动，有的则具有一定的抖动或摆动的幅度。这种幅度具有摇摆的大小、频率的快慢等差别。

摇摆抖动的幅度较小，或无明显变化幅度，仅为颤抖而不稳，或抖动的频率较慢而小，多为风邪为患而络阻；幅度较大，空间变化幅度明显，颤抖不稳，或身躯、肢体卷曲难伸，拘急挛缩，甚者抽搐、角弓反张，或抖动的频率较快而大，则为风邪为患，经脉痹阻挛缩。

若抖动的幅度虽不大，但其频率快而大，频繁不止，且兼舌歪舌颤、言謇语涩等相关症状者，则多已心窍受阻、心神受扰。

（四）辨舌象与语言变化等兼症

在动作失常的同时，出现相关的舌象、语言以及反应、表情等变化，也是辨识动作失常程度、属性的重要指标。

在风邪内动、心窍受阻、心神受扰之时，常会出现以下情况。

第一，舌体偏斜，伸舌即偏，或舌体颤动、抖动，舌体过于胖嫩或瘦瘪。此状，邪实与正虚均可出现。

舌质发暗、青紫瘀或坚敛苍老者，多为邪热、邪毒、瘀血阻滞；舌质较淡或嫩而瘦瘪，多为阴血亏耗。舌体胖嫩者，舌体胖嫩而淡白，边有齿印，为阳虚气虚等；舌体胖嫩而淡红或晦暗，苔腻或水滑者，是为痰湿停滞。

第二，言謇语涩，吐字不清，或舌卷不音，难以发声，语言能力受限或降低，是动作失常的一个重要兼症。其主要反映心窍受阻、心神受扰的状态与程度。

第三，反应与表情等异常。人体对外界的反应状态、表情变化等，直接受人的精神意识控制。在动作失常的同时出现反应迟缓或迟钝，或表情漠然、僵滞等，往往反映出风邪为患，神明受扰。

（五）辨病势缓急轻重

起病较缓，范围较小，幅度较小而频率较慢，尚无舌强歪斜等兼症者，多为病之初起，或病情尚轻；反之，起病较急骤，范围较大，幅度较大而频率较快，出现舌强歪斜等兼症者，多为病深日久，或病情深重。

三、动作失常的主要机理

（一）动作失常的总病机

患病而易摇、易动、易颤，失稳失常，是风邪为患的特征。以此特征为代表的动作失常，其总病机即为风邪为患，窜于经脉，络脉受阻，筋脉拘急、挛急痉挛。

按传统中医理论，"诸风掉眩，皆属于肝"（《素问·至真要大论》）。风邪之起，与内外之因相关，也与多个脏腑失调、气血阴阳失和相关。

邪气实盛，热极生风，热扰神明，高热神昏而抽搐、体颤；气机郁滞逆乱而生风，肢体抖颤，情志变化则甚；痰淤阻络生风，风邪窜络，肢体麻木，抖颤，挛急而不用，或言謇语塞；风动而心窍被蒙，动作无定，抖颤不准，神识昏蒙，表情漠然，或言塞语塞，或对外界事物毫无反应。

正气虚损，血虚生风，肌体瘦羸，肢体萎软而抖颤不用；脾（气）虚生风，体软虚弱，动作无力而抖颤失用；阴虚生风，阴不敛阳而亢于上，风邪为患呈向上而发之势，头部发胀而抖颤不用，足底飘越而步履不稳。

风邪为患而动作失常，邪实与正虚常交互影响而并存，辨证则多见虚实夹杂。其病变部位及其表现类别，或为心窍受阻而心神不明，躯体及肢体的动作支配与控制力下降或紊乱；或为经络受损而经脉不利，躯体及肢体难以正常动作。

（二）动作失常的主要病因病机

风邪为患，窜络阻络，引致肌体失稳，动作失常，主要的病因病机，可分为六大类别：风中经络、风中脏腑、阳热亢越、虚风内动、心窍被蒙、气逆动风。

第一，风中经络

内外之风为患，窜于经络，筋脉挛急挛缩，肢节僵滞挛缩，或颤抖不定，四肢颤动，难以完成精细动作，甚至无法动作；或局部肌肉偏废挛缩，常见单侧面瘫，口眼㖞斜，或肌肉瞤动而不宁，挤眉弄眼，撮鼻弄唇等。

第二，风中脏腑

内风为患，中于脏腑，脏腑受损，心窍被蒙，急重则神识昏蒙，肢体偏瘫痿废，挛急不用；缓则肢体偏瘫，肌肉痿废，肢体挛急不用，动作困难，生活难以自理。

第三，阳热亢越

实热火邪为甚，或是阴虚阳亢，均会导致阳热亢越而出现风邪窜络、筋脉拘急挛缩而动作失常。

热盛而热极生风：风火气逆于上，侵及清窍，则头目发胀、眩晕并躯体易摇易动，肢体抖颤而难以动作，或手足无措，肌肉眴动；兼现目胀红赤，情志不宁，烦躁难安，躁动不已，或胁肋灼热不适，夜不思寐；热盛至极，热扰神明而高热抽搐，甚则角弓反张。

阴液亏虚而不敛阳：虚火阳热亢于上，清窍受扰，头目发胀而晕，目睛鼓胀不适、干涩而发花；或眩晕不定，步履不稳；肢麻体颤，肌肉眴动，舌麻或偏斜；或兼五心烦热，舌红，光红无苔，或少津，脉细数。

第四，虚风内动

脏腑受损，阴阳失衡，虚风内动，也致风邪窜络，筋脉拘急而动作失常。

血虚生风：血脉不充，经脉失养，风邪窜络，经筋挛急挛缩而肢体抖颤，或弛废软弱不用，难以正常动作；常兼面色萎黄或白而无华，头晕目眩，视物模糊甚而夜盲，爪甲不荣，或肢体麻木，关节拘急，手足颤栗，或妇女经行量少、色淡，甚而闭经，舌淡，脉细弱。

阴虚生风：阴液不足，虚火内生，虚风内动而窜络，手足、肌肉蠕动、眴动，动作失常；常兼头晕目花，目睛干涩，视物不清，口咽干燥，五心烦热，舌红苔少或少津，脉细数。

脾（气）虚生风：气血生化乏源，筋脉失养而拘急或挛缩，或萎软而弱，肢体无力，抖颤不用，难以动作；或身困乏力，劳则身乏而抖颤加剧；常伴气短懒言，舌淡，苔薄白而少津，脉细弱。

第五，心窍被蒙

风邪为患，心窍被蒙，心神受扰，神、魂、魄、意、志等五志失畅，筋脉无主，则动作失常。主要原因有痰蒙清窍、气郁痰蒙、热极神昏。

痰蒙清窍：神明不清，神识昏糊，头重头昏，动作无定，举拿、抓放不稳，常兼恶心欲呕、脘痞胸闷，舌淡暗，苔白腻或水滑，脉弦滑。

气郁痰蒙：情志不舒，或肝气郁滞，气郁痰凝，郁阻风动，头晕目眩，动作无定，动则不稳，常兼烦躁易怒，或沉默寡言，抑郁不语，喉间痰阻而咯之不出，舌淡暗，苔腻，脉弦。

热极神昏：热扰神明，心窍被扰，高热神昏，谵语乱言而不自知，动作失常无定，甚则抽搐，舌红或红绛，苔黄燥，脉弦滑数。

第六，气逆风动

情志不畅，肝气不舒，气机郁滞而气结，甚者气结而气机逆乱，则易引致风邪内动。

此类情况，有着较为明显的程度差异。轻者，气滞气结，经脉不利，也会出现轻微的肢体抖颤等症，尤其在情志不畅、劳逸不均之时，肢体抖颤、肌肉眴动。中青年人，情感丰富且易变，极易出现此类情况。重者，气机逆乱，气火上逆而风动，则体摇肢颤，言謇语涩，甚者抽搐。

四、动作失常的治疗要点

（一）治疗动作失常之总则

针对风邪为患而动作失常的总病机，治疗之总则，首当祛风息风，缓急止痉，兼以祛除病邪，调理脏腑。

祛风息风、缓急止痉，需视具体辨证之关键病机，或予息风止痉，或予缓急止痉，或予醒脑通窍止痉，或予通络止痉，以达消除风邪为患，缓急止痉，解除筋脉拘急挛缩，纠正动作失常。

祛除病邪、调理脏腑，即针对病因和脏腑失调之状，采取补虚泻实之法，消除病因，调治脏腑。

邪气实盛而动风者，或清热息风，或涤痰化瘀、通络息风，或醒脑开窍息风，或疏肝理气、降逆息风。

正气虚损而风动者，或养血息风，或益气息风止痉，或滋阴潜阳、息风止痉。

（二）辨动作失常病变特点而治

第一，辨范围大小而治

动作失常的病变范围较大，风邪为患且心神受扰者，当息风止痉、缓急止痉并安神定志，或开窍宁心。范围较小且局限，仅为风邪为患、络脉受阻者，治宜祛风息风、缓急止痉。

第二，辨失常状态而治

动作失常仅为自觉身躯不稳，或肢体颤抖不稳，多为风邪为患，脉络痹阻挛缩，治宜祛除风邪、缓急止痉、开痹通络。

若在上证基础上而伴有舌歪舌颤、言謇语涩、神情反应漠然等兼症，多为风邪为患而心窍受阻、心神受扰，治当息风止痉、缓急止痉并安神定志，或开窍宁心。

第三，辨失常幅度而治

动作失常的幅度较小，或无明显变化幅度，仅为颤抖而不稳，多为风邪为患而络阻，息风止痉即可；幅度较大，空间变化幅度明显，颤抖不稳，或身躯、肢体卷曲难，拘急挛缩，则为风邪为患，脉络痹阻挛缩，其治，当息风止痉，缓急通痹。

第四，辨兼症而辨证施治

其一，风邪内动，出现舌体异常之症，多为心窍受阻、心神受扰之象，当详辨其因而治。

邪热、邪毒、瘀血阻滞，心窍受阻、心神受扰者，当清热解毒、活血化瘀而安神定志，或开窍宁心。

阴血亏耗而虚风内动，心窍失养而心神受扰者，当滋阴潜阳、宁心安神、息风止痉。

阳虚气虚，心窍不充失养而心神受扰者，宜温阳益气、养心安神、息风缓急。

痰湿停滞而心窍被蒙者，当涤痰化湿、宁心开窍。

其二，言謇语涩，反应、表情或迟缓或迟钝或漠然、僵滞者，均为风邪内动、心窍受阻、心神受扰而舌体活动异常。其治，当息风止痉，缓急止痉并开窍宁心，或安神定志。

第五，辨病变趋势而治

辨病变趋势而治，关键在于把握病势之变，即时截断扭转病变恶化之势，促进病势向好向愈。

在风动之势较为剧烈之时，首先应遏制风动之势，去除病因，再予调治脏腑，续调功能，以纠正或恢复失常之动作。在风动之势不甚剧烈之时，可在遏制风动，祛风息风，缓急止痉的同时，消除病因，调治脏腑，调理功能。

（三）针对主要病机类别而治

第一，风中经络者，主以疏风、祛风、息风之法，缓急止痉，开痹通络而治。

第二，风中脏腑者，治宜醒脑通窍，息风止痉，调治脏腑。

第三，阳热亢越者，实热火邪而热极生风，当清热泻火、平肝降逆、息风止痉；阴液亏虚而阴虚阳亢于上，治宜滋阴潜阳、息风止痉。

第四，虚风内动者，血虚生风，治宜养血息风、缓急止痉；阴虚生风，治当养阴清热、柔敛息风；脾（气）虚生风，治当补脾益气、充养气血而消风。

第五，心窍被蒙者，痰蒙清窍，当涤痰化湿、宁心开窍；气郁痰蒙，宜疏肝解郁、涤痰开窍；热极生风而神昏，需清热解毒、息风开窍。

第六，气逆风动者，气滞气结，经脉不利而较轻者，治宜疏肝理气、解郁缓急；气机逆乱，气火上逆风动而较重者，治当泻火降逆、息风止痉。

五、止痉药物的应用及其宜忌

以祛风息风、缓急止痉、祛除病邪、调理脏腑的治疗总则为指导，在祛除病邪或调理脏腑的同时，针对风邪为患，经脉不利、筋脉拘急而施以祛风息风，在用缓急止痉之法时，需注意妥用、善用祛风息风、通络缓急止痉之药。

（一）息风止痉类药及其应用之要

本组药物，以其祛风息风而止痉止痛之力，治疗内风为患而动作无定者。常用者有：蜈蚣、全蝎、地龙、僵蚕、乌梢蛇、明天麻、小白附子、钩藤。

本类药物，祛风息风之力较强，大多具有一定毒性，需注意准确把握病证的性质及其程度，注意量效关系。当用则用，中病即止，不可久用、过用。

（二）缓急止痉类药及其应用之要

本组药物，以其柔敛、重镇之性，缓急而止痉，治疗气机郁结，或风邪窜络，筋脉拘急挛缩失常者。常用药物有乌梅、白芍、槟榔、石决明、生牡蛎、生龙骨、磁石、生铁落等。

柔敛缓急而止痉之乌梅、白芍、槟榔等，用于气机郁滞，甚而逆乱，筋脉拘急挛缩之证。其性多阴柔，多用久用则易碍湿生痰，不可过量或久服。

重镇缓急而止痉之石决明、生牡蛎、生龙骨、磁石、生铁落，用治气机逆乱上窜、动摇难定诸症。因其性重镇下行，极易破气耗气，气虚之人宜少用或慎用，应当注意量效关系，中病即止。

（三）醒脑通窍止痉类药及其应用之要

本组药物，以其芳香走窜、辛开通窍之力，醒脑通窍止痉，治疗心窍被蒙、心神受扰之症。常用石菖蒲、麝香、苏合香、冰片、蟾酥、樟脑等。

本类药物，因其性较烈，应尽量以小剂量使用，以低剂量而启用。获醒脑通窍止痉之效，则当即刻停用。

（四）通络止痉类药及其应用之要

本组药物，以其活络通络止痉之力，治疗风邪内动，经脉痹阻，筋脉拘挛拘急而动作失常。本类药物，常具较为明显的寒热之性，宜分辨经脉痹阻之寒热之性而用。

药性偏寒之药物，以治络阻不通而偏热者，常用者有桑枝、豨莶草、秦艽、海桐皮、络石藤、雷公藤、鸡血藤、穿山龙、丝瓜络、马钱子、露蜂房。

药性偏温之药物，以治络阻不通而偏寒者，常用者有独活、羌活、威灵仙、防己、防风、藁本、白芷、细辛、伸筋草、青风藤、海风藤、松节、川乌、草乌、细辛、五加皮、千年健、蟾酥、樟脑。

本类药物，必须注意量效关系，中病即止，不可久服长服。

第二节　主要病状诊治要点

病状之四十九　帕金森病

本病为现代医学病名（帕金森病，Parkinson's disease），以手脚或身体其他部分的震颤为主要特征，也是最为常见的神经病变性疾病。其病也称之为"震颤麻痹"、巴金森症或柏金逊症，多在60岁以后发病。主要表现为患者动作缓慢，多部位震颤，身体失于柔软，渐为僵硬僵滞。

从中医临床诊断而言，本病的临床表现相似于"内风""振掉""颤证""颤振""痉病"等病证。其关键病机，在于肝木失养或受损，风邪内动，诚如《素问·至真要大论》所言："诸风掉眩，皆属于肝。"此处之"掉"，即包含"震颤""抖颤""抖动""动摇"之意。综合言之，其主要病因病机为风、火、痰、瘀、虚而病。

风邪内动，窜络阻络，筋脉拘急挛缩或弛张不收，不能约束，则易摇、易动、易颤。具体之证，阴虚火旺，阴虚阳亢而动风；痰湿停蓄，阻络闭窍，心窍不通而风邪为患；瘀血停滞，络阻血瘀，挟风邪为患更甚；阴血不足，虚风为患。诸因相合，遂出现以震颤为主要特征的病状，具有易摇、易动、易颤的特点。

一、气血亏虚

本证，多因血虚气弱，风邪内动而成。

主要表现：肢体颤抖不定，无力握物，劳累或动则尤甚，身体萎弱，气短懒言，舌淡苔白，脉细弱或细弦。

治宜：调补气血，方以人参养荣丸为主。

药宜：熟地黄、白术、怀山药、太子参、炙黄芪、枳壳、厚朴、枸杞、丹参、当归、五味子、乌梅、白芍、槟榔、蜈蚣、全蝎等。

二、阴虚阳亢

本证，多由阴液不足，阴虚而不敛阳，虚阳上亢，风阳逆乱而现。

主要表现：肢麻体颤，肌肉瞤动，步履不稳，舌麻或偏斜，或兼眩晕而头目发胀，目睛干涩，耳鸣，腰膝酸软，舌红，苔薄黄少津或光红无苔，脉弦数或弦细。

治宜：滋阴潜阳、平肝息风，方以左归丸合镇肝息风汤为主。

药宜：生地黄、山萸肉、泽泻、炒知母、龟甲、鳖甲、生龙骨、生牡蛎、明天麻、石决明、代赭石、白芍、钩藤、刺蒺藜、连翘、丹皮、赤芍、玉竹、沙参、全蝎等。

三、痰淤阻络

本证，多为痰湿内停，瘀血内阻，痰瘀互结而蒙心窍，痹经络，阻筋脉，致经脉、筋脉拘急挛缩。

主要表现：肢麻僵滞，挛急不用，身体抖颤，动作无定不稳；或言謇语涩，舌歪舌颤，表情漠然，舌麻或偏斜，或舌颤不止；或兼头目眩晕而昏蒙，头重如裹；胸闷，脘痞腹胀，呕恶不适，甚或呕吐痰涎，纳呆不食，嗜卧不醒；舌淡或淡暗，有瘀点瘀斑，苔白腻或滑，脉弦滑或濡滑。

治宜：涤痰化瘀、降浊开窍，方以通窍活血汤合半夏白术天麻汤为主。

药宜：明天麻、法半夏、白术、石菖蒲、陈皮、厚朴、金钱草、川芎、桃仁、红花、麝香、丹参、桔梗、枳壳、石菖蒲、益智仁、地龙、僵蚕、蜈蚣、桑枝、豨莶草等。

病状之五十　颤抖

躯体或肢体抖动、振颤不宁，轻者自觉不舒，重者影响动作而不能正常行走或完成动作，是为颤抖之症。其病因病机，主要为风、气、火、痰、瘀、虚为患。

一、气机郁滞

主要表现：躯体或肢体抖颤，微颤为主，动作不精准，尚能完成较为粗放的动作，或持续而作，或可间歇性发生，情志刺激或气结较甚、劳逸不均之时则加剧或发作，烦躁易怒，夜寐不安，舌淡红，脉弦或弦数。

治宜：疏肝理气、解郁缓急止痉，方以柴胡疏肝散合桑枝饮为主。

药宜：桑叶、白芍、制香附、槟榔、乌梅、合欢皮、佛手、桑枝、豨莶草、刺蒺藜、僵蚕、防风、白芷、丹参、丹皮、连翘、焦黄柏等。

二、气火上逆

主要表现：头摇头晕头胀，或肢体发胀而抖颤，甚或手足无措，肢体不稳，或兼头胀痛，甚或暴痛，目胀红赤，情志不宁，烦躁难安，躁动不已，寝食不安，舌红或暗红，苔黄，脉弦滑数。

治宜：清肝泻火、平肝降逆，方以天麻钩藤饮合枳实散。

药宜：明天麻、决明子、龙胆草、夏枯草、钩藤、刺蒺藜、生地黄、炒知母、桑叶、白芍、生牡蛎、生龙骨、代赭石、枳实、降香、炒栀子、连翘、丹皮、赤芍、玉竹等。

三、气血不足

主要表现：肢软而抖颤不定，劳累或动则尤甚，身体萎弱，气短懒言，舌淡苔白，脉细弱或细弦。

治宜：调补气血，方宜人参养荣丸为主。

药宜：熟地黄、白术、怀山药、太子参、炙黄芪、枳壳、厚朴、枸杞、丹参、当归、大枣、五味子、乌梅、白芍、槟榔、蜈蚣、全蝎等。

四、肾精不足

主要表现：躯体或肢体萎弱而抖颤，骨骼纤细或萎缩，筋脉拘急不展，形衰神疲，腰膝酸软，行走无力，或兼头目晕眩，耳鸣、耳障，甚则失聪，齿松龈萎，舌淡红，苔薄少津，脉沉细弱或细数。

治宜：补肾填精、补髓益智、息风止痉，方以左归丸合蒺藜散为主。

药宜：熟地黄、生地黄、山萸肉、炒知母、龟甲、鳖甲、鹿角胶、猪脑髓、怀牛膝、杜仲、菟丝子、枸杞、当归、白芍、益智仁、五味子、沙参、刺蒺藜、蜈蚣等。

五、痰蒙清窍

主要表现：身麻肢麻，肢体僵滞，身体抖颤，动作无定不稳；或言謇语涩，舌歪舌颤；反应迟钝，表情漠然，舌头发麻或偏斜，或舌颤不止；或兼头目眩晕而昏蒙，头重如裹，嗜卧乏力；舌淡，苔白腻或滑，脉弦滑或濡滑。

治宜：涤痰化瘀、降浊开窍、息风止痉，方以半夏白术天麻汤为基础加减。

药宜：明天麻、法半夏、白术、石菖蒲、陈皮、厚朴、金钱草、丹参、桔梗、枳壳、石菖蒲、益智仁、地龙、僵蚕、蜈蚣、桑枝、豨莶草等。

病状之五十一　抽搐

抽搐，即筋脉拘急至极，身体挛缩，四肢抽动，为风邪为患之重症。其发作之时，多伴有神识昏蒙,有的可在处于长期的神昏之中而发抽搐;有的为突发抽搐而昏不识人,抽搐之后清醒如常。因此,抽搐一症,既可见之于多种病证之中,也为痫病之典型表现。

本处所论抽搐,主要为神昏之中而发抽搐者。突发抽搐而昏不识人,醒后如常者,为痫病之典型表现,归入下一个病状"痫病"之中讨论。

一、高热惊风(热入心包)

主要表现:高热不退,心烦不寐,甚则神昏谵语,项背强急,四肢挛急而抽搐,甚则角弓反张,舌红绛,苔黄而干,脉细数。

治宜:清营凉血、清心透营、通窍止痉,可以清营汤、犀角地黄汤合安宫牛黄丸等方为基础加减。

药宜:以安宫牛黄丸为引,灌服;同时,煎服以下诸药:水牛角末、莲子心、玄参、连翘、炒栀子、全蝎、蜈蚣、生地黄、麦冬、丹参、丹皮、赤芍、炒知母、金银花等。

二、痰蒙清窍

主要表现:神识昏蒙,难有清醒时,四肢抽搐而喉中痰鸣气阻,嗜卧,目光呆滞而凝重,胸闷呕恶,纳呆,便溏,舌淡,苔白腻或滑,脉弦滑或濡滑。

治宜:豁痰降浊、醒脑开窍、息风止痉,方以半夏白术天麻汤合滚痰丸为主加减。

药宜:礞石、沉香、石菖蒲、僵蚕、地龙、明天麻、法半夏、白术、苍术、陈皮、佩兰、薏苡仁、茯苓、川贝母、白芥子、厚朴、金钱草等。

三、淤阻脑窍

主要表现:四肢抽搐而肌肉瞤动,头刺痛而神识昏蒙;思维迟缓,言语不畅甚或言謇语涩;心悸胸闷,面色淤滞晦暗或紫暗,唇绀而紫;舌暗或紫暗,舌有瘀斑或舌下青筋淤滞,脉细弦涩。

治宜:活血化瘀、通窍安神、息风止痉,方以通窍活血汤为主加减。

药宜:蒲黄、川芎、桃仁、红花、丹参、麝香、蜈蚣、全蝎、地龙、白芍、枳壳、桔梗、炙升麻、石菖蒲、益智仁等。

病状之五十二 痫病

痫病,以阵发性抽搐伴神志异常为主要特征,极易反复发作。其抽搐常呈突然发作,强直抽搐;甚则跌扑,昏不识人,口吐涎沫或口中声出怪异,如猪牛羊吼叫,醒后抽搐停止而神志复常。

一、气虚痰蒙

主要表现:多在睡卧中发作,抽搐而吐涎沫,泡沫清稀量多,吼声较弱,素体虚弱,反复发作,健忘而嗜卧,头晕而蒙,胸闷呕恶,痰涎壅盛,或咳吐痰涎,纳呆不食,舌淡，苔白腻或滑，脉弦滑或濡滑。

治宜：益气健脾、豁痰开窍，方以六君子汤合半夏白术天麻汤为主加减。

药宜：苏条参、生黄芪、明天麻、法半夏、白术、苍术、石菖蒲、浙贝母、陈皮、佩兰、薏苡仁、茯苓、厚朴、枳壳、金钱草等。

二、风痰闭窍

主要表现：突然跌倒，不省人事，抽搐吐涎而声吼，或二便失禁，素有眩晕而头昏、胀痛，情志不畅而心急、心悸，胸闷呕恶，舌质红或暗红，苔白腻，脉弦滑有力。

治宜：涤痰息风、解郁开窍、止痉定痫，方以定痫丸合温胆汤为主加减。

药宜：明天麻、川贝母、胆南星、礞石、姜半夏、苍术、石菖蒲、青皮、茯神、琥珀、炙远志、僵蚕、地龙、厚朴、金钱草、郁金、槟榔等。

三、痰火扰心

主要表现：突然跌扑或突遇刺激而神昏不识人，抽搐吐沫，面红目赤，平素心烦易怒，胸闷脘痞，呕恶不舒，口苦黏腻，或头重头晕胀，便秘不解，尿短黄或赤涩疼痛，舌红或红绛，苔黄厚腻，脉弦滑数。

治宜：清火涤痰、清心泻肝、涤痰开窍，方以龙胆泻肝汤合滚痰丸为主加减。

药宜：龙胆草、夏枯草、黄芩、黄连、黄柏、炒栀子、胆南星、礞石、川贝母、白芥子、枳实、竹茹、紫花地丁、茵陈、金钱草、赤芍、丹皮等。

四、淤滞脑窍

主要表现：突发抽搐，或是不对称肢体抽搐，或四肢抽动，或单侧肢体抽搐；平素头部刺痛，思维迟缓，言语不畅甚或言謇语涩，心悸胸闷，面色淤滞晦暗或紫暗，唇绀而紫，舌暗或紫暗，舌有瘀斑或舌下青筋淤滞，脉细弦涩。

治宜：活血祛瘀、通窍止痉，方以通窍活血汤合息风汤为主加减。

药宜：麝香、蒲黄、川芎、桃仁、红花、丹参、全蝎、蜈蚣、地龙、生黄芪、桔梗、枳壳、石菖蒲、益智仁等。

五、气血亏虚（心脾两虚）

主要表现：神气不充而时发神昏抽搐，筋脉拘急势缓，抽动幅度较小而无力；面色萎黄或㿠白无华，气短懒言，思维迟缓或记忆力衰退，心悸健忘，或头部空虚而晕，纳呆便溏，舌淡白，苔薄白，脉细弱或沉细弱。

治宜：益气补血、安神开窍、息风止痉，方以十全大补汤合止痉散为主加减。

药宜：炙黄芪、人参、明天麻、白术、怀山药、白芍、当归、枸杞、龙眼肉、大枣、益智仁、酸枣仁、五味子、炙远志、桔梗、炙升麻、全蝎、蜈蚣、炙甘草等。

六、髓海不足（心肾精血不充）

主要表现：频发抽搐而神思不清，昏蒙恍惚，发时吼声无力；形衰神疲，头晕目眩，健忘不寐，目睛干涩，腰膝酸软，大便秘结，舌淡红，苔薄而少津，脉沉细微数。

治宜：填精补髓、补益心肾、安神止痉，方以天王补心丹为主加减。

药宜：人参、白芍、猪脑髓、熟地黄、生地黄、山萸肉、泽泻、炒知母、龟甲、天冬、麦冬、杜仲、枸杞、当归、丹参、益智仁、酸枣仁、柏子仁、五味子、蜈蚣、刺蒺藜等。

病状之五十三　足履不稳

行走时，如足履棉花，头重脚轻，迈步无定；或身子前倾，足履滞后，行走不稳，是为足履不稳。其病，总为风邪为患，常见于现代医学之高血压病和小脑有疾，失于平衡之共济失调症。

一、高血压

高血压病中出现足履不稳，是为该病之重症。主要证型有两个。

其一，气火上逆

主要表现：气冲脑热而足履不稳，情志不宁则甚；头目眩晕而胀痛，甚或暴痛，目胀红赤，烦躁难安，躁动不已，甚或手足无措，肢体不稳，夜不思寐，寝食不安，舌红或暗红，苔黄，脉弦滑数。

治宜：清肝泻火、平肝降逆，以天麻钩藤饮为主。

药宜：明天麻、决明子、龙胆草、夏枯草、钩藤、刺蒺藜、生地黄、泽泻、炒知母、桑叶、白芍、炒枣仁、沉香、降香、炒栀子、连翘、丹皮、丹参、赤芍、玉竹等。

其二，阴虚肝亢

主要表现：足履不稳，如踩棉花，头重脚轻，甚则跌扑；眩晕而头胀，耳鸣，肢麻体颤，肌肉瞤动，舌麻或偏斜，舌红苔黄或光红少津，脉弦数或弦细。

治宜：滋阴潜阳、平肝息风，方以镇肝息风汤为主。

药宜：生地黄、炒知母、龟甲、鳖甲、杜仲、生龙骨、生牡蛎、明天麻、石决明、代赭石、桑叶、白芍、钩藤、刺蒺藜、连翘、丹皮、赤芍、玉竹、沙参、全蝎等。

二、小脑共济失调

小脑共济失调而足履不稳，主要可见气结络阻与肾精不足两证。

其一，气结络阻

本证，主为经脉之气郁滞而结，甚者气结而气机逆乱，风邪内动，窜阻心窍，痹阻筋脉。

主要表现：难以正常动作，身颤体颤，行走身子前倾而无定，足履不稳而难控，手抖不已；常兼见言謇语涩，头摇头晃，烦躁难安，夜寐不安，舌暗红，苔薄，脉弦细或弦涩。

治宜：行气通络、缓急止痉，方以逍遥散合自拟桑枝饮为主。

药宜：炒柴胡、桑叶、白芍、石决明、制香附、合欢皮、佛手、槟榔、乌梅、钩藤、刺蒺藜、桑枝、豨莶草、石菖蒲、丹参、丹皮、蜈蚣、全蝎、僵蚕、明天麻等。

其二，肾精不足

本证，先天禀赋不足，或后天重病之后，肾精亏耗，髓海及心窍失养，不能自主，筋脉挛急而发。

主要表现：行走无力而困难，身子前倾而迈步萎软，无力无定，足履不稳，躯体或肢体抖颤，骨骼纤细或萎缩，腰膝酸软，或兼头目晕眩、耳鸣、耳障、齿松龈萎，舌淡红，苔薄少津，脉沉细弱或细数。

治宜：补肾填精、补髓通窍、息风止痉，方以左归丸合自拟蒺藜散为主。

药宜：熟地黄、生地黄、山萸肉、炒知母、龟甲、鳖甲、鹿角胶、猪脑髓、怀牛膝、杜仲、女贞子、菟丝子、枸杞、当归、白芍、五味子、沙参、蜈蚣、全蝎等。

病状之五十四　肌肉瞤动

体表肌肤不受意识的控制，不由自主地抖动、抽动、跳动或蠕动，是为肌肉瞤动。其可发于全身各部，但以面部、唇部、眼睑、眉宇等部位为多，总以风动为要。其治，据其病因病机之不同，可分为以下三证。

一、气血不足

主要表现：面部、唇周、目泡或肢体肌肉跳动或蠕动，幅度较小，且感倦怠乏力，气短懒言，舌淡白，苔薄白，脉细弱或沉细。

治宜：调补气血、缓急止痉，方以归脾汤为主。

药宜：潞党参、炙黄芪、枳壳、厚朴、桔梗、炙升麻、白术、怀山药、枸杞、桂圆、丹参、大枣、五味子、乌梅、白芍、槟榔、蜈蚣、全蝎、防风等。

二、阴亏风动

主要表现：面部或肢体肌肉跳动或抖动，甚则幅度较大且伴身体颤抖或手指握物不稳，或肢麻体颤，或兼眩晕而头胀，耳鸣，言謇语涩，舌麻或偏斜，舌红苔黄或光红少津，脉弦数或弦细。

治宜：滋阴潜阳、平肝息风，方以知柏地黄汤合镇肝息风汤为主。

药宜：生地黄、炒知母、龟甲、鳖甲、杜仲、生龙骨、生牡蛎、明天麻、石决明、代赭石、桑叶、白芍、钩藤、刺蒺藜、全蝎、连翘、丹皮、赤芍、玉竹、沙参等。

三、气郁络拘

主要表现：肌肉跳动或抖动，常呈游走无定之状，常兼肢体微颤，发作程度与情志及劳累状态密切相关，或兼神情黯淡，烦躁易怒，舌红苔黄，脉弦数或弦涩。

治宜：疏肝理气、缓急止痉，方以逍遥散合桑枝饮为主。

药宜：桑叶、白芍、制香附、炒枣仁、槟榔、乌梅、合欢皮、佛手、桑枝、豨莶草、刺蒺藜、僵蚕、全蝎、防风、白芷、丹参、丹皮、连翘、焦黄柏等。

病状之五十五　疳积异动

疳积为消化吸收障碍，代谢不好，营养不良，体失所养，心智不全，心神不宁之病。传统意义上的疳积，多指小儿稚阴稚阳之体发育不良、心智不全诸症。从临床实际看，成年之人，因工作、生活、情志等诸多因素不如愿，而致身体机能紊乱，心智受限者，也可出现疳积之症，纳食不佳，烦躁不安，动作无定，与外界交往受限，不合群体等。

小儿疳积而表情异动，多表现为动作无定、面部怪相，或撮鼻弄唇，或挤眉弄眼无定，或吐舌弄舌不已，或时有肌肉眴动不已，多伴有坐立不安，躁动不已，或沉默寡言少语等症。此类病状，多为小儿疳积之特殊之症，或为重症。有的成年人，也会出现此症。

按中医理论，小儿疳积而表情异动之症，也为人体内风为患而风动挛急发痉之象，治应息风止痉。但基于小儿特点，其治，应以缓急止痉之药为主，慎用或不用息风止痉之药。

其治，主要可分为以下四个证型。

一、脾弱肝旺

主要表现：多见面部肌肉眴动而挤眉弄眼、撮鼻弄唇，甚者肌肉跳动或抽动；发育不良，形体瘦羸，面部虫斑，面色晦暗；坐立不安，躁动不已，易动难静，难以完成精细动作；夜寐喜俯卧或磨牙，口流清涎，纳呆不食，大便干结或溏结不调，舌淡暗，脉细弦。

治宜：健脾疏肝、调和气血、缓急止痉，方以柴芍六君子汤为主。

药宜：炒柴胡、桑叶、白芍、槟榔、炒使君子、乌梅、苏条参、炙黄芪、茯苓、法半夏、焦黄柏、连翘、枸杞、刺蒺藜、丹参、益智仁等。其中，需重用白芍、槟榔；视情，可少量使用蜈蚣、全蝎。

二、气血不足

主要表现：面部肌肉蠕动或挤眉弄眼，发育不良，形体萎软，面色㿠白或萎黄，神倦乏力，喜静恶动，口流清涎，纳呆脘痞，大便稀溏或溏结不调，舌淡白，脉细弱。

治宜：健脾益气养血、缓急止痉，方以人参养荣丸为主。

药宜：熟地黄、米炒白术、茯苓、炒扁豆、莲子肉、太子参、炙黄芪、枳壳、桔梗、炙升麻、枸杞、丹参、当归、五味子、白芍、刺蒺藜、益智仁等。

三、心窍不开

主要表现：面部肌肉蠕动或颤动，或挤眉弄眼、撮鼻弄唇；不愿与人交往，少言寡语，甚或默默不语，目光呆滞，对事物漠然，动作迟缓或定位不稳；或兼言謇语涩，表达困难；舌淡暗或青紫，苔白或微腻，脉弦滑或弦细涩。

治宜：通窍醒脑、缓急止痉，方以半夏白术天麻汤合通窍活血汤为基础加减。

药宜：明天麻、礞石、浙贝母、白芥子、瓜蒌、红花、丹参、川芎、蒲黄、麝香、石菖蒲、金钱草、茯苓、地龙、僵蚕、刺蒺藜、益智仁等。

四、心脾积热（郁热生风）

本证，多为食积不化，或心志不宁，心脾郁热内积，日久生风而成。其有的为疳积之证久延而成，有的无明显而典型的疳积之证，却因心智发育不全或突受惊恐未解而成。

主要表现：不自主地吐舌弄舌，卷舌不展，或言謇语涩不清；或撮鼻弄唇，或挤眉弄眼无定；或面部虫斑，皮肤暗滞，躁动不安，或自闭不语；或纳呆不食，或厌食，或偏食；大便多干结而秘，尿短黄；舌红或暗红，苔薄黄，脉细弦数。

治宜：清心泻火、清热理脾、缓急止痉，方宜清心莲子饮为基础加减。

药宜：全莲子、黄芩、连翘、炒知母、地骨皮、桑叶、白芍、槟榔、炒使君子、乌梅、麦冬、丹皮、茯苓、厚朴、生甘草。

若吐弄舌无休止，唇红而干，烦躁不宁，加大白芍、乌梅用量，加刺蒺藜、钩藤、莲子心、龙胆草、炒栀子；若言謇语涩不清，加石菖蒲、刺蒺藜、防风、白芷、丹参、益智仁；若尿短黄而赤，加淡竹叶、灯心草、赤芍。

第三节　验案举隅

【验案十七】疳积挤眉弄眼并肌瞤

张某，男，8岁，汉族，小学生。其母陪诊。

一、初诊概况

时间：2010年9月3日

主要病状：不由自主地挤眉弄眼、撮鼻弄唇半年余；大人干预得越多，其越紧张，则症状就越重或越典型；时有嘴角、下眼睑肌肉跳动。因此，常遭小朋友取笑。

诊察得知：其足月顺产，无特殊病史；现其面色萎黄晦暗，面部虫斑明显，形体瘦弱，体重较轻；脾气较怪，烦躁不安而好动；腹胀，腹痛而脐周为甚，纳呆，夜卧流清涎，磨牙，大便溏结不调；舌淡暗，苔薄白，脉细弦、微数。

医者分析：本患儿病属疳积无疑，但其此时以挤眉弄眼、撮鼻弄唇、肌肉瞤动为急，是为疳积之重症，虚风内动。

主要病因病机及诊断：综合而辨，其脾气虚弱，运化失健，水谷精微不能运化升清，气血生化乏源，体失濡养，故其面色萎黄晦暗，形体瘦弱，体重较轻，腹胀，纳呆。

脾虚，则肝木相对过旺；且因大人斥责，小朋友取笑等因，肝气不舒而气郁，肝木克伐脾土，脾土壅遏，则脾气较怪，好动不安，腹胀痛而脐周为甚，大便溏结不调，舌淡暗，苔薄白，脉细弦、微数。

脾弱肝旺，虚风内动，筋脉拘急，故其挤眉弄眼、撮鼻弄、肌肉胸动。故，其病为疳积，证属脾弱肝旺、筋脉（肌肉）挛急。

治宜：健脾平肝、调和气血、缓急止痉，方以柴芍六君子汤为主加减。

处方：炒柴胡8g，桑叶10g，白芍15g，槟榔10g，炒使君子8g，乌梅2枚，苏条参12g，茯苓15g，法半夏5g，连翘12g，焦黄柏8g，枸杞8g，丹参13g，枳壳8g，桔梗6g，炙升麻3g，刺蒺藜10g，益智仁10g，生甘草3g。

医嘱：服4剂，再诊。注意营养均衡，不偏食；少食辛辣、香燥之品。

家长及老师应注意教育方法，多理解，多安抚，多引导，少斥责，更不宜恐吓。

方解：健脾益气：苏条参、茯苓、法半夏、枳壳、桔梗、炙升麻。

平肝柔肝：炒柴胡、桑叶、白芍、槟榔、炒使君子、乌梅、连翘、焦黄柏。

调和气血：苏条参、枳壳、桔梗、炙升麻、枸杞、丹参、生甘草。

缓急止痉：桑叶、白芍、槟榔、炒使君子、乌梅、刺蒺藜、益智仁。

其中，重用白芍15g，槟榔10g，以加大平肝柔肝、缓急止痉之力；重用连翘12g，以清心除烦。

二、诊治进程及其变化

一周后，二诊：

主要病状：挤眉弄眼、撮鼻弄唇频率减少；嘴角、下眼睑肌肉跳动明显减缓。面色萎黄稍有改善，虫斑仍存；脾气稍微温和，但仍时有烦躁而好动；腹胀、腹痛减缓而仍存；余症同前。

调治简况：服药后，患儿之疳积风动而挤眉弄眼等症减缓，说明方证对应，当继续守方调治。守初诊方，续服4剂，再诊。

十天后，三诊：

主要病状：挤眉弄眼、撮鼻弄唇及嘴角、下眼睑肌肉跳动明显减少；笔者诊察时约十余分钟，仅出现一次，但一问其是否有感觉时，其又连续挤眉弄眼、撮鼻弄唇数次。过后，不再提及此状时，基本未再出现跳动。

面色渐转润，面部虫斑消减；脾气已较为温和，不再烦躁不安，渐能安静而少动；腹胀、腹痛基本消除，纳食渐增，夜卧已不流清涎，磨牙减少；大便转正常；舌淡，苔薄白，脉细。

调治简况：此诊，其脾弱肝旺、筋脉及肌肉挛急之象明显缓解，风动之势得到有效遏制。

本病对患儿之情志已造成明显影响，潜意识里有着较强的紧张感，故在未提及其挤眉弄眼、撮鼻弄唇及肌肉跳动时，其状已不明显，但当问及此状时，复又一过性地快速跳动几次，说明其肝气不舒，心绪不宁而紧张。

需继续守前方主旨而加减用药。

减药：因烦躁不安减轻，去炒柴胡；调减连翘用量为10g。因虫斑消减，调减炒使君子用量为 5g。

加药：因其心绪不宁而紧张，加合欢皮 8g，佛手 8g。调增苏条参用量至 15g，以增强健脾益气、促进运化之力。

医嘱：续服 4 剂，再诊。

一周后，四诊：

主要病状：已无明显的挤眉弄眼、撮鼻弄唇，仅偶然出现，且程度较轻；已无嘴角、下眼睑肌肉跳动。

面色转润，已无明显的萎黄晦暗之状；情绪安宁，动作正常而无躁动之状；腹胀、腹痛消除，纳食正常；舌淡，苔薄白，脉细。

调治简况：现脾弱肝旺、筋脉及肌肉挛急之象基本消除，风动之势已消。需继续巩固疗效，守第四诊之方，继续调治。续服 4 剂，随诊。

三个月后，随访：已未再出现挤眉弄眼、撮鼻弄唇及嘴角、下眼睑肌肉跳动诸症。纳食已正常，面色红润，体重增长 1.5kg。

三、诊治难点及特点

疳积，本为小儿常见之病，虽影响其发育，但多以体弱、纳呆、情绪不宁而好动为主。本患儿，疳积之征明显，更有挤眉弄眼、撮鼻弄唇及嘴角、下眼睑肌肉跳动等风动之象，已影响其正常的与人交往和生活、学习，为其特殊之处。

治疗之时，以治疗疳积之脾弱肝旺的方药为基础，更重在治其虚风内动，筋脉（肌肉）挛急。以健脾平肝、调和气血、缓急止痉之法治疗，获较好效果。

按一般常理，虚风内动，筋脉（肌肉）挛急之证，应首选或重用祛风息风之药。在本案诊治中，未用蜈蚣等息风止痉之药，仅用刺蒺藜 10g，祛风疏风；与桑叶、白芍、槟榔、乌梅等柔肝平肝之药相合相辅，且重用白芍 15g，槟榔 10g，重在缓急止痉，以消挤眉弄眼、撮鼻弄唇及肌肉跳动等症。

此组用药思路，为笔者诊治疳积风动的基本方略。主要考虑为：患者虽有虚风内动、筋脉拘急之征，但虑其为小儿，尚属稚阴稚阳之体，风动主因脾弱肝旺、气血不和而致，故以健脾益气、平肝柔肝、调和气血为主，以消风源。因而仅以缓急止痉之品为主，佐以刺蒺藜等祛风疏风之药，以治其挤眉弄眼及肌胸等症，尽量少用或不用蜈蚣、全蝎、地龙、僵蚕等息风止痉之力虽大，但也易耗损人体正气之品。

【验案十八】帕金森病痰瘀风动

礼某，男，69 岁，已婚，退休建筑设计工程师。

一、初诊概况

时间：2011 年 8 月 11 日

主要病状：患帕金森病五年，近期手抖较甚。

诊察得知：其身形中等，面色青灰晦暗，表情僵滞，不愿言语，目睛转动不灵，时有头晕胀；上肢抖颤不停，身体微颤动，行走动作僵滞，迈步不灵；唇色紫暗有瘀点，倦怠乏力，气短气促，言謇语涩，吐字不清，夜寐不安，烦躁难宁；大便稀溏，伸舌即左偏歪斜，舌体颤抖；舌淡白，苔白微腻，脉弦滑。

从病史言，素有高血压史；其为设计工程师，常年超负荷工作，近几年常感到疲倦乏力，进而手抖不停，无法进行绘图等工作。三年前确诊为帕金森病，做过有关治疗并服药，效果不好。

医者分析：患者已确诊为帕金森病。此时之证，风动而"震颤""抖颤""抖动""动摇"的特点明显，但更有言謇语涩、伸舌左偏歪斜并舌体颤抖之心窍被蒙，心神受扰之征。患者此时之表现，风动、气血不足、痰瘀互结、心窍被蒙之象均存。

主要病因病机及诊断：病因病机之关系应为：久病，气血亏虚，虚风内动，遂现面色青灰晦暗，倦怠乏力，气短气促，大便稀溏，上肢抖颤不停，身体微颤动，行走动作僵滞，迈步不灵，舌淡白等症；痰瘀互结，痹阻经脉，筋脉拘急，阻蒙心窍，心神受扰，则出现表情僵滞、目睛转动不灵、时有头晕胀、言謇语涩、吐字不清、夜寐不安、烦躁难宁、伸舌即左偏歪斜、舌体颤抖、舌苔白微腻、脉弦滑等症；其年岁渐长时出现此症，为本元减亏之征。

此时，其关键病机为痰瘀互结、虚风内动。辨病辨证之结论：病为颤振（帕金森病），证属气血不足、痰瘀互结、本元不固、虚风内动。

治宜：调和气血，涤痰化瘀，开窍安神，息风止痉，固本安元，方以通窍活血汤合地黄汤为主。

处方：郁金15g，炒延胡索15g，炒枣仁15g，忍冬藤15g，五味子15g，白芍15g，石菖蒲3g，钩藤15g，刺蒺藜15g，防风15g，白芷10g，丹参30g，丹皮15g，生地黄16g，山萸肉15g，泽泻10g，炒知母10g，蜈蚣1条，生黄芪15g，浙贝母15g，怀山药15g，连翘15g，焦黄柏10g，桑枝18g，枳壳10g，生甘草6g。

医嘱：服4剂，再诊；忌过劳，忌食鱼腥、酸冷、辛辣等味。

方解：调和气血：生黄芪、枳壳、怀山药、丹参、丹皮。

涤痰化瘀：浙贝母、丹参、丹皮。

开窍安神（除烦）：石菖蒲、郁金、炒延胡索、炒枣仁、忍冬藤、五味子、连翘、焦黄柏。

息风止痉：白芍、钩藤、刺蒺藜、防风、白芷、桑枝、蜈蚣。

固本安元：生地黄、山萸肉、泽泻、炒知母、生黄芪、枳壳、怀山药、白芍。

调和诸药：生甘草。

二、诊治进程及其变化

一周后，二诊：

主要病状：面色青灰晦暗减淡，倦怠乏力及气短气促有所减缓；表情及交谈稍微自然，话语有所增多；未再出现头晕胀；身体抖颤稍有减缓，但仍存在；吐字稍微清晰，大便渐干；余症同前。

调治简况：服上诊方药，诸症均有所缓解，气血不足之象改善较为明显，说明方证相适。但其病较久且重，难以速效，当守方再治。

医嘱：续服初诊之方4剂，再诊。其余注意事项同前。

又一周后，三诊：

主要病状：面色已无明显青灰而稍显微暗，倦怠乏力及气短气促明显改善；表情僵滞松解，目睛转动自如，与医者的交谈较为自然流畅，言謇语涩明显改善，无明显的吐字不清；上肢抖颤频率与幅度减缓，身体无明显抖颤，行走已无明显的僵滞和拖延感，迈步较灵活；大便转正常；夜寐改善，烦躁减轻；唇色稍转淡，瘀点减少且淡，伸舌左偏歪斜已不明显，舌体颤抖减缓；舌淡白，苔白微腻，脉弦滑。

调治简况：服初诊、二诊之方药，诸症改善明显。风动之势得以遏制，气血不足得以充养，痰瘀互结渐为化解，心窍被蒙得开，心神受扰得以减缓。现正气渐复，可适度加大涤痰化瘀、开窍安神、息风止痉之力。调整方药，续治。

减药：因风动之势得遏，头晕胀已消，去炒延胡索、钩藤、白芷。

加药：加苏条参15g，加大调养气血、固本安元之力；加全蝎10g，蜈蚣增为2条，增强息风止痉之力。

医嘱：续服6剂，再诊。其余注意事项同前。

十天后，四诊：

主要病状：面色转润而微暗，已无明显的倦怠乏力及气短气促；表情自然，言谈较为流畅，已无明显的言謇语涩或吐字不清；上肢抖颤减缓，手指微抖，行走自然，但有腰膝发软，行走无力，不能久走、长行；夜寐基本正常，时有多梦，已无烦躁；唇色微紫而有少许瘀点，已无伸舌左偏歪斜，舌体微颤抖但不明显；舌淡红，苔白，脉弦缓。

调治简况：服前三诊之方药14剂，诸症明显改善或消减。风动之势已不明显，气血不足基本消除，痰瘀互结基本化解，心窍被蒙已通，心神受扰不宁基本消除。惟因久病，长期体颤，行走不便，此时渐能正常行走，复觉体力不支而腰膝发软、行走无力，不能久走、长行。

据此，当继续守方调治，适当调整用药，加大固本安元之力。

减药：因已无烦躁，去郁金；因心窍被蒙已通，去石菖蒲；因风动之势已不明显，调减有关药量，蜈蚣减为1条，全蝎减为5g。

加药：加杜仲15g，续断10g，加大强筋壮骨、固本安元之力，改善腰膝发软、行走无力之状。

医嘱：续服10剂，再诊。其余注意事项同前。

三周后，五诊：

主要病状：面色转红润，已无倦怠乏力及气短气促；表情自然，言谈流畅，已无言謇语涩或吐字不清；上肢抖颤已不明显，安静时手指无抖颤，仅在扣纽扣、握物体、写字时微颤抖，完成精细动作稍显困难；腰膝发软改善，每日可行走2km左右；夜寐正常，夜梦减少；唇色微暗而不发紫，瘀点已不明显，已无舌体颤抖；舌淡红，苔白，脉弦缓。

调治简况：服前四诊之方药24剂，诸症基本消除。但该病为痼疾，当继续守方调治，巩固疗效。

减药：因风动之势基本消除，去全蝎；因烦躁、心神不宁诸症悉除，去连翘、焦黄柏。

医嘱：续服6剂，随诊。

一月后，随访：面色红润，表情自然，言谈流畅，已无上肢抖颤，完成扣纽扣、握物体、写字等动作已无困难；无腰膝发软，每日可行走2～3km；唇色微暗，但无瘀点。至此，帕金森病之痰瘀互结风动之证消除。

三、诊治难点及特点

作为最为常见的神经病变性疾病，帕金森病以"震颤麻痹"为主要特点。该患者就诊时"震颤""抖颤""抖动""动摇"的风动特点明显，但更有言謇语涩、伸舌左偏歪斜并舌体颤抖之心窍被蒙，心神受扰之征。既要治其风动之征，更需治其心窍被蒙、心神受扰之证。

经诊察，其病之表现，虚风内动、气血不足、痰瘀互结、心窍被蒙之象均存；关键病机为痰瘀互结、虚风内动。辨病辨证之结论为：病为颤振（帕金森病），证属气血不足、痰瘀互结、本元不固、虚风内动。当以调和气血、涤痰化瘀、开窍安神、息风止痉、固本安元之法治疗。经内服方药30剂，帕金森病之痰瘀互结风动之证消除。

【验案十九】气结手抖

普某，女，22岁，汉族，大学生。

一、初诊概况

时间：2012年7月14日

主要病状：自诉手抖三月，自觉疲倦；考试前后尤为明显。

诊察得知：十指微颤，写字等精细动作受影响，但基本能完成；肌肉无异常，握力等正常；神情疲惫而紧张，面色微黑而晦暗无泽，多梦，大便稀溏；舌淡红，苔白微腻，脉细弦。

余无特殊不适，否认有特殊病史及家族史。

医者分析：该患者除手抖外，无特殊的典型性特征，且其年纪较轻，尚无较为明显的风动之征，只宜视为一般的"颤病"而论治。此状，尚属"颤病"颤抖之轻证。

主要病因病机及诊断：因患者为大学生，学习紧张，心理压力较大，情志不舒而肝气郁滞，气滞气结，络脉拘急，筋脉挛急，遂现十指微颤，精细动作受影响，且在考试前后尤甚。此外，肝气不疏，克伐脾土，脾失健运，故有倦怠，大便稀溏，苔白微腻诸症；气滞血瘀，脾运受阻，痰湿不化，痰瘀互结，则有面色微黑晦暗、苔微腻、脉弦等症。据此，可诊为颤病，证为肝郁气结、痰瘀内结、筋脉拘急。

治宜：疏肝柔肝（安神）、理气解结（缓急）、涤痰化瘀，方以逍遥散为基础加减。

处方：桑叶 15g，白芍 15g，制香附 15g，郁金 12g，炒枣仁 12g，忍冬藤 15g，五味子 10g，胆南星 10g，合欢皮 12g，佛手 10g，浙贝母 10g，白芥子 10g，茯苓 20g，白术 9g，金钱草 12g，丹参 15g，丹皮 12g，防风 12g，生甘草 5g。

医嘱：服 4 剂，再诊；忌食鱼腥、生冷之味。

方解：疏肝柔肝安神：桑叶、白芍、炒枣仁、忍冬藤、五味子。

理气解结缓急：制香附、郁金、胆南星、合欢皮、佛手、防风。

涤痰化瘀：浙贝母、白芥子、茯苓、白术、金钱草、丹参、丹皮。

调和诸药：生甘草。

二、诊治进程及其变化

四十天后，二诊：

主要病状：服药半个月后，手抖已明显减缓，近两周来，仅出现过五次一过性的手抖。神情放松，已无明显的紧张感；面色虽仍微黑但已无晦暗，渐有光泽，夜寐少梦，反而时有嗜卧之况；大便转常；舌淡红，苔薄白，脉细弦。

因正处暑假，服完初诊的 4 剂方药后，自行又续服 4 剂，共服药 8 剂。

调治简况：从患者此时之状看，其"颤病"颤抖之肝郁气结、痰瘀内结、筋脉拘急诸症已基本消除。其原有神情疲急而紧张、多梦等症消除，反而出现时有嗜卧，说明其此时略有病久气虚，神气不充之况，当在续守原方之主旨的基础上，加减调整药物，辅以益气、醒脑之品。

减药：因肝郁气结已消，去制香附、胆南星、佛手。

加药：因病久气虚，神气不充而嗜卧，加苏条参 12g，以益气；加石菖蒲 3g，以醒神醒脑，且以其芳香之性，助涤痰化瘀、通络缓急止颤。

医嘱：续服 3 剂，随诊。

一月后，随访：已无手抖，写字等精细动作不受影响。余无不适。

三、诊治难点及特点

患者为年轻大学生，无明显诱因，也无特殊的伴随症状，出现较为单纯的手抖，十指微颤，写字等精细动作受影响。诸症在考试前后尤为明显。综合辨之，诊为颤病，其证为肝郁气结、痰瘀内结、筋脉拘急。据此，以疏肝柔肝（安神）、理气解结（缓急）、涤痰化瘀之法治疗，获较好效果。

治疗之中，针对其病机，以疏肝理气行气、解郁破结、通络缓急除颤为主，合以涤痰化瘀，未用蜈蚣、全蝎、僵蚕等祛风息风药，终获佳效。提示肢体颤动，动作失常，确是以风邪内动为主，但在具体诊治时，仍需辨病辨证施治，分清病因、病性、病位及病势而治。尽量以轻缓、轻灵之药治之。

【相关验案简介】（选自《庆生诊治中医疑难病验案集粹》）

案例二十八 肌肉瞤动并抑郁

患者心理病与身体病交织，心身俱病，虚实夹杂，全身肌肉瞤动（跳动），伸舌左偏，烦躁易怒，自卑，夜难入寐或不寐；对生活及治疗无信心。诊为肌瞤、抑郁病；其证为肝风内动、气虚血瘀、痰瘀互结、经脉阻滞。以平肝息风止痉、益气活血、涤痰通络之法治之疗，历一月余，肌瞤已消，睡眠复常，抑郁基本解除。（详见《庆生诊治中医疑难病验案集粹》之第三十案）

第十章

气息异常

第一节 概 述

气息异常，主要指人体之呼吸、发声等气息的运行处于异常的状态，出现气道受阻不畅、呼吸受阻而咳嗽、鼻塞喷嚏，或呼吸无力而气短气促，或发声不彰而音谙；或出现呼吸、发声失控气逆而喘促不宁、发声不收而音破；或出现正常人体不会出现的异常气息声响，如叹息、呃逆等。简言之，气息异常包括气息失常而异响，或气息阻塞而不畅，或气息无力而低弱等症。

一、气息异常简析

气息异常，就是气息的流动、运行及交换出现异常，亦即构成气息的气机失常。其表现形式多种多样，与五脏相关。

咳嗽、喘促、哮鸣、鼻塞不通、喷嚏、音谙不声，均为呼吸异常之状，主要责之于肺气失于宣肃，与脾肾相关；气短、气弱，则为心肺虚弱；叹息，则与心智不宁、肝气不舒相关；呃逆不适，呃声频作，嗳气，则为（脾）胃气失和、上逆所致；肠鸣不已，则为肠腑气机失常。

调治气息异常，当调治五脏，从其寒热虚实之性而治之。总以调畅气机为要，以理气、行气、降气、补气等法，或宣散或肃降或补益肺气，以治咳喘、鼻阻、音谙、音破诸症；或补肾益肺而纳气，以治喘促不宁，气纳无根而上越，不得平卧诸症；或疏肝理气、止逆降气、宁心顺气，以治叹息不安诸症；或补益心肺之气，以治气短、气弱诸症；或调理脾胃，顺降胃气，以治胃腑气逆而呃逆、呃声频作，嗳气酸腐诸症；或疏肝理脾、通调肠腑、缓急止痉，以治肠鸣。

二、气息异常的辨识要点

（一）辨部位及类别以分辨功能影响

气息异常时，病状不同，其发生之部位及类别也各不相同，或在呼吸道（气道），或在胃脘肠腑，或随情志变化、心智意愿变化而表现为情志意愿之气异常。不同的气息异常，均可反映出不同的脏腑受病而出现不同的功能受损或受阻。

1. 气道呼吸之气异常

咳嗽、喘促、哮鸣、鼻塞不通、喷嚏、音谙不声、声破不收、气短、气弱，为呼吸异常之状，其发生之部位主在气道。

气道呼吸之气异常，主要反映出呼吸功能受到影响，不能正常地呼出浊气、吸入清气，影响气血化生、吐故纳新之功能。其病，则有内外之邪所致，脏腑虚损而成之别。

2. 肠腑运化之气异常

呃逆不适，呃声频作，或嗳气，或肠鸣不已，是病在胃脘肠腑，为肠腑运化异常、气机紊乱之状。肠腑气机紊乱，必然影响肠腑的传化功能，因而影响水谷、水湿的运化代谢，或肠腑不能传化而受纳之力紊乱，不能纳食；或肠腑不能分清泌浊，泄泻不已。

3. 情志意愿之气异常

叹息、哀怨，或声高息粗而躁动不已，是随情志、心智意愿变化而变化之情志意愿之气异常，主要反映出心志不宁、肝气不舒。叹息、哀怨，多为肝郁气滞，或胆气不足；声高息粗而躁动不已，多为心志不宁或肝气不舒而气火逆乱。

（二）辨强弱以分虚实

气息异常之强度，主要表现为气息声响的强弱与大小。可据其声响的强弱、大小而分虚实。一般而言，声高息粗、声长绵延多为实证，声低息弱、声短局促多为虚证。

（三）辨态势以分轻重缓急

气息异常的态势，或为骤起急迫、暴作剧烈；或为缓发渐起、缠绵不断；或声高息粗，或声低息弱。

辨其状态，可把握其病势之轻重缓急。一般而言，气息异常而骤起急迫、暴作剧烈、声高息粗者，病多急重，多为标病；病为缓发渐起、缠绵不断、声低息弱者，病势较缓，多为本病。如：

其一，气道呼吸之气异常，咳嗽、喘促、哮鸣、鼻塞不通、音谙不声诸症，病起急骤而暴作剧烈、声高息粗者，多为急发之病，多为邪实，或为外邪侵袭，或为邪留发病，痰湿、瘀血阻滞等而作，气机紊乱而失于宣肃；病起缓发而缠绵不断、声低息弱者，多为缓发之病，多为正虚所致，气血不足而常兼气短、息弱等症。

其二，肠腑运化之气异常，呃逆、呃声、嗳气、肠鸣诸症，其病暴作、急迫者，多为病势急迫，多由邪实所致，或湿热蕴结，或食积化热，胃肠积滞阻塞；其病渐起、缓弱者，多为病势较缓，多由正虚或虚实夹杂，脾胃虚弱不运，肠腑虚寒不化所致。

其三，情志意愿之气异常，叹息、哀怨急发而频作，或声高息粗而躁动不已，病势急迫，多为邪扰心神、肝郁气滞，甚则气火逆乱等实证；叹息、哀怨缓发，或声低息弱而抑郁不安，病势缓弱，多为心失所养、心气不足、胆气不足等虚证。

三、气息异常的主要机理

（一）气息异常的总病机

气机失常是气息异常的关键性总病机。病邪袭扰，或脏腑失调，皆可导致气机失常，进而引致气息的流动、运行及交换失常。

气机之运行，与五脏相关。肺主气、司呼吸而吐故纳新，肝主疏泄而调畅气机，心主神明主神气而统摄全身气机运行，肾为气之根而纳气，脾为中枢而化生气血。因此，气息异常，源于气机失常，与五脏相关。

（二）呼吸之气异常的主要病因病机

肺主气、司呼吸，以向外宣发、向下肃降为顺。肺气充沛并运行正常，与心气、脾气、肾气相合，则呼排浊气、吸纳清气，吐故纳新有序有常，气血生化有源。

病邪侵袭，肺气受扰，不得宣发则内郁，不得肃降则逆上而失于宣肃；正气虚损，主气无力，浊气不吐，清气不纳，也会出现肺失宣肃。肺失宣肃，则出现咳嗽、喘促、哮鸣、鼻塞不通、喷嚏、音谙不声、声破不收等症。

当风寒、风热、邪热、痰热、痰瘀等病邪侵袭肺脏，则表现为肺气壅塞之实证，出现咳喘不宁、痰鸣气阻、鼻塞涕流、喷嚏等症。当正虚之时，由于肺气不足，心肺气虚，肺肾气虚等，则出现虚喘息微、气短、气弱等症。因此，呼吸之气异常，则为呼吸功能失常受损或受阻，吐故纳新失常，影响气血化生。由是，呼吸之气异常，邪实与正虚，均十分典型。

（三）肠腑之气异常的主要病因病机

胃肠之腑，为传化之官，司传化之用，以通降为顺。其气机运行有常，则脏腑相合，运化健行，升清降浊，分清泌浊，汲纳化生水谷精微，排除清解糟粕废物。肠腑气机失常，升降失衡，当降不降，当升不升，或降之失常，均可出现呃逆、嗳气或肠鸣不已，伴有消化、运化失常之状。

胃与脾相合，脾主升，胃主降，升降相因，受纳腐熟水谷、水湿，运化升清水谷精微。伤食而食积不化，或胃腑，或肝气郁滞而犯胃，或脾气虚弱而累及胃气也虚、升降失衡而胃气不降，均可出现胃气上逆而呃逆不适、呃逆声响。如是，呃逆则有虚实之分。食积不化、寒热之邪侵扰、肝郁犯胃者，多为实证之呃逆、嗳气；脾胃虚寒或脾胃虚弱而呃逆、嗳气者，为虚证之呃。

小肠与心相表里，主分清泌浊；大肠与肺相表里，主传化糟粕。二者与胃脏相连、功能相谐，共主受纳、传化、分清泌浊之责。伤食而食积不化，或寒热之邪侵扰，或情志不畅、心神不宁、肝气不舒，均可导致肠腑气机失常而肠鸣不已。湿热蕴结、食积不化，常出现肠鸣腹痛，暴注泻下腥臭，甚或赤白黏液；情志不畅、心神不宁、肝气郁滞而肠腑气机逆乱，则情志不畅即腹痛，腹痛即泻，泻后则安。

（四）情志之气异常的主要病因病机

人之情志状态，也常通过气息声响之变而反映出来。如喜事临门，声高息爽，笑声朗朗，过喜则狂笑不收；悲伤惊恐，则呻吟、惊叫等等。同理，叹息、哀怨，为心身性疾患之常见症状，主要因情志不畅，肝气不舒，或胆气不足，或心神不宁所致；心智不宁或肝气不舒而气火逆乱，则现声高息粗而躁动不已；心失所养、心气不足、胆气不足，则致叹息、哀怨而声低息弱，抑郁不安。

四、气息异常的治疗要点

（一）治疗气息异常之总则

针对气机失常的关键性总病机，治疗气息异常，总以调畅气机为主，分别施以理气、行气、降气、破气、益气诸法，或多法同用。同时，或调治脏腑，或针对病因而祛除病邪。

调治脏腑，就是调整脏腑之气，针对脏腑气机失调之性及其病势而施治用药。或宣发肃降肺气，以治气机逆乱；或补益脏腑之气，以使气运有根，消除主气无力之症结。

祛除病邪，就是要消除导致脏腑之气运行失常，引致气息失常的各种病邪。或疏风、消风，或清热，或驱寒，或涤痰化湿，或活血化瘀，或降气降逆，以祛除邪气，复其气机运行之常。

（二）呼吸之气异常之治

其一，肺失宣肃而肺气上逆者，则疏风宣肺，宣发肺气，畅气外发，通达腠理肌表，开启玄府，吐故纳新并逐邪外出；或予清肺降气，肃降肺气，通调大肠，以助传化而降泻上逆之肺气，以止咳喘。

病邪袭肺，当清解病邪。风寒束肺而咳者，当疏风散寒、宣肺止咳，方以三拗汤为基础；风热犯肺者，当清热解表、宣肺止咳，方以桑杏汤为主；热邪壅肺者，当清热泻肺、降肺止咳，方宜泻白散；痰热蕴肺者，当清热化痰、宣降肺气，方宜苇茎汤；痰瘀阻肺者，当涤痰化瘀、宣肺降逆，方宜薤白散合血府逐瘀汤。

其二，正虚不养或不充，气虚不运，主气无力，当以补益之法治之。心肺气虚者，则需补益心肺之气，以治气短息弱。肺肾气虚者，当补肾纳气、补益肺气，以治虚喘不得卧诸症。

（三）肠腑之气异常之治

肠腑之气异常，当以调畅胃肠之腑气为要。

呃逆、呃声、嗳气等胃气上逆之症，其治当以降逆和胃、通降胃气为顺。伤食而食积不化者，治当消食导滞、降逆止呃，方宜消食导滞散合四磨汤；肝郁犯胃者，治当疏肝和胃、降逆止呃，方宜柴芍六君汤或五磨饮；胃火热盛者，治以清泻胃火、润燥止呃，方宜泻黄散；脾胃虚弱者，治宜健脾益胃、和胃止呃，方宜香砂六君汤。

肠鸣不已，传化失司者，应调治肠腑气机，助其传化有序而复常。伤食而食积不化者，治当消食导滞、顺气调肠，方以消食导滞散为主；湿热蕴结者，肠鸣腹痛，暴注泻下腥臭，甚或赤白黏液，治宜清热化湿、缓急止痛，方宜葛根芩连汤或白头翁汤；肝气郁滞而肠腑气机逆乱者，情志不畅则腹痛，腹痛即泻，泻后则安，或里急后重，排便不爽，治以疏肝理气、缓急止痛，方以痛泻要方为主。

（四）情志之气异常之治

情志之气异常，当以疏肝理气，或调治心神为要。

肝气不舒者，叹息，哀怨，烦躁不宁，治宜疏肝理气行气，方宜疏肝散为主；心神不宁者，叹息，哀怨，心绪不宁而长吁短叹，夜寐不安，治当安神定志、宁心顺气，方宜安神定智汤；肝气不舒而气火逆乱，则现声高息粗而躁动不已，烦躁无定，舌红苔黄燥，脉弦滑数，治宜清肝泻火、理气降逆，方宜龙胆泻肝汤；心胆气弱，叹息，哀怨而声低息弱，抑郁不安，治当宁心安神、温胆顺气，方宜温胆汤合枣仁汤。

五、气息异常的用药及其宜忌

治疗气息异常之理，总为调畅气机，应予以理气、行气、降气、破气、益气等调气之药。由于气息异常之病机，多由于脏腑失调所致，故调畅脏腑气机，应当从多角度施治用药，宜予宣降肺气、补益肺气、补益肾气、健脾益气、调养心气、疏肝理气、调畅肠腑气机之方药，并注意其宜忌。

此外，祛除病邪，消除病因，皆有助于调理气机而治气息异常。

（一）宣降肺气之方药及其宜忌

宣降肺气之药，其归经多为肺经，主要用于肺气失于宣发、肃降，肺气上逆而咳喘，或肺气不降、传化失司、大肠之气闭结而咳喘（便秘）诸症。

1. 宣发肺气

宣发肺气，当分辨寒热之证而用。风寒之邪束肺而咳喘者，宜予辛温发散之药；风热犯肺而咳喘者，应予辛凉解表之药。

辛温发散者：方宜麻黄汤、三拗汤；药宜麻黄、紫苏、防风、荆芥、藁本、白芷、细辛、辛夷花、苍耳子、生姜。

辛凉解表者：方宜桑杏汤、银翘散；药宜桑叶、杏仁、金银花、连翘、升麻、蝉蜕、薄荷、牛蒡子、前胡、桔梗。

本类药物在宣发肺气而治肺气被束、肺气被遏诸证的同时，易耗散肺气，故当中病即止，不可久用、过用。应用本类药物治疗肺气虚弱而兼有外邪袭肺之证时，需注意用量，不可过用。

2. 肃降肺气

肃降肺气，方以泻白散为代表，药宜桑白皮、杏仁、葶苈子、贝母、白芥子、莱菔子、苏子、白前、旋覆花、皂荚等。

本类药物，其性下行，脾胃虚弱、气虚不升、便溏者，当注意配伍，并注意量效关系，中病即止。

（二）补益肺气之方药及其宜忌

补益肺气之药，主要用于肺气虚弱而主气无力、呼吸异常诸症。

由于肺气虚弱之证常与心气不足、脾气虚弱、肾气亏虚同现，遂当在补益肺气的同时，同时补心益肺，健脾益肺，补肾益肺。

1. 补肺益气

补肺益气，其方以玉屏风散为代表，药宜生黄芪、党参、白术、枳壳、桔梗、炙升麻、防风、五味子、黄精等。

2. 补心益肺

补心益肺，其方以炙甘草汤为代表，药宜生黄芪、党参、熟地黄、桂枝、大枣、防风、五味子、枸杞、丹参、薤白、枳壳、炙升麻等。

3. 健脾益肺

健脾益肺，其方以补中益气汤为代表，药宜生黄芪、党参、柴胡、枳壳、桔梗、炙升麻、白术、怀山药、扁豆、防风、五味子等。

4. 补肾益肺

补肾益肺，其方以人参蛤蚧散为代表，药宜蛤蚧、人参、川贝母、熟地黄、大枣、防风、五味子、枸杞、丹参等。

应用补益之方药治疗呼吸异常诸症，应当注意邪正相争的态势，在邪去正虚尤甚时使用为宜。当邪正相争，邪气较甚，病势较急且呈现高热之时，慎用或少用补益之剂。

（三）补益肾气之方药及其宜忌

在气息异常的治疗中，补益肾气之方药，主要用治肾气亏虚、摄纳无根而虚喘不宁，气短无力并兼腰膝酸软诸症。

补肾益气之方以金匮肾气丸、人参蛤蚧散为代表，药宜熟地黄、生地黄、山萸肉、泽泻、附子、肉桂、蛤蚧、黄精、人参、大枣、防风、五味子、枸杞、丹参等。

气息异常而非肾虚精亏者，慎用补益肾气之方，以免引邪内陷而气闭于内。

（四）健脾益气之方药及其宜忌

在气息异常的治疗中，益气健脾之方药，主要用治脾失健运、脾气不足而气息异常之气短、息弱，或呃逆、呃声低弱而兼运化失健、气血生化乏源诸症。

健脾益气之方以补中益气汤、香砂六君子汤为代表；用药时，气短息弱者，药宜生黄芪、党参、枳壳、桔梗、炙升麻、白术、薤白、瓜蒌、五味子；呃逆、呃声低弱者，药宜生黄芪、党参、枳壳、厚朴、白术、砂仁、丁香、柿蒂等。

（五）调养心气之方药及其宜忌

在气息异常的治疗中，调养心气之方药，主要用治心气不足而气短懒言、息微气弱之症。

调养心气之方以炙甘草汤为代表，药宜炙甘草、人参、黄芪、生地黄、阿胶、麦冬、大枣、枳壳、桔梗、炙升麻、薤白、瓜蒌、丹参、枸杞等。

（六）疏肝理气之方药及其宜忌

在气息异常的治疗中，疏肝理气之方药，主要用治肝气郁滞而气息异常之叹息诸症。

疏肝理气之方以柴胡疏肝散为代表，药宜柴胡、桑叶、白芍、制香附、郁金、瓜蒌、合欢皮、佛手等。

若为肝郁气滞、胃气不降而呃逆、呃声不断者，当以疏肝降逆和胃之法为主，以柴胡疏肝散合小陷胸汤为代表，药宜炒柴胡、桑叶、白芍、制香附、郁金、瓜蒌、台乌、炒延胡索、竹茹、合欢皮、佛手等。

（七）调畅肠腑气机之方药及其宜忌

调畅肠腑气机，降逆和胃，以治呃逆、呃声诸症；通调肠腑，以治肠鸣诸症。

1. 降逆和胃以治呃逆

降逆和胃之方，偏寒者，主用丁蔻理中汤、丁香散；偏热者，主用竹叶石膏汤；气滞而逆者，主用五磨饮子。药宜代赭石、旋覆花、瓜蒌、陈皮、青皮、丁香、沉香、降香、檀香、木香、台乌、佛手、吴茱萸、荜茇、荜澄茄、柿蒂、竹茹等。

具体选择止呃之药，需辨病证之寒热属性，选择药性偏寒或偏热之药。如寒呃，宜丁香、柿蒂；热呃，宜用竹茹；气逆之呃，宜用代赭石、旋覆花、青皮。

2. 通调肠腑以治肠鸣

通调肠腑，顺畅气机，当以通腑畅气之方药为主，辨病因而分别用药。

通腑畅气之方，主要有枳实消痞丸、半夏泻心汤、痛泻要方、葛根芩连汤或白头翁汤等；其药则宜用厚朴、枳壳、枳实、陈皮、青皮、台乌、瓜蒌、荔枝核、川楝子、白芥子、莱菔子、秦皮、黄芩、黄连、黄柏、广木香、芡实等。

通调肠腑之药，种类较多而药性跨度较大，有祛邪通调肠腑气机者，也有补益脏腑而调顺肠腑气机者，尚有缓急止痉而治里急后重者，或以温热之药性散寒降逆通腑，或以寒凉之药性清热降逆通腑，或通下，或解痉，或固涩。当注意辨病辨证，分类择药，注意药性之四气五味而用。

第二节　主要病状诊治要点

病状之五十六　夜鼾气憋

夜鼾气憋，指常在夜卧时，鼾声鸣响、气憋胸闷而惊醒、心慌。此状，类似现代医学的呼吸窘迫综合征。本类疾患，严重者，若呼吸窘迫而未能及时纠正，则易导致呼吸窒息；救治不力或不及时，则易致亡。

本病，多为夜卧时痰涎阻喉，气道受阻而夜鼾气憋；与患者体质类型和气道状态直接相关，多见于痰涎壅盛，形体偏胖之人。其病之主要关键，在于肺窍不通而气道不畅，或痰瘀互结于咽喉、小舌（会厌）部位，引致小舌（会厌）肥大（肿大）而壅塞。有的可继发于外感热病，咽喉肿痛、乳蛾（扁桃体）肿大之后，热毒虽减，但局部之肿胀、肿大未消；有的无明显的原发疾患，却有小舌（会厌）肥大（肿大）而壅塞，遂现夜鼾气憋之症。

本病之治，应当多角度治疗，一是内服方药，以消其症结，畅通气道；二是做会厌部训练，增强局部肌肉弹性，紧缩局部肌肉黏膜而消肥大（肿大）；三是加强体育锻炼，增强体质，改善全身筋膜、肌肉弹性而使之紧致。由是而综合治疗，以减重消脂，增强全身肌肉弹性，改善会厌部肿胀松弛，畅通气道，以消夜鼾气憋。辨治该病状，主要分以下二型。

一、肺窍不通

本证，多见之于外感热病之后。

主要表现：热毒虽减，但局部之肿胀、肿大未消之症，可触及肿大之乳蛾（扁桃体），患者自觉咽喉部不适而有堵塞感，或声暗不张，鼻窍不通，夜鼾呼噜，时有气憋而醒；夜卧时张口呼吸而口干、舌燥；或时有恶寒微热，或时有咽喉热痛；舌淡红，苔薄白或薄黄。

治宜：宣肺通窍、利咽消肿，方以银翘散或桑杏汤为基础加减。

药宜：防风、白芷、荆芥、桑叶、金银花、连翘、杏仁、射干、牛蒡子、马勃、败酱草、皂角刺、浙贝母、赤芍、丹皮、生甘草等。

二、痰瘀互结

本证，多无明显的原发疾患，多为形体偏胖之人，主因小舌（会厌）松弛而肥大，会厌壅塞。在夜间平卧时，痰湿重坠向下，会厌部松弛而向下低垂，阻塞气道，喉头、气道受阻较重而气息骤停，则出现痰声呼噜鸣响突然停顿，惊醒，气憋胸闷。

主要表现：平素鼾声较大，呼噜痰声，鸣响不止，突然出现气憋胸闷而惊醒，醒后心慌心悸不适，面色紫绀，唇暗而青紫或发乌；舌淡暗，苔白腻，脉细弦或弦滑。

治宜：益气健脾化湿、涤痰化瘀开结，方宜泻白散合逐瘀汤。

药宜：苏条参、生黄芪、枳壳、怀山药、桑白皮、葶苈子、苏子、白芥子、炒莱菔子、浙贝母、射干、薤白、莪术、丹参、丹皮。

病状之五十七　气短

呼吸短促，气息不续，讲话停顿，间隙过长，即为气短。气短为一个常见症状，可见于多种病证之中。此处仅集中探究气短明显且典型，其余兼症尚不明显的气短的论治。

气短，有虚实之分。虚者，主为心肺气虚、肺肾气虚；实者，主为胸中淤阻，或肺脏气道淤阻，或自发性气胸而气溢充盈胸中，或痰瘀、水饮停蓄并阻于胸。

一、心肺气虚

主要表现：气短而息弱，声音低弱，常兼倦怠乏力，面色㿠白或晦暗，舌淡，苔白，脉细弱。

治宜：补益心肺，方宜补中益气汤合薤白散。

药宜：生黄芪、党参、桂枝、大枣、防风、五味子、枸杞、丹参、薤白、枳壳、桔梗、炙升麻、炙甘草等。

二、肺肾气虚

主要表现：气短而难续，呼吸表浅，张口呼吸，常兼面色青灰或紫暗，腰膝酸软，舌淡暗，苔白，脉沉细弱或沉迟。

治宜：补益肺肾之气，方以人参蛤蚧散为代表。

药宜：生黄芪、人参、熟地黄、生地黄、山萸肉、泽泻、附子、肉桂、蛤蚧、黄精、大枣、防风、五味子、枸杞、丹参等。

三、淤阻胸中

淤阻胸中而气短，主要为实邪淤阻，表现为气短而呼吸不畅、阻滞不通，主要为气道淤阻或邪留胸中、胸胁，阻碍气机，气息受阻而不畅。其邪为患，主要为以下几类。

其一，肺脏气道淤阻

本证多因肺病日久，或咳喘，或肿块，或痰瘀结滞而肺部纤维化，淤阻肺脏气道所致。

主要表现：呼吸不畅，张口气短难续，胸部憋闷发胀，面色青灰或紫暗，唇绀，舌暗，苔腻，脉弦或涩或滑数。

治宜：宣发肃降、涤痰化瘀、通瘀畅气，方以泻白散合血府逐瘀汤为基础加减。

药宜：桑白皮、葶苈子、苏子、白芥子、炒莱菔子、浙贝母、皂角刺、枳壳、厚朴、怀山药、薤白、莪术、丹参、丹皮、射干等。

其二，气溢胸中

本证多见于自发性气胸。本类患者，多为年轻患者；起病多虚实夹杂，初起多实，病情稳定及后期多虚。

主要表现：胸部不明原因之痛而气短，面色晦暗或青灰，心胸憋闷，不能劳累动作，舌淡或淡暗，苔薄白，脉弦紧涩。

治宜：攻补兼施，益气宣肺、涤痰化瘀降逆，方以薤白散合补中益气汤为基础加减。

药宜：生黄芪、党参、薤白、瓜蒌、枳壳、桔梗、炙升麻、防风、白芷、桑白皮、葶苈子、怀山药、白及、五味子、枸杞、丹参等。

其三，痰瘀并水饮停蓄

本证为邪留发病之痰瘀或水饮之邪，停蓄于胸中或胸胁，引致气短息难。

主要表现：气短，呼吸表浅而胸中或胸胁刺痛、胀痛，深呼吸则疼痛加剧，唇紫暗，舌淡暗，苔白腻，脉弦数或弦涩。

治宜：涤痰化瘀，或逐水化饮。具体施治，当注意各自不同特点，分别施治，方药如下。

涤痰化瘀，以治痰瘀互结胸中或胸胁者，方以泻白散合血府逐瘀汤为主，药宜葶苈子、苏子、白芥子、炒莱菔子、浙贝母、皂角刺、路路通、枳壳、厚朴、茯苓、薤白、莪术、丹参、丹皮、射干等。

逐水化饮，以治水饮停蓄胸胁者，方宜泻白散合葶苈大枣泻肺汤，药宜桑白皮、葶苈子、泽泻、大腹皮、茯苓、薤白、延胡索、台乌、地骨皮、大枣等。

病状之五十八　息粗

呼吸之时，音重息粗，似喘非喘，似哮非哮，似咳非咳，似有物堵塞气道而气息不畅者，是为息粗。其病之治，主要分为以下三证。

一、肺窍不通

本证多为外感之病未愈，或鼻窍受阻（过敏性鼻炎、萎缩性鼻炎、鼻窦炎等），气道鼻窍受阻不畅所致。

主要表现：呼吸时音重息粗，发音不清而嗡声较重；多兼恶寒，或微热，身酸困；昼夜均张口呼吸而口干，或时有咽干舌燥；舌淡红，苔薄白或薄黄。

治宜：疏风解表、通窍利咽，方以银翘散或防风汤为主。

药宜：防风、白芷、荆芥、藁本、苍耳子、辛夷花、薄荷、石菖蒲、桑叶、金银花、连翘、射干、牛蒡子、桔梗、炙升麻、丹皮、生甘草等。

二、会厌壅塞

本证多为形体偏胖，或久病体虚之人，气虚而痰湿、瘀血停滞阻塞，会厌（小舌）松弛而肥大所致。

主要表现：讲话或呼吸之时，音重息粗，发音嘶哑不清，或夜卧时鼾声气憋；或兼面色紫绀，唇暗而青紫或发乌；舌淡暗，苔白腻，脉细弦或弦滑。

治宜：补益脾肺、益气化湿、涤痰化瘀开结，方宜补中益气汤合泻白散、逐瘀汤。

药宜：潞党参、生黄芪、枳壳、桔梗、炙升麻、怀山药、桑白皮、葶苈子、白芥子、炒莱菔子、浙贝母、射干、薤白、莪术、丹参、丹皮。

三、肝郁心蒙

本证多为肝气不舒，心智不全，气机不畅，心窍蒙阻所致。

主要表现：发音含混不清，息粗音浊，气息不匀；或兼见舌体满口，转动发声不灵，或口唇发木，吐音不张；舌暗，苔薄白，脉弦涩等。

治宜：调畅气机、疏肝养心、醒神开窍，方以酸枣仁汤合苏合香丸为基础加减。

药宜：酸枣仁、益智仁、制香附、郁金、石菖蒲、合欢皮、炒知母、苏合香、麝香、丁香、沉香、川芎、丹参、丹皮、炒知母、连翘、川贝母等。

病状之五十九　咳嗽、哮鸣、喘促

咳嗽，为气道内声响异常，常伴咯吐痰液之症。其为肺失宣肃，肺气上逆，冲击气道、咽喉、声门而作声响。一般而言，细辨之，有声无痰谓之咳，有痰无声为之嗽。

哮鸣，为喉间、声门痰涎涌动，声响而痰鸣，多为邪实或正虚引致痰湿、水饮内聚，积于气道，阻滞肺气而致肺失宣肃、肺气上逆，痰湿、水饮随肺气上逆而痰鸣气喘。

喘促，呼吸困难，喘息不宁而气促，甚者张口抬肩，鼻翼扇动，不可平卧。其多由多种原因，或邪实，或正虚，导致肺失宣发，或不能肃降，气不至根，肺气浮越上逆所致。

咳嗽、哮鸣、喘促三者，均为呼吸之气异常的表现，常相互影响而互见，故合而论治。

一、风寒束肺

主要表现：咳嗽声重，咽痒，咳痰稀白，常兼恶寒发热、无汗、身酸困、流清涕、头痛，舌淡红，苔薄白，脉浮数。

治宜：辛温散寒、宣肺止咳，方以三拗汤为基础加减。

药宜：麻黄、前胡、桔梗、杏仁、防风、荆芥、藁本、白芷等。

若以上之症尚兼哮鸣者，喉间痰鸣水饮声响，宜予小青龙汤，可在前方药之基础上，加用射干、干姜、细辛等。

二、风热犯肺

主要表现：咳嗽声嘶，痰黄，发热而微恶寒，鼻阻涕稠或浊，口渴或咽痛而干，舌淡红，边尖红甚，或舌红，苔薄黄，脉浮数。

治宜：疏风解热、宣肺止咳，方以银翘散或桑杏汤为基础加减。

药宜：桑叶、金银花、连翘、杏仁、防风、白芷、荆芥、射干、玄参、牛蒡子、板蓝根、丹皮、生甘草等。

三、燥邪犯肺

主要表现：咳嗽而干，或呛咳声嘶，少痰或无痰，甚者痰中带血；发热恶寒，无汗或少汗，口咽、鼻唇干燥难耐，甚者鼻衄、咯血，大便干结，小便短少，脉浮数或浮紧。细分之，初秋而病，发热重而恶寒轻，脉浮数者为温燥；深秋而燥，恶寒重，发热轻，脉浮紧者为凉燥。

治疗：需分辨温燥与凉燥，分别而治。

温燥而咳之治，治宜疏风清热、润肺止咳，方以桑杏汤为主，药宜桑叶、杏仁、薄荷、前胡、芦根、粉葛、玉竹、沙参、浙贝母、天花粉、牛蒡子、连翘；防风、荆芥、射干、赤芍、丹皮、生甘草等。

凉燥而咳之治，治以疏风散寒、润肺止咳，方以杏苏散为基础，药宜苏叶、杏仁、前胡、紫菀、款冬花、百部、防风、荆芥、玉竹、芦根、生甘草等。

四、热邪壅肺

主要表现：咳嗽而气喘难定，甚者喘促鼻扇，呼气如灼，发热，口干而渴，咽红肿痛，甚者胸痛，大便干结，小便短赤，舌红苔黄，脉数或滑数。

治宜：清热泻肺、降逆止咳，方以泻白散合黄连解毒汤为主。

药宜：黄芩、黄连、黄柏、桑白皮、杏仁、生石膏、知母、栀子、连翘、玄参、马勃、芦根、柴胡、金银花、赤芍等。

五、痰热壅肺

主要表现：咳喘而咯痰黄稠，量多，甚者痰色如脓血铁锈且腥臭；高热，甚者胸痛；胸闷，气喘息粗，甚者鼻翼扇动；舌红或暗红、紫暗，苔黄腻或腐腻，脉弦滑或弦涩。

治宜：清热涤痰、宽胸开结、清肺止咳，以千金苇茎汤合泻白散为基础加减。

药宜：苇茎、败酱草、黄芩、桑白皮、鱼腥草、葶苈子、浙贝母、白芥子、莱菔子、桔梗、皂角刺、赤芍、丹参、丹皮、薤白等。

六、痰湿阻肺

主要表现：咳嗽或哮鸣不断，痰声重浊，痰涎壅盛而黏腻或稠厚，咳吐不尽，痰出则咳嗽或哮鸣减缓，脘痞胸闷，呕恶食少，进食肥甘油腻之品则诸症加剧，大便稀溏，舌淡或暗，苔白腻，脉濡滑或弦滑。

治宜：涤痰化湿、宣肺止咳，方宜二陈汤合三子养亲汤。

药宜：白芥子、莱菔子、苏子、葶苈子、法半夏、陈皮、厚朴、枳壳、茯苓、桑白皮、浙贝母、冬瓜仁等。

七、痰淤阻肺

主要表现：久病咳喘，咳声不畅而胸闷堵塞，呼吸不畅，张口气促难续，胸部憋闷发胀，面色青灰或紫暗，唇绀，舌暗，苔腻，脉弦涩或滑数。

治宜：宣发肃降、涤痰破瘀、理肺畅气止咳喘，方宜泻白散合血府逐瘀汤。

药宜：桑白皮、葶苈子、苏子、白芥子、炒莱菔子、浙贝母、皂角刺、枳壳、厚朴、怀山药、薤白、莪术、丹参、丹皮、射干、防风、荆芥、白芷等。

需要注意的是：本证多因肿块，或痰瘀结滞而肺部纤维化，淤阻肺脏气道，肺气逆乱而咳喘、哮鸣。故其治，当以涤痰破瘀为要。

八、心肺气虚

主要表现：咳嗽声低，或喘促，气短息弱，常兼倦怠乏力，面色㿠白或晦暗，舌淡，苔白，脉细弱。

治宜：补益心肺、养肺止咳，方宜补中益气汤合薤白散。

药宜：生黄芪、党参、大枣、前胡、紫菀、款冬花、防风、五味子、枸杞、丹参、薤白、枳壳、桔梗、炙升麻等。

九、肺肾气虚

主要表现：喘促、气短而呼吸难续，张口抬肩，不能平卧，常兼面色青灰或紫暗，腰膝酸软，舌淡暗，苔白，脉沉细弱或沉迟。

治宜：补益肺肾、益气平喘，方以人参蛤蚧散为代表。

药宜：生黄芪、人参、枳壳、熟地黄、生地黄、山萸肉、泽泻、附子、肉桂、蛤蚧、黄精、大枣、防风、五味子、枸杞、丹参等。

十、肺肾阴虚

主要表现：咳嗽或喘促，干咳少痰难咯，甚或痰中带血，或无痰，口干咽燥，声音嘶哑；常兼低热不已，或五心烦热，形体消瘦；或午后潮热，盗汗，颧红；或腰膝酸软，遗精；舌红少津，无苔，脉细数。

治宜：滋养肺肾之阴、止咳平喘，方宜百合固金汤合知柏地黄丸。

药宜：生地黄、熟地黄、山萸肉、泽泻、炒知母、百合、龟甲、鳖甲、沙参、麦冬、天花粉、杏仁、前胡、焦黄柏、丹皮、地骨皮等。

病状之六十　喑哑失声

声音嘶哑而发声受限，直至不能发声，是为音哑失声。声音嘶哑者，是为音哑、喑哑；语而无声者，是为失声、失音。

外感或内伤之病，均可出现喑哑、失声之症。邪实所致喑哑、失声者，乃因肺失清肃、清窍闭阻，是为金实不鸣；正虚至甚，肺金失养、清窍失用，则为金破不鸣。

邪实闭阻而喑哑、失声，多为外感风寒，或风热侵袭，或外寒内燥，或痰湿壅肺，或暴怒气结。

正虚失养而喑哑、失声，则多肺肾阴亏（阴虚火旺），或气阴耗损。

治疗喑哑、失声，在辨证施治的基础上，均应选用利咽、宣肺、通窍之药，如射干、牛蒡子、胖大海、桔梗、木蝴蝶、马兜铃、罗汉果、石菖蒲、蝉蜕、薄荷等。

一、外感风寒

主要表现：声重音喑，发声困难，常伴咽痒，咳嗽，恶寒发热，无汗，身酸困，清涕，头痛，舌淡红，苔薄白，脉浮数。

治宜：辛温解表、宣肺利咽止咳，方以三拗汤为基础加减。

药宜：桔梗、马兜铃、杏仁、麻黄、细辛、前胡、防风、荆芥、藁本、白芷等。

二、风热袭扰

主要表现：发音声嘶不利而咽痛，咳嗽痰黄，发热而微恶寒，鼻阻涕稠或浊，咽喉肿痛，乳蛾（扁桃体）肿大，口渴而干，舌淡红，边尖红甚，或舌红，苔薄黄，脉浮数。

治宜：疏风解热、利咽消肿、宣肺启闭，方以银翘散或桑杏汤为基础加减。

药宜：射干、玄参、牛蒡子、胖大海、蝉蜕、薄荷、板蓝根、桑叶、金银花、连翘、败酱草、杏仁、防风、白芷、荆芥、芦根、丹皮、生甘草等。

三、外寒内燥

主要表现：声重音暗，难以发声，甚者失音；咽喉肿痛，乳蛾（扁桃体）肿大；恶寒发热俱重，无汗而身酸困，咽痒而咳嗽，流清涕，头痛，或大便秘结；舌淡红或红，苔薄而干、少津，脉浮数。

治宜：发汗解表、清热利咽、宣肺止咳，方以大青龙汤为基础加减。

药宜：生石膏、射干、玄参、牛蒡子、桔梗、麻黄、桂枝、防风、荆芥、白芷、生姜、粉葛、芦根、杏仁、前胡等。

特别应当注意的是：本证为"寒包火"之证，即外寒内热（燥）。其成因：一是外感风寒之证未解，寒邪郁久化热，里热渐起，表寒未解，表寒而里热（燥）；二是外感风热之证，里热渐起，表热未尽，过用清凉、苦寒之药清热利咽，表邪内陷，寒邪复盛于外而外寒里热（燥）。在此病因病机之下，肺窍受阻，声门闭阻，音暗不声，甚者失音。

此状，为外感病中，音暗、失音之症中最重且常见者，关键之因多为过用寒凉之品清热利咽。故此，医者及患者均当注意，不可一见咽痛或音暗初起，即用大量寒凉之品清利之，仍当辨病辨证而治疗。

四、痰湿壅肺

主要表现：发声重浊不清、低钝，痰声鸣响；常兼咳嗽或哮鸣不断，痰涎壅盛而黏腻或稠厚，咳吐不尽；脘痞胸闷，呕恶食少，进食肥甘油腻之品则诸症加剧，大便稀溏；舌淡或暗，苔白腻，脉濡滑或弦滑。

治宜：涤痰化湿、宣肺启闭，方以二陈汤合三子养亲汤为主。

药宜：射干、牛蒡子、马兜铃、石菖蒲、防风、白芷、白芥子、莱菔子、苏子、葶苈子、法半夏、陈皮、厚朴、枳壳、茯苓、桑白皮、浙贝母等。

五、暴怒气结

主要表现：气郁声嘶，或喉间如物壅堵，咯之不出，咽之不下，发声不畅或吐音不清；息粗音浊，气息不匀；或兼烦躁易怒，头目晕胀，目胀红赤，心神不宁而不寐；舌红，苔黄燥，脉弦数。

治宜：清肝泻火、降气开结、利咽通窍，方以柴胡疏肝散合龙胆泻肝汤为主。

药宜：玄参、射干、牛蒡子、胖大海、桔梗、石菖蒲、炒柴胡、桑叶、白芍、龙胆草、酸枣仁、制香附、石菖蒲、降香、沉香、丹参、丹皮、炒知母、连翘、川贝母、荔枝核等。

六、肺肾阴亏

主要表现：久病之后，或渐起而现，声音嘶哑而低弱，甚者失音不声；或兼干咳少痰难咯，甚或痰中带血，或无痰，口干咽燥；或腰膝酸软，遗精；舌红少津，或光红无苔，脉细数。

治宜：滋养肺肾之阴、止咳平喘启闭，方以百合固金汤合知柏地黄丸为主。

药宜：生地黄、熟地黄、山萸肉、泽泻、炒知母、百合、白果、龟甲、鳖甲、沙参、麦冬、天花粉、杏仁、前胡、射干、牛蒡子、胖大海、罗汉果、桔梗等。

七、气阴耗损

主要表现：久病或热病之后，病邪渐退，声音嘶哑，气短懒言，发声低弱无力，心悸，或胸闷；或兼干咳少痰，或无痰，口干咽燥；舌红少津，或苔薄少津，或光红无苔，脉细弱或细数。

治宜：益气养阴、润肺利咽启闭，方以补中益气汤合知柏地黄丸为主。

药宜：生黄芪、苏条参、枳壳、薤白、生地黄、山萸肉、泽泻、炒知母、沙参、麦冬、天花粉、杏仁、前胡、丹参、射干、牛蒡子、木蝴蝶、马兜铃、薄荷、桔梗等。

病状之六十一　呃逆、嗳气

呃逆、嗳气，为（脾）胃失和降，胃气不能顺降反而上逆之症。

脾胃相合，脾主升，胃主降，二者升降相因，方能受纳腐熟水谷、水湿，运化升清水谷精微。发病之时，升降失衡而胃气不降，均可出现胃气上逆而呃逆不适、呃逆声响而打呃，或是嗳气不已。食积不化、寒热之邪侵扰、肝郁犯胃者，则为实证；脾胃虚弱而呃逆、嗳气者，是为虚证。

呃逆、嗳气之治，当以降逆和胃、通降胃气为顺。

一、食积不化

主要表现：呃逆而呃声频作声响，或嗳腐吞酸，嗳气不已，常伴腹胀、腹痛，纳呆不食，口中异味且馊腐，酸腐之气尤甚，大便或溏结不调，或泄泻暴注，或便秘，舌红，苔黄燥或黄腻，脉弦数或弦涩。

治宜：消食导滞、降逆止呃，方宜消食导滞散合四磨汤。

药宜：苏条参、厚朴、枳壳、槟榔、台乌、白芥子、莱菔子、焦山楂、鸡内金、茯苓、法半夏、连翘、焦黄柏、生甘草等。

二、寒邪凝滞

主要表现：呃逆而清冷吞酸，常伴胃脘冷痛或绞痛暴作，纳呆不食，口中清涎或发酸，大便稀结或泄泻，舌淡红或淡暗，苔薄白或白腻，脉沉迟或沉细。

治宜：温中散寒、降逆和胃止呃，方宜丁蔻理中汤。

药宜：党参、干姜、丁香、肉豆蔻、柿蒂、沉香、檀香、厚朴、台乌、吴茱萸、荜茇、怀山药、茯苓、法半夏等。

三、胃火热盛

主要表现：呃逆而呃声响亮，气热上冲，胃中灼热而痛，拒按，口臭，或消谷善饥，或牙龈肿痛溃烂，齿龈出血，大便干结，尿短黄，舌红或红绛，苔黄燥，脉滑数。

治宜：清泻胃火、降逆止呃，方以玉女煎为主。

药宜：生石膏、生地黄、炒知母、牛膝、玄参、连翘、黄连、黄柏、竹茹、代赭石、麦冬、玉竹、沙参、赤芍等。

四、肝郁犯胃

主要表现：脘腹发胀而呃逆，呃声、嗳气不畅，常随情志而变化，胸胁发胀或胀痛，烦躁不安，大便秘结，舌淡红，苔薄黄，脉弦数或弦涩。

治宜：疏肝和胃、降逆止呃，方以柴芍六君汤或五磨饮子为主。

药宜：炒柴胡、桑叶、白芍、制香附、郁金、瓜蒌、台乌、炒延胡索、木香、沉香、槟榔、枳实、竹茹、合欢皮、佛手等。

五、脾胃虚弱

主要表现：呃逆而呃声低弱，或胃脘冷痛，或隐痛，喜温喜按，大便稀溏或泄泻，倦怠乏力，舌淡，苔白或白腻，脉沉细弱或沉迟、细弱。

治宜：健脾益胃、和胃止呃，方以香砂六君汤为主。

药宜：生黄芪、党参、枳壳、厚朴、白术、砂仁、丁香、柿蒂、怀山药、茯苓、法半夏等。

若兼脾阳不足而显虚寒之象者，当加温补脾阳之药熟附片、干姜等。

第三节　验案举隅

【验案二十】自发性气胸

齐某，男，27岁，汉族，已婚，电脑操作员。

一、初诊概况

时间：2009 年 3 月 3 日

主要病状： 自诉自发性气胸三周。发病时无明显诱因，也无咳嗽等症，突感胸痛而气憋，到医院检查，诊为自发性气胸，右下肺肺叶已被压缩 30%。日前检查，气胸未再继续发展，但肺叶压缩状态仍同前。

诊察得知： 中等身材，发育一般，面色萎黄而晦暗，神情紧张，烦躁，口唇发乌发青；气短，微喘，心悸，动则胸痛、憋闷而喘；夜寐不安、多梦，便溏，尿清；舌淡暗，舌面有瘀点，舌下络脉淤滞，苔薄白，脉弦涩。

医者分析： 该患者已被确诊为自发性气胸，属中医之胸痹、气短之病。此时，已发病三周，气胸而自发性气胸基本稳定，但胸中淤阻之征明显，虚实夹杂。

主要病因病机及诊断： 病因不明，但自发性气胸既成，气体溢出肺脏而积于胸中，肺脏被压而吐故纳新之力受损，清气不入，浊气不出，气运受限，血行不畅，气血淤滞而虚实夹杂；气虚血瘀，则现气短，微喘，心悸，动则胸痛、憋闷而喘，口唇发乌发青，舌面有瘀点，舌下络脉淤滞；淤阻于胸，气血不运，心神失养而不宁，故烦躁、夜寐不安、多梦。

据上，其病为胸痹（自发性气胸）、气短，证属气虚血瘀、胸中淤阻、肺气不张（肺失宣肃）。

治宜： 据诊断，治当攻补兼施，治宜补益肺气、活血化瘀、宣肃通痹，辅以养心安神，方以补中益气汤合血府逐瘀汤为基础加减用药。

处方： 生黄芪 18g，党参 15g，薤白 15g，瓜蒌 15g，枳壳 10g，桔梗 8g，炙升麻 5g，防风 15g，藁本 10g，白芷 10g，桑白皮 15g，葶苈子 15g，怀山药 20g，白及 16g，炒枣仁 15g，五味子 15g，合欢皮 15g，枸杞 15g，丹参 30g，川芎 5g。

医嘱： 服 4 剂，再诊；宜静养，多卧；忌过劳、过娱、过食；忌食酸冷、辛辣、鱼腥之味。

方解： 补益肺气：生黄芪、党参、枳壳、桔梗、炙升麻、五味子、白及、怀山药。

活血化瘀：枸杞、丹参、川芎。

宣肃通痹：该组用药，包括三个角度，共奏宣发肃降肺气、宽胸开痹通痹之效。一为宣发肺气，防风、藁本、白芷；二为肃降肺气，桑白皮、葶苈子；三为宽胸开痹，薤白、瓜蒌、枳壳、桔梗、炙升麻。

养心安神：炒枣仁、五味子、合欢皮。

二、诊治进程及其变化

一周后，二诊：

主要病状： 服药后，已无明显胸痛；气短及心悸改善，仍微喘，口唇乌青稍减淡；时有少量痰液，色白或清稀；神情稍微放松，烦躁、夜寐不安、多梦均有减缓，但仍存；大便转干；舌脉同前诊。

调治简况：此时之症，胸痹、气短减缓。气虚血瘀、胸中淤阻、肺气不张有所改善，但其主要病机仍存在，气溢胸中而淤阻仍存。时有少量痰液，为佳兆，为不张之肺叶逐渐复常而能分泌痰液。

当继续守前方之旨，调整用药，守方再治。据此时之症，调整用药。

减药：因气短及心悸改善，生黄芪减为 15g，薤白减为 12g，瓜蒌减为 10g。

加药：加浙贝母 12g，白芥子 12g，以涤痰化湿，消减淤阻。

医嘱：服 4 剂，再诊；其他同前。

又一周后，三诊：

主要病状：近日已无胸痛，气短及心悸改善较为明显，已无微喘；口唇乌青明显减淡，咯痰色白成团；神情渐开朗，紧张感明显消减，已无明显烦躁，夜寐稍安，时有多梦；舌淡暗，舌面瘀点消减，舌下络脉淤滞减淡，苔薄白微腻，脉弦细。

昨日到原诊察医院检查，右下肺肺叶被压缩部分减至 18%。

调治简况：此时之症，原患气溢胸中而胸痹、气短明显减缓，右下肺肺叶被压缩部分由 30% 减至 18%。气虚血瘀、胸中淤阻、肺气不张之证均有较大改善。痰液增多成团，为肺叶逐渐恢复而分泌痰液增多。

当续守前方，调整用药，守方再治。

减药：因已无胸痛及微喘，气短及心悸改善，去瓜蒌、白芷；已无明显烦躁，夜寐稍安，去合欢皮。

加药：加炒莱菔子 12g，以增强涤痰化湿、消除痰液之力。

医嘱：续服 4 剂，再诊；其他同前。

十天后，四诊：

主要病状：已无明显气短，未出现心悸；口唇微紫暗而无乌青之状；仍咯痰液，色白渐稀，痰块减少；神情开朗，已无紧张感，夜寐明显改善，梦减少；舌淡暗，舌面已无明显瘀点，舌下络脉微暗，苔薄白，脉弦细。

调治简况：此诊，病状明显好转，当守第三诊之方再治。

医嘱：续服 6 剂，再诊；其他同前。

二周后，五诊：

主要病状：感觉身体恢复较好，经检查，右下肺肺叶被压缩部分已基本恢复，无明显的被压缩状态，已于上周恢复上班。仅在较为劳累时偶现气短，但感到疲乏，工作较久仍有胸口微闷之感；口唇微暗而无发紫，微干燥；咯痰减少，色白清稀，无痰块；夜寐正常；舌淡暗，舌面已无瘀点，舌下络脉正常，苔薄白，脉弦缓。

调治简况：此时，右下肺肺叶无明显的被压缩状态，胸痹、气短基本消除；气虚血瘀、胸中淤阻基本消除，肺气不张已解。惟久病之后，气血运行尚待逐渐恢复，故偶有气短，感到疲乏，时有胸口微闷之感。当守前几方之主旨，给予一个调理方，调其气血运行，助心肺主气主血之力。

生黄芪 15g，党参 15g，薤白 12g，枳壳 10g，桔梗 8g，炙升麻 5g，防风 15g，藁本 10g，葶苈子 15g，浙贝母 12g，白芥子 12g，怀山药 20g，五味子 15g，枸杞 15g，丹参

30g，玉竹 15g，炙甘草 6g。

医嘱：服 6 剂，随诊。

一月后，随访：身体恢复正常，无胸闷、气短、咳喘诸症，能正常工作、运动等。

三、诊治难点及特点

该患者为胸痹、气短之病中较为罕见者。其无明显诱因，也无咳喘病史，却出现自发性气胸而突感胸痛气憋，右下肺肺叶已被压缩 30%；气短，微喘，心悸，动则胸痛、憋闷而气喘。就诊时，已发病三周，自发性气胸情况基本稳定，但胸中淤阻之征明显，虚实夹杂难治。

经病因病机分析，诊断为胸痹（自发性气胸）、气短，证属气虚血瘀、胸中淤阻、肺气不张。按攻补兼施之治则，施以补益肺气、活血化瘀、宣肃通痹，辅以养心安神之方药，历时近二月，服方药 24 剂，其气溢胸中而胸痹、气短之病及气虚血瘀、胸中淤阻之证均消除。

诊治该患者，难点在于其病因病机特殊，无明显诱因而发生气胸，气溢胸中，气虚血瘀、胸中淤阻而肺气不张。其治，当攻补兼施，不可单纯祛邪，也不可急补，在应用相应方药的基础上，始终使用白及，以其黏滞之性，控制、修复已破肺泡，与补益肺气、活血化瘀之药相合，减少或阻止气胸扩展。全方协同，诸药相合，祛瘀化痰、宣发、肃降、补益肺气而止住气溢，开通胸痹，宣畅运行肺气，进而促进心肺运化气血而康复。

【验案二十一】甲状腺结节切除后音暗

涂某，女，42 岁，汉族，已婚，公务员。

一、初诊概况

时间：2012 年 4 月 19 日

主要病状：甲状腺结节切除术后 52 天。术后，伤口愈合良好，但感到发声困难，语音不清，逐渐音暗声嘶难辨。经手术医院再次会诊，术中并未伤及邻近组织或声门、咽喉等。

诊察得知：其无外感之病，面色紫暗微红赤，烦躁不安，语声不清则烦躁更甚，夜寐不安；口干，饮水不解渴；咽喉部灼热，似有物壅堵，但咯之不出，咽之不下；经行愆期，量少色黑，尿短黄，大便干结；舌暗红，舌面有瘀点，苔白腻，脉弦细数。

再经细询得知，其病检甲状腺结节为良性。但其始终难忘此事，且十分担心会否复发而终日心绪不宁。

医者分析：综合其手术史及现在病状，应属甲状腺结节切除后之术后综合征。

其原患甲状腺结节，即因肝气郁结、痰瘀凝滞而成。术中，虽未伤及邻近组织或声门、咽喉等发声器官，但术后担心复发，心理压力增大，气郁更甚，痰瘀互结更显，则致自觉喉间不适而音暗不声。此时，已距术后近二月，仍音暗不声，当从气机郁结、气郁化火、痰瘀互结、肺窍不利而喉痹入手诊治。

主要病因病机及诊断：其病，肝气郁滞而郁结为本病发展变化的主线。术前，肝气郁结、痰瘀凝滞，遂致甲状腺结节。术后，心理压力增大，情志不畅，肝郁气结而化火、生痰、致瘀。

按五行生克制化关系推论，正常时，肺金克肝木；此时，肝郁火热，肝气过旺，反侮肺金，为木火刑金，引致肺窍闭阻，遂在肝郁气滞之证为主的病变过程中，出现发声困难、音喑声嘶难辨等症。

肝气郁滞，肝热肝火偏旺，火热蕴结下焦，相火则旺，则现经行愆期，量少色黑，尿短黄，大便干结等症。

肝郁气结而生痰、致瘀，痰瘀互结，阻于喉间，则咽喉部灼热，似有物壅堵，但咯之不出，咽之不下，影响发声而音喑；同时，出现肝气郁滞、痰瘀停滞之征，面色紫暗微红赤，烦躁不安；口干，饮水不解渴；咽喉部灼热，似有物壅堵，但咯之不出，咽之不下；舌面有瘀点，苔白腻，脉弦细。

综合而言，其主要病因病机为肝郁气结、相火上犯、痰瘀互结、肺失宣肃、肺窍闭阻、咽喉痹阻。

据此病因病机分析，其病为音喑、喉痹，其证为肝郁火旺、痰瘀互结、肺窍痹阻。

治宜：疏肝解郁、清泻相火、涤痰化瘀、宣肺通痹。

处方：桑叶10g，白芍15g，制香附15g，郁金15g，炒枣仁15g，忍冬藤15g，五味子15g，浙贝母15g，白芥子15g，射干10g，皂角刺12g，生地黄16g，山萸肉15g，泽泻10g，炒知母10g，防风15g，荆芥10g，藁本10g，丹参30g，丹皮15g，连翘15g，焦黄柏10g，紫花地丁10g，生黄芪15g，玉竹15g，怀山药20g。

医嘱：服4剂，再诊；注意合理用嗓，不可大声或用力呼叫；忌食辛辣、鱼腥、生冷之味。

方解：疏肝解郁：桑叶、白芍、制香附、郁金、炒枣仁、忍冬藤、五味子。

清泻相火：生地黄、山萸肉、泽泻、炒知母、连翘、焦黄柏、紫花地丁、玉竹、怀山药。

涤痰化瘀：浙贝母、白芥子、皂角刺、丹参、丹皮、生黄芪。

宣肺利咽通痹：防风、荆芥、藁本、射干。

二、诊治进程及其变化

一周后，二诊：

主要病状：发声困难有所改善，音量略有增大，声嘶改善并语音稍清；面色紫暗微红赤减淡，已无明显烦躁，夜寐稍安而多梦；口干改善，咽喉部灼热感明显消减，但仍似有物壅堵；尿短黄稍清，大便已解；舌脉同前诊。

调治简况：服药后，木火刑金、肺窍受阻而喉痹已有减缓，相火蕴结下焦而上犯之证也有改善。但因其病久，肝气郁滞之主线仍存，喉间壅堵感仍明显，可确证其为"梅核气"。当守前方主旨，调整用药而续治。

减药：因相火蕴结下焦之证改善，去焦黄柏。

加药：加厚朴 10g，佛手 15g，增强疏肝解郁之力，促进消解"梅核气"；加木蝴蝶 10g，牛蒡子 10g，增强利咽通窍、宣肺开痹之力。

医嘱：服 4 剂，再诊；其他同前。

二周后，三诊：

主要病状：发声困难明显改善，音量接近正常，声嘶已不明显且语音清晰；面色转润，已无红赤，已无烦躁，夜寐正常；口干改善，已无咽喉部灼热感；有物壅堵之感减轻，仅在休息不好或情志不畅时堵塞感明显；时感疲倦，尿转淡黄而通畅，大便正常，时偏稀溏；舌淡红，舌面已无瘀点，苔薄白，脉弦细。

调治简况：服前二诊方药后，诸症明显减缓。木火刑金、肺窍受阻而喉痹、音喑基本消除，但未痊愈；相火蕴结下焦而上犯之证基本消除；痰瘀互结基本解除，"梅核气"减轻而仍存。原患诸症渐消时，因久病正伤而微感疲倦。当续守前方，调整用药而续治。

减药：因相火蕴结下焦之证基本消除，去生地黄、山萸肉、泽泻、炒知母、紫花地丁；痰瘀互结之证基本解除，去皂角刺；喉痹、音喑基本消除，去木蝴蝶、牛蒡子、藁本。

加药：时感疲倦，加苏条参 15g。

医嘱：服 4 剂，随诊；其他同前。

一月后，专程告曰：服完以上方药，已无发声困难和声嘶，语音清晰，音量正常，可正常讲话、交谈；喉间也已无堵塞感；三周前，月经正常而至，经量、经色也已正常。

三、诊治难点及特点

该患者病起于肝郁气火，重在肺窍、咽喉不利而喉痹、音喑。特殊之处在于：肝气郁滞而郁结为其病发展变化的主线。术前，肝气郁结、痰瘀凝滞而出现甲状腺结节；术后，虽确诊为良性结节，但仍十分担心会否复发，心理压力增大，终日心绪不宁，情志不畅，肝郁气结而化火、生痰、致瘀。其关键之病因病机，为木火刑金，兼以痰瘀互结于肺窍、咽喉。在肝郁气滞之证为主的病变过程中，相继形成肝郁气结、相火上犯、痰瘀互结、肺失宣肃、肺窍闭阻、咽喉痹阻的病机脉络，遂出现发声困难、音喑声嘶难辨等症。

针对其病机关键，以疏肝解郁、清泻相火、涤痰化瘀、宣肺通痹之方药治疗，服药 12 剂，肝郁火旺、痰瘀互结、肺窍痹阻之证消除，木火刑金之病机关键解除，则音喑、喉痹痊愈，发声、语音复常。

本案提示：诊治疑难之病，当全面辨病辨证而论治，不可见一脏之主要症状，即仅以此脏为主而治；应当注意脏腑相关，多脏相联，多路相通，理清病机关系脉络，抓住症结，紧扣关键性病因病机而辨治。

如本案之治，其临床表现虽以肺经病患的表现（音喑、喉痹）为典型且明显，但深究其病因病机关键，则为情志不畅、肝郁火旺、木火刑金，治疗则从肝论治为先，疏肝、宣肺而调脏腑，以消除木火刑金之病机关键为要，同时施以清泻相火、涤痰化瘀、通痹开窍之法，消除积弊、畅其气机，最终消除音喑、喉痹，终获佳效。

【相关验案简介】（选自《庆生诊治中医疑难病验案集粹》）

案例二十九 夜鼾气憋

该患者常在夜卧时因喉阻、痰声呼噜鸣响、气憋胸闷而惊醒、心慌，类似现代医学的呼吸窘迫综合征。该类病患，严重者，若未能及时纠正，则易导致呼吸窒息，甚而致亡。其关键之点为，会厌肿胀松弛，喉头气道受阻。其证，则为气虚湿盛，痰瘀互结。

本案之治疗，一服汤药，二做会厌部训练，三加强体育锻炼。综合治疗，以减重消脂，增强全身肌肉弹性，改善会厌部肿胀松弛，畅通气道。三治并举，三管齐下，获效明显，其夜鼾气憋消除。（详见《庆生诊治中医疑难病验案集粹》之第四案）

案例三十 慢阻肺喘促

该患者久患肺部纤维化、阻塞性肺病而长期咳喘不止、胸闷而痛、胸中如物堵塞。其复因外感风寒，慢性病急性发作，虚证与实证夹杂，表证与里证同现，标病与本病俱急。治疗，首当分清标本。

初诊时，标本俱急，治当标本兼治、攻补兼施。经治，其风寒外束之证消除。随之，集中治其本，攻补兼施、扶正祛邪。为消其肺部淤积、散结开痹，既用宣肃肺气之药，也用补益脾肺之剂；既用涤痰化瘀之药，更用消积破瘀之莪术、三棱、白花蛇舌草、皂角刺等。共服药 31 剂，经复查，肺部纤维化明显消减，仅为肺部纹理增粗、紊乱。其慢性阻塞性肺病基本消除。（详见《庆生诊治中医疑难病验案集粹》之第三十六案）

案例三十一 特发性肺含铁血黄素沉着，喘促、短气并脑室扩大

该患者为 5 岁儿童，因头痛、脸色苍白并发紫半年，曾入住某儿童医院住院治疗。入院诊断为：贫血原因待查，脑积水。一月后，出院诊断为：特发性肺含铁血黄素沉着症，重度贫血，小儿偏头痛？脑室扩大。笔者诊治时，患儿头颅较大，颅骨较方；头痛，烦躁，夜寐不安；面色黑红紫晦暗，颜面浮肿；鼻塞，呼吸不畅，喘促、胸闷。以补益脾肺、调补气血、活血破瘀、涤痰化湿、宣肺利水之方药治疗。初期，服药一周，咳嗽时痰液由白色转为微黄红色；中后期，服药三周后，痰色由黄红色转为白色，渐至不咯痰，咳嗽止，胸部无特殊感觉，头痛等症消失。守方治疗一月，颜面浮肿消失，面容恢复正常，呼吸正常，头形完全正常，无畸形状态。（详见《庆生诊治中医疑难病验案集粹》之第五十七案）

第十一章

心身失调

第一节 概 述

人的心理与生理出现异常，相互影响而致病，是为心身失调。

心理之疾，谓之为"心病"，多为情志失畅，心理不适而失调，心智不常，精神有疾。生理之病，谓之为"身（体）病"，多为身体有疾，物质变异（不足或过剩、质低或变质），功能失常（虚弱低下或亢进过盛），脏腑气机不能正常运行，气血不能正常化生，阴平阳秘变为阴阳失衡。心病与身病相互影响而共同为病，则为心身性疾病。

诊治心身失调、心身性疾病应当注意：诊断既要注意患者的精神情志状态，又应注意身体异常之疾，更需注意二者的相互影响及其异常状态；治疗既需调治其情志精神，又要调理其脏腑阴阳气血，更当注重整体调治心理与生理，达到心身同治而复常。

一、心身失调简析

心身失调与心身性疾病，常常相互代称或互称。本论所析，仍按一般习惯，将心身失调与心身性疾病二者合称，总以心身失调为其代称。但是，若细辨之，二者仍有一定差异和不同。探讨该差异与不同，有助于更好地把握心身失调类疾病的诊治。

心身失调，多从发病学关系及其发病过程而论，主要指两种发病学的情况，一是人体由于内外之邪所伤，或人体脏腑失调，或正气虚衰，人体脏腑功能的生理平衡被打破，处于病变失衡之状，为人的"身病"。由于"身病"，人必然会出现焦虑、担心、恐惧等特殊感受，引致情志不畅，气机紊乱，神明受扰而精神异常，遂现"心病"。二是由于情志所伤，致使人的情志不畅、气机紊乱而心神不宁，神志不安，人之心理失常而出现心智不常、精神有疾的"心病"。由于心病，情志不畅，心神不安，气机紊乱，引致脏腑功能紊乱，气血阴阳失调，物质变异，功能失常而"身病"。由是，此发病关系及其过程，就是心身失调。

心身性疾病，主要是指经过心身失调的发病过程，人的心理与生理同时俱病的状态或结果。此时，人的情志、精神失常而不稳、不安，脏腑功能失调或物质变异。心理异常与生理有疾共同存在，相互影响而人体阴阳失衡、气血不和、邪正相争而为病。

人由五脏六腑、经脉经络、筋脉骨肉、皮毛肌肤所构成，以五脏为中心；具有七情五志的精神情志活动，表现为喜、怒、忧、思、悲、恐、惊等七情。七情分别由五脏所主而成为五志，即：心，在志为喜；肝，在志为怒；脾，在志为思；肺，在志为忧（悲）；肾，在志为恐（惊）。对于精神情志与五脏的关系，《素问·宣明五气》指出："心藏神，肺藏魄，肝藏魂，脾藏意，肾藏志。"因此，"身病"与五脏直接相关并以五脏为主；"心病"也与五脏相关，首与心、肝相联。

人是一个有机整体，就心病而言，七情五志的活动，皆与五脏相关，但以心、肝为要。其因在于，在以五脏为中心的整体联系中，心为君主之官，主神明，统神志，为人身之大主，统摄五脏六腑及全身。肝为罢极之本，主藏血，"肝藏血，血舍魂"（《灵枢·本神》），故主神魂；主疏泄，摄气机，喜调达而恶抑郁，调畅精神情志活动。

心身失调，主要表现为精神情志失常之"心病"与脏腑身体失调之"身病"并见。

常见"心病"之主要表现：心主神明受扰而心烦不安或思维紊乱，烦躁不安或漠然懒行，精神抑郁焦虑或亢奋狂躁不已，言多语杂失于控制或沉默寡言不言不语，神情激动不安或淡漠呆滞，情绪高亢或萎靡消沉，躁动不宁或消沉不动，夜寐不安而情志不宁，健忘而多疑，甚者神识昏蒙，狂言乱语或神昏谵语，或喃喃自语而不知所云。

常见"身病"，多为脏腑失调之象：心主血脉不畅而胸痹、胸闷、心悸；或肝气不疏，气机郁滞而胸胁胀满、疼痛，肝气上逆、气机逆乱而撑满胀痛，胆气不疏、胆汁不利而口苦、黄疸，或肝郁气滞血瘀而血脉不通、肌肤青紫、瘀点瘀斑、刺痛；或脾失健运而腹胀腹泻、纳食不化；或木火刑金、肺失宣肃而胸痛、气逆咳喘；或肝郁化火，下焦相火偏旺而多梦遗精、经闭经少色黑。

心身失调之病既成，心理不适与生理异常共存，且多为虚实夹杂之证。其治，必须心身同调、同治，攻补兼施。

二、心身失调的辨识要点

辨识心身失调的特点及其症结，有利于针对病机脉络或症结，顺从或扭转病势，消除病因，调治心身，调理脏腑，修复病位，畅达气血，调和阴阳，以复健康。

心身失调的辨识，主要应注意以下几点。

（一）辨心病身病之先后

辨别心身失调之"心病"或"身病"之先后，主要从发病过程及其主要病因而辨。

以溯源畅流的方法，查究最初的致病因素或起因，进而分辨心病与身病的相互影响及其病机关系。

1. 外邪侵袭而心智无大异者，多为身病在先

病邪外侵，或六淫侵袭，或金刃虫兽，或外毒疫毒所伤，初起之时，多为身体受损而以身病为主；但若伤势较重，或病久不愈，则易引致心病而情志不宁，病情复杂。

2. 情志不畅而病或复感病邪者，多为心病在先

个人所愿不遂，情志刺激，过于劳累等因，导致情志不畅而病，引致机体气机紊乱，极易复感病邪，或外感六淫之邪，或内生邪气，动风，痰淤阻滞而病，是为情志不畅而脏腑失调，身体病患。如是，多因"心病"为患而致"身病"，"心病"在先。

3. 邪留发病者，多为心病与身病交织互动

内生五邪，痰饮、水湿、瘀血、虫积、食积等为患，是为邪留发病之证，多为心病身病交织互动而成。当细辨各自病变的轻重、程度、脏腑所累及其综合影响。

内生五邪，痰饮、水湿、瘀血、虫积、食积等病邪之成，本身就是多种因素和病变的结果，也有心病与身病的相互影响与作用。当这些病邪作为新的致病因素而引致新的疾患时，往往就是心病与身病交织而成，难分先后。

（二）辨心病身病之轻重

若患者情绪不宁，心绪不稳，烦躁易怒或消沉懒行，神情淡漠，目光呆滞，对外界反应明显降低，与人交往能力明显障碍，甚或神识昏蒙，狂言乱语或神昏谵语，或喃喃自语而不知所云，是为心病之症较重较急者。

若患者脏腑失调、功能痿废、物质变异（不足或过盛、变质或变性）较甚，气血阴阳亏损较甚，如高热、潮热、骨蒸、寒热往来，寒热错杂，或疼痛剧烈，胸胁胀满、口苦、黄疸，或血瘀而青紫、瘀点瘀斑、刺痛；或腹胀腹泻、纳食不化；或气逆咳喘等症较重者，是为身病之症较重较急。

（三）辨心病身病之程度

虽有心病之症，但仅为情志不畅，烦躁不安而心绪不宁、失眠多梦者，尚为心病轻浅之证；若出现情感障碍，神情淡漠，目光呆滞，对外界反应明显降低，甚或神识昏蒙，狂言乱语或神昏谵语，是为"心病"危重之证。

已患身病，虽有发热，恶寒或畏寒，行动困难，运化失健，气机不畅，肺气失于宣肃者，尚为身病轻浅之证；若高热神昏、不能行动、行为不能自已、运化低下或停滞，脏腑功能痿废不用，则为"身病"危重之证。

（四）辨心病身病之脏腑所累

心病所累脏腑，以"五志"所归而辨识：心神不宁，夜寐不安，狂喜不宁，神情淡漠，目光呆滞，言语不清，甚者神识昏蒙，狂言乱语或神昏谵语，或喃喃自语而不知所云，主要责之于心；烦躁不安，暴躁易怒，长吁短叹而叹息不已，狂躁不已，主要责之于肝；忧思不解而哀怨难尽，多责之于脾；悲痛不解，气急气短，多责之于肺；易惊易恐，多责之于肾。

身病所涉脏腑，按其脏腑功能所主而分辨：血脉不畅、血运异常、神明受扰者，心痛、心悸、怔忡、唇绀、脉结代，或健忘、失眠、胸闷心悸，主要责之于心；气机失畅、疏泄失调者，胁痛、烦躁、易怒、肢体震颤、目疾、脉弦，主要责之于肝；运化失常，气血生化乏源者，腹胀或痛，纳呆不食，泄泻，体虚中气下陷而内脏下垂，主要责之于脾；呼吸不畅、宣肃失常者咳嗽、喘促、哮鸣、咯痰、鼻阻流涕、便秘等症，主要责之于肺；纳气无力、精血不充、下焦不利、虚喘不得平卧、耳鸣耳聋、尿频、尿急、尿痛、尿闭、尿清长不禁或淋沥涩痛不畅，男女精血失常而阳痿遗精、滑精，女子经闭经少，不孕不育等，主要责之于肾。

（五）辨心病身病之综合影响

从心病、身病俱现时的情况分辨二者的综合影响，主要观察分辨以下几点。

一是从先后分因果。若是心病在先且重，多为心病而引致身病；若是身病在前，心病渐起，多为身体有疾而致心理异常。

二是从轻重程度辨病势之缓急。若是心病较重，则为心病之势急重于身病；若是身病危重，则为身病之势危重于心病。

三是从病种的属性看其相互影响。若是外感病，其身病多重于心病；若是内伤杂病，且病久不愈，或邪留发病，多为心病重于身病或心病与身病俱重。

三、心身失调的主要机理

（一）心身失调的总病机

心身互动，心病与身病相互影响而精神情志失常、脏腑失调、功能紊乱或萎废，是心身失调的总病机。从发病学关系看，主要的病机关系有心病累及身病、身病累及心病和心身同病。

（二）心病累及身病

外界不良刺激，个人所愿不遂，情志所伤，致使人的心神失主、肝失疏泄而气机紊乱、精神情志失常，遂现心病。心病既现，累及脏腑，引致气血失畅，阴阳失衡而身病。

1. 心神失主而病

心神失主，君主之官不能正常主血脉、主神明，则易引致全身脏腑气血失调、阴阳失衡而为病，心智心神异常而出现不寐难安、心烦、神志不宁，甚者神昏等；与此同时，心脏自身也受累受损，主血脉之力失常，气血运行受损而出现心悸、胸痹等。

就其表现特点看，心神失主可出现：

心窍蒙蔽，则神识昏蒙，甚而神昏不识人，抽搐、抖颤；心气虚弱，心悸，胸闷，神疲乏力而不耐劳作，虚烦不眠；心气虚弱而无力运血，气虚血瘀而胸刺痛，胸闷而面色青紫。

若心气虚弱、神气失充累及于脾，心脾气虚则运化失健，气血生化乏源而神疲，倦怠，忧思气弱，纳呆不食，泄泻，腹痛等；若累及肺气而心肺气虚，则气短懒言，神疲易悲；若累及肝气而心肝气虚，则心虚胆怯，胆小惊惕；若累及肾气而心肾气虚，则易惊易恐，滑精，月经色淡，神疲乏力。

2. 肝失疏泄而病

肝气失疏，一是肝气不疏而肝气郁滞，二是肝气疏泄太过则肝气逆乱。二者均可引致情志不畅更甚而气机紊乱，诸病由生。

肝气郁滞，脏腑疏泄不利，气机郁滞，则肝经气滞而烦躁，胁肋不适而胀满疼痛；肝气横逆犯（脾）胃，则胃脘饱闷、撑胀至胁肋不舒而胀满疼痛，口苦，呃逆，嗳腐吞酸；气滞血瘀，则现瘀血疼痛，局部皮肤、舌面有青紫瘀点瘀斑，或胸痹胸痛，胃脘刺痛等。

肝气疏泄太过，肝气逆乱，易引致肝郁化火，气火上逆，冲心犯脑而头目晕胀、疼痛，易摇易动，烦躁易怒；肝气上逆，木火刑金，则肺金受灼，肺失宣肃而呛咳，胸痛等。

（三）身病累及心病

因感外邪，或因金刃虫兽等因所伤，或突遇重伤，病之初起，多仅为身病。病重、病久，或是邪留发病，或是病情疑似难辨而诊治不力，或是病情缠绵不愈，患者或多或少，或轻或重，都会出现担心、焦虑，甚而恐惧的心理趋向，造成进一步的精神紧张，出现惰性心理，进而形成心病渐起，终致心身失调而俱病。

身病而累及心病，初起之时，多因身体不适而担心、焦虑、恐惧，遂现肝气郁滞，或心神不宁；久则肝郁化火或气机逆乱，或心窍被蒙，或心神空虚而失神。

（四）心身同病

久病重病之人，往往是心病与身病俱重。此时，心病与身病的病机关系，则是相互影响和累及。主要的相互关系为：

身病较重较久，病邪伤人太甚，脏腑功能失调，邪留发病越甚，气血运行失畅越深，阴阳失衡越重，正气不彰更显，精气神不足或紊乱而心理失常更甚。

心病深久不解，心理失常，心智不宁，更能加剧脏腑失调、气机紊乱、阴阳失衡，诸病更深。此时，邪实与正虚相互影响，虚证与实证并见，虚实夹杂交织，往往形成较为复杂而难诊难治的疑难病证。

邪实与正虚互动，虚证与实证并见，虚实夹杂交织是心身失调的最大特点，也是其关键病机之一。在此组病机关系中，多见心志不宁，心神不定，肝气不舒而气结，肝气疏泄太过而逆乱，且多为实证。

四、心身失调的治疗要点

（一）治疗心身失调之总则

治疗心身失调，应当调心治身而综合调治，以安神志、调脏腑、泻过亢、补虚损为其要点。综合调治，是从调治的手段、方法及途径而言；调心治身，是从调治的切入点及其目标而论。

综合调治，主要采取并协调配合运用药物调治、心理调节、行为调摄等方法，达到《内经》所言"恬憺虚无，真气从之，精神内守，病安何来"的境界和状态，从而实现心身健康。

调心治身，就是要调摄心理，顺畅情志，恢复并建立积极、稳定、乐观向上的良好心态，保持稳定而开朗的精神状态；同时，调治身体，调理脏腑，补虚泻实，能和顺气血，平衡阴阳，畅达气机。

（二）心身失调的主要治法

1. 祛除心病或身病之源

心身失调，或先有身病，继而忧疾不解，渐致心病；或因情志不畅，先为心病，继而累及脏腑，渐引身病。不论何因所致，均当首先解除患者最初的关键之因，消其病之源头，才能有效调心治身，治之获效。

第一，溯心病之源，消除精神压力

通过心理分析，知患者心病之源及不良心理刺激之根；通过心理诱导，细解其心病之结，鼓其治病之愿，助其自知治病之理，懂自我配合之法。帮助其尽力按"恬憺虚无""精神内守"的要求，调摄自身的精神状态，尽可能地保持平和的心态对待疾病，消减精神压力，配合治疗。

第二，察身病之根，解除疾患之苦

细察细辨患者身体原患之疾，抓住其症结而治，或祛邪，以祛除病因；或扶正，以修复病位，调整病性；或切断扭转病势，促病向愈向好；或攻补兼施，扶正祛邪或祛邪扶正，以综合调整和纠正脏腑失调、气机失畅、阴阳失衡。争取尽快获效，鼓舞其治病之信心，使其逐步建立良好的积极心态，有助于调整和纠正心身失调。

2. 攻补兼施以清解为上

针对心身失调多为虚实夹杂、实证居多的关键病机，调治心身失调，当予攻补兼施，注重清解，兼顾补其不足。主要治法，有以下五法。

第一，清心定志并养心安神

清解郁积心火热邪，祛除心火热盛扰乱神明之因；辅以益气、养阴、养血诸法，使得神有所养所附，遂获心安志宁。以此法，治心中郁热、积火诸症。

第二，清心开窍而养脑安神

以清解之法，祛除烦心扰心之因，开启被蒙被扰之清窍；辅以养脑、补脑而使神有可安之处，确保神明清灵，以治心窍被蒙被扰、髓海失养、心志不宁诸症。

第三，清泻心肝之火并养心柔肝

以清肝泻火、祛除心火之法，祛除情志不畅而积久之火热；辅以滋养心阴、柔润肝阴，敛其阳热之势，以治心肝火旺并耗阴伤津诸症。

第四，疏肝理气宁心并柔肝平肝

以疏肝理气，顺气行气之法，解除肝气不舒而致心气结滞、心神不宁；辅以柔肝平肝，肝得柔润，气机则畅达顺行而不逆乱，以治肝郁气滞而心肝气逆、心神不定诸症。

第五，交通心肾并滋阴降火

以清泻心火、滋养肾水（阴）、滋阴降火而交通心肾之法，治疗心火亢于上、肾水亏于下而心神失养、心志不宁诸症。

3. 调心宁心而安神定志

调心宁心，安神定志，应当以多种方法相携，或内服方药，或以心理诱导，或以导引健体等手段，调养、调摄、调护心神，实现气畅血和，神清气爽，神安心宁。

就调理脏腑而言，可有若干方法调心宁心而安神定志。如滋养心阴、补益心气、补养心血、清心泻火、疏肝理气、平肝降逆、安神定志等法，均可获调心宁心而安神定志之效。

第一，滋养心阴

涵养心之阴液，以消心阴不足而虚火内起、神明受扰诸症。

第二，补益心气

益心气、鼓心智，以治心气不足而神失所充之怯懦、心虚难定诸症。

第三，补养心血

养血润心，以治心血不足而神失所养之心慌无定诸症。

第四，清心泻火

清泻心中郁热积火，消除心火热盛而烦躁难安诸症。

第五，疏肝理气

疏理气机，调畅肝郁，以治肝气郁结而气结扰心，神志不宁诸症。

第六，平肝降逆

柔肝平肝、降逆顺气，以治肝郁较甚、气滞较甚而上逆作祟，扰乱清窍神明诸症。

第七，重镇降逆、安神定志

重镇降逆、酸甘收敛，以治或因气逆，或因火热，或因痰阻，或因瘀血所致之阳亢飞越、心神不安、神志不宁诸症。

（三）心理调节

心理引导与调节，是治疗心身失调的重要环节与主要方法，也是所谓心理治疗的主要内容。参与并影响心理调节的人，应有医者、患者、患者的至亲密友三个方面。只有这三个方面的人都具有共识，协调配合，良性互动，方能取得良好的效果。

心理调节，主要应注意以下几个方面。

1. 医患交流

第一，医患互动，相互信任

心身失调之患者，往往焦虑、担忧，甚或对自己、对就医均无信心，要么讳疾忌医，不愿多谈病情，一切等医者"摸脉"估诊；要么夸大病情，放大病痛，令医者难究其真。对此情况，尤其需要医患相互信任、相互配合。

第二，医患沟通，深入细致

医者诊察时要理解、尊重、了解、引导患者，并与患者及时而深入细致地沟通，获得最真实而具体的心理动因，方可有效引导。其中，医者应当体恤患者，大爱解难，为患者保密个人隐私和病情。

第三，医患讨论，取得协同

根据医者的初步判断和对病势的把握，坦诚谈出医者的初步诊断思路，以取得患者的理解配合，以利进一步了解并诊察病情，准确诊断。

第四，医患协商，配合治疗

在拟定治疗方案时，医患双方应当共同商议确定治疗方案。医者与患者换位思考，以患者心理看待其患疑难病证的诊治情况，揣思其心理接受力并优化诊治方案，提高患者接受和配合治疗的自适应性，以获得最佳的治疗效果。

第五，周全医嘱，指导患者

一要让患者知晓其病之症结，治疗之关键，生活之宜忌，饮食之当否，自励之要义，配合治疗之关键事项。

二要解患者心结，身心同治，鼓励患者树立生活信心，唤起其主动性，信任治疗，激活患者自身内在的良好品德、积极的心性、健康的心态，自觉主动地配合治疗，建立良性的积极的自我心理诱导，扶持正气（抗病力），提升患者的代谢和自体免疫力。

此点，对于心病与身病俱重之人，尤其重要。欲治其病，必先解其心结。通过医嘱，方能服药奏效。

三要对患者家属给予指导并提出要求，告知其综合护理，引导和帮助患者自我调适的要点。

2. 亲友协助

心身失调之患者，其病之起，其病之愈，均与其直接相处的亲友的状态密切相关。因此，在治疗中的心理调节，确实需要亲友们的协助与引导，使其建立良好的人际关系环境和关爱、理解的氛围，使其减少心理压力，增强治疗信心，激活和调动抗病力。

3. 释放转移

释放压力，就是鼓励和引导患者将其心理症结释放出来，可采取与医者、亲友交谈，或以叫喊、哭诉、大笑等方法，释放减压。

转移注意力，就是设法引导转移患者注意力，将其钻牛角尖的思维和注意力转移到其他愉快而轻松的事项上面，不再关注其原来担心、恐惧、懊恼、烦心之事。

4. 淡忘减压

在知晓患者的心理症结后，晓以关心、理解，帮助其知晓该症结对其健康的伤害与弊端，引导患者逐渐淡忘其原有的心理症结，减少或消除其不良的心理刺激。

5. 激励乐观

引导患者多思多想乐观、向上事情，建立自强自立的信心和能力；及时与患者讨论治疗中病状向愈的佳兆，勉励其进一步配合治疗，引导并激励其建立良好的健康心态，进而激活调动其体内的抗病力。

（四）行为调摄

调治心身不适，患者需要进行必要的行为调摄，建立健康良好的生活方式和行为习惯，做到劳逸有常，进行适量适度锻炼，科学利用音乐调节。

1. 劳逸有常

注意做到不过劳、不过逸、不过食（饮食失衡），即生活作息有规律，按时起床或入睡，定时工作或休息，工作张弛有度。按时、有度、定量、科学搭配进食，避免饥饱无常，或偏食而营养失衡。

2. 适度锻炼

根据个人的身体素质与兴趣爱好，选择适宜自己并喜好的运动项目，适度锻炼。注意运动健身锻炼的时间与强度，适中为宜，以运动之后头脑清晰、精神放松、不感到十分疲惫为度。

3. 音乐调节

根据个人喜好和病证特点及属性，通过选择适合的音乐进行心理调节，放松紧张心情，消除烦躁不安诸症，调节激活内在激情，振作精神，改变消沉颓废心态。

五、心身失调的用药及其宜忌

（一）扶正补益而养神益智

治疗心身失调的扶正补益而养神益智之法，意在调心宁心、安神定志。本方法之中，又可细分为涵养阴液、补养阴血、益气提神等方法。

1. 涵养阴液

涵养心之阴液，为涵养阴液之要。同时，涵养肝肾之阴，以消虚火虚热之源，以治因阴液不足而虚火内起、神明受扰诸症。

常用药物：生地黄、黄精、麦冬、天冬、沙参、玉竹、天花粉、百合、石斛、女贞子、鳖甲、龟甲。

若脾胃虚弱，痰湿壅盛，或痰蒙清窍者，少用或慎用本类药物。

2. 补养阴血

补养心血、肝血，为补养阴血之要。通过补养心肝之阴血，养血润心，柔肝养肝，以治心血不足、神失所养而心慌无定，肝血不足而目化神蒙、眩晕智乱诸症。

常用药物：枸杞、当归、熟地黄、熟三七、丹参、丹皮、桂圆、大枣、桑椹、阿胶。

3. 益气提神

补益心气、肝气、胆气，以充心气、养肝气、壮胆气，鼓心智，治心气、肝气、胆气不足而神失所充之心虚胆怯、心虚神弱、心神难定诸症。

常用药物：生黄芪、苏条参、太子参、桔梗、炙升麻、大枣、白术、炙甘草等。

吴茱萸、小茴香、木瓜，均为入肝经、性温热之药，与前述药物相配，用于肝胆气虚或寒凝肝脉而心虚胆怯之证。

本类药物，在心身失调而气火上逆、肝风内动诸症明显时，不宜使用。

（二）祛邪清解而安神定志

祛邪清解而安神定志之法用于治疗心身失调，旨在祛除病邪，宁心定志，清心安神。本方法，尚可细分为清泻火热、柔肝平肝、调畅气机、重镇降逆、涤痰化湿醒脑开窍、活血化瘀醒脑开窍等方法。

1. 清泻火热

清泻心肝之火热，消除郁热积火，解除热盛而神明受扰、烦躁难安诸症。

清泻心火之药：连翘、金银花、黄芩、黄连、栀子、淡竹叶、灯心草等。

清泻肝胆、降火除热之药：龙胆草、夏枯草、柴胡、桑叶、菊花、黄柏、金钱草、海金沙、秦皮、木贼、钩藤、刺蒺藜等

本类药物，常与平肝降逆或重镇降逆诸药合用。若为心肝气虚所致心身失调，则当慎用或少用。

2. 柔肝平肝

针对肝气不疏或疏泄太过之证，当用柔肝平肝之药，以治烦躁不安、心烦易怒，或气郁哀怨叹息等症。

常用药物：桑叶、白芍、槟榔、乌梅、酸枣仁、五味子、使君子、石决明、佛手、合欢皮等。

本类药物，常与调畅气机、重镇降逆药合用，以增柔肝平肝之效。

3. 调畅气机

调畅气机而治心身失调之药，以理气、行气、破气为要，以治气机不畅，或郁滞、郁结不行，或疏泄太过而气机紊乱、逆乱，气结扰心，神志不宁而烦躁不安、胀满不适、疼痛诸症。

常用药物：柴胡、枳实、枳壳、厚朴、陈皮、青皮、木香、沉香、降香、檀香、川楝子、荔枝核、乌药、石菖蒲、制香附、延胡索、郁金、槟榔、姜黄、乳香、香橼、合欢皮、佛手等。

本类药物，具体应用时，视其调畅气机之力的大小强弱，常分为理气、行气、破气三类，分别视各证气机郁滞的程度而用之。

理气之药，用治气机郁滞之证，主要有柴胡、枳壳、陈皮、厚朴、制香附、郁金、合欢皮、佛手等。

行气之药，用治气机结滞之证，主要有青皮、木香、降香、乌药、石菖蒲、槟榔、香橼等。

破气之药，用治气机逆乱而上犯或横逆窜行、气滞血瘀之证，主要有枳实、沉香、檀香、川楝子、荔枝核、姜黄、乳香、没药等。

本类药物，若正虚为主而神失所养，心神不宁，尤其是气虚之证，当慎用或少用。

4. 重镇降逆

对于气机逆乱而上逆作祟、扰乱清窍神明诸症，宜以药性重镇下行之品，降逆安神，以治心身失调而气机逆乱上扰神明，阳亢飞越、心神不安、神志不宁之重症。

常用药物：生铁落、磁石、生牡蛎、生龙骨、琥珀。

本类药物，不可久用常用，宜中病即止；体虚之人或虚实夹杂而虚证为主者，当慎用或少用。

5. 涤痰化湿醒脑开窍

痰湿阻蒙清窍而心神被蒙者，当用燥湿化痰之品，升清降浊，以涤痰化湿醒脑开窍。

常用药物：明天麻、白术、苍术、佩兰、砂仁、法半夏、贝母、白芥子、莱菔子、胆南星、礞石、石菖蒲、苏合香等。

本类药物，宜与理气、行气之品相合而用，以增强其涤痰化湿、醒脑开窍之力；若阴

液不足而神失所养，或虚火虚热上扰神明者，当忌用。

6. 活血化瘀醒脑开窍

瘀血阻滞清窍而神明不彰者，当以活血化瘀醒脑开窍之药治疗。

常用药物：蒲黄、丹参、丹皮、川芎、红花、桃仁、水蛭、莪术等。

本类药物，宜与理气、行气、破气之药合用，方可增其疗效。尤其应当重视与麝香、石菖蒲同用，以利药力透过脑窍（血脑屏障），进入大脑而醒神开窍以安神、宁神、护神。

第二节　主要病状诊治要点

病状之六十二　不寐

不寐，包括了失眠、多梦等夜寐不安，难以入眠，或虽寐但易醒，时寐时醒，寐而多梦等病状。不寐，主为心神受扰而不安，或心失所养而不宁，多与气血失和、阴阳失衡之病机并见，常与肝脾肾之病密切相关，虚实之证均可出现，多为虚实夹杂之证。

一、肝郁心乱

本证之成，主为肝郁气滞，气行不畅，扰乱心神而不寐。

主要表现：心烦易怒而不寐，或彻夜不眠，胸胁胀满，叹息不舒，口苦，舌暗红，苔薄白或薄黄，脉细弦、微数或弦涩。

治宜：疏肝解郁、宁心安神，方以疏肝散合酸枣仁汤为主加减。

药宜：酸枣仁、五味子、忍冬藤、柴胡、桑叶、白芍、制香附、郁金、合欢皮、佛手、金钱草、连翘、丹参、丹皮等。

二、气火上逆

本证之起，主要源于肝郁气滞较重，情志刺激较甚而气机逆乱；或肝郁气滞日久，气郁化火；或肝经火旺，火热上窜，遂致气火上逆，清窍受扰，心神不宁而不寐。

主要表现：头目晕胀疼痛而难入寐，烦躁易怒，甚而暴躁难安，或足履不稳，或易摇易动而抖颤，口苦咽干，大便干结，尿黄赤，舌红，苔黄燥，脉弦滑数。

治宜：清肝泻火、降逆定志安神，方以龙胆泻肝汤合钩藤饮为主加减。

药宜：龙胆草、黄芩、炒栀子、连翘、磁石、生龙骨、石决明、钩藤、刺蒺藜、明天麻、生地黄、泽泻、炒知母、赤芍、丹皮等。

三、痰火扰心

本证之因，主要为痰湿不化而郁久生热化火，痰热痰火内生，挟气上逆，扰乱心神而不寐。过食而胃中不和，或气郁而痰阻日久，均可致此证。

主要表现：心烦撑胀不舒而不寐，胸闷脘痞，呕恶不舒，口苦黏腻，或头重头晕胀，尿短黄，舌红，苔厚腻，脉弦滑数。

治宜：清热涤痰、清心降火、和中安神，方以黄连温胆汤为主加减。

药宜：黄连、炒栀子、京半夏、陈皮、枳实、竹茹、紫花地丁、焦黄柏、茵陈、金钱草、茯苓等。

四、气阴不足

本证之成，多为久病或过劳、过逸，耗气伤阴，气阴不足而心神失养，虚热扰心而不寐。

主要表现：不寐而易醒，或多梦，常兼心悸而气短乏力，目睛干涩，视物不清，口干舌燥，夜间盗汗黏腻，甚者如油，大便干结，舌淡或微偏红，苔少或无苔，脉细数。

治宜：益气养阴、养心安神，方以知柏地黄丸合补中益气汤为主加减。

药宜：生地黄、山萸肉、泽泻、炒知母、酸枣仁、五味子、麦冬、玉竹、炙远志、生黄芪、桔梗、枳壳、丹参、当归、白芍、薤白等。

五、气血亏虚（心脾两虚）

本证之因，多为久病体虚、心脾两虚而气血化生乏源，心神失养而不寐。

主要表现：夜难入眠，多梦易醒，气短懒言，心悸健忘，或头晕空虚，面色萎黄或㿠白无华，纳呆便溏，或盗汗清冷如水，舌淡白，苔薄白，脉细弱或沉细。

治宜：健脾益气、补血养心安神，方以归脾汤为主加减。

药宜：炙黄芪、潞党参、白术、当归、枸杞、龙眼肉、丹参、熟地黄、山萸肉、泽泻、酸枣仁、五味子、炙远志、桔梗、枳壳、薤白、炙甘草等。

六、心胆气虚

本证之成，主为久病体虚，或先天禀赋不足，后天失养而复情志不畅，遂心气虚弱、胆气不足、气血不活而不寐。

主要表现：心中懊恼而虚烦，入睡不稳而不安，易惊易醒，终日惊惕不安而心悸，时感如被人追，或顾影自怜而自悲，或兼自汗、气短、胸闷，舌淡，脉细弦。

治宜：益气活血、养心安神、定惊壮胆，方以酸枣仁汤合通窍活血汤为主加减。

药宜：酸枣仁、五味子、忍冬藤、生牡蛎、石菖蒲、蒲黄、丹参、丹皮、炙远志、茯神、桑叶、白芍、合欢皮、佛手、生黄芪、苏条参、炙甘草等。

七、心肾不交

本证之因，主为久病而肾水亏于下，不能上济于心；心火亢于上，不能下交于肾，是为心肾不交、虚烦不安而不寐。

主要表现：心烦不宁而难以入睡，心悸不宁而多梦易醒，常兼头晕目眩耳鸣，面红赤，腰膝酸软，五心烦热，潮热盗汗而黏腻，咽干不饮，尿短黄或涩痛，舌红，苔少或无苔，脉细数。

治宜：滋阴降火、养肾清心、交通心肾，方以黄连阿胶汤为代表加减（或予知柏地黄丸合交泰丸）。

药宜：黄连、黄芩、肉桂、阿胶、生地黄、熟地黄、山萸肉、泽泻、炒知母、酸枣仁、五味子、忍冬藤、生牡蛎、石赤芍、丹参、丹皮、茯神、甘草等。其中黄连，清心降火；肉桂，引火归原。

病状之六十三　心悸

心身失调而致心悸，主为心主神明受扰而出现心中惊悸不适，甚而心胸痹阻不通。

心悸常与胸痹相兼而现，但各自的主要病机有所不同。此处所言心悸，为心病与身病交织而成，乃心身失调之主要病状。胸痹之诊治，详见本书第三章第二节病状之十三脏腑疼痛之"心与小肠疼痛之治"。

一、气滞血瘀

主要表现：心悸而惊惕不安，心烦易怒，不寐，叹息不舒，胸胁胀满，口苦，舌暗红，苔薄白或薄黄，脉细弦微数或弦涩。

治宜：疏肝理气、活血化瘀、宁心安神，方以疏肝散合血府逐瘀汤为主加减。

药宜：醋炒柴胡、桑叶、白芍、制香附、郁金、合欢皮、佛手、槟榔、枳壳、连翘、薤白、瓜蒌、丹参、丹皮、乳香、没药、生甘草等。

二、心虚胆怯

主要表现：心悸、怔忡而胆怯，虚烦惊惕，入睡不稳而不安，常易顾影自怜而自悲，气短懒言，倦怠乏力，舌淡，脉细弦。

治宜：益气安神、养心壮胆，方以《医学心悟》之安神定志丸合酸枣仁汤为主加减。

药宜：人参、生黄芪、茯神、石菖蒲、生牡蛎、生龙骨、酸枣仁、五味子、蒲黄、炙远志、白芍、炙甘草等。

三、气血亏虚

主要表现：心悸气短懒言，健忘，或头晕空虚，面色萎黄或㿠白无华，夜难入眠，纳呆便溏，或动则汗出而清冷如水，舌淡白，苔薄白，脉细弱或沉细。

治宜：补益气血、健脾养心、安神养神，方以归脾汤为主加减。

药宜：炙黄芪、潞党参、薤白、炙远志、桔梗、枳壳、白术、当归、枸杞、龙眼肉、丹参、熟地黄、山萸肉、泽泻、酸枣仁、五味子、炙甘草等。

四、气虚血瘀

主要表现：心悸而气短，心胸刺痛，唇舌紫暗，面色晦暗或青灰，舌淡白或淡暗，苔薄白，脉细涩。

治宜：益气活血、养心安神，方以补中益气汤合血府逐瘀汤为主加减。

药宜：炙黄芪、潞党参、薤白、瓜蒌、枳壳、桔梗、炙升麻、薤白、炙远志、丹参、丹皮、乳香、没药、炙甘草等。

病状之六十四　健忘

健忘，也称"善忘""多忘""喜忘""习忘"，主要指记忆力减退或衰退，遇事无记忆，善忘而木然。

一、气血不足

主要表现：体虚而健忘，头部空虚无记忆，心悸而失眠，气短懒言，面色萎黄或㿠白无华，纳呆便溏，舌淡白，苔薄白，脉细弱或沉细。

治宜：补益心脾、补养气血、益智养神，方以人参养荣汤为主加减。

药宜：炙黄芪、潞党参、白术、益智仁、薤白、炙远志、桔梗、枳壳、当归、枸杞、龙眼肉、丹参、熟地黄、山萸肉、泽泻、酸枣仁、五味子、炙甘草等。

二、痰浊阻窍

主要表现：健忘而嗜卧，头晕而昏蒙，胸闷呕恶，痰涎壅盛而气阻，或咳吐痰涎，纳呆不食，舌淡，苔白腻或滑，脉弦滑或濡滑。

治宜：化痰降浊、宁心开窍，方以半夏白术天麻汤或温胆汤为主。

药宜：明天麻、法半夏、白术、苍术、石菖蒲、陈皮、佩兰、薏苡仁、茯苓、厚朴、金钱草、郁金等。

三、肾精亏虚

主要表现：健忘而头晕耳鸣，形衰神疲，腰膝酸软，目睛干涩，视物不清，健忘多梦；或男子遗精，女子经行量少或愆期；或潮热、五心烦热；舌红，苔薄少津或光红无苔，脉沉细弱或细数。

治宜：补养肝肾、填精补髓，方以河车大造丸为主。

药宜：紫河车、熟地黄、生地黄、山萸肉、泽泻、炒知母、龟甲、鳖甲、鹿角胶、杜仲、菟丝子、枸杞、当归、白芍、五味子、天冬、麦冬等。

四、淤阻清窍

主要表现：头刺痛而善忘，思维迟缓，言语不畅甚或言謇语涩，心悸胸闷，面色淤滞晦暗或紫暗，唇绀而紫，舌暗或紫暗，舌有瘀斑或舌下青筋淤滞，脉细弦涩。

治宜：祛瘀生新、活血通窍，方以通窍活血汤为主加减。

药宜：蒲黄、川芎、桃仁、红花、麝香、丹参、生黄芪、桔梗、枳壳、石菖蒲、益智仁等。

病状之六十五　抑郁

情志不舒，情绪低落，难以振作，做事无心，自卑自怜，沉默寡言，对外界事物反应漠然，是为抑郁。其成因，多为情志刺激，所愿不遂，或过劳、过逸、过食，或先天禀赋影响所致。

一、肝气郁结

主要表现：情绪消沉，自卑自怜，多愁善感而心烦易怒；夜寐不安，或多梦易醒；性格孤僻，不愿与人交往；叹息不舒，胸胁胀满；口苦，舌暗红，苔薄白或薄黄，脉弦涩。

治宜：疏肝理气、解郁安神，方以疏肝散合酸枣仁汤为主加减。

药宜：酸枣仁、五味子、忍冬藤、柴胡、桑叶、白芍、制香附、郁金、合欢皮、佛手、槟榔、金钱草、连翘、丹参、丹皮等。

二、痰浊中阻

主要表现：精神萎靡不振，嗜卧懒动，喉间痰涎壅盛而气粗气阻，头重而晕，或头重昏蒙，胸闷脘痞，呕恶或反胃，纳呆不食，便溏，舌淡，苔白腻或滑，脉弦滑或濡滑。

治宜：化痰和胃、降浊开窍，方以半夏白术天麻汤为主。

药宜：明天麻、法半夏、白术、苍术、石菖蒲、陈皮、佩兰、藿香、川贝母、白芥子、薏苡仁、茯苓、厚朴、金钱草、郁金等。

三、痰淤阻窍

主要表现：神情淡漠黯淡，头重头晕而刺痛，思维反应迟缓，言语不畅甚或言謇语涩，心悸胸闷，面色淤滞晦暗或紫暗，唇绀而紫，舌暗或紫暗，舌有瘀斑，苔白而腻，脉细弦涩。

治宜：涤痰化瘀、通窍安神，方以天麻饮合通窍活血汤为主加减。

药宜：明天麻、法半夏、苍术、石菖蒲、川贝母、白芥子、厚朴、金钱草、郁金、蒲黄、川芎、红花、麝香、丹参、益智仁等。

四、肾精不足

主要表现：智力偏弱或低下，对外界反应迟缓，抑郁不语，健忘多梦，头晕耳鸣，形衰神疲，腰膝酸软，舌红或暗红，苔薄少津，脉沉细弱。

治宜：填精补髓、养心安神，方以地黄饮子为主加减。

药宜：猪脑髓、熟地黄、生地黄、山萸肉、泽泻、炒知母、龟甲、鳖甲、鹿角胶、杜仲、女贞子、枸杞、当归、白芍、五味子、益智仁、合欢皮、石菖蒲等。

病状之六十六　烦躁

心中烦乱，心神不宁，坐卧不安，躁动难定，是为烦躁。其病，可见于多种病证之中，热病至极，或肝郁气滞，或肝火气逆诸证，均可出现烦躁。

烦躁之症，常随情志、心神之变化而变；烦躁至极者，则癫狂或神昏谵语。

一、温病热盛

温病热盛而出现烦躁者，主要有气分热盛和气营两燔之证。

其一，气分热甚而烦躁

主要表现：烦躁而壮热不已，烦渴引饮，汗出恶热，面目红赤，舌红，苔黄而干，脉洪大。

治宜：清热泻火、清心安神，方宜白虎汤，或黄芩汤、黄连解毒汤等。

药宜：生石膏、黄芩、黄连、黄柏、金银花、连翘、玄参、炒知母、赤芍等。

其二，温病气营两燔而烦躁

主要表现：心中烦躁而难安，不寐，壮热，口渴或渴不欲饮；甚者，或热入营血，热势虽减但身热夜甚，兼现神昏谵语；舌红绛，苔黄而干，或少苔，脉细数。

治宜：清热解毒、凉血安神，可用清温败毒饮或犀角地黄汤等方。

药宜：犀角（用水牛角代，加大剂量）、生地黄、麦冬、丹参、丹皮、赤芍、炒知母、玄参、竹叶、黄连、金银花、连翘、生甘草等。

二、心肝火旺

主要表现：头胀而烦躁易怒，目胀、目赤，胁肋胀痛灼热，五心烦热或手心发胀，口干苦，或口舌生疮，尿赤短黄，大便干结，舌红苔黄而燥，脉弦数或弦滑数。

治宜：清肝泻火、清心除烦，方宜龙胆泻肝汤合导赤散。

药宜：龙胆草、连翘、黄芩、黄连、黄柏、生地黄、泽泻、炒知母、淡竹叶、灯心草、赤芍、丹皮等。

三、肝郁气滞

主要表现：烦躁易怒，叹息不舒，胸胁胀满而痛，口苦咽干，夜寐不安，或多梦易醒，舌暗红，苔白或微黄燥，脉弦数或弦滑。

治宜：疏肝理气、解郁安神，方以疏肝散为主加减。

药宜：炒柴胡、桑叶、白芍、制香附、郁金、合欢皮、青皮、金钱草、川芎、丹皮、炒枣仁、五味子等。

四、肝火气逆

主要表现：烦躁易怒而头暴痛，头胀头晕，似有血热上冲，目胀红赤，情志不宁，烦躁难安，躁动不已，甚或手足无措，肌肉瞤动，肢体不稳，夜不思寐，寝食不安，舌红或暗红，苔黄，脉弦滑数。

治宜：清肝泻火、平肝降逆、清心除烦，方以镇肝息风汤为主加减。

药宜：生龙骨、生牡蛎、明天麻、石决明、代赭石、生地黄、炒知母、桑叶、白芍、钩藤、刺蒺藜、枳实、降香、瓜蒌、连翘、丹皮、丹参、赤芍等。

病状之六十七　神乱

精神不安较甚，心中烦乱，烦躁而言语无序，语义不清，自顾自言而躁动不安，不能正常与外界正常交往或交谈，是为神乱。其主要见于抑郁、焦虑之重症，气机不畅，结滞较甚而逆乱，扰及神明而心神不宁、不安，神识不常。

本类病状，与烦躁同类，但较烦躁为重。烦躁仅为情绪激动不安，思维尚为正常而不乱。神乱，既有烦躁之症的一些特征，但程度更重，且有神识不安而思维紊乱、动作失常之特点，为狂越之病的临界期阶段。若治之及时而得当，可康复如常；若失治或误治，则进一步发展为狂越、精神分裂病而难治，甚或不治。

一、热入心包

主要表现：壮热而烦躁不已，或热势虽减但身热夜甚，烦躁而神识不安，甚则时现神昏谵语，动作失常，撮空理线，手足无措，面目红赤，舌红绛，苔黄而干，脉细数。

治宜：清热解毒、凉血安神、醒脑开窍，方以安宫牛黄丸合清温败毒饮或犀角地黄汤等。

药宜：牛黄（用人工牛黄代）、犀角（用水牛角代，加大剂量）、郁金、黄连、黄芩、炒栀子、麝香、生地黄、麦冬、丹参、丹皮、赤芍、炒知母、玄参、金银花、连翘、生甘草等。

二、心肝火旺

主要表现：声高息粗，烦躁不安而易怒暴躁，动作夸张而幅度较大，不寐而神旺，面红，目赤而鼓胀，胁肋胀痛灼热，手心发胀，口干苦，或口舌生疮，尿赤短黄，大便干结，舌红苔黄而燥，脉弦数或弦滑数。

治宜：清肝泻火、清心开窍，以龙胆泻肝汤合黄连解毒汤为宜。

药宜：龙胆草、夏枯草、炒栀子、连翘、黄芩、黄连、黄柏、玄参、生地黄、竹叶、泽泻、炒知母、赤芍、丹皮等。

三、气火上越

主要表现：暴躁易怒而头胀晕、疼痛，自顾自言，语义难明而不能与人交流；面紫红而暗，目胀红赤，躁动不安；动作失控而不稳，甚则肢体不稳；夜不思寐，寝食不安，舌红或暗红，苔黄，脉弦数。

治宜：清肝平肝降逆、清心泻火、安神定志，方以生铁落饮合镇肝息风汤为主加减。

药宜：生铁落、磁石、生龙骨、生牡蛎、明天麻、石决明、代赭石、炒栀子、连翘、生地黄、炒知母、桑叶、白芍、夏枯草、钩藤、刺蒺藜，枳实、降香、瓜蒌、丹皮、丹参、赤芍等。

四、痰火扰心

主要表现：烦躁不安，目光呆滞或咄咄逼人，目睛转动不灵，神识不清而语义难明，胸闷脘痞，呕恶不舒，口苦黏腻，或头重而晕胀，大便暴注灼热或干结，尿短黄，舌红或暗红，苔黄厚腻，脉弦滑数。

治宜：清心降火、清热涤痰、开窍宁志安神，方以《玉机微义》之滚痰丸合黄连温胆汤为主加减。

药宜：大黄、礞石、沉香、黄芩、黄连、炒栀子、京半夏、陈皮、枳实、竹茹、紫花地丁、焦黄柏、茵陈、金钱草、茯苓等。

五、痰淤阻窍

主要表现：烦躁不安而神情黯淡，头晕而刺痛，反应迟缓，言语不畅甚或言謇语涩，呕恶脘痞、胸闷，面色淤滞晦暗或紫暗，唇绀而紫，舌暗或紫暗，舌有瘀斑，苔白而腻，脉细弦涩。

治宜：涤痰化瘀、通窍安神，方以半夏白术天麻汤合通窍活血汤为主加减。

药宜：明天麻、法半夏、白术、苍术、石菖蒲、川贝母、白芥子、厚朴、金钱草、郁金、蒲黄、川芎、麝香、丹参、莪术、益智仁等。

病状之六十八 神蒙（呆傻、呆痴）

神识不清，意识昏蒙，智力受损，难辨事理，目光呆滞，是为神蒙（神识昏蒙）。民间亦多称为呆傻、痴呆。成年人，程度较轻者，尚能理解较简单的事理，能自理简单的日常事务；较重者，难以明理，思维僵滞，无法自理生活。有的为先天禀赋所致，有的则为后天失养或他病之中现此状。

一、痰蒙清窍

主要表现：神识昏蒙，难有清醒时，嗜卧，头晕而重，目光呆滞而凝重，胸闷呕恶，痰涎壅盛而气阻，或咳吐痰涎，纳呆，便溏，舌淡，苔白腻或滑，脉弦滑或濡滑。

治宜：化痰降浊、醒神开窍，方以半夏白术天麻汤合滚痰丸为主加减。

药宜：礞石、沉香、石菖蒲、明天麻、法半夏、白术、苍术、陈皮、佩兰、薏苡仁、茯苓、川贝母、白芥子、厚朴、金钱草等。

二、气血不足

主要表现：神气不足而神识不明，思维迟缓或不清，面色萎黄或㿠白无华，气短懒言，心悸健忘，或头空虚而晕，纳呆便溏，舌淡白，苔薄白，脉细弱或沉细弱。

治宜：补养气血、养心安神启智，方以十全大补汤为主加减。

药宜：炙黄芪、人参、白术、白芍、当归、枸杞、龙眼肉、川芎、大枣、石菖蒲、益智仁、熟地黄、生地黄、山萸肉、泽泻、酸枣仁、五味子、炙远志、桔梗、枳壳、炙甘草等。

三、肾精亏虚

主要表现：反应迟钝，神识不清而头晕耳鸣，形衰神疲，腰膝酸软，舌红或暗红，苔薄白少津，脉沉细弱。

治宜：补养肝肾、填精补髓，方以河车大造丸为主。

药宜：紫河车、熟地黄、生地黄、山萸肉、泽泻、炒知母、龟甲、鳖甲、鹿角胶、杜仲、菟丝子、枸杞、当归、白芍、益智仁、五味子、天冬、麦冬等。

四、淤阻清窍

主要表现：头刺痛而神识昏蒙，思维迟缓，言语不畅甚或言謇语涩，心悸胸闷，面色淤滞晦暗或紫暗，唇绀而紫，舌暗或紫暗，舌有瘀斑或舌下青筋淤滞，脉细弦涩。

治宜：活血化瘀、通窍安神，方以通窍活血汤为主加减。

药宜：蒲黄、川芎、桃仁、红花、麝香、丹参、生黄芪、枳壳、桔梗、炙升麻、石菖蒲、益智仁等。

病状之六十九　练气功岔气

练气功岔气，民间也称为练功走火入魔，为心身失调之重症。

练气功之目的与方法，意在通过自我心理诱导与行为、形体调适，调心、调智、调气、调息，调畅气血，激活气血运行，引导人体经气运行更加有序，进而帮助人之精、气、神协调相谐，从而调顺脏腑、调和阴阳、强身健体。

练功方法失当，自我心理诱导异常而偏差，引致情感、情绪异常，气机异常而岔气，首为"心病"而气机紊乱，进而导致"身病"而脏腑失调，是较为典型且较重的心身失调之病。其以心神不宁、气机紊乱、经脉不利为关键病机。

练气功不当而致全身气机失畅并阻滞，其病变是综合性的，心理与生理、心神与心智、气机与代谢，均会相互影响而导致病变由生，日趋加重。

在诊治中，医者应把握诊治的进退顺逆，主要观测四个方面的变化：神情（精神心智）变化、身体气机变化（如全身或局部的撑胀、走窜感等）、脏腑功能状态变化、舌象及脉象变化。

第一，神情变化，为其自我心理诱导失常，引致情感、情绪异常，心神、心智变化之重要表现。其或神情黯淡，精神不振，不愿多言，嗜卧赖床；或烦躁不安，躁动不已，动作易失控，夜不入眠。

第二，身体气机变化，为其练功岔气，机体气机紊乱的主要表现。其多出现身体胀满不适，表现为全身或局部的撑胀、走窜感等。

第三，脏腑功能状态变化，为心身失调，气机紊乱影响人体气血运行、阴阳平衡的重要表现。较为明显而直接的变化集中反映在心、肝、脾的脏腑功能变化之中。

如：烦躁，睡眠不好，智力反应低下，思维紊乱；运化功能失常，气血生化无源，脘腹痞闷发胀；疏泄功能失常，胁肋发胀或疼痛，口苦或身体发黄等。

第四，舌象及脉象变化，为心身失调而脏腑功能变化，气血阴阳变化的重要客观依据。

如：练功气岔，心身失调，气血失和，阴阳失衡，舌象多为舌质紫暗，甚者青紫或如猪肝、烟熏；舌苔黏腻，或黄腻；脉象多弦而涩、紧、数等。

因此，治疗练功不当而岔气、心身失调之证，首当调心，调行为，停止练功，停止调气息，静心静养，排除杂念，不动意念；再予药物，辨证施治；辅以饮食调理，忌食辛辣、生冷、酸冷、鱼腥发物等。

练功不当而岔气，宜分三证而治。

一、气机逆乱

本证，为气机失畅而失调之重证。为气机失调而紊乱，气滞、气阻、气结而逆乱无序，窜逆横行。气逆窜行，极易扰及心窍，神明失主，心智失当。

主要表现：周身不适，有气在周身游动走窜或局部阵发性鼓胀，多为气机由下向上窜行，或周身下沉而气阻于下焦丹田、会阴；心烦意乱，易怒暴躁，胸胁胀满而痛；或情绪消沉，不愿与人交往，却心烦易怒；口苦咽干，大便干结，夜难入寐，或多梦惊醒；舌暗红，苔白或微黄燥，脉弦数或弦滑。

治宜：疏解气机、理气行气降气、安神定志，方以四磨汤合《儒门事亲》之木香槟榔丸为主加减。

药宜：槟榔、木香、沉香、降香、乌药、醋炒柴胡、桑叶、白芍、枳实、青皮、制香附、郁金、合欢皮、丹皮、炒枣仁、忍冬藤等。

二、气火逆乱

本证，为气机失调紊乱，气阻气结日久而火热渐起，气火相挟为患。

主要表现：身胀不适或气机走窜胀满，烦躁易怒而气逆，头晕头胀，目胀红赤，躁动不安，动作不稳，甚则肢体不稳，夜不思寐，舌红或暗红，苔黄，脉弦数。

治宜：清肝泻火、平肝降逆、安神定志，方以龙胆泻肝汤合镇肝息风汤为主加减。

药宜：龙胆草、夏枯草、钩藤、刺蒺藜、磁石、明天麻、石决明、代赭石、炒栀子、连翘、生地黄、炒知母、桑叶、白芍、枳实、降香、丹皮、丹参、赤芍等。

三、气阴不足

本证，为练功岔气之后，心身失调、气机失畅日久，诸症虽缓，但病久耗伤正气，气阴受损而成之证。此时，气机失畅，气阴不足，经筋失养，经脉不利。

主要表现：身胀不适，烦躁不安，或气机走窜但大多无力，筋脉挛缩拘急而肌肉眴动、跳动或筋脉拘急，轻微抽搐不展；潮热夜甚，或动则身热，倦怠乏力，气短懒言；腰膝酸软，五心烦热，头晕目眩；舌红或淡红，苔薄白少津或无苔，脉细弱、微数。

治宜：益气养阴、缓急安神，以补中益气汤合知柏地黄丸为主加减。

药宜：生黄芪、枳壳、生牡蛎、生龙骨、生地黄、山萸肉、丹皮、炒知母、黄柏、地骨皮、白芍、麦冬、玉竹、沙参、乌梅、五味子、刺蒺藜、益智仁等。

第三节　验案举隅

【验案二十二】误补而神乱畏寒

杨某，男，25岁，汉族，未婚，营销员。

一、初诊概况

时间：2012年2月2日，上午11时

主要病状：自诉，自己非常可怜，身冷怕寒，身体发胀不适，烦躁不安，无法入睡已两年余。找过全国不少名医诊治，看遍了本省名医，吃了不少补药，都无法看好自己的病。鹿茸、人参、干姜等药都吃了不少，身体还在发冷。万般无奈之中，今天，慕名来找医者试试。

诊察得知：其身形中等而偏胖，脸圆而面色红赤，微发紫；神情紧张而亢奋，言语自顾自说，前言不搭后语，医者难以与其正常交谈来询问病史，有时不得不大声提示，其方才稍微安静而回答医者提问；声高息粗但又时有气短而停顿，胸中烦闷不舒，烦躁不安，双目炯炯逼人但目睛转动不灵；口唇暗红微紫而起屑脱皮，口臭明显，腹胀而大便稀溏，尿短黄，但身裹军棉大衣而自觉寒冷，四末欠温而厥逆，夜间要盖两床棉被，触其胸腹部而感身热；鼻阻清涕，咽痛，舌暗红微紫，苔黄厚腻，脉弦沉数。

细询病史得知：其自认为阳痿，且经常感冒不愈，担心身体虚弱，经常大进补益之剂，服用鹿茸、补肾助阳之品已近三年。

医者分析：该患者，其病时日已久，甚为复杂，"身病"与"心病"俱重，焦虑烦躁较重，已有心神被扰、神乱之象；应虑之处，是为神越。

此时，已为春节之后，正月十一，昆明已渐回暖；此刻，温度已22℃，其身裹军棉大衣，却仍自觉发冷，夜间盖两床棉被也不觉温，且其四末欠温而厥逆。此症，似为恶寒与畏寒同现，且四末厥逆。此为气机逆乱，阳气被郁之重症。其因，应为其过用、误服补益助阳之品所致。

综合其思维反应等状态，其焦虑烦躁而心神被扰、神乱之象已较为明显，当迅速遏制其病势,以避免发展为神越(精神分裂)之症。

主要病因病机及诊断:其病,起于自我担心身体较虚(自觉阳痿)而过用、误服补益温热助阳之品。此病之主因,一是忧心忡忡,肝气不疏,心神不宁;二是其本为年轻体热之时,过用、误服补益温热助阳之品,郁热内积而炽,阳热内郁,络气不通。此二因相合,肝郁气滞,气机逆乱,阳气被郁,不能正常畅达经脉四末,体表失于温煦而恶寒、畏寒并见,近衣被仍怕冷不解而天热衣厚;络气被阻,阳气不达四末而手足厥逆,却现身热、气粗、口臭;肝郁气逆、心神不宁,则现面赤神乱,思维紊乱,言语失常;气机阻滞太甚,胸中气憋,则见声高息粗但又时有气短。

此时之气短,不得视为虚象,实为大实有羸状。同时,气机郁滞,痰湿不化,瘀血内聚,痰瘀互结,清窍被蒙,则现双目炯炯逼人但目睛转动不灵,腹胀而大便稀溏,口唇暗红微紫,舌暗红微紫,苔黄厚腻,脉弦沉数。此外,由于络气被阻,肌表失宣而鼻阻清涕、咽痛。

其病因病机总为情志不畅、误补而致肝郁气逆、心神受扰、痰瘀互结、阳郁络阻、卫气失宣(肌表失温)。

据此分析,可诊其病为心身失调之神乱、肢厥,证属心肝气乱、痰瘀互结、阳郁络阻。

治宜:疏肝理气、清心安神、解郁通络、涤痰化瘀、宣畅卫气。

处方:桑叶15g,白芍15g,郁金15g,制香附15g,炒枣仁15g,忍冬藤15g,五味子12g,胆南星12g,合欢皮15g,连翘15g,炒栀子10g,枳实10g,薤白18g,瓜蒌12g,丹参30g,丹皮15g,防风15g,藁本10g,白芷10g,礞石10g,炒知母10g,射干8g,桔梗8g,炙升麻5g,茯苓18g,生甘草5g。

医嘱:服4剂,再诊;禁服温补、温热之品,停服其他任何药物;忌食鱼腥、辛辣等物。

方解:疏肝理气:桑叶、白芍、郁金、制香附、枳实、合欢皮。

清心安神:连翘、炒栀子、炒知母、炒枣仁、忍冬藤、五味子、胆南星、薤白、瓜蒌。

解郁通络:桑叶、白芍、郁金、制香附、枳实、桔梗、炙升麻。

涤痰化瘀(开窍):胆南星、礞石、丹参、丹皮、茯苓。

宣畅卫气:防风、藁本、白芷、桔梗、炙升麻、射干。

调和诸药:生甘草。

二、诊治进程及其变化

一周后,二诊:

主要病状:自诉,身体发胀稍好一些,腹胀减轻,大便稍微变干,但排便不爽;其他症状尚无大的改变。

诊察得知:其烦躁稍微减轻,能与医者进行少量的正常交流;四肢厥逆稍微减缓,鼻阻清涕基本消除,咽痛减缓;余症及舌脉同前。

调治简况:综合分析可知,经服前方药,其气机紊乱之证得到一定控制和改善,故腹胀、肢厥有所改善；但其病久且气机紊乱较甚，腹部气机渐顺而肠腑气机仍乱，故在腹胀减轻、大便渐干之时，出现排便不爽之症，为肠腑气机郁滞不畅之症。

其病日久，且心身失调较重，难以速效。当守前方之旨，调整药物而续治。

因排便不爽，肠腑气机不畅，加用香连丸，加广木香3g，胡黄连10g。

医嘱：续服4剂，再诊；其他同前。

12天后，三诊：

主要病状：自诉，身体感觉好过一些，但还感到怕冷；腹胀基本消除，大便基本正常，稍微偏稀，排便不爽基本消除，在精神紧张时还会出现；已能入寐，但时间尚短。

细察得知：其烦躁明显减轻，基本能与医者进行正常交流并回答医者提问，跑题或答非所问的情况明显减少；语音平缓而较为平和；面色红赤减淡，已无发紫，口唇暗红但已无发紫，无皮屑；目光已无炯炯逼人之势且目睛转动自如；四肢厥逆明显减轻，触其胸腹部之热感明显减缓，未再紧裹大衣就诊；舌暗红，苔黄微腻，脉弦数。

调治简况：此时，经服前方药8剂，心肝气乱、心神被扰、神乱之象明显减缓，若续治得法且及时，可避免"神越"之症。同时，痰瘀互结、阳郁络阻之证也明显减缓，肢厥等症进一步减轻。

方证对应之效明显，当守前方，续治。

医嘱：续服6剂，再诊；其他同前。

两周后，四诊：

主要病状：自诉，精神好多了，怕冷已明显改善，已无腹胀，大便已基本正常稍微偏稀，时有排便不爽，睾丸有坠胀感，排尿无异常，睡眠已正常。

细察得知：已无烦躁亢奋，神情开朗，能与医者正常交流而回答切题；面色红赤转淡，口唇微红；目光柔和而目睛转动自如；已无胸闷气短，四肢温感正常，已无厥逆，触其胸腹部已无明显热感，与大多数昆明年轻人一样，已穿单件衬衫；舌暗红，苔薄黄，脉弦数。

调治简况：此时，已服方药14剂，心肝气乱、心神被扰、神乱之象已明显缓解，已无"神越"之虞。神识安宁而平和，说明痰瘀互结、阳郁络阻之证基本消除。已无气短，也说明阳郁络阻已消，已无大实有羸状之象。

气机久乱易耗气，致局部气虚，故出现睾丸坠胀之感。

据此，当守前方之旨，调整药物而续治。

减药：因心肝气乱、心神被扰、痰瘀互结已明显缓解，去炒栀子、胆南星、礞石、薤白、射干；因阳郁络阻而四肢厥逆已消，去枳实。

加药：因久病气机紊乱而易耗气，致局部气虚而睾丸坠胀，加苏条参15g，与桔梗、炙升麻相合，以扶正升提。

医嘱：续服4剂，再诊；其他同前。

十天后，五诊：

主要病状：自诉，全身好多了，人也有精神，不怕冷了，在昆明四月的气候中，可以正常穿短袖衬衫了；已无排便不爽和睾丸坠胀感，已无阳痿。为防止病情反复，来求诊调理。

细察得知：神情开朗，面呈喜悦，与医者交流准确切题；面色红润无红赤，唇色正常；舌淡红，苔薄黄，脉弦缓。

调治简况：此时，已服方药18剂，其所患心身失调之神乱、肢厥、心肝气乱、痰瘀互结、阳郁络阻诸证已消除。为调理其体，重在健康生活方式及养成良好心态。可整理一个调理方，以宁其心志、疏其肝气，并辅以心里诱导和相应医嘱。

第一，调理方：

桑叶15g，白芍15g，郁金15g，制香附15g，炒枣仁15g，忍冬藤15g，五味子12g，合欢皮15g，连翘15g，丹参30g，丹皮15g，防风15g，白芷10g，苏条参15g，桔梗8g，炙升麻5g，茯苓18g，生甘草5g。

服4剂，随诊。

第二，综合医嘱：

一是养成并保持良好的心态，不宜天天想着自己身体不行，更不能依赖"药补"。

二是养成良好的生活习惯，不过劳、过逸、过食，节制性生活。

三是不食补品，因其年轻，身体素质本不差，可以饮食调理，五谷为养；不可以药养身，更不可乱用、误用补益、温热、助阳之品。

四是加强必要的体育锻炼，减少或避免感冒。偶遇感冒，正常治疗，不能乱用补益之品。

五是偶遇不适，及时就诊，不要病急乱投医，自误病情，自伤其体。

三、诊治难点及特点

该患者就诊时身病与心病俱重。

身病，其身冷怕寒，四末欠温而厥逆，但触其胸腹部却感身热；身体发胀不适，声高息粗却又气短，口臭，腹胀而大便稀溏，尿短黄；鼻阻清涕，咽痛，舌暗红微紫，苔黄厚腻，脉弦沉数。

心病，其烦躁不安，无法入睡两年余；神情紧张而亢奋，言语自顾自说，前言不搭后语，医者难以与其正常交谈；双目炯炯逼人但目睛转动不灵。如是之症提示，心神被扰、神乱之象明显。医者担心，若治之不当或不力，则易发展为神越（精神分裂）之症。

综合辨之，其身病与心病相互交织和影响。其主因，起于自我担心身体较虚而过用、误服补益温热助阳之品。其发病过程中，一是其心理素质较差，整日自我忧虑身体不好（自觉阳痿），忧心忡忡，肝气不疏，心神不宁；二是以不正常的心理作自我引导，过用、误服补益温热助阳之品，使得本为年轻体热之人郁热内积而炽盛，阳热内郁，络气不通。

如是发病关系，导致肝郁气滞，气机逆乱，阳气被郁，不能正常畅达经脉四末，体表失于温煦而恶寒、畏寒；络气被阻，阳气不达四末，手足厥逆却现身热、气粗、口臭；肝郁气逆、心神不宁而乱，则现面赤神乱，思维紊乱，言语失常；气机阻滞太甚，胸中气憋，则见声高息粗但又时有气短，此时之气短不为虚象，实为大实有羸状之征。同时，气机郁滞，痰瘀互结，清窍被蒙，则现双目炯炯逼人但目睛转动不灵等症。

据此分析，其病因病机总为情志不畅、误补而致肝郁气逆、心神受扰、痰瘀互结、阳郁络阻、卫气失宣（肌表失温）。其诊断，病为心身失调之神乱、肢厥，证属心肝气乱、痰瘀互结、阳郁络阻。

据此诊断，以疏肝降逆、清心安神、解郁通络、涤痰化瘀、宣畅卫气之方药治疗，历时一月余，服药近20剂，其病解除。

本案之诊治，难点在于其身病与心病俱重，心神被扰、神乱之象明显。若治之不当或不力，则易发展为神越（精神分裂）之症而难治。

重要之点在于，见寒象（恶寒、畏寒、四末厥逆）不用热药；气短（"体虚"）不用补药。抓住其病机症结为心肝气乱、痰瘀互结、阳郁络阻，以清解之法治疗，终获佳效。

【相关验案简介】（选自《庆生诊治中医疑难病验案集粹》）

案例三十二　重度焦虑失眠

该患者失眠较为严重，且有较重之焦虑。初诊：不寐、焦虑，属气血两亏、气阴不足，兼有肝气不舒、肝气逆乱之证，虚实夹杂较甚；二诊：前证均存，尚有心肾不交之证。据此，遂以交通心肾、调补气血、调养气阴、安神镇静、疏肝平肝、宽胸理气之法治疗，历两个半月，夜寐复常，焦虑解除。

透过本案的诊治，笔者认为：对于复杂而较为严重的疾病，当多种疾病交织、多种证候相兼、夹杂时，往往需要随诊治的进程，不断地调整完善诊断与治疗。但是，初诊时的分析判断，在主体方向和要点上，对于主证的把握和诊断，必须是准确和正确的。这样，才不致延治、误治、失治。（详见《庆生诊治中医疑难病验案集粹》之第三十一案）

案例三十三　高考落榜抑郁

该患者因高考落榜，渐致抑郁，并初现癫狂之势。就诊时，其肝气逆乱、痰火气逆、心神被扰之证甚为典型。急以重镇安神、清肝泻火、理气降逆、涤痰开窍之方药治疗，服6剂，其痰火气逆、肝气逆乱、心神被扰之势得到遏制并有改善和趋好，癫狂之势已得到控制并基本消除。

调整方药并续服6剂，其抑郁之病已明显缓解，痰火气逆、肝气逆乱、心神被扰之证基本消除。遂予以疏肝宁心、调养气阴、调补气血、益智健脑之方药，制成散剂，装入胶囊，以15剂之药量调服。二月后（已进入第二年）随访，其抑郁之病已除，正在复习，准备高考。半年后再次随访，当年高考，已被一所重点院校录取。（详见《庆生诊治中医疑难病验案集粹》之第三十二案）

案例三十四　胆心综合征（心悸、胸痹）

该患者心慌、胸口憋闷不适、心动早搏等三年，经多项检查，未查出明显异常。综合分析判断，其具有典型的胆心综合征特点：非心脏器质性病变，为气机不畅、自主神经功能紊乱所致的心脏功能异常，心脏一过性地缺血缺氧，出现相应的临床表现。

其病虚实夹杂,心脉不通与心失所养并存,肝气郁结与心气不足俱显,气滞与气虚并现,血瘀与痰湿互结。其治,必须攻补兼施,疏肝与养心并举,理气与益气并用,开痹通脉与养心通脉协同,活血化瘀与活血养血互补,涤痰与化瘀同用。经用疏肝理气(利胆)、补益心气、活血化瘀、涤痰化湿、宽胸除痹之方药治疗,续以养心安神之方调治,诸症皆除。(详见《庆生诊治中医疑难病验案集粹》之第三十三案)

案例三十五 练功异常致身胀并会阴部坠胀

该患者因练气功不当,全身气机失畅并阻滞,情感、情绪异常,全身不适而发胀;心理与生理、心神与心智、气机与代谢、痰湿与瘀血,均相互影响而异常;下腹坠胀,任督二脉交会之肛门与前阴之间的会阴穴部位似有物积聚鼓胀;尿黄,色深,尿后余沥不尽,有清亮黏液滴出。在诊治中,因其病复杂特殊,治疗棘手且延时较久,医者把握诊治的进退顺逆,主要靠观测四个方面,即神情变化、身体气胀、局部坠胀感、舌象变化。经以理气消胀、通腑泻实、清热化湿、活血止血之法治疗,诸症消除。(详见《庆生诊治中医疑难病验案集粹》之第九案)

第十二章

过敏反应

第一节　概　述

　　"过敏"及"过敏反应"之词，非中医学之概念，为现代医学之名，实指人体因为过敏因素（致敏原）引致的一系列反应及其病变。本章所论"过敏反应"，即为这种反应而引发的过敏性疾病。

　　中医根据本类疾病发病急、传变迅速、部位游走多变、瘙痒难耐等临床表现，认为其具有风邪致病"善行数变，走窜无定"的典型特点。据此，将本类疾病之主因概归为"风"邪为患。

　　根据本类疾病之病因病机，其"风"邪为患，主要可归结为外风侵袭、热毒生风、脾虚生风、血虚生风、血热（阴亏）动风等。故，治疗过敏性疾病，首当疏风祛风，去除病因而消除风源。

一、过敏简析

　　传统的中医学虽无"过敏"一词，但对"过敏反应"引致的病变及其反应的诊断治疗，已形成了相应的理论和应用体系。

　　东汉末年，张仲景所著《金匮要略》即有"正月勿食生葱，令人面生游风"，"风强则为隐疹，身体为痒"之说。

　　隋代，巢元方著《诸病源候论》，描述了"漆疮"的起因及其变化，也就记录和探讨了"过敏"的病因学认识。巢氏观察到，同样接触到漆或漆树，"禀性畏漆"者即刻出现面痒，继之胸、臂、腿及身体各部均瘙痒而肿，以手搔之，红肿迅速蔓延；重者通身疮毒如豆或大如杏枣，脓肿热疼痛；再次接触，依然发病如初。大多数人终日烧煮漆，却并不为之所害。巢氏认为这在于无论男女老幼，人体存在着对漆耐受与不耐受的禀赋差异。

张仲景所言引致"游风""风强"的生葱，以及巢元方观察到的"禀性畏漆"者所接触的漆或者漆树，即相当于现代所认识之致敏原。

由是可综合认为，传统中医理论认为"风邪"为患而致"游风""隐疹""体痒"的机理，类似于现代所认识的致敏原、致敏物质引致机体过敏反应的病变机理。

本病外因感受风邪为患或热毒生风，内因肺脾肾虚弱而生风，尤以肺脾失调为主。肺脾肾虚弱或禀赋不足之人，常常卫外不固，或内生风邪，或化热蕴湿。这类特殊体质，容易感受外风之邪，也易产生内风，致使机体发生相应病理变化。

故对本病的治疗，应从肺、脾、肾三脏入手调治，以匡扶先后天之本，固扶正气，调节机体免疫功能；同时，辨清风邪为患之病机及相应证候，从外风侵袭、热毒生风、脾虚生风、血虚生风、阴亏动风五方面辨治。

从现代研究而言，过敏反应，也称为变态反应或超敏反应。现代已知的常见致敏原，已达130种之多。某些药物、蛋白、花粉、尘螨、化学品气味、温差、湿度变化等，均可致敏。过敏之因，真可谓防不胜防。

人体产生过敏反应后，因病因或诱因的不同，人体组织器官的易感性差异等诸多因素，会发生或表现为过敏性皮肤病（湿疹、荨麻疹、接触性皮炎、血管神经性水肿等）、过敏性鼻炎、过敏性眼结膜炎、过敏性支气管炎（哮喘）、过敏性结肠炎、过敏性关节炎；甚至过敏性休克。过敏严重者，可出现喉头水肿、呼吸窒息等危重表现。过敏反应的多种病变及其表现，可以单独出现，也常易同时合并发作。

二、过敏的辨识要点及病证归类

过敏反应可发生于多个系统或器官，表现为多病种及多部位、多系统的病变同时出现。辨识过敏反应，应当注意以下几点。

（一）从病状的典型表现而分辨

过敏反应的典型表现特点，主要为以下五点。

一是发病急、传变迅速、部位游走多变。过敏反应可在极短时间内发生并变化。严重者，可引致过敏性休克，呼吸困难、气憋气闭而昏厥。

二是风邪为患而瘙痒难耐。风邪致病，"善行数变，走窜无定"，如发生于皮肤者，皮肤瘙痒而疹粒起，瘙痒难耐而抓痕累累，甚则肤损；发生于鼻窍者，鼻痒难耐而喷嚏连连，涕泪交织；发生于目睛者，目睛瘙痒而烦躁不安，目赤红肿，视物不明；发生于气道者，咽喉气道瘙痒难忍，咳喘不宁，胸闷气憋；发生于肠腑者，腹痛即泻，泻后即安；发生于关节者，骨节游走疼痛，肢麻筋挛。

三是多有明显诱因。过敏性疾病的发生，往往有着较为明显的诱因。如空气湿度过高或过低，清洁度较差，温度差异较大；接触粉尘、花粉、化学品气味、特殊异味，食用海鲜鱼腥发物等。

四是瘙痒的伴随症状多种多样。由瘙痒引发的伴随症状多种多样，十分难受。如皮肤瘙痒者，多因瘙痒难耐而抓痕累累，甚则肌肤糜烂，渗水渗液流脓；鼻窍瘙痒者，鼻痒难耐而鼻阻气阻，涕泪交加；目睛瘙痒者，多目赤红肿，干涩或流泪，烦躁不安；气道瘙痒者，呼吸不畅，咽喉气道瘙痒而胸闷气憋咳喘不宁；关节瘙痒者，筋痹、骨痹游走不定，窜痛不宁，肢麻筋挛。

五是多为过敏体质。过敏反应，尤其是久病、常发者，其禀赋特殊，体质过敏，有着较为明显的家族遗传史和个人过敏史。

（二）从体征（体质）特点而分辨

过敏体质之人，常常有着较典型的过敏之体征。如肌肤脆弱，皮肤粗糙或易起疹粒，或肤暗而肌肤表面细小青筋如纹显露；或常易外感，或过食、饮食不洁则身痒、鼻痒、目痒、喉痒、肠鸣等。

从望诊而言，其眼眶下多青灰晦暗，却又无阴寒、疼痛、惊恐、瘀血、肾虚等因，多为过敏体质或正在发生过敏反应之特征。

（三）从发病环境及条件而分辨

过敏性疾病的发生，往往有着较为典型或特殊的发病环境及发病条件。在这些环境与条件中，特殊的易致敏因素较为集中，致敏原较多，极易引致过敏反应。因环境因素或条件而致敏，主要有以下七种情况。

一是季节性。如：在春季，花粉较多；秋冬之际，气候干燥，空气中的相对湿度较低；冬季，气温较低，均易引致过敏反应。

二是特殊物质。如：环境中的花粉、粉尘、尘螨，或混浊空气，或某些金属，也易引致过敏反应。

三是特殊饮食。有的人进食某些饮食，极易引致过敏。如：鱼、虾、螃蟹（蟹黄）、牛奶、鸡蛋、芒果、松仁、糯米、酒精等。

四是特殊气味。有的人对某些特殊气味敏感，闻之则过敏。如：化学品气味、汽油、油漆、香蕉水、有机溶剂等；烹饪中的辛辣气味，或呛人的其他异味；鲜花（如百合花）的芳香，某些植物（如松树、松油）的气味。

五是特殊接触。如：紧裹衣物，或接触宠物，或接触金属物品，易致接触性皮炎而疹起瘙痒，红斑瘀点；接触漆树，也易过敏；做面膜而致敏，或化学品灼伤而致敏等。

六是治疗用药。有的人对某些药物容易过敏，常见的有青霉素、磺胺类药物，以及外搽的碘剂、酊剂等。

七是心理紧张、情志刺激。有的患者在偶遇特殊事件，心理压力剧增，情志不畅时，常会因某一诱因而出现过敏或加剧过敏反应，多出现皮肤过敏而痒疹骤起，或目睛过敏而目痒干涩、畏光胀痛，或气道过敏而咽痒剧咳，或肠腑过敏而腹痛肠鸣泄泻，泻后则安。

在此，举一个实际案例：笔者在十余年前，曾诊治过一位高中学生在高考时急发过敏重症。高考当天，其母为其煎煮了一碗鱼汤，18：00左右进食。食后不到一刻钟，全身瘙痒，大片斑疹突起，奇痒无比，坐卧不宁，走动无定，无法学习。因接下来的两天尚有高考，全家心急如焚。情急之中，设法延请笔者到家诊治。

约19：00，笔者视其全身红斑突起，色赤鲜红，疹粒明显而粗浮；喉中不适，如有痰涎，但咯之无痰；时为七月初，暑热难耐，其仅穿一条短裤衩，在家中走动不停。

综合分析，患者及其家人素无过敏史，其因高考而心理高度紧张，忽遇鱼腥，虚风内起，迅即突发过敏反应。病起突然且严重，其心神不宁而躁动不安；且已有喉头不适之症，恐有封喉而致过敏性休克之虞。故，速予凉血祛风、健脾消食、安神止痒之方药，当晚，20：00、21：30、23：00，各服一次汤药，24：00前安卧，夜间平静。第二天正常醒来，全身已无痒疹，仅皮疹微存而皮肤干燥，情志宁静，继续正常参加高考。续服余下方药，两天后，全部皮疹消退，肌肤如常。

高考结束，其成绩优异，甚至超出其原摸底预测成绩60多分，达到650多分（理科）。其家人探究为何有此效？笔者认为，其因高考，心理紧张，复因食鱼汤而急发过敏。予以方药治之，过敏消除，其心理紧张也随之解除，高考无心理负担，临场超常发挥，故成绩高出原摸底预测许多。

（四）从病史回溯而分辨

有过敏疾病个人史或家族史的患者，在特定的环境或条件下，极易发生过敏反应。

在其临床表现尚不十分典型时，回溯其病史，并结合其所处所遇的环境条件，分辨其是否属于过敏反应，十分重要。

（五）从病势缓急而分辨

发病迅速，变化较快者，很短时间即可见皮肤瘙痒而斑疹骤起，或涕泪交加，喷嚏不止，或目痒干涩，或咽喉不舒而梗阻，甚者面唇青紫。对此，当准确把握其病势之顺逆，是否有封喉而致过敏性休克之虞。

起病较缓，虽有过敏之瘙痒等表现，但病程较久，变化不大者，多为过敏体质，或长期处于致敏环境之中，过敏反应较缓。

（六）从辨病而分辨

根据过敏反应发生的部位、系统及其对人体功能的影响，需要进行辨病，分辨出过敏的病名，以把握其发展变化的规律。

过敏性皮肤病，主为皮肤瘙痒、斑疹或皮损等。

过敏性鼻炎，主为鼻痒难耐而喷嚏连连，涕泪交加，嗅觉受损。

过敏性眼结膜炎，主为目睛瘙痒而烦躁不安，目赤红肿。

过敏性咳喘，主为咳嗽、喘促而咽喉气道瘙痒难忍，胸闷气憋。

过敏性肠炎，主为腹痛肠鸣，腹痛即泻，泻后则安。

过敏性关节炎，主为骨节游走疼痛，或伴肌肤瘙痒，或筋脉瘙痒，肢麻筋挛。

过敏性休克前期，在其他过敏反应表现的同时，咽喉不舒而梗阻，甚者气憋胸闷，面唇青紫，爪甲乌青。

（七）从辨证而分辨

不论何种过敏性疾病，均需综合其病因病机，分辨证候，辨清其在就诊时的不同的证型，分析把握其对人体功能的影响，因时因人因地而宜，抓住治疗的切入点。

1. 外风侵袭

外风侵袭，为过敏反应的主要之因。外风侵袭的部位和功能系统不同，可有若干不同的表现及其证型。

其一，发于肌肤者，皮肤瘙痒，斑疹显现，或皮损而溃烂。

风寒外束之证，皮疹色白或粉红，兼表寒之证；风热外袭者，皮色鲜红或红赤，暗红，肤干，兼表热之证。

其二，发于鼻窍者，鼻痒难耐而喷嚏连连，涕泪交加。

风寒外束之证，涕清而鼻塞；风热外袭者，涕浊而黄绿，或有痈脓而腥臭异味直冲脑窍。

其三，发于目睛者，目睛瘙痒而红赤，咽痛，口咽干燥而兼风热壅滞肝经之证。

其四，发于气道者，咽喉及气道瘙痒难耐，呛咳不已而分别兼见风寒外束之证或风热外犯之证。

其五，发于关节者，肌肉关节酸胀疼痛，游走不定，肌肤瘙痒或骨缝瘙痒难耐，常兼风寒湿痹之证或风热湿痹之证。

2. 热毒生风

其一，热毒壅滞肌肤者，肌肤斑疹红赤而瘙痒难耐，常伴皮损而糜烂，溃烂，渗液流脓。

其二，热毒积于气道者，咳喘剧烈，咽痒声嘶，甚者气道及胸部瘙痒，喉头堵塞，气憋胸闷，面色青紫。

3. 脾虚生风

其一，发于肌肤者，皮肤瘙痒，斑疹显现，渗液潮湿，极易糜烂。

其二，发于鼻窍者，鼻阻喷嚏，涕清如水，嗅觉降低或丧失。

其三，发于肠腑者，腹痛肠鸣，腹痛即泻，泻后即安，纳谷不香。

4. 血虚生风

其一，发于肌肤者，皮肤瘙痒，斑疹干燥而易起皮屑。

其二，发于目窍者，目睛干痒，目涩而痒，视物不明或昏花。

其三，发于关节者，肌肉关节游走瘙痒，关节不利而挛急疼痛，手足萎软无力。

5. 阴亏生风

其一，发于肌肤者，皮肤干燥而瘙痒难耐，斑疹皮屑，或斑红成瘀，色暗红淤滞。

其二，发于鼻窍者，鼻阻喷嚏，干痒无涕，鼻窍萎缩，嗅觉丧失。

其三，发于目窍者，目睛干涩无泪，干痒如蚁行。

三、过敏的主要病因病机

过敏反应之病因病机，总为内外合邪，脏腑失调，风邪为患，善行数变，多部位受累。

内外合邪：接触外源性致敏物质（致敏原），或外感风邪或热毒之邪，与其易感体质相合，则易发生过敏；内生之风，忽遇外源之致敏原，也可急发或渐起过敏反应。如是，谓之内外合邪。

脏腑失调：肺、脾、肾等脏腑功能失调，气血、阴液虚损或不足，虚风内生而为患，遂现脾虚生风、血虚生风、阴亏生风；或是肝气不疏，情志不畅，导致气机不畅，加剧肺、脾、肾等脏腑功能失调，加速致敏物质对人的不良影响而过敏。

风邪为患：外风袭扰，热毒生风，或是脾虚生风、血虚生风、血热（阴亏）动风，出现内外风邪相合，或内风独行为患，窜于脏腑、经络、经脉、肌肤、鼻窍、目窍、肠腑，则致风邪窜行部位瘙痒难耐；影响气血运行则斑疹突起，肤损肉伤，目窍鼻窍受阻受损而目痒、视物不明或鼻阻、涕阻而失嗅，肠腑气机紊乱而腹痛泄泻、泻后则安，关节经脉受损则游走疼痛而瘙痒。

善行数变：风邪为患，起病迅速，游走无定，变化多端，表现复杂多样。

多部位受累：过敏既起，风邪窜行，常是多个部位、多种过敏同时发生，或相互影响而致病情急重，甚则危急。如过敏性皮炎患者，常兼见过敏性鼻炎、过敏性眼结膜炎；或兼见过敏性咳喘、过敏性肠炎等。

四、过敏的治疗要点

（一）治疗过敏之总要求

1. 综合而治

由于过敏反应是一个综合因素的作用而形成的病状。其治，当以综合之法而治之。

一要排查致敏原并尽力避开致敏原。通过必要的致敏原检测和自我观察，逐步发现每个人最为敏感的致敏原，并尽量避开致敏因素或减少刺激。

二要调摄心理及行为、生活方式。养成良好的心理素质和行为习惯，不过劳、过逸，遇事不惊、不乱，情志平和，心志宁静，减少或避免心理应激反应，可以有效减少过敏反应的发生，或减轻其反应程度。

三要注意职业保护，减少致敏物质的刺激。对于因职业原因而经常在致敏物质较多的特殊环境中工作的人员，应注意加强职业保护，加强防尘、防烟雾、防化学品刺激等措施，减少致敏物质的刺激。

四要调整饮食结构，避免食物致敏。因饮食原因而易过敏者，应当注意调整饮食结构，忌食或少食易致敏的食物，以避免食物致敏。

如：易对异体动物蛋白过敏者，应忌食海鲜鱼腥、牛奶、鸡蛋等；易对植物蛋白或气味过敏者，应忌食或少食糯米、粽子、糍粑、松仁等。

五要施以药物调治。根据辨病辨证结论，针对其主要病机，施以相应的方药治疗。

过敏反应，有的表现于外在之肌肤或鼻窍、目窍，但其病发于内，故应以内服方药的内治为主，谓之为"外病内治"。对于有皮损的过敏反应，在内服方药的同时，可辅以必要适当的外洗或外搽药物，以帮助皮损的修肤，"内外同治"，但外治代替不了内体的调治。

2. 确立总治则

治疗过敏反应的总则应为：祛风止敏，消除风源，祛除病因。

祛风止敏，消除风源：就是以疏风、祛风、息风之法，消除风邪为患。

祛除病因：就是根据辨证结论，以药物祛邪而逐邪外出，或扶正而调治气血阴阳。祛除病因的另一个重要内容，就是要在查清致敏原后，脱离致敏原，不再接触、食用致敏物。

（二）主要治法

1. 疏风解表

本法以疏风、祛风之理，疏风解表而抗敏止痒，主要用治外风袭扰之证。在此要求之上，需进一步分辨外感风寒，或风热侵袭，或风湿困表之证，分别采用辛温疏风解表、辛凉祛风解表、祛风化湿解表之法治疗。

2. 清热解毒祛风

本法以清热凉血、解毒祛风之理，以治热毒淤积生风之证，过敏之患部瘙痒难耐，斑疹显现，肌肤糜烂；或溃烂流脓，热势较甚；或气道阻塞，痰块胶结，淤阻胸闷，咽痛胸痛。

3. 健脾益气疏风

本法以健脾益气为基础，益气疏风而抗敏止痒，以治脾虚生风而肤痒、斑疹，或鼻痒流清涕，或肠鸣泄泻之证。常需在健脾益气的同时，辅以消食导滞，主治饮食不当而致敏者。

4. 养血息风

本法以养血补血而消风息风之理，以治血虚生风，肌肤、目睛过敏者。

5. 滋阴息风

本法以滋养阴液而息风消风之理，治阴液亏虚而生风，肌肤、鼻窍、目睛、关节等部位过敏之证。

五、抗过敏的用药之道及宜忌

治疗过敏反应之病，中医所用方药及其治疗过敏反应机理，均为通过拮抗过敏反应而获效。因之，也就习惯将治疗过敏性疾病的方药简称为抗过敏方药。从中医诊治过敏反应的原理及其方法看，需辨病论治与辨证论治结合。故，探讨抗过敏用药之道，需从辨病抗过敏和辨证抗过敏两个方面进行。

（一）辨病抗过敏之用药及其宜忌

从辨病抗过敏的角度而言，主要应针对"过敏反应"类疾病之主因为"风"邪的关键，用药以疏风、祛风、息风之药为主。

常用的抗过敏的疏风、祛风、息风之药有：防风、荆芥、藁本、白芷、艾叶、菖蒲、牛蒡子、胡荽、柽柳、羌活、细辛、刺蒺藜、木贼、白鲜皮、苦参、皂角刺（祛风除痰、开窍散瘀）、马齿苋、络石藤、海风藤、羌活、独活、僵蚕、蝉蜕、地龙、蜈蚣、全蝎、乌梢蛇、露蜂房等。

辨病论治过敏反应，应按照辨病结论选用相应的适宜的抗过敏之药。具体应用时，应当注意：

一要注意分辨其具体的病种。其属过敏性皮肤病，或过敏性鼻炎，或过敏性眼结膜炎，或过敏性咳喘，或过敏性肠炎，或过敏性关节炎。

根据不同的过敏性疾病的病种及其好发部位，选择其药性、脏腑归经能够直接作用于各病发病部位的药物。

如：病发于肌肤、鼻窍、气道者，宜选用入肺经之疏风、祛风之药；病发于目窍者，宜选入肝经之疏风、祛风之药；病发于经脉筋骨者，宜选用通经络、入筋经、祛风、息风之药；病发于脏腑者，宜选用入五脏，祛风、息风之药。

二要结合辨证结论，按照证候的寒热虚实属性和药物的四气五味之性，具体选择相应的药物。

三要注意选用疏风、祛风、息风而抗敏止痒的不同药物。

疏风止痒：防风、荆芥、藁本、白芷、白鲜皮、刺蒺藜、蝉蜕、牛蒡子、胡荽、桎柳、羌活、细辛等。本类药物，主要用于风邪为患较为轻浅者。

祛风息风止痒：白鲜皮、苦参、皂角刺、刺蒺藜、蜈蚣、乌梢蛇、蝉蜕、地龙、僵蚕、全蝎等。本类药物，主要用于风邪为患较为深重者。

四要注意植物药与动物药的不同而用药。

从药物基原看，疏风、祛风、息风而抗敏止痒中药可分为植物药与动物药两大类。防风、荆芥、白芷、刺蒺藜、刺蒺藜、牛蒡子、胡荽、桎柳、羌活、细辛等属植物药；僵蚕、蝉蜕、地龙、蜈蚣、全蝎、乌梢蛇等为动物药。

在临证之时，若属异体动物蛋白引致而脾失健运的过敏性疾患，切忌使用动物类"祛风""息风"药，只可用植物类"疏风""祛风"药。

这既是笔者的理性认识，也是自己在多年临证实践中，通过为数极少的失治病例中总结得出的经验之谈。据此认识，笔者诊治过敏性疾患，多用植物类疏风、祛风药，极少用或不用动物类祛风、息风药。

（二）辨证抗过敏之用药及其宜忌

1. 外风侵袭

本类病状，主用防风、荆芥、藁本、白芷、刺蒺藜、羌活、细辛、牛蒡子、胡荽、桎柳等药。

风寒之邪侵扰，以辛温疏风解表之方药治疗，主要应用或加用防风、荆芥、藁本、白芷、胡荽、艾叶、细辛。

风热之邪侵犯，以辛凉祛风解表之方药治疗，主要应用或加用防风、荆芥、刺蒺藜、木贼、牛蒡子、胡荽、桎柳。

风湿阻络，以祛风化湿解表之方药治疗，主要应用或加用防风、荆芥、藁本、白芷、羌活、络石藤、海风藤、皂角刺等。

2. 热毒生风

本类病状，以清热凉血、解毒之方药治疗，加用防风、荆芥、白芷、刺蒺藜、木贼、白鲜皮、皂角刺、苦参、马齿苋、露蜂房、土茯苓等。

3. 脾虚生风

本类病状，以健脾益气之方药为基础，加用防风、荆芥、藁本、白芷、刺蒺藜、菖蒲、白鲜皮、苦参等。

4. 血虚生风

本类病状，以养血补血之方药为基础，加用防风、荆芥、藁本、白芷、刺蒺藜、牛蒡子、柽柳、白鲜皮等药。

5. 阴亏生风

本类病状，以滋养阴液之方药为基础，加用防风、荆芥、刺蒺藜、牛蒡子、柽柳、白鲜皮、苦参等药。

第二节　主要病状诊治要点

病状之七十　过敏性皮肤病

过敏反应发于皮肤者，为皮肤过敏。过敏性皮肤病是发病率较高，且为难治难愈的疾病之一。因其多伴有肌肤的炎性变化，也称其为过敏性皮炎。

过敏性皮肤病之常见者，为湿疹、荨麻疹、药物疹、接触性皮炎、过敏性紫癜等，均有急性发作与慢性发展之不同病程。在病变过程中，由于肌肤过敏，引致瘙痒、发疹（风疹、丘疹、丘疱疹、斑疹等）、成斑、肿胀，往往伴有皮肤损伤，严重者皮肤糜烂、溃烂、渗液流脓、结痂、疤痕挛缩。

一般而言，过敏性皮肤病多急发，若治之及时得当，也可速愈；若病情迁延，或治之不力不当，转为慢性病程，则缠绵难愈。不论处于急性期或慢性期的过敏性皮肤病，均易因瘙痒而搔抓，导致肤损严重，出现肤烂、渗液、流脓、渗血，形成疱疹，或苔藓样病变，或肤损而出现疤痕或血痂。在慢性病程中，还会出现皮肤增厚、干燥，或如皮革状、脱屑、疤痕挛缩等。

在肌肤过敏的病程中，肤损严重时的渗液、流脓，复又成为新的致敏因子，遂致过敏反应缠绵难尽，其皮损也就难愈。

因此，治疗过敏性皮肤病，不仅要抗过敏止其痒，更要视皮损的情况，祛痂排脓、修肤、护肤、养肤、润肤。

诊治过敏性皮肤病，须全面地进行辨病论治与辨证论治，方能把握其发病规律及其诊治要点。

一、辨病论治过敏性皮肤病的要点

根据过敏性皮肤病的发病特点或主要诱因的不同，从辨病而言，主要分为湿疹、荨麻疹、药疹、接触性皮炎、过敏性紫癜。

（一）辨病诊断要点

1. 湿疹

湿疹之发，主要为皮肤表面疹粒突起，或为风疹细粒聚散无常，或为丘疹，或为丘疱疹，或为斑疹，瘙痒，甚者瘙痒难耐，抓痕累累，常伴皮肤发红、肿胀，甚者红肿赤痛，严重者局部或大面积肌肤渗液、溃烂、脱屑、疤痕挛缩。

因发病特点的不同，湿疹又常分为湿性湿疹与干性湿疹。

湿性湿疹者，疹起颗粒较大，多为丘疱疹，中有浆液，较易形成痈脓内聚；发疹部位肌肤表面潮湿，渗液，较易溃烂。本类湿疹，多见风湿郁表、热毒蕴结之证；也可见风寒外束、风热外袭之证。

干性湿疹者，疹起颗粒较小，多为风疹或丘疹，少有浆液，发疹部位的肌肤表面因搔抓等形成抓痕皮损时，多直接渗血而溃烂，较易脱屑脱皮。本类湿疹，多见风寒外束、风热外袭、热毒蕴结、血虚生风、阴亏生风之证。

2. 荨麻疹

荨麻疹的发病特点为：阵发性发作，过后多无痕迹。发作时，大面积风团疹起，或红白相间，或粉红而赤，或风团苍白，均瘙痒难耐；有的可在发作后自行消失，或经药物治疗而消失，不留痕迹。荨麻疹发作后留下痕迹者，多为其发作时因瘙痒太甚而搔抓，皮肤受损之表现。

有的患者，虽无典型的阵发性风团疹起的表现，但稍有碰擦或搔抓，肌肤表面即抓痕累累而凸起，甚者疹粒或血痕凸起，谓之为划痕症，也属荨麻疹之表现之一。

荨麻疹之中，多见风寒外束、风热外袭、热毒蕴结、脾虚生风、血虚生风等证。

3. 药疹

因服用或使用药物而致敏起疹子者，谓之为药物疹，简称药疹。

一般较轻浅的因药物致敏的过敏反应，仅为皮肤瘙痒或微潮红，少量为细粒风疹。典型且较重的药物致敏，可出现典型的皮肤湿疹样改变，伴有较重的瘙痒、肿胀、红赤；甚者，引致肌肤肿胀而溃烂、渗液流脓，或伴有喉间堵塞不舒，胸闷气憋，面唇青紫发绀等。

药疹之中，常见热毒蕴结、脾虚生风之证。

4. 接触性皮炎

因衣物紧束，或接触某些特殊物品（如接触某些金属、佩戴某些首饰）而致肌肤疹起、斑显，或瘙痒，或皮损者，是为接触性皮炎。其多发于腰部或衣物、物件紧束的部位，或双掌面（接触异物）。其肌肤受损表现，多为湿疹样改变。该病之证，多为风湿郁表、热毒蕴结、脾虚生风、血虚生风。

5. 过敏性紫癜

过敏性紫癜，为过敏性疾病中的特殊病患。其病之成，往往累及多个脏腑和部位，但其主要表现之一，是皮下瘀斑发紫如癜。故，多将该病列为过敏性皮肤病而论治。

本病的发生，多为在多种因素作用下，尤其是过敏原刺激，机体产生变态反应后，血络（毛细血管）脆弱而通透性增加，血络破损，血溢脉外，积于皮下，成斑、成癜，色红或紫暗。由于过敏，风邪内生，其肌肤有时瘙痒难耐。其病变易于累及胃肠，导致胃肠平滑肌痉挛、气结不通而腹痛难耐，称之为腹痛型之过敏性紫癜。

本病之证，多见热毒蕴结、脾虚生风、血虚生风。但各证受过敏性紫癜的影响，又有着本病的特殊性。主要病机关键，均与气血的运行相关。

热毒蕴结之证，主为热结血瘀，毒蕴耗血而血络破损，在热毒炽盛的同时而热结血瘀的表现明显。

脾虚生风之证，主为脾气不足，气不摄血而血溢脉外，在脾虚不运的同时，气虚血瘀的表现明显。

血虚生风之证，主要为久病耗伤气血，血瘀不行，新血不生，故血虚生风而血虚血瘀之象明显。

（二）辨病治疗要点

1. 主要治法

从辨病论治而言，治疗过敏性皮肤病，主以疏风为要；对于热毒蕴结生风者，适用祛风之药。

2. 辨病用药

过敏性皮肤病的用药，主要宜选入肺经，药性轻灵，疏风为主之品。如：防风、荆芥、藁本、白芷、艾叶、牛蒡子、胡荽、柽柳、羌活、细辛、木贼、刺蒺藜、白鲜皮、苦参、皂角刺等。

具体选择药物，还需结合辨证而分辨寒热之性而用。

二、辨证论治过敏性皮肤病的要点

在辨病把握各种过敏性皮肤病的病变规律，选择入肺经、主疏风的药物的基础上，需要辨证论治，方可最终确定具体的理法方药。宜分七个证型进行论治。

（一）风寒外束

主要表现：风团色白或粉红，或风疹色淡红，或丘疹，瘙痒而肤紧，肌肤起斑但色淡或粉红，或兼恶寒发热，身酸困，脉浮紧。

治宜：辛温解表、疏风透疹止痒，方以麻黄汤为基础加减。

药宜：麻黄、桂枝、防风、荆芥、藁本、白芷、艾叶、胡荽、柽柳、细辛、白鲜皮等。

（二）风热外袭

主要表现：风团色红或紫暗红，或风疹色红而尖，或丘疹，或丘疱疹，瘙痒而肤干，肌肤红斑或红赤紫暗，或兼发热恶寒，口干咽燥，脉浮数。

治宜：辛凉解表、疏风透疹止痒，方以荆防败毒散为基础加减。

药宜：防风、荆芥、藁本、牛蒡子、柽柳、刺蒺藜、木贼、白鲜皮、连翘、焦黄柏、赤芍、丹皮等。

（三）风湿郁表

主要表现：风团色红或紫暗，或丘疹，或丘疱疹，中有浆液，瘙痒而肌肤潮湿，易渗液而肌肤糜烂，红斑或表面覆膜，或兼发热恶寒，肢体困重，尿短黄，脉浮濡或滑。

治宜：疏风或祛风除湿、透疹止痒，方以羌活胜湿汤为基础加减。

药宜：羌活、独活、防风、荆芥、藁本、白芷、佩兰、苍术、石菖蒲、刺蒺藜、白鲜皮、苦参、皂角刺、桑枝、丹皮等。

（四）热毒蕴结

主要表现：皮肤奇痒难耐，斑块红赤或紫暗；患部或全身起丘疹或丘疱疹，中有浆液或黏液；或肌肤肿胀、糜烂、溃烂、渗液流脓；或肌肤渗血而有疤痕、血痂，或皮下瘀血成斑成癥；或肌肤干燥而起屑脱屑；或兼高热，烦躁不安，大便秘结，尿短黄；舌红或红绛，苔厚腻，脉洪滑数或弦数。

治宜：清热解毒、凉血消斑、祛风止痒，方以普济消毒饮合防风汤加减。

药宜：败酱草、蒲公英、露蜂房、土茯苓、生地黄、泽泻、炒知母、连翘、焦黄柏、苦参、白鲜皮、皂角刺、马齿苋、防风、刺蒺藜、赤芍、丹皮、丹参、紫草、生甘草。

（五）脾虚生风

主要表现：风团色白或粉红，或风疹色淡红，或丘疹，或丘疱疹，渗液潮湿而糜烂，瘙痒；或皮下瘀斑、紫癜，色红或紫暗而兼腹痛难耐，便溏泄泻；舌淡或淡红，舌体胖，苔薄白，脉细弱或细濡。

治宜：健脾益气、疏风止痒，宜健脾益气、益气摄血、疏风消斑，方宜六君子汤合消风汤；紫癜者，宜补中益气汤合消风汤。

药宜：苏条参、白术、茯苓、怀山药、京半夏、枳壳、防风、荆芥、藁本、白芷、艾叶、白鲜皮；紫癜者，宜加生黄芪、桔梗、炙升麻、丹皮、丹参、紫草、枸杞等。

（六）血虚生风

主要表现：风团色粉红或白，皮肤干燥而瘙痒，疹粒细小而干；搔抓而易血痕累累，斑块色淡红或淡暗；常兼面色萎黄或晦暗，目睛干涩而瘙痒，视物不清；舌淡，脉细弱或细弦。

治宜：养血息风、祛风止痒，方宜当归四物汤合防风汤加减。

药宜：当归、枸杞、丹参、丹皮、紫草、鸡血藤、生地黄、白芍、防风、藁本、刺蒺藜、牛蒡子、白鲜皮等。

（七）阴亏生风

主要表现：肌肤干燥，甚者皲裂，瘙痒难耐，搔抓极易起屑脱皮；斑疹色红，疹粒细小干燥；常兼口咽干燥而不欲饮水，身烘热或五心烦热，大便干结，尿短黄；舌红或光红无苔，或少津，脉细数，或细弦数。

治宜：滋阴清热、息风止痒，方宜知柏地黄丸合消风汤加减。

药宜：生地黄、山萸肉、泽泻、炒知母、焦黄柏、连翘、玉竹、麦冬、乌梅、防风、荆芥、刺蒺藜、牛蒡子、柽柳、白鲜皮、紫花地丁、赤芍、丹皮等。

病状之七十一　过敏性鼻炎

过敏性鼻炎，为风邪侵及鼻窍而发，以鼻痒、打喷嚏为主要表现，有着较为明显的季节性或条件性。每遇季节变换交替，气温冷热无定，干湿度变化而环境干燥，花粉、尘螨、化学品或异味刺激等，即刻发生而鼻腔瘙痒难耐，常涕泪交加；久之，反复发作，则嗅觉失灵。

过敏性鼻炎的表现，多属中医学之"鼻渊"的范畴。其可单独发生，也常与过敏性皮肤病、咳喘、眼结膜炎、肠炎等相伴而生。其治，宜分为以下五个证型。

一、风寒阻窍

主要表现：鼻痒鼻阻，打喷嚏，流清涕，常兼风寒外束之证，恶寒发热，身酸困，脉浮紧等。

治宜：辛温解表、疏风通窍止痒，方以麻黄汤为基础加减。

药宜：麻黄、苍耳子、防风、荆芥、藁本、白芷、胡荽、艾叶、细辛、白鲜皮等。

二、风热袭窍

主要表现：鼻干而痒，打喷嚏，浊涕黏稠；常兼风热外犯之证，发热恶寒，口干咽燥，脉浮数。

治宜：辛凉解表、疏风通窍止痒，方以桑菊饮为基础加减。

药宜：桑叶、菊花、金银花、防风、荆芥、薄荷、牛蒡子、柽柳、刺蒺藜、木贼、白鲜皮、连翘、焦黄柏、赤芍、丹皮等。

三、热毒壅窍

主要表现：鼻痒或痒痛，鼻涕黏稠或黄绿，甚者腥臭冲脑窍；鼻头红赤或糜烂；或兼高热，烦躁不安，大便秘结，尿短黄；舌红或红绛，苔厚腻，脉洪滑数或弦数。

治宜：清热凉血、解毒通窍、祛风止痒，方宜清瘟败毒饮合防风汤加减。

药宜：防风、刺蒺藜、苍耳子、辛夷花、薄荷、露蜂房、败酱草、连翘、焦黄柏、苦参、白鲜皮、皂角刺、马齿苋、桔梗、石菖蒲、赤芍、丹皮、生甘草。

四、脾虚窍阻

主要表现：鼻痒或嗅觉不灵，甚者不辨气味；打喷嚏，鼻涕清稀甚则如水；气短懒言，常易感冒，鼻炎缠绵不愈，便溏或泄泻；舌淡，舌体胖，苔薄白，脉细弱。

治宜：健脾益气、疏风通窍止痒，方宜玉屏风散或补中益气汤合消风汤加减。

药宜：生黄芪、苏条参、白术、怀山药、白及、枳壳、桔梗、炙升麻、防风、荆芥、藁本、白芷、苍耳子、辛夷花。

五、阴亏窍燥

主要表现：鼻干鼻痒，喷嚏瘙痒难耐，少涕或无涕，甚者鼻道萎缩，不辨气味，或鼻衄出血；或大便干结，尿短黄，舌红或光红无苔，或少津，脉细数，或细弦数。

治宜：滋阴润燥、疏风通窍止痒，方宜麦冬饮合消风汤加减。

药宜：生地黄、山萸肉、泽泻、炒知母、麦冬、玉竹、沙参、防风、荆芥、刺蒺藜、薄荷、粉葛、牛蒡子、白鲜皮、紫花地丁、赤芍、丹皮等。

病状之七十二　过敏性眼结膜炎

过敏反应发生于目窍者，以目睛瘙痒难耐，目赤或红肿疼痛，迎风流泪，目眵等为主要表现。因其主要作用于眼结膜，称为过敏性眼结膜炎；也因其多发于春季，且有较典型的卡他性病变表现，又称为春季卡他性结膜炎。其治，主要分为以下三个证型。

一、肝经郁热生风

主要表现：目赤瘙痒，迎风流泪，目眵堆积，眼角红赤痒甚，烦躁不安，心烦易怒，大便干结，舌红，苔黄而燥，脉弦滑数。

治宜：清肝泄热、疏风止痒，方宜桑菊饮或龙胆泻肝汤为基础加减。

药宜：桑叶、菊花、金银花、木贼、刺蒺藜、夏枯草、青葙子、防风、薄荷、牛蒡子、白鲜皮、连翘、焦黄柏、赤芍、丹皮等。

若口苦、烦躁较甚，便秘者，加用龙胆草、生地黄、炒知母等。

二、热毒蕴结生风

主要表现：目睛红赤肿痛而瘙痒，目泡疹粒坚硬而痒，或目泡肿胀而糜烂，甚者渗液、流脓；或黑睛（角膜）溃烂，或兼高热、烦躁不安，大便秘结，尿短黄；舌红或红绛，苔厚腻，脉洪滑数或弦数。

治宜：清热凉血、祛腐生新、祛风止痒，方宜龙胆泻肝汤或普济消毒饮合防风汤加减。

药宜：龙胆草、夏枯草、败酱草、连翘、焦黄柏、苦参、白鲜皮、皂角刺、木贼、青葙子、密蒙花、刺蒺藜、防风、薄荷、露蜂房、马齿苋、赤芍、丹皮、生甘草。

三、阴血不足风起

主要表现：目睛干涩瘙痒，目赤肿痛但无渗液或溃烂；或视物不清，目翳飞花；或大便干结，尿短黄；舌红或光红无苔，或少津，脉细数或细弦数。

治宜：滋阴润燥、祛风明目止痒，方宜知柏地黄丸或杞菊地黄丸合消风汤加减。

药宜：菊花、桑叶、白芍、枸杞、赤芍、丹皮、生地黄、山萸肉、泽泻、炒知母、玉竹、焦黄柏、防风、刺蒺藜、薄荷、谷精草、密蒙花、白鲜皮、紫花地丁等。

病状之七十三　过敏性咳喘

咳喘之病，为临床常见之疾。其中，有的患者久患咳喘不愈，反复发作，发则咽喉瘙痒至气道、胸中、膻中，气促气憋难续；或者，痰鸣不出，憋阻喉头，甚则面唇青紫，气短不续。如是之状，即是过敏性咳喘的典型表现，也为咳喘病中难治之疾。

过敏性咳喘的发生，多为患者本为过敏体质，复感病邪（致敏原）而发。气温变化较大、空气干湿度差异较大、饮食发物、花粉、粉尘、尘螨、异味、化学品气味以及某些药物等，均会引致过敏性咳喘发作。若为急性过敏性咳喘，多发病迅速、病势急、病情重；若失治或误治，可因喉头水肿、气道憋阻而休克，甚则阴阳离决而亡。

应注意的是，久患咳喘不愈之人，有的虽原无过敏表现，却会在其病程中出现过敏反应而成为过敏性咳喘。其主要原因为：在咳喘的过程中，产生和分泌大量的痰液，痰液含有大量的组织胺。组织胺为过敏反应的中间产物之一，其形成后，反过来进一步刺激气道，引致气道（支气管平滑肌）痉挛，遂致咳喘不宁，呛咳不止等过敏反应。

治疗过敏性咳喘，当以疏风、祛风、抗过敏为要，辨证而施以宣发、肃降肺气，止咳平喘之药。

过敏性咳喘，主要分为三个证型治疗。

一、风扰气道

主要表现：咽喉瘙痒而咳喘，痰液较少，多呛咳或无痰，瘙痒多起于咽喉，直至气道、膻中，可兼见风寒束肺之证（咳喘而恶寒发热，身酸困，脉浮紧）或风热犯肺之证（咳喘而发热，微恶寒，咽痛，口干，舌质红，苔薄黄，脉浮数）。

治宜：疏风止痒、宣降肺气，方以泻白散合荆防败毒散为基础加减。

药宜：桑白皮、防风、荆芥、藁本、白芷、白鲜皮、苦参、射干等。

若兼风寒束肺之证，加麻黄、桂枝、艾叶、胡荽、细辛。

若兼风热犯肺之证，加牛蒡子、柽柳、刺蒺藜、木贼、连翘、焦黄柏、赤芍、丹皮、玉竹。

二、热毒蕴结

主要表现：咽喉肿痛痹阻而瘙痒、咳喘，痰阻气粗，或哮鸣痰阻，痰液黏稠而黄绿或黄红；或气道、胸中、膻中瘙痒堵塞而发紧不舒，胸闷气促气憋难续，甚则面唇青紫；舌质紫暗或暗红，苔腐腻或黄或黄白相间，脉弦滑数。

治宜：清热解毒、凉血开痹、宣肃肺气，方以清温败毒饮合消风汤为基础加减。

药宜：桑白皮、葶苈子、苇茎、败酱草、蒲公英、玄参、射干、马勃、皂角刺、路路通、川贝母、白芥子、白鲜皮、苦参、防风、白芷、薤白、丹参、赤芍等。

三、痰淤阻滞

主要表现：咽喉及气道痹阻不适而瘙痒、咳喘，或哮鸣痰阻，痰液黏稠成块；或气道、胸中、膻中堵塞板结而胸闷疼痛，气促气憋难续，面唇青紫，手足淤滞；舌质暗滞或有瘀点瘀斑，苔黄腻或白腻或黄白相间，脉弦细涩或弦滑数。

治宜：涤痰化瘀、开痹宽胸、宣降肺气，方宜泻白散合薤白饮加减。

药宜：桑白皮、葶苈子、薤白、瓜蒌、川贝母、白芥子、莪术、三棱、丹参、川芎、射干、白鲜皮、苦参、皂角刺、路路通、防风、藁本、白芷、枳壳、桔梗等。

病状之七十四　过敏性肠炎

过敏反应发生于肠腑，导致肠腑传化功能失常，出现腹痛即泻，泻后则安等症，则为过敏性肠炎，多发于结肠与直肠。

肠腑之传化，与脾胃密切相关并受脾胃的运化功能所影响。脾虚生风，则现脾虚不运，肠腑传化不利；脾虚，肝木克伐太过，则为肝气横逆困脾，肝脾不调，气机不畅而脾胃运化失健，肠腑传化失常。故其治，主要分为两个证型。

一、脾虚不运

主要表现：素有纳呆不食或便溏泄泻，胃脘隐痛不舒或发酸口淡等症，遇辛辣或鱼腥之味，则腹痛肠鸣，腹痛即泻，泻后即安，缠绵反复，常兼神疲倦怠，气短懒言，舌淡，苔白，脉细弱等。

治宜：健脾益气、祛风止泻、缓急止痛，方宜六君子汤合消风汤加减。

药宜：生黄芪、苏条参、白术、怀山药、茯苓、法半夏、枳壳、桔梗、炙升麻、防风、荆芥、藁本、白芷、白鲜皮、生甘草。

二、肝脾不调

主要表现：平素纳食正常，运化无异常，遇情志不畅、心烦意乱或偶食辛辣或鱼腥，则腹痛肠鸣，腹痛即泻，泻后即安，或里急后重，排便不爽，舌淡红，脉弦等。

治宜：疏肝健脾、缓急止痛、祛风止泻，方宜痛泻要方合消风汤加减。里急后重者，加用香连丸。

药宜：桑叶、白芍、郁金、炒延胡索、槟榔、合欢皮、苏条参、白术、怀山药、京半夏、枳壳、防风、白芷、白鲜皮、生甘草。里急后重者，加木香、黄连。

病状之七十五　过敏性关节炎

过敏性关节炎，以关节游走性疼痛并关节腔、骨缝之内瘙痒难耐，久则骨节肿大为主要特征，类似于中医学传统理论之"风痹"及"尪痹"。其治，主要分为两个证型。

一、风寒湿邪困阻

主要表现：四肢及关节重痛或酸痛，走窜不定，大小关节及骨缝之间瘙痒难耐，时有肢麻或如虫行感，久之骨节肿大而重着难行，或伴恶寒微热，舌淡暗或淡红，苔薄白或微腻，脉浮紧或弦紧。

治宜：祛风散寒、除湿通络、开痹止痛，方以羌活胜湿汤合消风汤为基础加减。

药宜：羌活、独活、威灵仙、防己、防风、藁本、白芷、细辛、白鲜皮、皂角刺、海风藤、松节、五加皮、木瓜、当归、川芎等。

二、风湿热邪痹阻

主要表现：四肢关节疼痛而热，甚或红肿，瘙痒疼痛无定，甚者痛处如火烧而灼痛，久则骨节肿大而热痛，或兼发热恶寒，甚或身热不扬，舌暗红，苔薄黄或黄腻，脉浮数或弦数。

治宜：祛风清热、除湿通络、宣痹止痛，方以宣痹汤合消风汤为基础加减。

药宜：防己、羌活、桑枝、豨莶草、秦艽、海桐皮、防风、白芷、白鲜皮、皂角刺、苦参、石菖蒲、滑石、连翘、焦黄柏、炒知母、赤芍、丹皮等。

病状之七十六　过敏反应之危象

不论何种过敏反应，若治之不力或不当，误治误服药物，或突然复遇特殊致敏物质（致敏原），引致过敏反应迅即突发或加剧，均可出现过敏反应之危象。

过敏反应之危象，主要表现为：其原有过敏反应及其表现加剧，瘙痒更甚，喉间如物阻塞不舒，气憋难续，甚则咽喉肿胀而堵塞不通，气憋气促而胸闷气短，面唇青紫发绀，舌青紫，或有瘀点瘀斑；更有甚者，神识昏蒙，或口吐涎沫，终致休克昏迷而不省人事。

在其危象出现，尚未休克期间，其主要病机为风邪挟热毒蕴结，痰淤阻滞气道、心窍，治宜息风开窍、清热解毒、涤痰化瘀。

具体用药，根据辨证，抓住关键病机而确定治法，选择用药。

一是针对瘙痒剧烈，予以息风开窍抗过敏之药：白鲜皮、苦参、皂角刺、防风、荆芥、藁本、白芷、牛蒡子、刺蒺藜、石菖蒲。

二是针对热毒蕴结，予以清热解毒之药：败酱草、蒲公英、玄参、射干、皂角刺、路路通、连翘、焦黄柏、赤芍；若腑气不通，便结、尿短者，加大黄、枳实、紫花地丁、瞿麦。

三是针对痰瘀互结而阻塞气道咽喉、痹阻心胸，出现喘促气憋，青紫瘀斑者，予以涤痰化瘀、宣痹开窍之药：川贝母、白芥子、莱菔子、桑白皮、葶苈子、莪术、三棱、丹参、薤白、瓜蒌。

第三节　验案举隅

【验案二十三】服感冒药过敏致无名肿毒

陈某，女，59岁，汉族，退休干部。

一、初诊概况

时间：2012年10月15日，19：00

主要病状：两天前，因微有感冒流清涕，服用两小包某种感冒药，遂引致左眼疼痛肿胀及左侧头痛，痛及左侧额部至耳后、颌下，但右侧头部无异常。

诊察得知：左眼肿胀、外凸已不能睁开，右眼正常；额部中央皮肤湿疹约2cm×5cm，额部左眉弓上部外1/3处皮肤湿疹约1.5cm×3cm，刺痛瘙痒，且有少量渗液，但皮色未变；因肿胀，左眼角及左额部皱纹消失；左侧头顶皮肤瘙痒，但无疹粒；左侧面部肿胀疼痛至下颌、咽部，左腮部肿胀发硬，左耳后腮腺硬肿至颌下，咽喉部肿胀，触痛明显剧烈；颈部以下无异常，右侧头部无异常；咽痛，微咳，因其头肿痛，不敢咳嗽，咽痒难受；二便尚正常；舌淡红，苔薄白，脉弦紧数。（参见附录之图3）

其病之后，感到病情甚重，但不知该到何科就诊。因其女儿为笔者曾诊治过的老患者，不愿以它法医治，遂驱车近百公里，专程来诊。

医者分析：本患者目睛肿胀疼痛而目不能睁，无名肿毒之象甚为明显，病势急重。溯其病因，仅服用两小包感冒药即现此状，应为药物过敏所致。

纵观其病，甚为特殊，既有额部湿疹而刺痛瘙痒、渗液，又有左侧面部肿胀疼痛、左腮部肿胀发硬至颌下；虽有左面部无名肿毒的典型表现，却无全身病变之征，甚至其右面部、颈项以下均无损伤。为何其仅为左侧面部及左眼无名肿毒，甚为费解。

综合分析，因其有无名肿毒部位发硬发胀、触之疼痛的特点，考虑其为服药过敏后，风毒热邪淤滞，左侧面部经脉不通，淤滞聚积于肝肾之经，目窍、耳窍受扰而淤滞；亦类同于现代医学所言之淋巴管堵塞之症。由于淋巴管堵塞，风毒热邪淤滞更甚，血热淤滞，则诸症更剧。

该患者虽然左侧面部无名肿毒较剧，但其全身尚无病变之征，甚至其右面部、颈项以下均无损伤，舌象也未出现明显异常，此为药物过敏之风邪为患，病起较急，尚未损及脏腑及全身气血阴阳的运行。其原有外感，现仍有咽痛、咽痒而咳。

主要病因病机及诊断：其病，服药过敏，风邪突起，窜络阻脉，风毒热邪淤滞，窜于肌肤络脉，则额部湿疹而刺痛瘙痒、渗液；风毒热淤阻于肝经目窍，则目睛肿胀疼痛已不能睁眼；其邪阻于面部左侧肝肾之经，热毒血瘀，目窍以下至耳旁、腮腺硬肿淤滞。原患外感，现咽部肿痛，故仍有微咳而咽痒咽痛。

据此，其可诊为无名肿毒，证属风毒窜络、热毒血瘀、肝肾淤阻。

治宜：清热解毒、祛风通络、消瘀散结，方宜清温败毒饮合龙胆泻肝汤。

处方：桑白皮15g，葶苈子15g，败酱草12g，蒲公英15g，土茯苓10g，露蜂房12g，赤芍15g，丹皮15g，丹参30g，玄参10g，连翘15g，焦黄柏10g，防风15g，白芷10g，青葙子1og，龙胆草3g，生地黄16g，泽泻10g，炒知母10g，浙贝母15g，白芥子15g，皂角刺15g，白鲜皮15g，玉竹15g，金钱草15g，桔梗6g，炙升麻3g。（参见附录之图6）

医嘱：服2剂，两天后再诊；当晚，急煎服2次后睡卧；停服其他一切药物；忌食鱼腥、辛辣、香燥之物。

方解：清热解毒：龙胆草、败酱草、蒲公英、土茯苓、露蜂房、玄参、连翘、焦黄柏。

清肝明目：龙胆草、青葙子、生地黄、泽泻、炒知母、赤芍、丹皮、玉竹、金钱草。

祛风通络：防风、白芷、白鲜皮、皂角刺、露蜂房、桔梗、炙升麻。

消瘀散结通窍：桑白皮、葶苈子、赤芍、丹皮、丹参、浙贝母、白芥子。

二、诊治进程及其变化

3天后（10月18日），二诊：

主要病状：服药后，当天晚上至第二天，自觉左侧肿胀面部有酥麻感，且左上臂也有此感，第二天下午，麻酥感逐渐减轻而消失，感到疼痛减缓且左眼及左脸肿胀渐消。

诊察得知：左眼肿胀消退并已完全睁开，上睑微浮，目睛微干痒；因肿胀消减，左眼角及左额部皱纹显现；额部湿疹均已无渗液而变干，收痂而微紫，但微痒、微刺痛；左侧头顶皮肤已无瘙痒；左侧面部肿胀基本消除，已无疼痛；咽部，左腮部肿胀发硬及左耳后腮腺硬肿至颌下消除，已无触痛；咽部微痛，已无咳嗽；舌淡红，苔薄白，脉弦缓。（参见附录之图4）

调治简况：其服药后，自觉左侧肿胀面部有酥麻感，且左上臂也有此感，为佳兆。此症表明，方药入体，淤阻之络脉渐通，阻滞之淋巴导管渐通畅，淋巴回流正常，风毒热瘀渐有出路而病减、病消。第二天下午，麻酥感渐减而消失，为瘀毒渐散之征。有此效应，始有其左眼肿胀消退并睁开，肿毒消散之效。

该患者此时之症，无名肿毒基本消除，风毒窜络、热毒血瘀、肝肾淤阻之证明显改善，惟风毒窜络、热毒血瘀之证尚需进一步清解。故，续守初诊之方，略作调整而续治。

减药：因热毒消减，去玄参，蒲公英减为12g。

加药：因目睛微干痒，额部湿疹结痂而微痒、刺痛，加菊花10g，木贼12g。

医嘱：续服4剂，再诊；其他同前。

一周后（10月25日），三诊：

主要病状：服药后，自觉左脸左目肿胀已全部痊愈，无疼痛、皮损及瘙痒等症，惟睡眠稍差。

诊察得知：神情开朗愉悦，左眼肿胀已完全消退，双睑正常，已无目睛不适；左眼角及额部皱纹恢复明显；额部湿疹已消，痂脱肤常，已无痒痛；左侧面部肿胀完全消除而复常；已无咽痛、咳嗽；舌淡红，苔薄白，脉弦缓。（参见附录之图5）

调治简况：此时，其因服感冒药而过敏，引致急发左面部无名肿毒之病已愈。惟急重之病后，热毒已去，神倦而睡眠稍差。开具一个调理方，以作全面恢复。

续服 2 剂，随诊。

二周后专告：诸症皆消除，目疾未再复发。

三、诊治难点及特点

该患者之病甚为特殊，仅服两小包感冒药，竟引致急发过敏反应之无名肿毒，出现左眼疼痛肿胀而不能睁眼，左侧面部肿胀疼痛至下颌、咽部、左腮部等重症。

该患者及其家人虑及病情急迫且危重，不愿他法治疗，仅延请中医诊治。对笔者既是信任和托付，也是极大考验。

该患者之病，仅局限于左侧面部及头顶，颈项以下无异常，右侧面部也无异常，全身其他部位也无异常。甚至，因病起急骤，舌象尚无明显变化。此状，为其病之又一大特殊之处。

综合分析，其虽有皮疹奇痒刺痛而类似蛇串疮（带状疱疹）及目睛肿胀、面肿、腮肿等类似"大头瘟"的表现，但其主因，应为服用感冒药而引致急性过敏反应，为热毒淤积生风所致，应属药物过敏引致的无名肿毒。此时，主要抓住其无名肿毒部位发硬发胀、触之疼痛的特点而分辨。

其主要病因病机，应是其服药过敏，风邪突起，窜络阻脉，风毒热邪淤滞，左侧面部经脉不通，淤滞聚积于肝肾之经，目窍、耳窍受扰而淤滞；亦类同于现代医学所言之淋巴管堵塞之症。由于淋巴管堵塞，风毒热邪淤滞更甚，血热淤滞，则诸症更剧。

据此，诊为无名肿毒，证属风毒窜络、热毒血瘀、肝肾淤阻。以清热解毒、祛风通络、消瘀散结之方药治疗，初诊服药两剂。

3 天后，左眼肿胀消退并已完全睁开，湿疹均已无渗液而变干，左侧头顶皮肤已无瘙痒，左侧面部肿胀基本消除，其目睛及面部肿胀等症明显消减，表明危急病势得到完全控制。自诉其服药后，当天夜间自觉左侧肿胀面部有酥麻感，且左上臂也有此感。此为佳兆，应是方药入体，淤阻之络脉渐通，阻滞之淋巴导管逐渐通畅，淋巴回流正常，风毒热瘀渐有出路而病减、病消。第二天下午麻酥感逐渐减轻而消失，肿胀疼痛诸症明显缓解，证明此理属实。微调初诊方药，续服 4 剂，7 天后其病完全消除。

由此案例再次提示和证明：只要辨病辨证正确得法，理法方药一致，中医完全能够诊治危急重症，且有价廉效优的特点。该患者初诊服方药 2 剂，3 天后其病大减，目睛正常睁开、面肿消退，其药价仅为 57.74 元人民币（参见附录之图 6，右下角为"合计金额"）。二诊服药 4 剂，药价为 122.12 元人民币，7 天后，过敏引致的左面部无名肿毒全部消除。

【相关验案简介】（选自《庆生诊治中医疑难病验案集粹》）

案例三十六　急性过敏性湿疹并喉头水肿

该患者进食海鲜，随即身痒难耐，进而全身湿疹，色红；喉咙自觉肿胀、堵塞、阻滞，胸闷，神倦，嗜卧。诊断：病属急性过敏性湿疹并喉阻（喉痹、喉头水肿）；证属风邪急犯，肺卫不调，脾失健运，毒邪内结，痰淤阻于气道。经诊治，湿疹消除，痒感消失，喉咙无肿胀及堵塞感，胸闷解除。（详见《庆生诊治中医疑难病验案集粹》之第十案）

案例三十七　急性过敏性哮喘并喉痹胸痹

该患者曾因过敏性哮喘而住院治疗，经中医药调治而消除。刚出院一周，因食用极少量的发物，两枚鱼肉丸子，迅即引致过敏性哮喘急性发作并伴喉痹、胸痹：哮喘痰鸣，胸闷气憋，咽痒难耐，喉间至膻中部发痒发紧，如物堵塞，喘促不已，面色晦暗、紫绀，气憋面胀而发紫，胸闷痛，口唇紫绀晦暗，夜不能卧，舌淡暗微紫，苔薄白、微腻，脉弦细、微涩。经以宣肃肺气、降逆平喘、疏风止痒解痉、涤痰化瘀（消痞结）、理气通痹（解胸痹、消喉痹）之药物治疗，急性过敏性哮喘发作消除，已无喉痹、胸痹。（详见《庆生诊治中医疑难病验案集粹》之第十一案）

案例三十八　湿疹后做面膜致急性过敏流脓

该患者原患过敏性湿疹，经诊治已基本消除。因做面膜而致湿疹再次急性发作，颜面肿胀，紫暗溃烂，创面新鲜、潮湿，渗出液和清淡脓液不断，奇痒无比。就诊时，急性过敏性湿疹与肤损溃烂并存，二者俱重。对此，需同时抗过敏、止肤痒，抗感染、消肿胀，去腐烂、修肌肤；还需解其心结。

治疗，在急性期时，内服方药为主，迅即清解淤积之热毒，祛风止痒，清热渗湿消痛，去腐生肌；在缓解（慢性）期，内服方药与中药煎煮外洗患处结合，祛风止痒、修肤护肤，面部因过敏所致肤损全部痊愈，皮肤如同以往，细腻白皙。（详见《庆生诊治中医疑难病验案集粹》之第十二案）

案例三十九　慢性过敏性湿疹并肤烂

该患者为典型的慢性湿疹并肤损、肤烂。其病已3年，反复不愈。虽仍有过敏性湿疹之风邪为患之证，更多的是肌肤受损而肤烂，渗液、流脓、渗血。故其治疗，不仅要抗过敏、治湿疹、止其痒，更要祛痛排脓，修肤护肤养肤。采用清热渗湿、疏风止痒、涤痰化瘀、去腐生新等治法，经内服汤药，外用洗剂，其全身湿疹（痒疹）完全消失，皮肤恢复正常。（详见《庆生诊治中医疑难病验案集粹》之第十三案）

案例四十　目赤目痒（急性过敏性结膜炎）

该患者在过敏性鼻炎发作而消除后，过敏性眼结膜炎急性发作而目赤、目痒难耐。其主要病因病机为：素体肝热火旺，加之春季天气干燥，热盛生风，伤津耗气，气阴不足；目窍因火热而红赤，因风邪为患而瘙痒，因气阴不足而干涩不适。以清泻肝火、祛风止痒、调养气阴、清肝明目（润燥）之方药治疗，服药6剂，其急性过敏性眼结膜炎已消，原有诸症悉除。因其目睛仍欠滋养而视物疲倦，且其为过敏体质，则需继续调理，服用涵养肝木（目）、调其过敏体质之调理方5剂。一月后随访，未再出现目赤、目痒，已无视

物疲倦，也未出现鼻痒、喷嚏等过敏性鼻炎表现。（详见《庆生诊治中医疑难病验案集粹》之第十四案）

案例四十一　接触性皮炎并过敏性鼻炎、结肠炎

该患者同时患有接触性皮炎（过敏性皮肤病之一）、过敏性鼻炎及过敏性结肠炎。各病的发病部位不同、归属和影响人体的功能系统不一，但都有风邪为患，亦即过敏反应的表现。该患者有着明显的过敏性疾病的基本特点：过敏体质，多部位、多系统同时出现过敏反应。经以祛风止痒、修肤护肤、通窍止涕、健脾除湿、清热渗湿、调和肝脾、通调肠腑之方药治疗，过敏反应之过敏性鼻炎、过敏性结肠炎已消除；接触性皮炎，也已基本消除，唯其皮损仍需继续修复。（详见《庆生诊治中医疑难病验案集粹》之第十五案）

案例四十二　过敏性紫癜并疳积

该患儿因过敏性紫癜住某医院治疗，效果不理想。经诊断，其病属紫癜（过敏性紫癜）并疳积，证属脾弱肝旺、气不摄血、风邪为患。其素有疳积，患过敏性紫癜后，加剧了疳积的程度。疳积与过敏性紫癜相互影响，遂影响疗效。经用疏肝理脾、益气摄血、祛风止痒、化斑修肤等方药治疗，过敏性紫癜消失，疳积之症明显改善。一年后随访，过敏性紫癜未再复发。（详见《庆生诊治中医疑难病验案集粹》之第十六案）

运化失常

第一节 概 述

运化失常是中医学特有的一个概念，主要指人体水谷、水湿的受纳、腐熟、运化及气血精微的化生、代谢异常。运化失常所产生的病状，多类似于现代所认识的代谢紊乱性疾病。运化失常所致病状，多为临床常见之疾，也有若干不易治愈的疑难病证。

一、运化失常简析

人体生命活动的物质基础，除依靠先天禀赋（遗传）外，全部来源于由后天水谷、水湿化生的气血精微。人体受纳腐熟水谷，受纳运化水湿，升清降浊，产生气血精微以维持人体的能力及状态，决定和影响着人的生命活动及其质量。这种能力及状态出现异常，即是运化失常，主要涉及水谷、水湿的代谢和气血的化生之异常，出现水饮、痰湿、瘀血、痰瘀互结为患，引致若干复杂病状。

水谷、水湿进入人体，经过受纳腐熟、运化升清而化生为水谷精微、气血津液。该过程，与五脏相关，由五脏六腑共同协同完成，以脾为核心和枢纽。脾胃受纳腐熟水谷，受纳运化水湿，运化升清水谷精微；肾温煦气化，助水湿之运化；肝主疏泄，调畅气机而助受纳腐熟、运化升清；肺主气，朝百脉，通调水道，敷布灌注气血精微，濡养五脏六腑、四肢百骸；心为君主之官，主神明，统全身，主血脉，促进和确保气血运行至全身。如是，五脏调和，六腑通泰，水谷精微、气血生化有源，经脉得充，四肢百骸得养，体健而安。

在人体患病时，或过劳、过逸，或过食或饮食不当、饥饱失常，过食肥甘，嗜酒嗜烟；或情志不畅，禀赋不足，常易损伤相应的脏腑，出现运化失常而发病。

治疗运化失常之疾，当调五脏、畅六腑，主要调治脾、肝、肾，同调同治心与肺。调脾胃，保健运，促运化；调肝胆，畅气机，促疏泄；调肾气，固本元，促气化；调肺气，畅宣肃，促通调；调心气，畅血脉，促统摄。

二、运化失常的辨识要点

运化失常，容易引致水饮、痰湿、瘀血停滞，或是痰瘀互结为患。这几类病邪，均为"前病生此邪，此邪致新病"的"邪留发病"之邪，有着许多特殊的发病特点。其作为一些病变的产物，本身就反映出脏腑病变的状态与结果；其一旦形成，又可停蓄、停滞于一定的部位，影响不同的脏腑功能并造成相应部位的损伤，形成不同的虚实寒热。

辨识运化失常，应从运化失常病证的类别与属性，运化失常病证的寒热虚实，运化失常对脏腑功能的影响与危害等三个方面加以辨识。

辨识运化失常及其病证，主要宜用气血津液辨证及脏腑辨证方法。

（一）辨运化失常病证的类别与属性

辨别运化失常而引致的病证类别与属性，主要有以下四类。

1. 辨水饮

水饮由水液不化、停聚成饮而为患，其质地清稀，多为患于胃肠、心肺、胸胁、肾与膀胱等部位。

水饮客于胃肠，多见脘腹痞胀，泛吐清涎，口淡不渴或虽渴却饮水即呕。

水饮停于心肺，多见咳喘，痰多而清稀色白，甚则喉中哮鸣有声，面目浮肿。

水饮蓄于胸胁，多见胸胁饱闷，撑胀难耐而痛，随呼吸、转侧等动作而痛甚。

水气蓄于肾与膀胱，多见身体浮肿，按之凹陷不起，皮肤撑胀而光，小便不利，或眩晕，舌淡，苔白滑或白腻，脉弦。

2. 辨痰湿

其一，辨痰邪为患

痰邪为患，可有"有形之痰"与"无形之痰"之异。

有形之痰：可咯出体外而直接辨其形质，即：可于体外辨痰液之数量、颜色、形态、质地。痰涎被咳吐于外而直接辨其或清稀，或黏稠，或泡沫；或色白，或色绿，或黄，或黄红。痰涎清稀，或泡沫，或色白，多为寒证；痰涎黏稠，或成块胶结，或色绿，或黄，或黄红，多属热证。

无形之痰：不可咯出体外而不可见其形质，只可依"证候"而辨其特点。痰凝成核，"痰核"为患于体内，并不能咳吐于外而直接从外分辨，只可依外在之"证候"辨其形质与特征，即：局部肿胀或胀痛，皮下出现疙瘩颗粒，皮肤表面隆起明显，皮色无异常；触之碍手，质地软硬不一；兼风邪为患，风痰作祟者，则易于眩晕、麻木、震颤、抖动等。

其二，辨湿邪为患或痰湿内聚并脏腑失调

湿邪为患，常易引致痰湿内聚，进而导致脏腑失调。本类病状，常见脘腹饱闷不舒，胃中不适或脘痞，纳呆不食，便溏泄泻；或身重而呕恶不舒，或上吐下泻；或两胁胀痛、灼痛，嗳腐吞酸，泄泻暴注或里急后重；或口淡、口甜，或口苦、发酸等。

3. 辨瘀血

瘀血为邪留发病中的最主要病邪。其病因病机甚为复杂，可由多种病变引致血行受阻，停滞淤积，或血液离经而淤滞不散。因其所伤脏腑或部位的不同，其表现各不相同。

辨别瘀血的主要依据为：出血而血色紫暗，质地黏滞黏稠，或夹有血块或血凝如颗粒；疼痛而如针刺刀割，痛处固定不移；病变部位之色青紫或淤滞；肿胀或肿块而伴刺痛、淤滞青紫；脉象多涩，或结代。

4. 辨痰瘀互结

痰湿与瘀血互结，为"前病生此邪，此邪致新病"之邪留发病较为复杂而难解者，也是疑难病证关键的病因病机之一。

痰湿或瘀血，均有沉着、停滞之特点，二者相互影响，常常胶着不解，甚而胶结互阻，形成痰湿与瘀血互结之状，停而阻滞经脉，阻碍气血运行。

痰瘀互结之临床表现，既有痰湿证和瘀血证各自的主要表现，更有二者互结为患的特殊之处：病程较久，病情缠绵难愈，病位相对固定；阻滞较甚，胀满疼痛；舌质青紫或晦暗，苔腻而发灰发干，脉细而涩或滑。

（二）辨运化失常病证的虚实寒热

1. 辨虚实

从总体而言，运化失常所致的水饮、痰湿、瘀血，其本身均为实邪。但从其发展变化的前后联系看，其有因邪实而成者，也有因正虚而邪积者。故，运化失常病证多为虚实夹杂。在特定的阶段或条件下，其或以实邪作祟为主，或以正虚为主。因此，应仔细分辨虚实夹杂的虚实并重，或实多虚少，或虚多实少。

分辨运化失常病证的虚实属性，一是从证候的角度整体辨虚实，二是具体辨别运化失常产物的特点而辨虚实。一般而言，主要的辨识依据为以下几点。

水饮：质地清稀而量多，触之虚软者，多为虚证；质地黏稠而成块鼓胀，触之发硬而拒按、疼痛者，多属实证。

痰湿：痰液质地清稀、呈泡沫状，或脘腹痞闷或病位胀满而喜按者，多为虚证；痰液质地黏稠而成块成团，或脘腹痞闷或病位胀满而拒按、疼痛者，多属实证。

瘀血：出血色淡而清，或瘀点瘀斑色淡清浅，疼痛较轻，伴气虚、阳虚之证者，多为虚证；出血色深而浓，或瘀点瘀斑色深青紫较甚，疼痛较重，伴气郁、痰阻、寒凝等证者，多为实证。

2. 辨寒热

水饮：质地清稀或色白，或伴畏寒、恶寒，苔白腻者，多为寒证；质地黏稠而色黄，或伴发热、恶热，苔黄腻者，多属热证。

痰湿：痰液质地清稀、呈泡沫状，或色白，或伴畏寒、恶寒，苔白腻者，多为寒证；痰液黏稠而色黄，或伴发热、恶热，苔黄腻者，多属热证。

瘀血：出血色暗有块，或瘀点瘀斑色淡或青紫晦暗，病位之处刺痛而麻木冷痛者，多为寒证；出血色红或暗红，或瘀点瘀斑色红赤或暗红深褐或紫暗，病位之处刺痛而灼热，或在血瘀较重时全身出现感受性发热（自觉发热而热势不高），或一过性的体征性发热（体温升高而可用体温计测出）者，多为热证。

（三）辨运化失常对脏腑功能的影响与危害

运化失常既是脏腑功能失调的结果，也可反过来影响脏腑功能，并可对脏腑造成危害。辨识其对脏腑功能的影响与危害，主要应注意三点。

1. 阻滞三焦

运化失常而三焦阻滞，则易出现三焦不利、上焦不利、中焦不利、下焦不利等四类情况。

三焦不利，气机不畅，水液运化代谢异常，痰饮、痰湿内聚而出现全身浮肿，咳喘，胸腹、脘腹痞闷饱胀，便泻不止或秘结不通，尿闭。本类病状，主为脾土壅遏、肝气郁滞、肾不气化之功能失调，也与心气不通、肺失宣肃相关。

上焦不利，多为饮停于肺、痰湿阻肺，或痰瘀痹阻胸中，心脉淤阻。水饮停蓄，饮停胸中则咳喘不宁；饮停胸胁则胁肋胀满疼痛；痰湿淤阻胸中，则胸中憋闷疼痛而胸痹；瘀血停滞胸中或胸胁，则胸痹、胁痛而如针刺刀割。

中焦不利，主为脾胃壅遏，脾土不运；肝胆不疏，胆汁不利。脾胃壅遏，肝胆不疏，运化不畅，不能受纳腐熟水湿、水谷，胸闷脘痞，腹胀，胸胁满闷，纳呆不食，恶心呕恶，口腻不舒或口甜、口苦，便泻稀溏。

下焦不利，肾气不化，膀胱不利，水湿停蓄，则现浮肿，尿闭不通而癃闭等。

2. 冲心犯脑

运化失常而产生的水饮、痰湿、瘀血或痰瘀互结，均可阻滞脑窍、阻碍神明而出现冲心犯脑之证：头痛、头昏、头晕，神识昏蒙甚则神志不清，反应淡漠或对外界事物毫无反应；同时，兼有水饮、痰湿、血瘀的证候特点，或脘痞胸闷，舌苔腻，脉弦滑；或舌刺痛而瘀点瘀斑，脉弦涩等。

3. 阻滞经脉

运化失常的产物，往往阻滞经脉而出现经脉不利之症：水饮停蓄，则相应经脉肿胀不舒，甚或隆起鼓包，触之柔软；痰湿停滞，相应经脉不通而麻木疼痛，体麻如蚁行，甚或拘急挛缩；瘀血或痰瘀互结阻滞，则筋脉拘急、疼痛如针刺刀割。

三、运化失常的主要机理

（一）运化失常的总病机

运化失常，水湿、水谷进入人体而不得正常运化升清，积为水饮、痰湿，甚则阻碍血行而淤积为瘀血。水饮、痰湿、瘀血既成，反过来又阻碍水湿、水谷的受纳腐熟和运化升清，引致水饮、痰湿、瘀血更甚，或是痰瘀互结加剧。

脾与胃互为表里，功能相助。脾主升，胃主降，升降有常，气机顺畅，运化正常。脾失健运，脾土壅遏，则胃气难降，脾胃不能受纳腐熟，水湿、水谷不化，聚而为痰、为湿、为饮，阻碍气血，日久成瘀而血行不畅。

肝与胆互为表里，肝主疏泄，调畅气机，胆泌胆汁，助消化，促运化。若忧思愤怒，抑郁不舒，情志不畅，导致肝郁气滞，气机郁结而血行艰涩，瘀血停滞，瘀塞经脉；或气结而脾土壅遏更甚，脾胃运化之力受阻，水谷水湿之运化代谢受阻，则为饮、为痰、为湿。

肾若受损，下焦虚衰，气化失司，不能化气行水，水泛为饮、为痰、为湿，则水肿尿短。

肺气失于宣肃或虚损，不能朝百脉，通水道，则水湿痰饮不化，聚而为患，胸闷气短、水肿或气肿。

心气不宁或不足，失神不安，五脏不调，六腑不畅，血脉不通而气血运行失常，百病由生。

脏腑久病，尤其是脾、肝、肾三脏病久，在运化失常的同时还极易伤阴耗气而气阴两伤，进而阴损及阳，致阴阳两虚，运化失常至极，邪积毒淤；此时，运化衰败，邪毒淤阻，病入膏肓，阴阳离决而危殆。

（二）水饮的主要病因病机

禀赋不足，或过劳、过逸，或过食而饮食不当，或情志不畅，导致脾土壅遏，或脾虚不运，不化水湿，则积而为饮；或肺气失于宣肃，通调水道之力失常，水液积蓄于内而成饮；肾气不足或下焦壅遏，水道不利，水湿无以外泄，积而为饮。此外，肝气郁滞，气机不畅，三焦壅塞不利，也可致水液不化而为饮。

水饮既成，其清稀流动，水性下行而重着，客于脏腑，阻于经脉而为患。其多为患于胃肠、心肺、胸胁、肾与膀胱等部位，出现脘腹痞胀，或胸胁饱闷，撑胀难耐，或身体浮肿，皮肤撑胀而光亮，尿少而闭等症。

（三）痰湿的主要病因病机

过食或饮食不当、饥饱失常，过食肥甘，嗜酒嗜烟，或过劳、过逸，或禀赋不足，或情志不畅，导致水谷水湿不化，聚而成湿；水湿不化，凝练成痰而痰湿共同为患。

水谷、水湿不化而聚积成湿，与五脏六腑有关，主与肺、脾、肾相关。水湿停蓄，阻碍脏腑经络，气机不行，而现脘腹饱闷不舒，或脘痞，或身重而呕恶，或上吐下泻；或两胁胀痛、灼痛，嗳腐吞酸，泄泻暴注等。

水湿聚积而凝练成痰，多为肺、脾、肾失调所致。故有"肾为生痰之根，脾为生痰之源，肺为储痰之器"的说法。

痰邪既成，可广泛地为患于人体不同部位，并有多种复杂的表现，故有"百病皆由痰作祟""怪病皆由痰作祟"之说。其意即在于：痰湿之成，多为气机阻滞，水湿不化而停聚，炼液成痰；痰湿既成而停聚，反可阻碍气机，或挟风邪为患，走窜无定，遂致百病由生。

痰之为患，因其停滞部位及影响的不同，又可分为"有形之痰"与"无形之痰"。有形之痰，可咯出体外而直接分辨其形态、质地、数量、颜色；痰涎或清稀，或黏稠，或泡沫；或色白，或色绿，或黄。无形之痰，不可咯出体外，但可从"痰核"为患之证候而辨之：局部肿胀或胀痛，皮下疙瘩颗粒，皮色无异常；触之碍手，软硬不一；或兼风邪而风痰作祟，头目眩晕，身体肢体麻木、震颤、抖动等。

（四）瘀血的主要病因病机

形成瘀血的病因病机甚为复杂，或血行受阻而停滞淤积，或血行无力而不运淤滞，或血液离经而淤滞不散，遂致血瘀。其主要者为：气滞血瘀、气虚血瘀、寒凝血瘀、血热妄行而血瘀、热极煎熬而血瘀、外伤血瘀、邪阻经脉而血瘀等。

在这些病机关系中，有的即为运化失常而致血瘀者，即：气机郁滞、血行不畅而气滞血瘀；正气虚弱、无力运血而气虚血瘀；痰湿阻滞经脉、血行不畅而痰阻血瘀，终致痰瘀互结。

气滞血瘀，主为肝气郁滞，气结而经脉不通、血脉不畅，血行受阻而淤滞成瘀。

气虚血瘀，主因心脾气虚，无力运血，血行不畅而成瘀；或中气虚弱，统摄无力，血溢脉外，积而为瘀。

痰阻血瘀，主因水湿、水谷不化而积湿生痰，痰湿黏腻阻滞，经脉不通，血行不畅而成瘀。

痰瘀互结，痰湿阻滞，血行不畅而成瘀，则痰瘀互结为患；或瘀血内停，阻碍运化，运化失健，水湿、水谷失于运化而积湿生痰，也成痰瘀互结为患。

瘀血既成，其主要表现特点为：出血、刺痛、色青紫或淤滞、肿胀或肿块而伴刺痛淤滞、脉象多涩或结代。

（五）相关认识

中医学之"运化失常"及其所致病证，类似于现代认识之代谢综合征（metabolic syndrome，MS），又称为 X 综合征或 IR 综合征。代谢综合征主要有四方面的异常：肥胖、糖耐量减退或 2 型糖尿病、脂质代谢异常、高血压。

2004 年 4 月 25 日，中华医学会糖尿病学分会推出了一个适合中国人群特征的针对代谢综合征的诊断标准建议。即代谢综合征应至少符合以下标准中的 3 条：

超重或肥胖：体质量指数（体重/身高的平方）（BMI）$>25kg/m^2$。

高血糖：空腹血糖 $\geq$ 6.1mmol/L（110mg/dL）及糖负荷后血糖 $\geq$ 7.8mmol/L（140mg/dL）或已确诊为糖尿病并治疗者。

高血压：收缩压/舒张压 $\geq$ 140/90mmHg，或已确诊为高血压并治疗者。

血脂紊乱：甘油三酯（TC）$\geq$ 150mg/dL（1.7mmol/L）；及或空腹血高密度脂蛋白胆固醇（HDL-C）：男性<35mg/dL（0.9mmol/L），女性<39mg/dL（1.0mmol/L）。［刘莉，修俭. 中西医结合防治代谢综合征. 中医药学报，2005，33（4）：72］

在传统中医理论中，无"代谢综合征（MS）"一词。根据代谢综合征的临床表现特点，从中医理论及辨病辨证的角度看，代谢综合征类似于"运化失常"，可见于消渴、脘痞、胸痹、眩晕、头痛、湿阻、肥满等。易发人群的体质多为偏极之人，"胖人多湿"的"痰湿"之体或"瘦人多火"的"阴虚"之体，都较常人易发 MS。不论"痰湿"之体或"阴虚"之体，因多种原因而发病，病至 MS 阶段，均会出现痰湿内蕴、瘀血阻滞之证。

[李庆生. 诊治代谢综合征应重视痰瘀互结. 云南中医中药杂志，2007，28（2）：2]

痰湿内蕴、瘀血阻滞，则发为痰瘀互结。痰瘀互结之临床表现既有痰湿之证的表现，又有血瘀证的指征：一是面色灰暗，眼神涩滞不流利，或眼眶周围略显晦暗；皮肤油垢晦暗，前阴、腋窝或手足心常泌液渗津，秽气甚大；头晕重痛或掣痛休作无时，走窜不定，肢体麻痹冷痛，咽中如有物阻，呕恶或呕吐痰涎，心下痞冷，胁肋胀痛或口黏，口腻，口干不欲饮；心悸失眠，或困顿、嗜睡。二是舌紫暗或有瘀斑瘀点，脉涩或无脉；痛有定处而刺痛，皮肤黏膜瘀斑，肌肤甲错；理化检查具有血液循环淤滞表现。

四、运化失常的治疗要点及用药之道

（一）治疗运化失常之总则

治疗运化失常之总原则，应是攻补兼施，调和五脏，通畅六腑，驱逐水饮，涤痰化湿，活血化瘀，以促进水谷的运化受纳腐熟，水湿的运化升清，使水谷精微化生有源，气血精微充养全身，气血运行有常。

（二）调理脏腑之主要治法及用药之道

调治五脏六腑而治运化失常，主要有以下五个方面。

1. 调理脾胃

第一，健脾益气

本法，用治脾气虚弱，升提摄纳无力而受纳腐熟水谷无力，气血化生乏源之证，主要表现为神倦乏力，纳呆，泄泻，内脏下坠等。

药宜人参、炙黄芪、枳壳、桔梗、炙升麻、白术、怀山药、法半夏、芡实、诃子、炒谷芽、炒麦芽等。

因本证之病机关键为脾气虚弱而下陷，虽有运化失常而纳呆之症，但不可过用消食之药，或不用消食之力较强之药。

第二，健脾养胃

本法，用治脾胃虚弱，不能受纳腐熟水谷水湿之证，主要表现为胃脘饱闷不舒，纳呆不食或毫无食欲，便泻清利，面黄肌瘦，体质羸弱等。

药宜苏条参、生黄芪、枳壳、厚朴、瓜蒌、白术、砂仁、茯苓、怀山药、法半夏、炒扁豆、莲子、炒谷芽、炒麦芽、丹参、枸杞等。

脾虚而气血生化乏源，宜用健脾益气之力较为平和者苏条参、生黄芪，不宜用益气较甚者，以免"气有余便是火"而伤脾阴；加用活血养血之品丹参、枸杞，以助气血化生而全身得养。

第三，健脾化湿

本法，用治脾虚而不化水湿，积而为水饮、痰湿之证，主要表现为脘痞胸闷，或头晕目眩等。

药宜生黄芪、苏条参、白术、苍术、明天麻、茯苓、半夏、陈皮、枳壳、厚朴、石菖蒲、泽泻、金钱草等。

本类用药，宜用平和益气健脾之品，且应加用分清泌浊，促进水饮、痰湿代谢、渗利、排泄之品，不可用健脾收涩之药。

第四，燥湿醒脾

本法，用治湿邪困脾，脾土壅遏之证，主要表现为纳呆脘痞，呕恶不舒，便溏泄泻，苔白腻或水滑等。

药宜佩兰、白术、苍术、砂仁、茯苓、法半夏、陈皮、泽泻、枳壳、厚朴、石菖蒲、萆薢、金钱草等。

燥湿醒脾之方药治疗湿邪困脾、脾土壅遏之证，宜以分清泌浊、燥湿开闭为要，注意不可用滋腻或养阴之药，以避免碍湿生痰。

第五，健脾消食

本法，用治脾虚而食积食滞不化之证，主要表现为脘腹饱闷，嗳腐吞酸，或呃逆嗳气，口臭黏腻，或大便稀溏或暴注泄泻腥臭、黏液不爽，舌红，苔厚腻。

药宜苏条参、白芥子、莱菔子、焦山楂、炒鸡内金、白术、茯苓、京半夏、枳壳、厚朴、槟榔、炒使君子、连翘、焦黄柏、金钱草、海金沙等。

健脾消食导滞，宜与疏肝利胆之药相须为用。

2. 疏利肝胆

第一，疏肝理气

本法，用治肝郁气滞而气机不畅，结滞不行，壅遏脾土，中焦不利之证，常见胁肋胀满疼痛不舒，胸腹饱闷，口中黏腻，纳食不化，大便溏结不调或里急后重等。

药宜桑叶、白芍、制香附、郁金、合欢皮、枳壳、青皮、连翘、焦黄柏、贝母、白芥子、莱菔子、金钱草、丹参等。

本类用药，以疏肝理气而治运化失常，宜与消食导滞、安神宁心之品合用。

第二，疏肝利胆

本法，用治肝胆郁滞，胆汁不利而运化失健之证，常见口苦，身发黄，恶心痞闷，厌油腻等。

药宜茵陈、海金沙、金钱草、泽泻、瓜蒌、厚朴、郁金、合欢皮、连翘、焦黄柏、紫花地丁、白芥子、莱菔子、焦山楂、丹参、丹皮等。

本类用药，以疏肝利胆而治肝胆郁滞、运化失健之证，宜与通调水道、消食导滞、活血祛瘀之品合用。

3. 调治肾气

第一，补肾益气

本法，用治肾气不足，脾肾两虚而运化失健，主要见完谷不化，滑利下泻等。

药宜熟地黄、山萸肉、泽泻、杜仲、党参、生黄芪、枳壳、白术、怀山药、茯苓、法半夏、诃子、芡实等。

本类用药，在以补肾健脾之药为主的同时，还宜加以收涩止泻之品。

第二，温（肾）阳利水

本法，用治肾阳不足，水湿泛滥，或水饮停蓄之证，主要表现为浮肿，形寒肢冷，尿闭或清长不止等。

药宜附子、干姜、肉桂、熟地黄、生地黄、山萸肉、泽泻、杜仲、党参、枳壳、白术、茯苓等。

本类用药，在以温补肾阳之药为主的同时，若尿闭不通为主时，宜加桑白皮、大腹皮、金钱草、瞿麦等；若为尿清长不收，则宜加海螵蛸、桑螵蛸、诃子等。

第三，清利下焦（通利膀胱）

本法，用治湿热蕴结下焦之证，腰痛而胀，主要表现为外阴潮湿或溃烂，尿短黄或涩痛淋沥难解，舌红，苔黄腻等。

药宜败酱草、蒲公英、焦黄柏、怀牛膝、紫花地丁、瞿麦、萹蓄、苦参、地肤子、蛇床子、白鲜皮、皂角刺、赤芍、丹皮等。

本类用药，在湿热蕴结下焦较甚时，当以清利为主，且宜辅以清热凉血之品，切不可以补治之。

4. 调顺肺气

第一，宣肃肺气并涤痰除湿化饮

本法，用治肺气被束，不能宣发或肃降而痰湿、痰饮停蓄，阻滞气道之证，常见咳喘，咯吐痰涎，或哮鸣痰饮声响，胸闷胸痛，苔腻，脉弦等。

药宜麻黄、细辛、防风、白芷、桑白皮、葶苈子、浙贝母、白芥子、莱菔子、薤白、瓜蒌、川芎、丹参等。

本类用药，宣发肺气与肃降肺气并举，用药多为辛开苦降之味，切不可收敛肺气，以免邪闭于内。

第二，肃降肺气而通调水道并利水消肿

本法，用治肺气郁闭，不能通调水道而水饮停蓄，水湿不化之证，常见身体浮肿，咳喘不宁，尿少尿闭等。

宜以防风、荆芥、白芷、杏仁、桑白皮、葶苈子、苏子、大腹皮、金钱草、泽泻、茯苓等。

本类用药，以肃降肺气为主，少量宣畅肺气之药，是为升降相因而用，但不可多用或过用升散之力较甚者。

5. 调养心气

第一，养心安神

本法，促进心神统摄之力，以治情志不畅、心神不宁而运化失畅之证，出现虚烦不寐，纳呆不适，胸闷不适，喉间郁阻等。

药宜酸枣仁、五味子、炙远志、郁金、合欢皮、枸杞、丹参等。

本类药之使用，宜与调畅气机、益气行气之药薤白、瓜蒌、枳壳、桔梗、炙升麻等合用。

第二，益气活血

本法，用治心气不足而痰瘀互结于心胸证，出现心胸痹阻刺痛，气短憋闷，痰阻苔腻等。

药宜生黄芪、党参、川芎、丹参、生三七、枸杞、川贝母、白芥子、莱菔子、炙远志、郁金等。

本类药之使用，宜与调畅气机、理气行气之药薤白、甜瓜蒌、枳壳、桔梗、炙升麻等合用。

（三）水饮的主要治法及用药之道

水饮为患，当以逐水化饮之法，逐其外泄，消其停滞，复其运化。

1. 通利逐水化饮

本法，用治水饮内停、潴留不通之证，常见胸胁痞满疼痛，或胸胁饱闷，撑胀难耐而痛，随呼吸、转侧等动作而痛甚，或咳喘，痰多而清稀色白，甚则喉中哮鸣有声，面目浮肿等。

药宜桑白皮、大腹皮、葶苈子、猪苓、茯苓、泽泻、薤白、瓜蒌、厚朴、枳壳、金钱草、海金沙等。

2. 清热化湿逐饮

本法，用治水饮停蓄而郁热蕴结之证，即水饮内停之证并见湿热之象，尿短黄，舌红，苔黄腻，脉弦滑数等。

药宜桑白皮、鱼腥草、败酱草、葶苈子、猪苓、紫花地丁、萹蓄、佩兰、竹茹、焦黄柏、黄连等。

3. 温阳逐水化饮

本法，用治阳虚不化、水饮停蓄为患之证，即水饮内停之证并见阳虚寒盛之象，舌淡白，苔白腻或水滑，脉沉细弦等。

药宜附子、干姜、肉桂、熟地黄、生地黄、山萸肉、泽泻、杜仲、党参、枳壳、白术、茯苓、大腹皮、金钱草、瞿麦等。

4. 益气分清泌浊而逐水化饮

本法，用治中气虚弱、水湿运化不力而水饮上犯之证，常见眩晕，呕恶，舌淡，苔白滑或白腻，脉沉细弱或细弦等。

药宜生黄芪、党参、白术、苍术、明天麻、茯苓、法半夏、枳壳、厚朴、石菖蒲、萆薢、泽泻、金钱草等。

（四）痰湿的主要治法及用药之道

对于痰湿之证，总应以涤痰化湿之法治疗。

痰湿之证，源于水湿不化。水湿不化，多因气机失常。故痰湿之治，在化痰、涤痰，化湿、渗湿之中，均需注意调理气机。调理气机，包含了疏利气机的理气、行气、破气、降气和补益脏腑之气的补气诸法。

1. 有形之痰之治

第一，化痰涤痰并宣肺降气

本法，用治痰液阻塞气道，致肺失宣肃而气逆咳喘诸症。具体治疗，需分辨寒热之性。

寒邪凝滞痰湿而为患之证，出现肺寒痰湿阻滞，咳喘，喉间痰阻哮鸣，或咳痰清稀，呈泡沫状，或兼恶寒发热，身酸困，无汗，当以温肺涤痰除湿止咳平喘之法治疗。药宜麻黄、细辛、杏仁、防风、白芷、藁本、贝母、白芥子、苏子等。

热邪裹挟痰湿而为患之证，出现痰湿热邪壅肺，咳喘胸痛，痰黄稠或脓血腥臭，或伴高热，恶热，汗出，舌红，苔厚腻等，治宜清热涤痰化湿，宣降肺气，止咳平喘。药宜桑白皮、鱼腥草、苇茎、葶苈子、桔梗、射干、连翘、败酱草、黄芩、丹皮、赤芍等。

第二，健脾益肾（益气健脾或温补脾阳并补肾益气）以祛痰

本法，通过祛除生痰之根本，以治痰涎壅盛，喉间痰阻而咯吐清稀痰涎不止，胸痞脘闷，恶心欲呕，体倦乏力，形寒身冷等。

药宜附子、干姜、熟地黄、生地黄、山萸肉、泽泻、党参、枳壳、白术、茯苓、大腹皮、金钱草、浙贝母、白芥子、莱菔子、薤白等。

2. 无形之痰之治

针对无形之痰内聚，或成核成团成块，或随内生风邪为患而阻络蒙蔽清窍的病机关键，总以涤痰散结通络为主，疏利气机，消散阻滞之邪。

第一，涤痰散结通络

本法，用治痰核阻于经脉皮肉，或肢体经脉麻木疼痛，或皮下成团成块，或喉间如物痹阻，咯之不出，咽之不下等症，分别施以涤痰通经活络，或涤痰软坚散结，或涤痰解郁开闭等法。

药宜郁金、制香附、川贝母、皂角刺、路路通、白芥子、莱菔子、法半夏、石菖蒲、桑枝、稀莶草、薤白等。

第二，涤痰通利（息风）开窍

本法，用治无形之痰挟风邪为患，阻于脑窍络脉，痹阻筋脉，筋脉挛急拘急之证，常见头昏目眩，肢体麻木或抖颤，言謇语涩，舌体歪斜或颤抖等。

药宜明天麻、石决明、白术、苍术、防风、藁本、白芷、白芍、蜈蚣、全蝎、桑枝、石菖蒲等。

3. 化湿祛湿之治

第一，理气化湿

本法，藉调畅气机而促进水湿运化，以治水湿不化、阻碍气机、湿积成痰之证，常见脘腹痞闷不舒，纳呆泄泻，口中黏腻，恶心厌油，湿盛痰阻而喉中痰阻、咯痰不尽等。

药宜苏条参、白术、苍术、薤白、瓜蒌、茯苓、半夏、枳壳、厚朴、石菖蒲、泽泻、金钱草、海金沙、茵陈、浙贝母、白芥子等。

本类用药，宜以促进痰湿之消化、渗利、排泄之品，不可用健脾收涩、止痰之药。

第二，渗湿开闭

本法，借助调畅气机之力，渗利清解内聚之湿，以治水湿不化，助痰生痰，痰湿内聚之证，常见身肿尿闭，腹胀满闷，苔腻不适等。

药宜瓜蒌、枳壳、厚朴、佩兰、苍术、茯苓、法半夏、浙贝母、陈皮、泽泻、石菖蒲、萆薢、瞿麦、金钱草等。

此外，在化湿、渗湿为主的同时，当视其是否寒化或热化，再分别与散寒或清热之法合用。偏寒化者，加干姜、白术、砂仁、吴茱萸；偏热者，加败酱草、紫花地丁、萹蓄、龙胆草等。

（五）瘀血的主要治法及用药之道

活血化瘀、去瘀生新是治疗瘀血的关键。针对瘀血为"前病生此邪，此邪致新病"之病机关键，其治之法，当从以下几方面着手。

1. 理气活血化瘀

本法，藉理气、行气、破气、降气之力，促进瘀血消散，以治气滞而血瘀之证，常见胀满疼痛而刺痛，疼痛常随情志不畅而加剧，烦躁不安，脉弦涩等。

药宜枳实、青皮、郁金、制香附、乳香、没药、桃仁、红花、丹参、丹皮等；血淤积滞较甚者，加用破血之品三棱、莪术、水蛭、虻虫。

2. 益气活血化瘀

本法，通过补益脏腑之气而帮助血行畅达，以治气虚而血瘀之证，常见神疲乏力，气短懒言而心胸痹阻疼痛而刺痛，面唇青紫晦暗等。

药宜生黄芪、党参、枳壳、桔梗、炙升麻、郁金、制香附、当归、枸杞、红花、丹参、丹皮等。

3. 温阳活血化瘀

本法，温阳消散阴寒而活血，消散积滞之瘀血，以治疗阳虚寒凝而血瘀之证，常见形寒肢冷，恶寒，肢厥而青紫发绀，或心胸冷痛而气憋刺痛，面唇紫暗而发乌等。

药宜附子、肉桂、干姜、党参、枳壳、桔梗、炙升麻、鸡血藤、川芎、当归、红花、丹参、丹皮等。

4. 清热凉血化瘀

本法，清热泻火、凉血化瘀，以治因热盛而血瘀之证，常见身热或患部灼热刺痛，瘀点瘀斑而暗红、紫红，或兼发热，口渴不饮，舌红绛，苔黄燥等。

药宜生地黄、玄参、炒知母、犀角（用水牛角代）、赤芍、茜草、紫草、丹参、丹皮、连翘、焦黄柏等。

（六）痰瘀互结的主要治法及用药之道

痰瘀同治、涤痰化瘀是治疗痰瘀互结的主要治法。具体之用，当注意三点：一是分辨痰湿、瘀血的轻重程度，以涤痰化湿为主，辅以活血祛瘀；或以活血祛瘀为主，辅以涤痰化湿；或痰瘀同治。二是分辨痰湿、瘀血的病因病机联系，治其前病之根。这是由于痰湿与瘀血，均为"前病生此邪，此邪致新病"的邪留发病之邪，治其此时之征，必当消其生成之根。三是注意痰瘀为患的病位特点，从其病位之特点而施治，如痹阻于心胸，则当通脉宽胸开痹；阻于经脉，当疏通经脉等。

在此，主要讨论针对痰湿与瘀血的轻重主次关系，治疗中恰当处理涤痰化湿与活血祛瘀的关系。

1. 痰瘀互结而痰湿为盛者，治宜涤痰化湿，或健脾化痰利湿，合以活血化瘀之法。

如：治用参苓白术散、六君子汤、半夏白术天麻汤，再加丹参、川芎、桃仁等。

2. 痰瘀互结而瘀血阻滞为盛者，治宜活血化瘀，合以涤痰化湿之法。如：治用桃红四物汤、血腑逐瘀汤、通窍活血汤等，加用明天麻、苍术、贝母、白芥子、莱菔子、皂角刺等；血淤积滞较甚者，加用破血之品三棱、莪术、水蛭、虻虫。

3. 痰瘀互结而二者俱重者，当痰瘀同治，以活血化瘀之方药与涤痰化湿之方药同用。如：半夏白术天麻汤，或涤痰汤，或温胆汤等与丹参饮、失笑散、四妙勇安汤、桃红四物汤等合用，即属此类。

第二节　主要病状诊治要点

病状之七十七　水肿

按中医理论，身形肿胀者，有水肿与气肿之别。水肿主为运化失常所致。气肿主因气机失畅而成，将在下一章气机失畅中详细讨论。

水湿停蓄体内，形体或肢体肿胀，按之凹陷不起者，是为水肿。其可分为阴水与阳水之异。阴水者，主为正气虚损，或是阳虚不温，或是气虚不运而成。阳水者，主因病邪侵袭，湿热或水饮积而化热所致。

水肿之治，宜分为四证，风袭水聚、下焦湿热、心肺虚损、肾虚水泛。其中，风袭水聚、下焦湿热属阳水之证；心肺虚损、肾虚水泛属阴水之证。

一、风袭水聚

本证，多因外感邪气，表邪客于肌腠，玄府闭塞，水道不通而风袭水聚，发为水肿。

主要表现：身肿，眼睑或四肢为甚，按之凹陷不起，皮色光亮，兼见恶寒发热，或恶寒轻而发热重，无汗，身酸困，尿少，舌淡红，苔薄白，脉浮紧或浮数。

治宜：解表宣肺，利水消肿，方以越婢加术汤为基础加减。

药宜：麻黄、白术、苍术、防风、白芷、柴胡、滑石、车前草、木通、茯苓、猪苓等。

若发热重，加连翘、焦黄柏、败酱草；若身酸困，加桑枝、羌活；若尿少，加瞿麦、萹蓄、泽泻、石菖蒲。

二、下焦湿热

本证，主因湿热蕴结下焦，膀胱不利，水道不畅，水湿内聚而身肿。

主要表现：全身浮肿，皮色光亮或发红，按之凹陷不起，兼见高热，烦躁，尿短赤涩痛或淋沥不畅，或大便干结，下焦潮湿，舌暗红或红绛，苔黄厚腻，脉滑数或弦数。

治宜：清热利湿，清利下焦，利水消肿，方以八正散合五淋散为基础加减。

药宜：生地黄、泽泻、炒知母、炒栀子、焦黄柏、滑石、车前草、木通、萹蓄、瞿麦、紫花地丁、淡竹叶、赤芍、丹皮、猪苓、金钱草等。

若大便燥结难解，或下焦淤阻较甚者，加大黄、枳实、厚朴、当归；若外阴潮湿，瘙痒，糜烂，加败酱草、苦参、地肤子、蛇床子；若身肿而呃逆，宜加竹茹。

三、心肺虚损

本证，主为心肺气虚，气血运行无力，血脉不畅，水道不疏，水饮水湿内聚而身肿。

主要表现：全身浮肿，下肢为甚，或先发于下肢；皮色晦暗或光亮，按之凹陷不起；兼现心悸或胸痛而气憋，倦怠乏力；或胸闷气短，喘促不宁；面色晦暗或青紫，唇舌青紫瘀斑，大便稀溏，尿清长或尿闭难解；舌淡暗或淤滞，苔白或白腻，脉细弱或结代。

治宜：补益心肺、利水消肿，方以瓜蒌薤白汤合补中益气汤为基础加减。

药宜：生黄芪、人参、枳壳、厚朴、桔梗、炙升麻、薤白、瓜蒌、大腹皮、茯苓、猪苓、白术、法半夏、浙贝母、白芥子、丹参、川芎等。

若心悸、胸痹疼痛，加白芷、红花、炒延胡索；若喘促不宁、痰鸣，加桑白皮、葶苈子、苏子。

四、肾虚水泛

本证，主因肾阳亏虚，或肾气不足，温化乏力，气化不行，水饮水湿不化而内聚，发为身肿。

主要表现：全身浮肿，皮色晦暗或光亮，按之凹陷不起；兼现尿清长或尿癃闭不解，腰膝酸软；心悸咳喘或胸闷气短，面色青紫晦暗，唇舌青紫瘀斑，大便稀溏；舌淡暗或淤滞，苔白或水滑，脉沉细弱或沉细弦。

治宜：补肾益气、温阳化气、利水消肿，方以真武汤为基础加减。

药宜：熟附片、干姜、肉桂、熟地黄、生地黄、泽泻、山萸肉、瓜蒌、大腹皮、茯苓、猪苓、白术、苍术、浙贝母、川芎、丹参等。

若尿短而癃闭，加瞿麦、木通、萹蓄、石菖蒲；若腰膝酸软较甚，加杜仲、续断；若心悸咳喘，胸闷气短，面色及唇舌青紫晦暗，加薤白、苏子、葶苈子、桃仁、红花。

病状之七十八 癃闭

小便不利，甚而不行，点滴淋沥，甚则尿闭不通，是为癃闭，也称为尿潴留。癃闭为水液不能由膀胱、尿道排出而潴留于下焦，可与水肿同时出现，也可单独出现而无水肿之征。一般而言，水肿之后出现癃闭，或水肿与癃闭同现，病情更为危重。

一、下焦湿热

本证，是为湿热毒邪蕴结下焦，下窍不启，膀胱不利，湿热内聚而尿闭不出。

主要表现：尿短赤涩痛，甚或点滴难出，或淋沥不畅，或排尿涩痛而伴砂石细粒；小腹急胀疼痛，前阴肿痛难耐，或灼热疼痛；或兼见高热，烦躁，大便干结，下焦潮湿；舌暗红或红绛，苔黄厚腻，脉滑数或弦数。

治宜：清热解毒，利尿通淋，启闭开窍，方以八正散为基础加减。

药宜：滑石、车前草、木通、萹蓄、瞿麦、紫花地丁、金钱草、海金沙、生地黄、泽泻、炒知母、焦黄柏、赤芍、丹皮、猪苓等。

若下焦潮湿，瘙痒，糜烂而排尿困难，加败酱草、蒲公英、苦参、地肤子、蛇床子；若大便燥结难解者，加大黄、枳实、厚朴。

若二便闭结较甚而少腹急胀，喘满不宁，舌苔水滑，脉沉弦，加用十枣汤，芫花、甘遂、大戟，各等份，捣碎为末，以十枚大枣煎水，送服三药之末（忌用甘草）。

二、气虚不运

本证，主为心、脾、肺气虚，水湿不化而不运，水道不通；气虚无力而关窍启合失常，故尿闭不通。本证，或可见于手术之后，尿道下窍启合失常，闭合不开而癃闭。

主要表现：小腹鼓胀而无尿意，排尿无力而困难，尿清，量少；兼见心悸胸闷气短，倦怠乏力；或喘促不宁；面色晦暗或青紫，唇舌青紫瘀斑，大便稀溏；舌淡暗或淤滞，苔白或白腻，脉细弱或结代。

治宜：补益心脾，益肺利水，通关启闭，方以补中益气汤合通关散为基础加减。此法，升降相因，益气与通利并举。

药宜：生黄芪、人参、枳壳、厚朴、桔梗、炙升麻、薤白、瓜蒌、桑白皮、茯苓、猪苓、白术、法半夏、车前草、萹蓄、瞿麦、紫花地丁、金钱草、丹参、川芎等。

若因手术等原因，小腹触之鼓胀而麻木，无尿意者，加川楝子、荔枝核、石菖蒲、麝香。

三、肾虚水停

本证，主因肾阳不足，或肾气亏虚，温化乏力，气化不启，下窍闭阻而尿闭。

主要表现：尿闭或尿清而点滴难出，淋沥不畅，身肿而皮色晦暗或光亮，按之凹陷不起，兼现腰膝酸软，心悸，咳喘或胸闷气短，面色青紫晦暗，唇舌青紫瘀斑，大便稀溏，舌淡暗或淤滞，苔白或水滑，脉沉细弱或沉细弦。

治宜：补肾益气、温阳化气、启闭通淋，方以真武汤为基础加减。

药宜熟附片、干姜、肉桂、熟地黄、生地黄、泽泻、山萸肉、大腹皮、茯苓、猪苓、白术、车前草、萹蓄、瞿麦、木通、金钱草等。

若心悸、胸闷气短较甚，加薤白、瓜蒌；若面色青紫晦暗，唇舌青紫瘀斑，加丹参、川芎；若咳喘或痰涎较甚，加桑白皮、葶苈子。

病状之七十九 痛风

痛风，古称"虎咬风"，或为"历节"。其典型表现为肢节疼痛不已，以下肢趾节疼痛为重，或伴有趾节肿胀或骨节肿大，皮下结节等，甚者局部红肿热痛，肌肤溃烂流脓，瘙痒。

本病，为水谷运化失常，脂质代谢异常之疾，也为现代认识之嘌呤代谢紊乱之症，多与高血脂（血滞）并见；除肢节、趾节疼痛外，多伴有尿中泡沫（高血尿酸）等症。

辨其病势，把握其诊治之进退顺逆，十分重要。从尿液而辨，其尿色之如常、微黄或深黄，泡沫之多少，异味之浓淡，常提示其病情的深浅、轻重。就疼痛而言，足趾关节微痛、剧痛，或痛而有结节、无结节，可提示其病情的深浅、轻重。皮色改变之微红、红赤，均提示其病情的深浅、轻重。其急性发作且严重而典型时，多患部红肿热痛，出现典型的痛风结节，尿噪味冲，泡沫较多。

其病因病机，主为饮食不节，过食肥甘而致水谷水湿运化失常，痰湿停蓄，进而痰瘀互结；郁久而化热，痰热、湿热、痰瘀热结而成。

针对其病机，本病之治疗，轻浅时，疏达脾土，促进水谷水湿之运化，涤痰渗湿，消脂涤痰；病情较甚者，涤痰化瘀，通经活络，消肿止痛。伴有郁热蕴结者，合以清热渗湿，或清热凉血解毒。

其诊治，主要分为以下五个证型。

一、脾虚湿盛

本证，主因饮食不节而损伤脾胃，或脾胃素弱，过食肥甘油腻之物，运化失常，水谷水湿不化，积而为湿；湿邪进一步阻遏运化，阻碍经脉，发为痛风。

主要表现：肢节、趾节微痛，或血尿酸明显增高，尿清但泡沫成堆，尿腥异味；脘腹痞闷不舒，或恶心厌油，或大腹便便，神疲乏力，气短懒言，大便稀溏或溏结不调；舌淡或淡暗，苔白腻，脉细弦或弦滑。

治宜：健脾渗湿、化湿消脂，方以参苓白术散为基础加减。

药宜：党参、生黄芪、枳壳、厚朴、茯苓、怀山药、白术、苍术、苏梗、法半夏、瓜蒌、浙贝母、白芥子、金钱草、海金沙等。

若脘腹痞闷不舒为甚，加瓜蒌、降香、沉香。若恶心厌油较甚或大腹便便，加茵陈、焦山楂、莱菔子、佩兰。

二、湿盛痰阻

本证，主为水谷、水湿不化，积而为患，生湿成痰，阻于经脉，筋脉闭阻而痛风。

主要表现：肢节、趾节关节不舒或微痛，或骨节微凸起，或血尿酸明显增高，尿混浊而泡沫成堆，尿腥或酸腥异味明显，恶心厌油，喉间痰涎壅盛，大腹便便，脘腹胀满不舒，大便稀溏，舌淡或淡暗，苔白腻或腐腻，舌面水滑，脉弦滑。

治宜：涤痰化湿、消满除胀，方宜二陈汤合平胃散加减。

药宜：陈皮、厚朴、茯苓、白术、苍术、法半夏、生姜、草薢、浙贝母、白芥子、金钱草等。

若骨节凸起明显，加桑枝、豨莶草、海风藤、防己；若腹胀满较甚，加枳壳、瓜蒌、木香；若尿腥臊较甚，加石菖蒲、通草；若恶心厌油较甚，加茵陈、海金沙、焦山楂。

三、痰瘀互结

本证，主因痰湿郁积日久，阻碍血行，遂致血液淤滞而成瘀；或血液黏滞，血滞不畅，阻碍水谷水湿之运化，积久生湿成痰，遂致痰瘀互结而阻络成结，筋脉痹阻而痛风。

主要表现：肢节、趾节关节发紧或发硬，肌肤发暗或出现瘀斑；或骨节凸起，时有痛感，或动则疼痛；或血尿酸明显增高，尿混浊而泡沫成堆，异味难闻冲鼻；面唇发乌或青紫晦暗，喉中痰阻不舒，大便稀溏或溏结不调；舌淡暗或暗红，舌面有瘀斑瘀点，苔腻，脉弦滑或弦涩。

治宜：涤痰化瘀，散结通络，方宜涤痰汤合身痛逐瘀汤加减。

药宜：浙贝母、白芥子、炒莱菔子、皂角刺、路路通、厚朴、金钱草、桃仁、红花、川芎、没药、秦艽、怀牛膝、桑枝、独活、生甘草等。

若骨节肿大明显，加三棱、苏木、防己、马钱子。

四、湿热淤阻

本证，主为水谷水湿之运化失常，遂湿邪郁滞，郁久化热，湿热淤阻于经脉，积为湿热毒邪，侵及筋脉而肉腐血壅，发为痛风。

主要表现：肢节、趾节红肿热痛，下肢为甚，甚者足不能落地，或表面溃烂渗液流脓；尿短赤涩痛或混浊起泡，异味腥臭难闻，大便泄泻灼热或干结不解；舌暗红或红绛，苔黄腻，脉弦滑数。

治宜：清热利湿、凉血解毒、祛腐生肌，方以《验方新编》四妙勇安汤合《外科正宗》透脓散为基础加减。

药宜：生地黄、泽泻、炒知母、玄参、金银花、连翘、焦黄柏、生黄芪、穿山甲、当归、川芎、赤芍、丹皮、皂角刺、路路通、怀牛膝、海风藤、雷公藤、紫花地丁、生甘草等。

若红肿热痛较甚且溃烂、瘙痒者，加败酱草、蒲公英、苦参、白鲜皮；若大便秘结，加生大黄、芒硝、枳实、厚朴；若尿臊腥臭较甚，加淡竹叶、萆薢、灯心草。

五、肝胆不利

本证，主要由于肝胆疏泄失常，脾胃运化受遏，水谷水湿运化失健；胆汁不利，脂质堆积，渐为血滞，郁久而阻碍经脉、经筋，发为痛风。

主要表现：肢节、趾节关节发紧不舒，或骨节微凸起而时有痛感；或血尿酸明显增高，尿短赤或混浊起泡，腥臭难闻；烦躁不安，胁肋胀满疼痛，或胸胁痞满疼痛，口苦、口腻不适，大便泄泻灼热或干结不解；舌暗红，苔黄腻或黄燥，脉弦滑数。

治宜：疏肝利胆、涤痰化湿、通络散结，方以龙胆泻肝汤合茵陈蒿汤为基础加减。

药宜：生柴胡、桑叶、白芍、制香附、郁金、龙胆草、茵陈、金钱草、海金沙、紫花地丁、焦黄柏、连翘、白鲜皮、赤芍、丹皮、生甘草等。

若大便干结不解，加大黄、生地黄、枳实；若口腻而苔腻、苔滑，加佩兰、石菖蒲、厚朴；若烦躁而痰湿阻滞较甚，喉间痰阻不舒，加礞石、胆南星、浙贝母、荔枝核、法半夏；若胁肋、胸胁不适较甚，加薤白、瓜蒌。

病状之八十 消渴

消渴之病，古已有之，现代渐为多发、常见之疾。由于其成因复杂，变证较多，也为难愈难治之病。现代所认识的糖尿病，与中医学所认识的消渴病高度相似。

糖尿病，主要是由于胰岛功能低下或糖代谢异常而引致高血糖、高尿糖，为现代之内分泌性疾病，也可归为中医学之运化失常所致之病。

从传统经典的理论认识看，消渴病以多饮、多食、多尿、体瘦肉少的"三多一少"为其特征；在整个疾病变化过程中，其病机主线（基本矛盾）是燥热津伤、阴液不足、体失濡养；若治之罔效或不力，燥热津伤至极，肾阴受损，进而阴阳俱损，引致阴阳两亏，终致阴阳离决而亡。

在上、中、下三焦的不同病位或阶段，有着各阶段（病位）的主要矛盾，在上焦主要为肺热津伤，在中焦主要为胃火炽盛，在下焦主要为阴虚火旺，进而阴损及阳而阴阳两亏。因此，消渴病宜分为上、中、下三消而治：上消为肺热津伤证，中消为胃火炽盛证，下消为阴虚火旺证与阴阳两亏证。

据此病机关系及病证模型，其治，当以清热养阴润燥为上，分上、中、下三消，分别采取清肺祛热、养阴润燥，清泻胃火、滋阴养胃，滋养肾阴、滋阴泻火之法而治之。宜用甘寒养阴清热之药，以顾护阴津，有利于清解燥热。

传统中医理论的这些认识，对于把握和判断消渴病的发生发展变化规律和诊治要点、用药宜忌，都是十分重要和有用的。但是，随着人们生活生存条件的变化，现代疾病谱的改变，糖尿病的发生率越来越高；也由于临床检查手段的进步，本病的早期诊断也越来越明晰。现代认识之"糖尿病"可归入中医之"消渴病"的范畴进行诊治。这样，需要对"消渴病"与"糖尿病"综合起来进行分析，有必要对其辨病与辨证论治的相关问题进行探讨梳理。

综合传统认识和临床实际，参考现代的有关认识，诊治中医的"消渴病"，现代之"糖尿病"，应注意以下四个方面。

第一，由于疾病谱、发病条件、检测手段的变化，当今临床所见消渴病（糖尿病）的特征，有的并非典型的多饮、多食、多尿、体瘦肉少的"三多一少"，可表现为多饮、多食、多尿、多肉（肥胖）的"四多"。这可能与现代人们生活条件改善、饮食结构变化、脂质摄入过多有关。

第二，消渴病（糖尿病）已成为现代社会最常见的慢性流行病之一，由其引致的变证（并发症）越来越多，其诊治的疑难程度也就越来越高。

如：由其引致的变证（并发症），可由于痰湿不化而停聚，影响血行而郁滞，进而痰瘀互结而致血管、心、脑发生病变，出现气短乏力、胸闷、心悸、头胀、眩晕等；或引致肢端血脉不通、血行淤滞而肢端肿胀、溃烂，甚则坏死；或痰淤阻于络脉，损及目窍，眼底病变，引致视力下降而视物不清，如眼前飞花、黑蝇，甚或失明。

第三，临床辨证可见之证候，既有燥热、火热伤津，阴液亏虚之证，也有痰湿内聚、痰瘀互结之证。但是，本病容易伤津耗液，极易出现津液亏损之症。不论何证，在病程迁延不愈之时，或多或少，均会出现津液不足或津不上承而口干、舌质暗滞或光莹、舌面少津等症。如：即便是痰湿内聚之证，也会因水湿不化，津不上承而出现口干、少津之像。

治疗消渴之病，尤其是治疗燥热内结、伤津耗液之证时，当注意以甘寒之品为主，不可过用苦寒之药，以免苦寒伤津而加剧病情。

第四，治疗方案，应当是综合性的调治方案，而非单纯的药物治疗。一般而言，综合治疗应从以下几个方面着手。

一是改善饮食结构，控制饮食总量。不可过食肥甘油腻之物，减少或避免食用高糖类食物，减少或控制食用淀粉类食物。

二是合理、足量的有氧健身运动，如长走、慢跑、骑自行车等。

三是系统用药，坚持预防和治疗。

综合辨之，消渴病（糖尿病）之诊治，主要分为以下六个证型。

一、火热伤津

本证，源于生活失当，或过劳，或过逸，或过食（饮食结构不当），或情志不畅，郁热郁火内炽而伤津，津伤而燥，故其火热伤津、燥邪为患于中上二焦。或肺热炽盛，肺津不足；或胃热胃火炽盛，伤津耗液，胃阴亏损，肌消肉烁。

主要表现：烦渴引饮，饮水不解口渴；或腹中常空，消谷善饥；或肌肤干燥，肌肉瘦削，甚则进行性消瘦；或尿量增多，色黄赤，或排尿灼热，或起泡沫，或发散甜味；或口干舌燥，大便干结；舌红或红绛，苔黄燥，脉弦滑数或沉弦。

治宜：清热泻火、养阴生津，方宜玉女煎为基础加减。

药宜：生石膏、生地黄、泽泻、山萸肉、炒知母、天花粉、玉竹、玄参、丹皮、连翘、焦黄柏等。

若口咽干燥较甚，心胸烦热，加炒黄芩、牛蒡子、桔梗、芦根、粉葛；若胃中灼热，大便燥结不解，加大生石膏、生地黄、玄参、炒知母用量，加麦冬、天冬、沙参；若排尿灼热，加淡竹叶、灯心草。

二、湿热蕴结

本证，多因过食肥甘，或劳逸不均，运化受损，碍湿生痰，积久而郁结化热，湿热蕴结脾胃；或久则火热伤津，消津灼肉。

主要表现：纳呆不食，胸脘痞闷或呕恶不舒，口中黏腻，口渴不欲饮，肢体困重，大便灼热稀溏或便秘，尿短黄，舌红或暗红，苔黄腻，脉弦滑数。或体重增加，形体丰腴，不断发胖；或体重减轻，形体变化，进行性消瘦。

治宜：清热化湿、理脾醒胃、消积化食，方以连朴饮为基础加减。

药宜：厚朴、黄连、焦黄柏、连翘、芦根、石菖蒲、京半夏、茯苓、猪苓、佩兰、赤芍、丹皮等。

若体重增加，不断发胖，加浙贝母、白芥子、莱菔子；若体重减轻，消瘦明显，加怀山药、莲子；若胸脘痞闷或呕恶不舒，加瓜蒌、苏梗、藿香；若口中黏腻较甚，加荷叶顶、石菖蒲、苍术；若大便干结，加枳实、白芥子、莱菔子、麦冬；若尿短黄赤，加紫花地丁、瞿麦、萹蓄。

三、脾虚湿盛

本证，多由于伤食，或过劳过逸，或忧思伤脾，或久病不愈而伤及脾胃，脾气虚弱，运化乏力，水谷水湿不化，积而为患，发为消渴病。

主要表现：形体丰腴，气短乏力，倦怠懒言，头目眩晕；血糖、尿糖增高，或尿发甜味；纳呆不食，胸脘痞闷或呕恶不舒，口中黏腻，肢体困重，大便稀溏或泄泻，尿清长；舌淡或淡白，苔白腻，或水滑，脉细弦或沉细弱。

治宜：健脾益气、醒脾开胃、消脂除积，方以参苓白术散为基础加减。

药宜：苏条参、生黄芪、枳壳、桔梗、炙升麻、白术、茯苓、怀山药、陈皮、法半夏、焦山楂、白芥子、金钱草等。

若胸脘痞闷、呕恶较甚，加厚朴、瓜蒌、苏梗、藿香；若头目眩晕较甚，加苍术、明天麻；若大便泄泻，甚或下利清谷，加干姜、芡实、诃子；若尿清长而不收，夜尿频仍，加芡实、诃子、海螵蛸。

四、痰瘀互结

本证，多为久病，或运化失健日久，水谷水湿不化，渐而生湿成痰，痰湿阻滞，气血运行不畅，久而成瘀；或因瘀血阻滞，气机不畅，运化失常，生湿成痰，终为痰瘀互结，脂质堆积，发为消渴之病。

主要表现：形体或丰腴或消瘦或外形无大异，血糖、尿糖增高，或尿发甜味；或纳呆不食，胸脘痞闷；或心胸疼痛，或肢体疼痛如针刺，肢端紫绀或淤滞；或口唇淤滞，面色青紫晦暗，胫腓骨干瘀斑；或视物受限，或视物不清；大便稀溏或干结；舌淡暗或暗红，舌面有瘀斑瘀点，苔腻，脉弦滑或弦涩。

治宜：涤痰化瘀、消脂除积，方以平胃散合血府逐瘀汤为基础加减。

药宜：厚朴、陈皮、苍术、茯苓、法半夏、川贝母、白芥子、莱菔子、焦山楂、川芎、丹参、金钱草、海金沙等。

若血瘀较甚，加红花、桃仁、乳香；若心胸疼痛，或胸脘痞闷较甚，加薤白、瓜蒌、枳壳；若气虚明显，气短乏力，加苏条参、生黄芪、炙升麻。

五、阴虚火旺

本证，多为火热伤津日久，损及阴液，或湿热蕴结不解，热邪伤津耗液，久之阴液亏损，虚火渐旺而阴亏更甚，肝肾不足，肾阴亏耗，体失濡养，肌消肉烁，为较为典型的

"消渴"。

主要表现：消瘦较甚，形瘦骨立，烦渴引饮，腰膝酸软，骨蒸潮热，五心烦热；或视物不清，目翳飞花，黑蝇飞舞；大便燥结难排，尿短黄，或尿虽长而有泡沫，或发散臊臭之味；舌红或光红无苔，脉弦细数或沉细。

治宜：涵养肝肾、滋阴清热、养阴生津，方以知柏地黄丸为基础加减。

药宜：生地黄、泽泻、山萸肉、怀山药、丹皮、炒知母、焦黄柏、杜仲、麦冬、天冬、天花粉、玉竹、玄参、连翘等。

若五心烦热、夜寐身烘热，加地骨皮、赤芍、炒枣仁、五味子、龟甲、鳖甲；若视物不清较甚，加菊花、枸杞、木贼、谷精草、密蒙花；若腰膝酸软较甚，加女贞子、桑椹、续断；若尿液发散臊臭之味，加紫花地丁、木通、竹叶、灯心草。

六、阴阳两亏

本证，为消渴病之危重之证，为消渴病之极期，多由肾阴亏虚、阴虚火旺日久而阴损及阳，终致阴阳两虚而发为重症。

主要表现：消瘦较甚，腰膝酸软，或骨蒸潮热，五心烦热；或形寒肢厥，指端紫绀，甚或肢端紫绀坏死而溃烂；或视物不清，甚或失明；或尿清长而频仍不止，夜尿频频，或尿臊腥臭，甚则如苹果腐烂之味，口中黏腻不舒；舌红或暗红，苔少或无苔，脉沉细弱或沉弦微数。

治宜：滋阴补阳、养阴清热、温阳散寒，方以二仙汤或金匮肾气丸为基础加减。

药宜：生地黄、熟地黄、泽泻、山萸肉、怀山药、丹参、丹皮、熟附片、肉桂、炒知母、焦黄柏、杜仲、冬虫夏草、连翘等。

本证之加减用药，宜视阴阳亏损之主次，以及变证之表现而用。

第一，偏于阴亏

若阴亏而五心烦热、夜寐身烘热，加地骨皮、炒枣仁、五味子；若口干而渴不引饮，加龟甲、鳖甲、玉竹、麦冬、天冬；若腰膝酸软较甚，加女贞子、桑椹、续断。

第二，偏于阳虚

若阴寒较甚，肢厥、溃烂，重用熟附片、肉桂，加桂枝、桑枝、独活；若尿清长而频仍不止、夜尿频频，加海螵蛸、桑螵蛸、芡实。

第三，视变证之表现而用药

若视物不清较甚，加菊花、枸杞、木贼、谷精草、密蒙花。

若尿臊腥臭，甚则如苹果腐烂之味，口中黏腻不舒，加败酱草、蒲公英、石菖蒲、紫花地丁、木通、淡竹叶、灯心草。

病状之八十一　瘀黄

肝胆不利，胆汁疏泄异常，溢于脉外，淤滞体内，积于皮下，是为瘀黄。黄疸之病，即有此特点。此外，有的病证，虽无典型的"黄疸"发病规律及其诊断依据，但有胆汁疏泄不畅、淤积阻滞而肌肤发黄者，均归为瘀黄类病证。因此，瘀黄之病机关键，在于胆汁疏泄不畅，淤滞蓄积而为患。现代认识之胆红素代谢异常，或排泄受阻而不畅，胆红素堆积增高，应属此类病状。在此，我们将黄疸病的诊治，也归入此类病状讨论。

瘀黄之治，宜分为湿热蕴结、寒湿困阻、痰瘀互结三证。一般而言，诊治黄疸，主要分为阳黄与阴黄。本论之湿热蕴结之证，即属阳黄；寒湿困阻之证，即为阴黄。痰瘀互结而黄，是为瘀黄最典型之证。

一、湿热蕴结

本证，多因饮食不节，过劳过逸，或情志失常而发，湿热淤阻蕴结，气机不畅，运化失健，肝胆不利，胆汁疏泄失常而淤滞，发为瘀黄。

主要表现：面色发黄，或身黄，较为典型者为全身黄染而颜色光亮；或目黄，口苦，尿短黄；或恶心厌油，脘痞腹胀，胁肋胀痛或灼痛；大便稀溏或泄泻灼热，或大便秘结；舌暗红或红绛，苔黄腻，脉弦滑数。

治宜：清热渗湿、疏肝利胆、凉血退黄，方以龙胆泻肝汤合茵陈蒿汤为基础加减。

药宜：茵陈蒿、龙胆草、金钱草、海金沙、生地黄、泽泻、紫花地丁、败酱草、车前草、当归、赤芍、丹皮、炒栀子、连翘、焦黄柏、生甘草等。

若黄染较甚，可加大茵陈蒿用量至25g，加虎杖、垂盆草、鸡骨草；若目黄较甚，加珍珠草；若恶心厌油较甚，可加焦山楂、白芥子、莱菔子、苍术；若脘痞腹胀较甚，加厚朴、枳壳、瓜蒌；若大便秘结，加生大黄、白芥子；若尿短赤或黄红，加瞿麦、萹蓄。

二、寒湿困阻

本证，多由湿热蕴结之证日久不解，正气虚损，阳气不足，渐致寒湿内聚，阻碍肝胆，疏泄不利，胆汁壅滞，溢于脉外而淤阻，运化失健，遂成瘀黄。

主要表现：面部及身体肌肤发黄而萎黄无泽，或晦暗；或目黄而目睛混浊，口苦而黏腻，水滑，尿黄而频；或恶心厌油，脘痞腹胀，大便稀溏；舌淡或淡红，苔白腻，或水滑，脉弦滑或弦濡。

治宜：温阳散寒、疏肝利胆、利湿退黄，方以茵陈理中汤为基础加减。

药宜：熟附片、干姜、肉桂、党参、茵陈蒿、金钱草、海金沙、厚朴、枳壳、白术、苍术、茯苓、猪苓、法半夏、生甘草等。

若黄染较甚，可加大茵陈蒿用量至20g，加垂盆草；若恶心厌油较甚，可加焦山楂、砂仁、白芥子、苍术；若脘痞腹胀较甚，加厚朴、薤白、瓜蒌；若大便稀溏或下利清谷，加怀山药、炒扁豆；若面色及口唇发紫，或青乌，加丹参、川芎。

三、痰瘀互结

本证，或由湿热蕴结之证，或因寒湿困阻之证，久则寒热之象渐缓，而痰湿、瘀血阻滞渐甚而成瘀黄；或因气滞血瘀，或痰湿内聚日久而阻碍血行，痰瘀停滞而互结，引致肝胆不利，胆汁疏泄失常，淤滞体内，充于肌肤之下而成瘀黄。

主要表现：面部萎黄或黄黑晦暗而肤干，身体肌肤颜色黄黑而无泽，肌肤干瘪或微浮肿但色暗而黄黑，或肌肤刺痛而发紧；目睛混浊，口苦黏腻，或口渴不欲饮，或水入即吐；大便稀溏或溏结不调；舌淡暗或暗红，苔腻，脉弦涩或弦濡。

治宜：涤痰化瘀、疏肝利胆、化癥退黄，方以茵陈蒿汤合血府逐瘀汤为基础加减。

药宜：浙贝母、白芥子、莱菔子、丹参、丹皮、红花、茵陈蒿、金钱草、海金沙、鸡骨草、白术、茯苓、法半夏、枳壳、生甘草等。

若痰湿较甚，脘痞恶心欲呕，加瓜蒌、厚朴、苍术、佩兰；若瘀血阻滞较甚，加莪术、三棱、桃仁；若瘀黄较重，黄黑或黄褐色浓，加紫草、垂盆草。

病状之八十二　鼓胀

腹部发胀如鼓而隆起，撑胀而大，是为鼓胀，为人体运化失常较甚之证，多与情志不畅，饮食不节，酒食过度，久病之后邪留发病相关。鼓胀形成时，患者可以表现为腹部局部如鼓而起，也可伴有全身运化失常而水湿痰饮积蓄而肿胀诸症。

针对其主要病机，鼓胀之治，主要宜分三个证型。

一、水饮停蓄

本证，主因饮食不节，过食肥甘，或嗜食烟酒；或情志不畅，肝胆不利，脾胃运化失健，久而水谷水湿之运化失常，水饮不化，停蓄而积于胸腹，腹部鼓胀而成。水饮停蓄而成鼓胀者，极易寒化或积热。故其治，在逐水化饮的同时，当视具体情况加用温化寒饮或清热祛饮之药。

主要表现：腹部鼓胀隆起，皮色无明显异常，触之稍柔软；立位则中腹部外凸明显，平卧则腹部隆起稍平；或伴肋胀痛，右侧为甚；或肠鸣辘辘声响，似有水液在腹中流动；口渴不饮，口苦，黏腻，尿短难排，大便稀溏或黏稠难解；舌淡暗或暗红，苔腻或水滑，脉弦滑。

治宜：逐水化饮、利湿祛湿、消胀除痞，方以小陷胸汤合五皮散为基础加减。

药宜：瓜蒌实、半夏、桑白皮、陈皮、大腹皮、茯苓皮、金钱草、厚朴、枳壳等。

若寒化明显，倦怠乏力，胃中冷痛，舌苔白腻，加生姜皮、砂仁、炮姜；若化热之象明显，大便干结，舌暗红，苔厚腻，加黄连、焦黄柏、茵陈、紫花地丁。

二、水热毒淤

本证，为肝胆不利，疏泄失常较甚，水饮停蓄，热邪内聚，水热蕴结而毒邪与之淤结，阻于中焦，脏腑之气受阻，气血不活而淤滞鼓胀。

主要表现：腹部鼓胀肿大，脘腹急胀痞硬，坚满疼痛而拒按，皮色发红或暗红或紫暗；渴不饮水，或面目、身黄而淤滞，尿短黄或红赤而涩痛，大便泄泻灼热或便秘；舌暗红或红绛，舌体瘀点瘀斑，苔黄厚腻，脉弦数或弦滑。

治宜：清热利水、利湿祛湿、攻下逐水，方以《兰室秘藏》之中满分消丸为基础加减。

药宜：枳实、厚朴、黄芩、黄连、黄柏、炒栀子、炒知母、陈皮、茯苓、猪苓、泽泻、甘遂、砂仁、姜黄、没药、丹皮、赤芍等。

若面目、身黄而淤滞，加茵陈蒿、金钱草、海金沙；若热势较重，加连翘、败酱草、龙胆草；若尿红赤涩痛，加紫花地丁、淡竹叶、滑石、木通；若便秘较甚，加生大黄、芒硝（中病即止，不可过量）。

三、痰瘀结滞

本证，为鼓胀病之重证。其或因气滞血瘀而碍湿生痰，或因气郁痰阻生湿阻碍血行而致痰瘀结滞，运化受阻，总因邪留体内，阻碍运化，阻滞气血运行而聚于腹部，成块、成瘕、成积。

主要表现：腹部硬满而肿大，疼痛而拒按；胁下鼓胀有块，或为瘕而触之不移，或为痞而触之聚散无定；腹部青筋或皮色发暗或青紫、淤滞，多部位出现血痣或血丝如蟹爪；渴不饮水，或面目、身黄而晦暗淤滞，尿短红赤，或大便色暗甚或黑色，舌紫淤滞，苔腻或燥，脉弦涩或弦数。

治宜：涤痰祛痰、活血破瘀、行气利水，方以《证治准绳》之调营饮为基础加减。

药宜：延胡索、莪术、川芎、赤芍、当归、大黄、槟榔、枳实、厚朴、瞿麦、大腹皮、桑白皮、葶苈子、赤茯苓、川贝母、白芥子、莱菔子等。

若鼓胀癥瘕较硬，加半枝莲、石见穿、白花蛇舌草；若血瘀较甚，包块如针刺刀割而痛，加三棱、土鳖虫、虻虫、水蛭；若大便色黑出血较甚，加白及、荆芥炭、丹参（祛瘀生新）；若面目及身黄而晦暗淤滞，尿短红赤，加茵陈蒿、龙胆草、紫花地丁。

病状之八十三　血滞

因血液运行不畅而病者，脏腑受累，功能受损，怪病百出，不胜枚举。血液运行不畅而病之典型者，为血液淤滞而现血瘀证。在实际的病证演变与发展之中，血液运行不畅而病，有的虽未出现或未达到典型的血瘀证，但因血液的生成、运化及运行异常，可出现若干复杂的病状。

随着现代科技手段的发展与应用，可以从微观层面较早、较细致地发现血液运化及运行的异常，如高血黏度、高血脂等。这些病状，或多或少，均会出现相应的临床表现，或胸闷，或眩晕，或气短，或肢体发麻，或视物不清等，也可表现和归结为不同的证候。此类病状，宜归为血滞而论治。

血滞，应是因为血液运化及运行异常而病，尚未形成较为典型的血瘀之证，但因血液运化及运行异常而出现相应临床表现的病状。

血滞的诊治，宜分为脾虚湿盛、肝肾不足、痰瘀互结三证。

一、脾虚湿盛

本证，多因饮食不节，或情志不畅，过逸过劳，脾胃受损，运化失健而水谷水湿不化，湿邪内阻，气血不运，血液黏滞而成。血黏而血行不畅，可引致多脏腑功能失常而病。脾虚湿盛日久，或久病阳虚，则致脾肾阳虚，诸症加剧。

主要表现：血脂增高，或贫血而身倦乏力，唇舌淡暗或微紫，纳呆不食或食欲不振，恶心厌油，脘痞腹胀，大便稀溏，尿清长而表面如油脂漂浮；或兼胸闷、心悸；或头目眩晕，动则尤甚；或形体丰腴，大腹便便，动则气喘；舌淡，苔白或腻，或水滑，脉细弱或细濡。脾肾阳虚者可显形寒肢冷，四末厥逆，下利清谷，脉沉细弱或沉迟弱等。

治宜：健脾化湿、益气养血，方以参苓白术散合《医宗金鉴》圣愈汤为基础加减。

药宜：生黄芪、潞党参、枳壳、厚朴、桔梗、米炒白术、莲子肉、茯苓、怀山药、炒扁豆、砂仁、陈皮、法半夏、川芎、当归、炙甘草等。

若血脂较高或肤暗、郁滞、刺痛等血瘀之象明显，加焦山楂、丹参、丹皮；若纳呆不食，大便泄泻，加焦山楂、炒谷芽、炒麦芽、芡实；若尿清长而表面如油脂漂浮，加萆薢、海金沙、桑螵蛸；若形体丰腴，动则气喘，加浙贝母、白芥子、炒莱菔子、薤白、瓜蒌；若形寒肢冷，下利清谷，加熟附片、干姜、肉桂。

二、肝肾不足

本证，多由于素体虚弱，或久病体虚，伤津耗气，运化不力，气血不足，阴精匮乏而肝肾不足，血液黏滞而成。

主要表现：形体羸瘦，腰膝酸软，神倦乏力，头晕耳鸣，面色暗滞或萎黄无泽，血脂增高或血液黏稠，或全血象偏低而造血机能低下，或目睛干涩，或视物不清，妇女经行紊乱或量少色淡，男子阳痿遗精，舌淡暗或暗红，苔少或无苔，脉细数。

治宜：补益肝肾、养血活血、去瘀生新，方以地黄饮子为基础加减。

药宜：熟地黄、生地黄、山萸肉、泽泻、五味子、麦冬、炙远志、肉桂、巴戟天、石斛、丹皮、当归、大枣等。

若阴虚火旺明显，骨蒸潮热、五心烦热，加鳖甲、龟甲、沙参、天冬、玉竹、炒知母、地骨皮；若阳虚寒象明显，四末厥逆，畏寒易外感，加熟附片、干姜；若气虚乏力，加炙黄芪、苏条参；若血虚明显，目睛干涩，爪甲不荣，肌肉瞤动，加白芍、枸杞、丹参。

三、痰瘀互结

本证，多由于久病运化失健，痰湿不化，瘀血内聚而痰瘀结滞，血行不畅而形成。

主要表现：面色暗滞，或肢体、肌肤表面干燥，甚者甲错，青筋显露；血脂增高或血液黏稠；或腹胀脘痞，呕恶不适，痰涎阻喉，或大便稀溏或排便不爽；唇舌紫暗，舌淡暗或暗滞，苔薄腻，脉弦滑或弦涩。

治宜：涤痰化瘀、健脾消脂，方以平胃散合血府逐瘀汤为基础加减。

药宜：厚朴、陈皮、法半夏、苍术、茯苓、浙贝母、白芥子、丹参、丹皮、焦山楂等。

若气虚明显，神疲乏力，加生黄芪、苏条参、枳壳、桔梗、炙升麻；若痰湿较重，脘痞纳呆，呕恶不适明显，加佩兰、藿香、白术；若血瘀明显，加生三七、川芎、桃仁、红花；若大便排便不爽，甚或里急后重，加广木香、黄连。

第三节 验案举隅

【验案二十四】鼓胀（门静脉高压肝硬化腹水）

徐某，女，47岁，汉族，已婚，公务员。

一、初诊概况

时间：**2012年4月9日**

主要病状：因原发性门静脉高压引起肝硬化腹水已近六年，多方求诊，效果不佳。

诊察得知：其发育较好，身高约171cm，形体胖瘦适中；面色萎黄晦暗而干燥，神情黯淡；腹水明显，腹部隆起约6cm，皮色无明显异常；胁肋闷胀不舒，自觉腹胀但无疼痛，触之柔软而无痛；面部浮肿，下肢水肿，按之凹陷不起；下肢青筋淤滞、显露；夜寐不安，烦躁；身倦乏力，气短而言语无力；口苦，尿短黄，大便稀溏；舌淡暗，舌面瘀点，苔薄，微黄腻，脉弦细数。

反复追问病史，其自诉虽经多方求治，病因不明，无肝脏病患，也未出现过消化道出血等症。

医者分析：此由腹水引致鼓胀无疑，但其病因不明。此前，仅明确其腹水为原发性门静脉高压引起肝硬化所致，但何因导致门静脉高压，却尚不明了。此情，给针对原始病因的"祛因"治疗带来困难。

综合患者临床表现，只得以"审证求因"之法推导分析其病机关系而治。

主要病因病机及诊断：从证候表现而辨，本患者此时有肝胆不利、水饮内停、热淤阻滞之象，兼有气虚。

肝胆不利，则出现面色萎黄晦暗而干燥，胁肋闷胀不舒，口苦。

水饮内停，则见腹水明显而腹部鼓胀，皮色无明显异常，腹胀但无疼痛，触之柔软而无痛；面部浮肿，下肢水肿，按之凹陷不起。

热淤阻滞，则现下肢青筋淤滞、显露，尿短黄，舌淡暗，舌面有瘀点，苔微黄腻。也由于淤积化热，故现肝郁热郁、心神不宁之症，神情黯淡，烦躁，夜寐不安。

久病，则耗伤正气，兼显脾气虚弱之象，身倦乏力，气短而言语无力等。

综观其病因病机关系，从门静脉高压而致肝硬化的病理关系而言，即是血液运行受阻，累及水湿运化不畅而淤积化热，水热毒淤积于体内，腹部为甚；久病，正气受损，遂现气虚之象。其总属虚实夹杂，以实为主。水饮停蓄、热淤阻滞为实，脾气虚弱为虚。

据此，其病可诊为鼓胀，证属肝胆不利、水热毒瘀，兼有气虚。

治宜：疏肝利胆、行气逐水、化瘀祛湿、清热解毒，辅以益气助运。

处方：茵陈20g，金钱草15g，海金沙15g，大腹皮16g，猪苓20g，茯苓20g，紫花地丁15g，瞿麦12g，萹蓄12g，败酱草12g，连翘15g，焦黄柏12g，白芥子15g，莪术5g，丹参18g，丹皮15g，葶苈子15g，桑白皮15g，生黄芪15g，苏条参15g，枳壳10g，桔梗8g，炙升麻5g，郁金15g，瓜蒌15g，炒知母10g，生甘草5g

医嘱：服4剂，再诊；不可过劳、过食；忌食辛辣、鱼腥等味。

方解：疏肝利胆：郁金、茵陈、金钱草、海金沙。

行气逐水：瓜蒌、大腹皮、猪苓、紫花地丁、瞿麦、萹蓄、葶苈子、桑白皮。

化瘀祛湿：莪术、丹参、丹皮、茯苓、白芥子。

清热解毒：败酱草、焦黄柏、连翘、炒知母。

健脾益气、促进运化：生黄芪、苏条参、茯苓、枳壳、桔梗、炙升麻。

调和诸药：生甘草。

在本方之中，因其病主要为血行不畅而致水湿不化、水饮内聚，故在活血化瘀破瘀的同时，兼以涤痰祛湿，故用茯苓、白芥子；因该患者水饮停蓄较甚，葶苈子、桑白皮为通调水道、逐饮化饮之要药，故用于此。

二、诊治进程及其变化

10天后，二诊：

主要病状：自诉服药后，小便颜色稍转淡，尿量增多，大便次数增加，肿胀减缓，自觉轻松了一些。

细诊可知：神情稍微开朗，腹水有所减少，腹部隆起减缓，胁肋闷胀减缓；面部浮肿减轻，下肢水肿减缓；夜寐不安改善，烦躁减轻；身倦乏力及气短明显改善；舌淡暗，舌面瘀点减少，苔薄，微黄腻，脉弦细。

调治简况：经前诊之治，腹水有所减少，腹部隆起减缓，浮肿减缓，尿量增多，大便次数增加，说明前诊方药适应病证，水饮渐被化解而外排，已初显效果。但是，该患者已病日久，水饮毒瘀已久，很难一蹴而就，当守方并调整用药而续治。

减药：因腹水减少，尿量增多，减小行气逐水药之用量，大腹皮12g（16g），猪苓15g（20g），紫花地丁10g（15g），瞿麦10g（12g），萹蓄10g（12g），葶苈子12g（15g），桑白皮12g（15g）。括号内用量为初诊时药量。

加药：因大便次数增加，加怀山药15g。

医嘱：续服6剂，再诊；注意事项同前。

两周后，三诊：

主要病状：自诉小便颜色转清，尿量已正常，大便正常；自觉轻松许多，肿胀明显减缓。

细诊可知：神情已转正常而有笑颜，面色已无萎黄而微显干黄无泽微暗，腹水明显减少，腹部隆起消减，微隆起2cm左右，胁肋闷胀明显减缓；面部已无明显浮肿，下肢水肿消减明显，下肢青筋减淡且无明显淤滞显露；夜寐基本正常，已无烦躁；身倦乏力及气短基本消除，仅在工作或家务较久时出现；已无口苦，舌淡暗，舌面鲜见瘀点，苔薄腻，脉弦细。

调治简况：此诊，腹水减少较为明显，腹部隆起明显消减，说明鼓胀之势明显得到控制和改善。综合而辨，加之下肢青筋减淡且无明显淤滞显露，可知门静脉高压已得到有效缓解，肝胆不利、水热毒瘀之症结已开；烦躁消除，小便颜色、数量之改变、向好，舌苔已由黄腻转为微腻，表明热邪毒瘀渐退。同时，气虚之证也已得到较大改善。

据此，当守前二诊方药之主旨，调整用药而续治。

减药：因肝胆不利、水热毒瘀之癥结已开，鼓胀之势得控，去败酱草、大腹皮、瞿麦、萹蓄；减小相关药量，茵陈 15g（20g），葶苈子 10g（12g），桑白皮 10g（12g）。括号内用量为二诊时药量。因气虚改善明显，去生黄芪。

医嘱：续服 4 剂，再诊；注意事项同前。

8 天后，四诊：

主要病状：自诉腹胀已消，肿胀基本消除，自觉轻松许多。

细诊可知：面色基本转常而微显黄而无泽，腹部已无隆起，腹水基本消除，触之腹部似有少量水液；面部及下肢已无肿胀，下肢青筋减淡，仅有轻微淤滞；夜寐正常，已无身倦乏力，气短，舌淡，舌面已无瘀点，苔薄白，脉弦缓。

调治简况：此诊，鼓胀之症已明显消减，仅在腹部似有少量水液，说明腹水正在消散、吸收之中。身体整体已明显康复，气虚之象已缓解。

当守前三诊方药之主旨，调整用药而续治。

减药：因鼓胀之症已明显消减，去茵陈、猪苓、紫花地丁、桑白皮、瓜蒌、炒知母。

加药：加桑叶 15g，白芍 15g，枸杞 15g，以在鼓胀渐消，水饮热瘀解除之时，加强柔肝护肝之力，以巩固疗效。

医嘱：续服 4 剂，再诊；注意事项同前。

一月后，随访：

自诉已无不适，上周做相关的实验室和影像学检查，肝硬化改善，门静脉高压的相关指证明显改善。细察：其腹部平缓而柔软，已无腹水，触之腹部已无水液。

至此，鼓胀的临床表现消除，可谓之为临床痊愈。虽然腹水消除，鼓胀的临床表现消除，但仍不可大意。鉴此，特嘱患者多自注意调护、调养，以防复发。

三、诊治难点及特点

本案例，为运化失常之较为特殊之例。其因不明原因的门静脉高压，引致肝硬化，进而引起腹水而成鼓胀。

从中医辨病辨证而言，其诊治颇具特殊意义。其特殊之处，在于其病机关系。就一般原理而言，门静脉高压、肝硬化，均与血液运行之异常相关。此二种情况，容易形成血瘀，人们容易仅从瘀血论治。但是，本案例，虽有血瘀之证，但水饮热毒淤积之证更为明显。

笔者在诊治中，从病机关系而辨，其虽因血行不畅而致病，但综合而辨，其水饮为患较甚，由此引致热毒淤积。其病机关系就是：血行不畅而致水湿不化、水饮内聚，反过来又加剧血行不运，进而郁久化热，水饮热淤；同时，久病而正气受损，故兼有气虚之象。因此，当予综合治疗。针对水饮内聚、热毒淤积之关键，集中药力以疏肝利胆、行气逐水、清热解毒，同时化瘀破瘀祛湿，辅以健脾益气、促进运化，终获较好效果。

诊治该类病患，还应注意准确把握其病之进退顺逆及预后。该患者，经服药 18 剂，鼓胀的临床表现消除，可属临床痊愈。但是，门静脉高压是一种特殊的病理过程和改变，肝硬化是一个顽症。要从根本上改变或消除这两个病理变化不易，仍当注意调理和监测，以防复发或再次加剧。

【相关验案简介】（选自《庆生诊治中医疑难病验案集粹》）

案例四十三　腰痛、尿癃闭（肾下垂、中重度肾积水）

该患者腰痛、癃闭（少尿甚或无尿）年余，伴右肾下垂、右肾中重度积水、右输尿管畸形。经过一月治疗，尿量已正常，每日约 1000mL；腰痛已消，排尿无明显不适；右肾轻度积水（右输尿管入口先天狭窄可能）。（详见《庆生诊治中医疑难病验案集粹》之第四十一案）

案例四十四　胆胀（胆囊泥沙样结石）

该患者 28 岁，右胁部胀闷疼痛不适近三年。经 B 超检验：充盈型胆囊泥沙样结石，中有 2 ~ 3 颗 1cm×1cm 的颗粒状结石，全部结石占满整个胆囊的 2/3；胆囊增大，约 12.5cm×6cm。已有医院劝患者以手术方式取石。其不愿意，求诊中医，望用纯中药排石。经系统治疗近七个月，充盈型胆囊泥沙样结石基本排空。（详见《庆生诊治中医疑难病验案集粹》之第三十八案）

案例四十五　消渴病（糖尿病）坏疽

该患者患消渴病（糖尿病）5 年余，下肢及肢端肿胀、乌紫发黑、溃烂等症近二年，一月前，右足大趾坏死，第一趾节脱落，创面流脓、溃烂不收。其为消渴病（糖尿病）发病日久，失治久延所致；乃消渴病之下消阶段的肾阴不足、阴虚火旺之证渐致阴损及阳，导致肾之阴阳俱损；阳虚偏甚，阳虚阴寒至极，四末失于温养，肉腐血壅积久，终致趾端坏死而脱落之"阴疽"。经以温阳补肾、涤痰化瘀、（解毒）祛腐生肌之方药治疗，脱痂部位已被新长肌肉及皮肤包住，全部愈合。消渴病（糖尿病）所致坏疽之阴疽已愈。（详见《庆生诊治中医疑难病验案集粹》之第四十二案）

案例四十六　糖尿病（脾肾两虚湿盛）

该患者因血糖等生化指标明显异常而确诊为糖尿病，可对应地诊为中医之消渴病。但是，其临床特征，不同于传统消渴病之多饮、多食、多尿、肉少（消瘦）的"三多一少"，而是多食、多尿、多肉（肥胖）的"三多"。辨证，为脾虚湿盛、脾肾两虚、痰瘀互结、浊气上逆、胸中痹阻。以健脾化湿、补益脾肾、涤痰化瘀、升清降浊、宽胸理气之方药治疗，整体改善，血糖维持正常。

此案启示：临床工作中，正确对待中医与西医病名诊断之异同，用好相关理论，进行正确的诊断与治疗，以"证"为治疗的切入点，方可获良好疗效。（详见《庆生诊治中医疑难病验案集粹》之第四十三案）

第十四章

气机失畅

第一节　概　述

　　气的运行是人生命活动的重要基础和表现形式之一。人体气血的化生与运行，阴阳的相互依存、消长、转化，各种物质新陈代谢的过程，均是气运动变化的结果。气的运动变化规律，就是气机。

　　气运动变化的状态及其过程，就是气机的变化。因此，人体生命活动的正常运行，全赖气机的有力、通畅、有序。若气机失畅，出现气动无力而气机不运，或气运失调、受阻而气机不畅，甚或气行紊乱，即会出现机体的气血津液运行失常，阴阳平衡即会遭到破坏，病变由生。

　　中医学认为，邪正相争、阴阳失调、气机失畅，是人体病变的主要矛盾，也是最主要的病机规律。粗略地看，气机失畅主要反映出人发生病变时的机能异常、功能失调。因此，气机失畅所导致的病证，往往是人体机能紊乱、功能失调类的疾患。中医诊治气机失畅（机能紊乱、功能失调）类疾病，有着特殊而有效的方法，也能取得较好的疗效。这也是中医学作为整体、动态、功能态医学，能够有效诊治各种疾患，尤其是疑难病证最主要的原理与依据。

一、气机失畅简析

　　气的构成与运动变化，皆与五脏相关。广义地看，五脏六腑皆有气；五脏六腑之功能变化，皆为脏腑之气的运动变化。人以五脏为中心，五脏之中，又以肝主疏泄、条畅气机为气之枢要，肝主疏泄的状态，直接影响和决定着人身气机状态。同时，五脏六腑气机运行状态的变化，也影响和决定着人的生命活动状态。

在病变状态下，脏腑之气的变化，有着偏盛与偏衰、有余与不足的不同，也就有着实与虚的差异。由此因素决定，气机失畅，就是气机的运行不畅或不运。即：或气机受阻、郁滞不行而气滞、气结、气乱之气的偏盛、有余，为实证；或正气偏衰、不足，无力不运，为虚证。因此，气机失畅，概以虚、实二字归类概括：气机不畅为实，气机不运为虚。

一般言气机失畅，多以肝气不疏、郁滞不行之气机不畅为代表。这是强调和突出肝气在五脏六腑中起着特殊而重要的疏泄调节作用。但是，五脏六腑皆有气机运行，也就有气机失畅之状，也可分出虚实。

治疗气机失畅，当分虚实而治。

实者之治，气滞者，理气行气以解其滞；气结者，行气破气而解其结；气乱者，以梳理气机，降气、顺气、理气而顺其气。同时，还需针对气机阻滞不畅之主因，消除病因，调治脏腑，调整病性而获佳效。

虚者之治，当针对不同的脏腑气虚而治疗，或柔养肝气，或补益心气，或补益脾气，或补益肺气，或固养肾气。

二、气机失畅的辨识要点

（一）辨类别及程度轻重

1. 辨气机不畅

气机不畅，是气机失畅的实证类病状，主因气机郁滞，甚而阻滞不通所致。其表现，主要可见气滞、气结、气乱之证。

因其病情发展及轻重程度的不同，不同的气机不畅对脏腑功能和机体的影响也不相同。一般而言，气机不畅，多由气滞而始，渐致气结，甚而发展为气乱。

2. 辨气机不运

气机不运，为气机失畅的虚证类病状，皆源于气虚。辨气虚，则当辨其脏腑之气的虚损及其影响。主要有心气虚弱、肝气不足、脾气虚弱、肺气不足、肾气亏虚。

（二）辨气滞

气滞，为气机郁滞，气行不畅之较为轻浅之证，常见以下三证。

第一，肝气不疏

其主因，多源于情志不畅，或情志刺激较大，肝气不疏而郁滞，主要表现为情绪不宁，烦躁易怒，胁肋胀满不舒，脉弦等。

第二，脾气壅滞

其主因，多为忧思不解，或过逸、过劳、过食，脾土中焦壅塞而气机壅滞，出现胃脘饱闷不舒，或气撑呃逆，纳呆不食等。其多受肝气不疏之影响，肝脾不调，多伴有胁肋胀闷不舒，脉弦。

第三，肺气壅塞

其主因，或因外感邪气，或因内伤而邪留发病，导致肺失宣肃，外不能宣发，内不得肃降，壅塞阻滞于胸中气道，故出现胸闷，咳嗽，喘促，或水道不通而水湿、水饮停蓄等症。

（三）辨气结

气结，为气机阻滞较甚，结滞不通之证，多由气滞不愈演变而来，为气机不畅较重之证。气机结滞不通，多引致相应脏腑功能受阻，出现功能不利，局部气机阻结。主要有以下四证。

第一，肝气结滞

由于肝气郁滞，久滞而结，肝气所主功能不健，肝经循行部位结滞不通。如：情志不舒而郁闭不解，情绪低落，抑郁沉默，久之则对事物或外界刺激漠然或淡漠无应；或胁肋胀痛，自觉硬结不解，或局部鼓胀不舒或疼痛，触之较软，聚散无定。

第二，心胸气结

由于情志刺激，或久病，气郁较甚，结滞于胸，自觉心中憋阻不舒，心下痞满而板结不舒，或心悸、惊惕，或胸中烦闷，或心中懊恼，或叹息，或气短。

第三，肠腑气结

由于外邪入侵，或邪留发病，或毒邪侵袭，肠腑气机郁闭而结滞，肠腑不通，传化受阻而腹胀、便秘，或里急后重；甚者气机完全痹阻，发为肠结，肠中梗阻而便秘不通，腹胀痛而不可触碰。

第四，经络气结

由于外邪入侵，或内邪为患，或练气功不当等因素所致，某条经络受阻，经气闭阻，气机结滞，在不同的经脉循行部位出现阻滞不通、发胀或发硬等症。如：足厥阴肝经之脉所循部位，下自足底，上至巅顶，中布胁肋等部位，或整条经脉，或某些部位、节段发胀或发硬、僵滞不通。

（四）辨气乱

气乱，多由气滞、气结不解，日久气机阻滞较甚而逆乱；或因特殊而强烈的精神情志刺激，肝气逆乱，心窍闭阻而心神失常而逆乱。气乱有两组特殊的表现：一是精神情志不定，神智、神情、心智紊乱无定。二是气机阻滞、结滞的部位变化无定，呈现气行走窜，游走不定，部位变幻无定；或气之运行呈奔涌之状，或由下上冲，或由上下坠，或游走无定势，或横行乱动，或窜动逆行无定。

气乱之证，主要可见以下三型。

第一，肝气逆乱

由于气滞或气结日久，气机不畅至极而气冲逆乱。其表现，或是气冲于体内而全身走窜发胀、发硬而移动不定，甚者局部隆起而跳动，按之柔软，聚散无定；或是肝气上逆，气冲于上，侵扰清窍而头目不适，或头发胀，或是晕眩，常伴烦躁易怒，目睛胀痛。

肝气上逆，常兼火热之邪，呈现气火上逆之证，常见头晕目眩，头胀头痛，目赤肿胀，暴躁暴怒，或兼胸中烦热，或口苦咽干，大便秘结，尿短黄。

第二，心乱气逆

气结日久，心气郁闭，心窍被阻，心神被扰而出现心乱气逆之证。常见烦躁不安，神识不宁而不清，目睛昏蒙，目光呆滞而僵，心中懊恼或烦闷不舒，心悸怔忡，言语不畅，词不达意等。

第三，经络气乱

气滞、气结于经络，经气受阻而逆乱，则循经而走窜，出现经络发硬或僵滞不舒，或沿经络走向而僵滞，或在经络的不同穴位之间移走窜动。

本证，或由于肝气不疏甚剧而致，也可因练气功不当，走火入魔，心神逆乱而引致气机逆乱、走窜于经脉。

（五）辨气虚

气虚，主为脏腑之气不足。辨气虚，也就是辨不同脏腑之气的虚损与不足状态。不同的脏腑气虚，因脏腑功能的不同，各有不同特点，但总以活力不足、神疲无力、代谢低下等功能不足为特点。具体者如：

心气虚弱，心慌，气短，怔忡易惊，胸闷，倦怠乏力。

肝气不足，经筋软弱不收，胆怯易惊，虚惕不安。

脾气虚弱，气短懒言，纳呆不食，脘腹痞胀而柔软，便泄稀溏。

肺气不足，言语低微，呼吸低微，呼吸气弱，气短，容易外感，汗多。

肾气亏虚，形神衰惫，虚喘不宁，腰膝酸软。

三、气机失畅的主要机理

（一）气机失畅的总病机

气机失畅，其病机关键为气机不畅与气机不运两大类。气机不畅者，关键在于气机被阻而不行不畅，表现为气滞、气结、气乱等证。气机不运者，主因在于脏腑功能低下，气虚无力运行，表现为不同脏腑气虚不运诸证。

（二）气机不畅而实的主要病因病机

气机不畅，主要源于情志不畅，或遭受特殊刺激，或久病而忧虑不解，肝气疏泄失常，进而影响全身气机郁滞；此外，内外之邪侵袭，脏腑功能失调，也会出现或影响气机不畅之证。气机不畅，气行受阻，功能失调，或脏腑功能紊乱，或脏腑气不循经而行，蹿动不已，出现气冲气窜之证。气阻为实，因之气机不畅所致之证，均为实证。

气机不畅之实证，按其病变特点或轻重程度的不同，可分为气滞、气结、气乱。

1. 气机郁滞

气机郁滞，简称气滞，因其病因及对脏腑功能影响的不同，可见肝气不疏、脾气壅滞、肺气壅塞。

肝气不疏，主因情志不畅，生气暴怒，或突受精神刺激，肝失疏疏而气机郁滞，出现精神情绪不宁，肝之经脉阻滞不舒等症。

脾气壅滞，主要起于忧思不解，脾运受阻；或过逸、过劳、过食，脾土受损，中焦壅塞，气机壅滞，受纳腐熟失常；或因肝气郁滞，肝木不能疏泄，脾土壅滞而运化失常。

肺气壅塞，主因外感风寒、风热、风毒等邪气，或因内伤而痰湿、痰瘀等邪留发病，阻塞肺气，引致肺失宣肃，外不能宣发，内不得肃降，壅塞阻滞于胸中、气道而病。

2. 气机结阻

气机结阻，简称气结，为气机阻滞较甚，结滞不通，多由气滞不愈演变而来，常致相应脏腑、经脉功能受阻而不利，主要可见肝气结滞、心胸气结、肠腑气结、经络气结。

肝气结滞，主因肝气不疏，郁滞日久，久滞而结，肝气所主功能不健，及肝经循行部位结滞不通而病，以病情深重，阻结不解，情志郁闭，胀满疼痛，时聚时散而不定等为主要特点。

心胸气结，主要因情志刺激，或久病，气郁较甚，结滞于胸，胸中气机受阻而结滞，既影响胸中气血运行而憋阻不舒，心下痞满而板结不舒，或心悸、惊惕；也可以影响心神而出现胸中烦闷，或心中懊恼等。

肠腑气结，主要由于外邪入侵，过食异物或偏食而食积，损伤肠腑，气机结滞，阻碍肠腑传化；或邪留发病，痰湿、痰瘀、虫积等刺激阻滞肠腑之气而结；或毒邪侵袭，肠腑受损而气机阻结。诸因相合，因之引致肠腑气机郁闭而结滞，肠腑不通，传化受阻而出现传化不行，甚则气机完全痹阻，发为肠结之证。

经络气结，主要因于外邪入侵，或内邪为患，或练气功不当等因素所致，经络受阻，经气闭阻，气机结滞而经脉闭阻不通。

3. 气机逆乱

气机逆乱，简称气乱，多由气滞、气结不解日久，气机阻滞较甚，气阻而自寻出路，不循常道而逆乱；或因特殊而强烈的精神情志刺激，肝气逆乱，心窍闭阻，心神失常而逆乱。因其影响和表现的不同，气机逆乱主要有肝气逆乱、心神逆乱、经络气乱。

肝气逆乱，主因肝气郁滞或气机阻结日久，气机不畅至极，不循常道，气冲逆乱。或上冲于清窍，或横逆乱窜于身体各部，走窜无定。气郁阻结、逆乱窜行而易于化火，火性炎上，因之肝气逆乱常与火热并行而为气火上逆。

心神逆乱，主因体内气机不畅，气结日久，心气郁闭，心窍被阻，心神被扰而出现心乱气逆之证。

经络气乱，由于情志不畅，或因练气功不当，气机郁滞，或气机阻结，经络痹阻，经气不能正常条畅而逆乱，或循经走窜，出现经络发胀发硬或僵滞不舒；或因练气功不当，走火入魔，在经脉不利之时还可现心神逆乱而引致气机逆乱、走窜于经脉。

（三）气机不运而虚的主要病因病机

人体正气不足，气机无力而不运，为气机不运而虚的关键。气虚，主要为脏腑之气不足。不同的脏腑气虚，均会出现相应的气机不运而影响相应的功能。

心气虚弱，心主血脉无力而血液不充，血行无力；或心神失养而心神不宁。

肝气不足，常常影响胆气，使胆气不足，出现胆虚惊悸不宁诸症；肝主筋之力不足，筋脉弛软，筋经萎弱。

脾气虚弱，多因久病，损伤后天之本，或过劳、过逸、过食损伤脾土，致其受纳腐熟功能低下，气血生化乏源，故易出现脾虚而体失濡养诸症。

肺气不足，多因外邪所伤，耗散肺气，其主气之力下降，吐故纳新受损，卫外之力不足，故易外感，呼吸力弱，气短息弱。

肾气亏虚，多因久病耗损肾气，或因先天禀赋不足，肾气不充，清气无根，虚浮于上，故虚喘不宁；肾气不足，筋骨不充，则腰膝酸软。

四、气机失畅的治疗要点及用药之道

（一）治疗气机失畅之总则

气机失畅之治，首当调理气机。对于气机不畅而实之证，当以调畅气机、消除实邪为要；对于气机不运而虚之证，应予补益正气，促进气运为先。

调畅气机，则当消除病因，并予以理气、行气、降气、破气诸法。

补益正气，以助气运，则宜根据脏腑之气的虚损情况，分别施以养心益气、鼓动肝气、健脾益气、补益肺气、顾护肾气等法。

（二）气滞的主要治法及用药之道

气滞者，总当针对并消除其病因，结合脏腑失调的状况，予以理气、行气之方药而解其郁滞之气机。

第一，疏肝理气

本法，通过调畅情志，柔肝疏肝，调畅气机，助肝气疏泄有常，以治肝气不疏之证：情绪不宁，烦躁易怒，胁肋胀满不舒，脉弦等。

药宜桑叶、白芍、炒枣仁、五味子、枳壳、制香附、郁金、合欢皮、佛手等。

本类用药，当以柔肝疏肝为基础，加以宁心安神之药，合以理气行气之药，不可过用行气破气之品。

第二，醒脾理气

本法，藉条畅中焦之气、疏利中焦壅遏、醒脾健胃助运之理，以治脾气壅滞、痰湿或水湿停积、胃失和降之证：胃脘饱闷不舒，或气撑呃逆，纳呆不食等。本证，多兼肝气不疏，伴有胁肋胀闷不舒、叹息呃逆等。

药宜厚朴、枳壳、砂仁、石菖蒲、佩兰、陈皮、丁香、白蔻仁、瓜蒌、郁金、降香、沉香等。

本类药，因均具芳香理气之力，不可久用，以免耗伤气阴。若为燥热内结，或兼有湿热之证，当慎用或少用本类药物。

第三，宣肃肺气

本法，以向外宣发，向下肃降之力，顺畅肺气之理，以治宣发与肃降失畅、肺气壅塞不通而阻滞之证：胸闷，咳嗽，喘促，水道不通而水湿、水饮停蓄等。

药宜防风、荆芥、白前、前胡、桑白皮、葶苈子、杏仁、苏子、薤白、瓜蒌等。

本类用药，需进一步辨别其病证的寒热之性，以及痰湿或痰淤阻滞的情况而分别予以散寒宣肺、清热清肺之法，或予以涤痰化湿，或涤痰化瘀之方药而治疗。

（三）气结的主要治法及用药之道

气结者，当以行气破气之方药解其阻结之气，以消气结而阻滞之功能。

第一，疏肝解结

本法，以疏肝柔肝、行气解结、破气通闭之力，消解结滞之气机，以治肝气结滞不通之证：情志不舒而郁闭不解，情绪低落，抑郁沉默，久之则对事物或外界刺激漠然或淡漠无应；或胁肋胀痛，自觉硬结不解，或局部鼓胀不舒，触之较软，聚散无定等。

药宜枳实、青皮、木香、檀香、川楝子、荔枝核、乌药、石菖蒲等。

本类用药，宜以疏肝理气之药为基础，再视气结的程度而选用。因本类药物破气，易伤正气，故气虚者慎用或禁用；用时，需注意用量，不可过大，中病即止，不可久用。

第二，宽胸解结

本法，通过行气开闭之力，破解胸中气结，以治心胸气结之证：情志不畅或久病，自觉胸中烦闷，或心中懊恼，或叹息，或气短；或心中憋阻不舒，心下痞满而板结不舒，或心悸、惊惕。

药宜薤白、瓜蒌、沉香、檀香、香橼、枳实、青皮等。

本类药物，宜与疏肝柔肝或安神宁心之药合用。如：疏肝柔肝之桑叶、白芍、槟榔、乌梅；安神宁心之炒枣仁、五味子、天冬。

第三，破气通腑

本法，以行气破气降气、通畅结滞之药，以治肠腑气结，肠腑气机郁闭而不通之证：腹胀、便秘，或里急后重，甚者气机完全痹阻，发为肠结，肠中梗阻而便秘不通，腹胀痛而不可触碰。

药宜枳实、厚朴、青皮、木香、沉香、降香、川楝子、荔枝核、延胡索、乳香、没药、石菖蒲等。

本类药物，常需与通腑泻实、消积除滞之药合用，如白芥子、莱菔子，或大黄、芒硝等。此外，由于本组药物主要适用于肠腑气结不通，需注意服用方法与量效关系，用量宜由轻渐重，且服药宜小剂量、多次频服，渐进获效，不可一次过量服用。

第四，行气通络

本法，以行气、理气、破气通络之力，治疗经络气结：某条经络受阻，在相应的经脉循行部位出现阻滞不通、发胀或发硬而痛等症。

药宜桑枝、豨莶草、海风藤、枳实、厚朴、青皮、沉香、降香、川楝子、荔枝核、石菖蒲等。

本类药物之用，常宜与通络止痛或缓急柔筋之药合用。如：通络止痛之药，独活、威灵仙、防己、藁本、白芷、伸筋草、秦艽、海桐皮、络石藤、雷公藤；缓急柔筋之药，白芍、乌梅、槟榔、桑椹。

（四）气乱的主要治法及用药之道

气乱者，当针对病因病机，梳理气机，降气、顺气、理气而顺其气。常辅之以重镇降逆、安神定志或通络顺气之药。

第一，平肝降逆

本法，以重镇平肝、柔肝顺气、平肝降逆之力，以治肝气逆乱之证：气冲于体内而全身走窜发胀、发硬而移动不定，甚者局部隆起而跳动，按之柔软，聚散无定；或是肝气上逆，气冲于上，侵扰清窍而头目不适，或头发胀，或晕眩，常伴烦躁易怒，目睛胀痛。

药宜桑叶、白芍、制香附、石决明、代赭石、枳实、青皮、沉香、降香、檀香、合欢皮、佛手、槟榔、丹参、赤芍等。

本类药物之用，还需辨其兼证。若兼见气火上逆之证，常见头晕目眩，头胀头痛，目赤肿胀，暴躁暴怒，口苦咽干，大便秘结，尿短黄，加龙胆草、大黄、钩藤、刺蒺藜、明天麻、菊花、木贼等。

若兼有气火扰乱心神，兼见胸中烦热，神识不宁，加莲子心、连翘、炒栀子、黄连、胆南星、生龙骨、生牡蛎、磁石、生铁落。

第二，安神定志

本法，以宁心安神、顺气定志之理，以治气结日久而心乱气逆之证：烦躁不安，神识不宁不清，目睛昏蒙，目光呆滞而僵，心中懊恼或烦闷不舒，心悸怔忡，言语不畅，词不达意等。

药宜礞石、石菖蒲、胆南星、合欢皮、佛手、槟榔、枳实、檀香、沉香、炒枣仁、五味子、川芎、丹参等。

因气结日久而心乱气逆之证常常出现身体稳定性较差，动作无定，甚则肢体抖动、颤动，常宜与柔敛息风、缓急止痉之药合用，常加用白芍、乌梅、刺蒺藜、蜈蚣等药。

第三，通络降气

本法，以行气、降气、破气之力，合疏通经脉之药，以治经络气乱之证：经络循行部位发胀、发硬或僵滞不舒，或有气团或气感在不同穴位之间移走窜动。

药宜枳实、石菖蒲、桑枝、豨莶草、青皮、降香、檀香、川楝子、荔枝核、代赭石等。

本类药物之用，常宜与舒经活络药物同用，并应关注其经络气乱之证与心神、心智的关系。若经脉发胀发硬而肢体麻木不用，僵滞不灵，宜加海风藤、独活、伸筋草；若兼心神不宁，加炒枣仁、五味子、槟榔、丹参。

（五）气虚的主要治法及用药之道

气机不运的虚证之治，当针对不同的脏腑气虚而采用相应的补气之法治疗，或柔养肝气，或补益心气，或补益脾气，或补益肺气，或固养肾气。

第一，柔养肝气

本法，以柔养肝胆、益气壮胆之理，以治肝气不足、肝胆虚弱之证：筋经软弱，胆怯易惊，筋弱不柔等。

药宜桑叶、白芍、枸杞、当归、乌梅、槟榔、旱莲草、女贞子、吴茱萸、肉桂、小茴香等。

本组药物，有寒温两类。其中，桑叶、白芍、枸杞、当归、乌梅、槟榔、旱莲草、女贞子等为阴柔养肝之品，以养护肝气之源，助生肝气；吴茱萸、肉桂、小茴香等为暖肝助阳益气之药。但因肝脏、肝经自身的特点，阳常有余，阴常不足，故宜二类药同用，以阴柔养肝之品为主，辅以暖肝助阳益气之药，但其用量宜小。二者合用，阴阳互助，协同化生，共同柔养、益护肝气。

第二，补益心气

本法，以调养气血、益气养心之力，以治心气不足之证：心慌，气短，怔忡易惊，胸闷，倦怠乏力，脉细弱。

药宜炙黄芪、生黄芪、潞党参、枳壳、桔梗、炙升麻、炙甘草、薤白、五味子、炒枣仁、丹参等。

本类药物，宜与养血活血之药合用，如当归、枸杞、龙眼肉；常需加入健脾益气之药，如苏条参、怀山药、茯苓、白术等。

第三，补益脾气

本法，以健脾益气、促进运化、升阳举陷之力，以治脾气虚弱、正气不足、升举无力之证：气短懒言，内脏下垂，纳呆不食，脘腹痞胀而柔软，便泄稀溏；或气不摄血而出血，月经淋沥不净，或带下清稀量多等。

药宜炙黄芪、潞党参、枳壳、桔梗、炙升麻、生柴胡、白术、怀山药、炙甘草等。

本类药物，需结合脾气虚弱、正气不足而下陷的具体情况而辨治。若为脾虚而食积不化，宜加焦山楂、白芥子、炒莱菔子、炒谷芽、炒麦芽、炒鸡内金；若气不摄血而出血，经行淋沥不净，宜加白及、藕节、枸杞、丹参、阿胶；若带下清稀量多不止，宜加芡实、莲子、萆薢。

第四，补益肺气

本法，以补肺益肺之力，以治肺气不足之证：言语低微，气短，呼吸低微，容易外感，汗多清稀等。

药宜冬虫夏草、生黄芪、苏条参、枳壳、桔梗、炙升麻、白术、五味子、白芍、防风、炙紫菀、款冬花、白果、百合等。

本类用药，以补而不腻，散而不耗气为佳。若兼外感邪气，当合以解表祛邪之药，或偏风寒者，加荆芥、白芷、藁本、紫苏；或偏风热者，加薄荷、柴胡、桑叶、金银花。若内邪阻肺，肺失宣降，当调畅肺气，宣肃并举，宜加荆芥、白芷、藁本、苏子、白芥子等。

第五，固养肾气

本法，以补肾益气、固本归原之力，以治肾气亏虚之证：形神衰惫，呼多吸少，虚喘不宁，腰膝酸软，脉沉迟、细弱等。

药宜蛤蚧、冬虫夏草、胡芦巴、淫羊藿、紫河车、熟地黄、山萸肉等。

本类用药，需以滋养肾阴，或温养肾阳为基础。若肾阴不足，以六味地黄丸为基础；若肾阳不足，或肾之阴阳两亏，以金匮肾气丸为基础。

第二节 主要病状诊治要点

病状之八十四 气肿

气肿者，身体或肢体肿胀，皮色多不变，按之凹陷，放手即起。

气肿之病，主因人体气机紊乱所致，或因气虚无力运化而身体肿胀不适，或因气机郁滞，结滞不行而肿胀。其病状与水肿之根本区别，一是在于其非水湿停蓄体内而是气机失常引致肿胀，二是其肿胀皮色多不变，按之凹陷，放手即起。水肿则是因水湿停蓄体内而肿胀，肿胀部位皮色或有变或不变，但按之凹陷，放手不能即起。

气肿之病，为气机失常所病，也多为脏腑功能失调。有效诊治气肿，为中医学之优势之一。其诊治，可分为三证，气机郁滞、中气不足、肾气亏虚。按虚实之性而论，气机郁滞为实证，中气不足、肾气亏虚为虚证，但有程度轻重之差异。

一、气机郁滞

本证，主因情志不畅，肝气郁结，或因久病而气机紊乱，经脉受阻而不利，故发为身体肿胀，或为全身不适，或局部胀满不适。

主要表现：身体自觉肿胀或鼓起，胸腹或肢体局部鼓胀而隆起，触之如按气囊，按之凹陷，放手即起，或按之其隆起小包块中间内凹，而周边鼓起，皮色多不变，或因胀满而皮肤表面皱纹变浅变淡；常兼烦躁不宁，夜寐不安，嗳气叹息，胸胁不舒；或呃逆，腹胀脘痞；舌淡红，苔薄，脉弦或脉弦紧。

治宜：疏肝理气、解郁散结，方以疏肝散合四磨汤为基础加减。

药宜：炒柴胡、桑叶、白芍、制香附、郁金、乌药、木香、沉香、檀香、槟榔、枳实、丹皮、丹参、生甘草等。

若烦躁不安，加炒栀子、连翘；若夜寐不安，加炒枣仁、忍冬藤、五味子；若局部气鼓成团，聚散无定，加乌梅、荔枝核。

二、中气不足

本证，主为脾气虚弱，后天之本不固，中气不足或虚损而气运无力，气血不运而身体肿胀。

主要表现：身体自觉肿胀或发紧，尤以四肢为甚，动则尤甚，按之凹陷而松软，放手即起，皮色多不变或淡暗；常兼气短懒言，倦怠乏力，不耐劳作；或面色晦暗或㿠白，纳呆不食，大便稀溏，小便清长，舌淡或淡白，脉细弱。

治宜：益气健脾、摄纳升提而消肿，方以补中益气汤或归脾汤为基础加减。

药宜：炙黄芪、潞党参、枳壳、桔梗、炙升麻、柴胡、白芍、怀山药、白术、薤白、丹参、枸杞、炙甘草等。

若气阴不足而夜寐身烘热，口干不欲饮，舌面少津等，加炒知母、地骨皮、玉竹、沙参等。若气血不足而兼血虚之象，面色萎黄，爪甲色淡或肌肉眴动，目睛干涩者，加当归、龙眼肉、乌梅等。

三、肾气亏虚

本证，主因肾气不足，先天之本亏虚不足，气机摄纳无根，身体虚浮而气肿。

主要表现：身体肿胀发紧，行走无力，按之凹陷而松手即起；常伴腰膝酸软，头晕目眩，记忆力渐退或健忘失眠；或齿松发落，女子经行愆期或经行量少，或停经较早，男子遗精、滑精、早泄，阳举不坚；舌淡暗或淡白，脉沉细弱。

治宜：填精补髓、补肾益气、摄纳消肿，方以人参蛤蚧散为基础加减。

药宜：熟地黄、生地黄、山萸肉、泽泻、蛤蚧、黄精、人参、炙黄芪、枳壳、白术、怀山药、大枣、五味子、枸杞、丹参、炙甘草等。

若阴液亏耗较甚而身烘热或潮热，五心烦热，大便干结难排，舌苔少或无苔，脉沉细微数者，加鳖甲、龟甲、沙参、麦冬。若形寒肢冷，四肢厥逆，脉沉迟细弱者，加熟附片、干姜、肉桂。

病状之八十五　身胀

气机不畅而身胀，主要指排除外感邪气，无风寒湿邪或风热湿邪侵袭，主因情志不畅等因素致气机不畅、阻滞郁结而身体肢节发胀发硬而僵滞之状。本病状之诊治，主要分两个证型。

一、肝气结滞

本证，主要由于肝气不疏，郁滞日久而结滞，肝主疏泄的功能受阻而气机结滞较甚，累及肝经循行部位结滞不通。

主要表现：胁肋胀痛，自觉硬结不解，或局部鼓胀不舒或疼痛，触之较软，聚散无定；常兼情绪低落，抑郁沉默，久之则对事物或外界刺激漠然或淡漠无应；舌暗，脉弦或弦涩。

治宜：疏肝理气、行气解结，方以逍遥散合四磨汤为基础加减。

药宜：桑叶、白芍、炒柴胡、枳实、槟榔、青皮、檀香、乌药等。

若胁肋胀痛而硬结较甚，加降香、沉香、川楝子、荔枝核、乳香、没药；若抑郁较甚，神情漠然或淡漠无应，目睛呆滞，可加石菖蒲、胆南星、炒枣仁、合欢皮、川芎、蒲黄；若局部鼓胀不舒，聚散无定，加大白芍、槟榔用量，加乌梅、生牡蛎、生龙骨。

二、经脉气结

本证，主因内外之邪侵扰，或练气功不当等因素，引致经络受阻，经气闭阻，气机结滞，在经脉循行部位出现阻滞不通、发胀或发硬等征象。

主要表现：经脉循行之部位阻滞不通、发胀或发硬等征象，或其相应功能因阻滞不通而失常。

就规律而言，十二正经及奇经八脉，均可出现此状。易出现本类病状者，主要为太阳、少阳、厥阴经脉等。如：足厥阴肝经之经气结滞，在该经脉所循部位出现阻滞不通之象，或整条经脉发胀或发硬，或下自足底，上至巅顶而硬，或胁肋、巅顶、耳旁等部位联动不舒或发胀发硬，僵滞不灵。

治宜：行气通络、消胀除闭，方以桑枝饮为基础加减。

药宜：桑枝、豨莶草、海风藤、伸筋草、枳实、厚朴、青皮、沉香、檀香、川楝子、荔枝核、石菖蒲等。

若兼气机逆乱而走窜发胀、游走无定，加重镇降逆之代赭石、旋覆花、石决明；若兼肢体僵滞而转动不灵，或拘急挛缩，加缓急柔筋之白芍、乌梅、槟榔、伸筋草、刺蒺藜、威灵仙；若兼情志不畅、心神不宁而烦躁、不寐，加桑叶、白芍、炒枣仁、五味子、连翘、制香附、胆南星。

病状之八十六　胸腹胀满

气机不畅，郁滞或结聚于胸腹部位，出现胸腹部胀满不适或疼痛等症。本类病状，主要应排外因感受寒热之邪，或食积、虫积等因所致者。

一、肝气不疏

本证，主因情志不畅，或突受刺激，肝气不疏而郁滞，积于胸胁。

主要表现：胁肋及腹部胀满不舒，情绪不宁，烦躁易怒，叹息，夜寐不安，脉弦等。

治宜：疏肝理气、解郁除胀，方以疏肝散合四磨汤为基础加减。

药宜：醋炒柴胡、桑叶、白芍、郁金、制香附、合欢皮、薤白、瓜蒌、槟榔、青皮、檀香、乌药等。

若胁肋胀满疼痛，加炒延胡索、乳香；若烦躁较甚，加炒栀子、连翘、丹皮、赤芍；若兼口苦、咽干、便秘，加龙胆草、金钱草、大黄；若夜寐不安，加炒枣仁、忍冬藤、五味子。

二、中焦壅滞

本证，其关键为气机壅滞而中焦壅塞，主要起于忧思不解，或过逸、过劳、过食，引致中焦枢机不利，脾不能升，胃不能降，壅滞不运；或因肝气不舒，疏泄不利，肝木不能克伐脾土，脾失疏利而脾土壅遏之肝脾不调。

主要表现：胃脘饱闷不舒，纳呆腹胀，或气撑呃逆，大便溏结不调，苔腻或腐，脉弦；肝脾不调，多伴有胁肋胀闷不舒、口苦、烦躁等。

治宜：疏利中焦、醒脾和胃，方以半夏厚朴汤为基础加减。

药宜：厚朴、枳壳、瓜蒌、降香、木香、法半夏、陈皮等。

若兼肝脾不调，加桑叶、白芍、制香附、合欢皮、槟榔；若大便稀溏，加白术、茯苓、怀山药；若口苦，加金钱草、海金沙；若口甜或腻，加苍术、砂仁、石菖蒲。

三、肺气壅塞

本证，或因外感邪气，或因内伤而邪留发病，导致肺失宣肃，气机阻塞，气道不畅，胸中气道壅塞而咳喘；或肺气壅塞，不能通调水道，水道不畅而水湿、水饮停蓄。具体辨治，宜从两个角度进行。

其一，胸中气道壅塞

主要表现：胸中憋闷气阻，或胸部胁肋发胀，咳嗽、喘息不定或气促，或兼痰涎壅盛，或面色青紫、唇绀。

治宜：辛开苦降、宣降肺气、开痹通气、止咳平喘，方以泻白散合薤白饮为基础加减。

药宜：桑白皮、葶苈子、苏子、白芥子、莱菔子、薤白、瓜蒌、丹参、防风、荆芥、白芷等。

若面色青紫，唇绀，加莪术、三棱、川芎；若痰涎壅盛而咳痰较多，加川贝母、冬瓜仁、皂角刺；若胸闷发胀较甚，加厚朴、枳壳、檀香。

其二，肺气壅塞而水道不畅

主要表现：恶寒，身酸困，咳嗽，或胸闷发胀，或身肿而皮色光亮，眼睑或四肢为甚，无汗，尿少，舌淡红，苔薄白，脉浮紧或浮数。

治宜：解表宣肺，利水消肿，方以越婢加术汤为基础加减。

药宜：麻黄、白术、苍术、防风、白芷、柴胡、滑石、车前草、木通、茯苓、猪苓等。

若咳喘胸闷较甚，加桑白皮、葶苈子、浙贝母、白芥子；若肿胀而尿少较甚，加大腹皮、瞿麦、萹蓄、泽泻。

四、心胸气结

本证，主要表现为胸中气机郁结而心胸不适。其主因多为情志不畅，或精神刺激，或久病而思虑忧愁。

主要表现：胸中烦闷，或心中懊恼，憋阻不舒，如气撑于胸而胀满，或心下痞满而板结不舒，或心悸、惊惕，甚者气急不续，舌暗，脉细弦。

治宜：宽胸散结、理气除闭，方以四磨汤合小陷胸汤为基础加减。

药宜：槟榔、沉香、乌药、法半夏、黄连、枳壳、厚朴、制香附、瓜蒌、薤白等。

若烦躁较甚，加炒栀子、连翘、胆南星；若唇绀、舌暗而有瘀点瘀斑，加丹参、丹皮、川芎；若气急较甚，加苏子、葶苈子、白芥子；若兼口苦、叹息，加合欢皮、佛手、龙胆草、金钱草。

需注意的是，此证之中的气急不续，多为实证，不可视为虚证之气短而用益气之品。

若心胸气结日久，病久不愈，兼现气虚而气短息弱之症，方可佐以益气之品，但不可用益气之力较强之药，仅可予以一般的益气之品生黄芪，或苏条参，或潞党参等。

病状之八十七　全身走窜不适

气机失畅之重症或言特殊之状，莫过于气机结滞，甚而逆乱。气机逆乱之典型表现，主要为体内有气体游走，全身走窜胀满不适，或气冲于内、上下乱冲或横逆而行，或沿经脉经络走向发胀发硬而不舒，或局部气团鼓动，游走不定，触之柔软，聚散无常。本类病状之诊治，主要分为三个证型。

一、肝气逆乱

本证，主因肝气不疏，气滞或气结日久，气机不畅至极而气冲逆乱。其气逆乱走窜于体内，或左右横逆而行，或向上冲撞，甚者上逆巅顶，侵扰清窍；或全身走窜发胀、发硬而移动不定，甚者局部隆起而跳动，按之柔软，聚散无定。

主要表现：自觉体内气冲无定，或呈条状冲行，或呈局部胀满撑胀，或气在体内走窜，气行部位发胀、发硬，部位移动不定，甚者局部隆起而跳动，按之柔软，聚散无定；或气冲于上，侵扰清窍而头目不适，或头发胀，或是晕眩，常伴烦躁易怒，目睛胀痛。

肝气上逆，常兼火热之邪，呈现气火上逆之证，常见头晕目眩，头胀头痛，目赤肿胀，暴躁易怒，或兼胸中烦热，或口苦咽干，大便秘结，尿短黄。

治宜：平肝降逆、理气行气破气，方宜镇肝息风汤合四磨汤之方义加减用药。

药宜：生地黄、生龙骨、生牡蛎、代赭石、桑叶、白芍、槟榔、沉香、乌药、枳实、青皮、连翘等。

诊治肝气逆乱之证，首要的当以柔肝平肝为基础，加大桑叶、白芍、槟榔用量，酌加乌梅、五味子等药。若肝火气逆，头晕目眩，加石决明、龙胆草、菊花、夏枯草、钩藤、明天麻；若气火冲心，心神不安，烦躁较甚，坐卧不安，神识飘越，加生铁落、磁石、炒栀子、胆南星。

二、经络气结

本证，为某条经络受阻而经气结滞不通，出现沿经络走向而身体胀痛、走窜不疏，关节不利，但无风湿肌痹、骨痹等。其因，多为该经络受到特殊刺激，或情志不畅，气机闭阻，或失治误治，或异常的穴位刺激等所致。

主要表现：沿经络走向部位出现阻滞不通、发胀或发硬等征象，或经络循行部位胀满不舒或胀痛，或走窜不舒，或跳痛胀满，或关节不利，脉弦紧或弦涩。

治宜：行气通络、理气消结，方以桑枝饮合四磨汤为基础加减。

药宜：桑枝、豨莶草、海风藤、防己、枳实、沉香、檀香、乌药、青皮等。

若经络阻滞发胀而麻木，甚者痛觉、温觉降低或丧失，加蜈蚣、全蝎、石菖蒲；若经络闭阻而肢节僵滞不用，难以屈伸，加木瓜、伸筋草、独活、川芎。

此外，可分别视其经络气结之不同，分别加以引经通络之药：太阳经病，加羌活、独活、防风；阳明经病，加葛根、白芷；少阳经病，加柴胡、黄芩；少阴经病，加沉香、乌药、九香虫；太阴经病，加陈皮、砂仁、柿蒂、大腹皮；厥阴经病，用吴茱萸、青皮、木香、川楝子、荔枝核。

三、经脉气乱

本证，多为情志刺激，或穴位异常刺激，或练气功不当，岔气走火，气滞、气结较甚而阻于经络。经气受阻而逆乱，逆乱之气循经走窜，出现经络发胀或僵滞不舒，或气机窜行于不通的经络，或在同一经脉的不同穴位之间移走窜动。练气功不当而致经脉气乱者，常兼气乱扰心，引致心神逆乱，加剧经脉气乱之证。

主要表现：经络、经脉发胀，或积于一处鼓胀不舒，或游走无定而鼓胀聚散不定，常兼心神不宁，烦躁不安或抑郁消沉，神情黯淡，不寐或嗜卧，舌暗，脉弦涩或弦滑。

治宜：重镇降逆、行气通络，方以镇肝息风汤合桑枝饮为基础加减用药。

药宜：桑枝、豨莶草、夜交藤、生地黄、生龙骨、生牡蛎、代赭石、白芍、槟榔、乌梅、乌药、枳实、青皮等。

诊治经脉气乱而身体走窜不适之证，首当重镇降逆、缓急通络，故当加大生龙骨、生牡蛎、代赭石、桑枝、夜交藤、白芍、槟榔、乌梅等药的用量。若气乱于上，头目晕胀，脑中热感，加明天麻、炒栀子、玄参；若烦躁不安较甚，加连翘、炒栀子、胆南星；若神情抑郁，加合欢皮、佛手、石菖蒲；若夜寐不安，加炒枣仁、五味子；若嗜卧不醒，加石菖蒲、桔梗、炙升麻；若气火冲心，心神不安，烦躁较甚，坐卧不安，神识飘越，加生铁落、炒栀子、胆南星、钩藤、明天麻。

病状之八十八 心乱

气机失畅，心神受扰而不宁，甚则心乱不安，出现心悸、怔忡易惊，情绪不宁等症，是为心乱。心乱，其病机主为心神不宁，虚实皆可现，多为虚实夹杂，且常与胆气不疏或虚弱相关。故，心乱之症，多责之于心与胆。

一、心虚胆怯

本证，多由于禀赋不足，或素体虚弱，或久病体虚，复受精神情志刺激，引致心胆气虚而成。

主要表现：心悸，怔忡易惊，胸闷，气短，倦怠乏力，或胆怯易惊，筋弱不柔，肢体动作无力。

治宜：养心安神、益气壮胆，方以酸枣仁汤合归脾汤为基础加减。

药宜：酸枣仁、川芎、当归、龙眼肉、炒知母、桑叶、白芍、制香附、合欢皮、佛手、炙远志、炙黄芪、炙甘草等。

若心气虚较甚，气短懒言较甚，加人参、桔梗、炙升麻；若兼心血虚，面色萎黄，心慌较甚，加枸杞、丹参、当归；若肝胆气虚较甚，易于惊惕，筋软无力，加吴茱萸、槟榔、乌梅、桑枝、木瓜。

二、心胆气结

本证，多为情志刺激，气机郁滞，心胆气机不畅，心志不宁，胆气不疏而成，类似于现代医学之胆心综合征。本证之主要临床表现，为心痹（心脏功能紊乱）与肝胆不利、疏泄失常之证，也类似于现代认识之功能性心律紊乱。

主要表现：心慌、心悸，甚者气憋难续，胸闷，夜寐不安，胁肋不舒或胀痛，或口苦口干，舌暗红，脉弦涩或结促。经现代医学检测，多无心脏器质性病变。

治宜：调畅气机、宽胸理气、宁心利胆，方以逍遥散合薤白散为基础加减。

药宜：桑叶、白芍、制香附、郁金、炒延胡索、枳壳、薤白、瓜蒌、炒枣仁、五味子、连翘、金钱草、海金沙、丹皮、丹参等。

若肝胆热甚，大便干结，尿短黄，加龙胆草、炒栀子、大黄、紫花地丁；若心火炽盛，口舌生疮，尿短赤、涩痛，加淡竹叶、紫花地丁、炒知母、炒栀子；若心慌较甚，加炙远志、槟榔。

三、心乱气逆

本证，或因强烈情志刺激，或过劳，或久病，或温热病后，心主神明之力受扰，气机失畅较甚，引致心乱气逆，精神、神识不宁，心志及动作失常。

主要表现：烦躁不安，坐卧不宁，情绪不静，不能入寐，或心悸、怔忡，或躁动，声高息粗；或言语失常，喃喃自语或狂言难静，言语不畅，词不达意，或言謇语涩，神识不清，目睛昏蒙，目光呆滞而僵，或目光炯炯有神但目睛转动不灵；脉弦涩或弦滑数。

治宜：重镇安神、清心宁志，方以生铁落饮合磁硃丸为基础加减。

药宜：生铁落、生龙骨、生牡蛎、磁石、石决明、朱砂、琥珀、槟榔、莲子心、炒栀子、连翘、赤芍、丹皮等。

若情志不畅而气逆，加桑叶、白芍、制香附、合欢皮、佛手；若气火上逆较甚，头目晕眩，胀痛，加龙胆草、夏枯草；若痰火扰心，烦躁较甚，心智不宁，神识漂越，舌红苔黄腻，加礞石、胆南星、川贝母、石菖蒲、炒栀子、玄参；若言语不畅或言謇语涩，加石菖蒲、蜈蚣、全蝎；若大便秘结，尿短赤，加大黄、淡竹叶。

病状之八十九　肠结

肠腑气机结滞而腑气不通，肠腑传化之力受阻，甚或不能传化，是为肠结。

肠结之因，主要见于毒邪侵袭，或嗜食异物，或偏食而食积，或虫积，或痰湿、痰瘀等因素，损伤肠腑，阻滞肠腑之气而结滞，遂致肠腑气机郁闭而结滞，传化受阻而肠腑不能传化，甚则气机完全痹阻，发为肠结不通。本病状，类似于现代医学所认识之机械性肠梗阻、功能性肠梗阻等病。其治，主要分为两型。

一、肠腑气结

本证，多由于邪留发病，或毒邪侵袭，或手术之后，肠腑气机郁闭而结滞，甚者气机完全痹阻，肠腑不通，传化停滞而成。

主要表现：腹胀痛而不可触碰，或触之肠形明显、发硬呈条索状；或腑气不通而便秘，或无便，或里急后重；舌暗，脉弦涩或弦紧。

治宜：行气破气、通腑散结，方以四磨汤为基础加减。

药宜：枳实、厚朴、沉香、檀香、降香、瓜蒌、乌药、青皮、石菖蒲等。

若为手术后肠结，加草果、小茴香、木香、川楝子、荔枝核；若肝气结滞或气乱，烦躁不安，走窜疼痛，加桑叶、白芍、槟榔、炒延胡索；若兼气虚乏力，下腹坠胀，加生黄芪、桔梗、炙升麻；若里急后重，排便不爽，加木香、黄连。

二、腑实结滞

本证，多因过食异物，或食积、虫积，或高热津伤，燥实内结于肠腑，或痰瘀结滞，出现肠腑阻滞不通之证。

主要表现：总以痞、满、燥、实为特征，常见腹部胀满硬痛而拒按，大便秘结不通，尿短黄，舌红或绛，苔黄而干燥，或舌面焦黑起刺，脉沉实有力，或沉数有力。

治宜：通腑泄热、泻实解结，方以大承气汤为基础加减。

药宜：大黄、芒硝、枳实、厚朴、莱菔子、桃仁、赤芍等。

若兼热盛，兼现高热不退，加玄参、连翘、炒栀子；若兼高热而神昏，谵语，加安宫牛黄丸，或加莲子心、连翘、丹参、石菖蒲、冰片、犀角（以水牛角代）。

病状之九十　里急后重

肠腑气机郁滞，引致肠腑传化功能失常，欲便而不能正常排便，或腹痛而便意频频，临厕而排便不畅或排便不尽，是为里急后重，其关键之病机为肠腑气滞。其治，主要分为两个证型。

一、肝脾不调（肠腑气滞）

本证，主为肝气不疏，过伐脾土，肝脾不调而成。在情绪不宁，或过于劳累，或饮食不当之时发作尤甚。

主要表现：腹胀重坠或腹痛即泻，泻后则安；或便意频频，临厕时却排便不畅或排便不尽，肛门坠重不适；常兼心绪不宁，烦躁易怒，胁肋胀闷不舒，或口苦，舌暗，脉弦。

治宜：疏肝理脾、调畅气机，方以痛泻要方合香连丸为基础加减。

药宜：炒白术、炒陈皮、防风、桑叶、白芍、郁金、制香附、广木香、黄连、枳壳、厚朴等。

若食积不化，嗳腐吞酸，加白芥子、炒莱菔子、焦山楂；若口苦较甚，加金钱草、海金沙、茵陈；若大便稀溏较甚，加茯苓、怀山药；若兼有身痒，或肠鸣、腹痛即泻较甚，便泻泡沫者，为风邪为患、肠腑过敏，加白鲜皮、荆芥、白芷。

二、大肠热结（湿热蕴结）

本证，主因湿热蕴结大肠，肠腑气机受阻，传化失司，以便泻不畅，下利黏液，里急后重为主要特征。

主要表现：腹痛腹胀，甚则痛甚而泄泻，便泻不爽，里急后重，常兼下利黏液之便，甚或红白黏液，尿短黄，舌红，苔厚腻，脉弦滑数。

治宜：清热燥湿、理气缓急、顺肠止利，方以白头翁汤或芍药汤为基础加减。

药宜：白头翁、秦皮、黄芩、黄连、黄柏、芍药、当归、槟榔、木香、茯苓等。

若兼高热、口渴，加败酱草、连翘、玄参、生柴胡、马齿苋；若下利红赤，加丹皮、赤芍、地榆；若腹痛较剧，加炒延胡索、厚朴；若腹胀较甚，加枳壳、厚朴、瓜蒌；若尿短黄而涩痛，加紫花地丁、淡竹叶、龙胆草。

第三节 验案举隅

【验案二十五】颈部气团肿胀跳动

杨某，女，39岁，已婚，公务员。

一、初诊概况

时间：2012年2月25日

主要病状：自诉左侧颈部有包块肿胀鼓起，时现时消，已半年余。

诊察得知：该包块出现时，左侧颈部中段有一个约5cm（长）×3cm（宽）×3.5cm（高）的肿胀包块鼓起，高出皮肤较为明显，微跳动，触之柔软无痛，皮色无异常，无红肿、破溃；该包块鼓起约10分钟后消失，颈部皮肤如常，触之皮下无异常。

其身形及发育中等，面色萎黄，倦怠乏力；神情紧张黯淡，烦躁，夜寐不安，目胀痛；乳房胀痛，子宫肌瘤三年，经行紊乱近一年，此时愆期二月未行，手心发麻；口苦，二便正常，舌暗，微红，苔薄白微腻，脉细弦微涩。

再察局部，颈部甲状腺等组织正常，无其他病变指征，身体其他部位也无此特殊情况。细究其病史，近无情志刺激或特殊的诱因，仅是担心其乳房胀痛和子宫肌瘤。

医者分析：该患者，左侧颈部包块鼓起，时现时消，实为特殊。综合判断，应属肿胀气团，非实质性包块，亦非痰核，应为较典型的气机失畅而结滞之证。其此时之病，虚实夹杂，以肝气结滞为主，也有病久而气虚之象；气机不畅，致痰瘀互结，反之也加剧了气机失畅之证。

主要病因病机及诊断：本病患，身体情况一般，由于子宫肌瘤、乳房胀痛等症，自我担忧，情志不畅，日久而肝气郁结，久病不解，渐致肝气结滞为主，遂现颈部气团鼓动，时聚时散而烦躁不安；久病，气机结滞，气血不和而渐现气虚而倦怠乏力，气结、气虚并存，气血、痰湿运化受阻，渐致痰瘀互结，复致气机失畅更甚，故加剧了子宫肌瘤、经行愆期、乳房胀痛，以及手麻等症。其主要病因病机，应是虚实夹杂，气结与气虚并存，肝气结滞，气血不和，痰瘀互结。

其诊断，辨病应为气肿及月经不调；辨证应为肝气结滞，气血不和，痰瘀互结。

治宜：根据诊断结论，治宜疏肝柔肝、调和气血、涤痰化瘀，理气散结。

处方：桑叶 15g，白芍 15g，制香附 15g，枳壳 10g，郁金 15g，炒枣仁 15g，忍冬藤 15g，五味子 15g，生黄芪 15g，桔梗 8g，炙升麻 5g，浙贝母 15g，白芥子 15g，路路通 15g，连翘 15g，焦黄柏 10g，丹参 30g，丹皮 15g，鸡血藤 15g，皂角刺 15g，茵陈 15g，金钱草 15g，桑枝 18g，生甘草 5g。

医嘱：服 4 剂，再诊；保持心境宁静，情绪乐观；忌食辛辣、鱼腥之味。

方解：疏肝柔肝：桑叶、白芍、制香附、郁金、炒枣仁、忍冬藤、五味子、茵陈、金钱草。

调和气血：生黄芪、桔梗、炙升麻、丹参、丹皮、鸡血藤。

涤痰化瘀：浙贝母、白芥子、路路通、皂角刺、丹参、丹皮。

理气散结通络：桑枝、制香附、郁金、枳壳、浙贝母、白芥子、路路通、皂角刺、连翘、焦黄柏。

调和诸药：生甘草。

二、诊治进程及其变化

两周后，二诊：

主要病状：自诉左侧颈部气团鼓起的频率减少，程度已减轻。

诊察得知：气团出现时，气团鼓起约 4cm（长）×3cm（宽）×3cm（高），跳动已不明显，触之柔软无痛，皮色无异常，无红肿、破溃；气团鼓起约 7~8 分钟后消失，颈部皮肤如常，触之无包块。

面色萎黄及倦怠乏力改善，神情稍微放松，烦躁减轻，夜寐改善，目睛已无胀痛；乳房胀痛减缓，手心发麻减轻；口苦减淡。近日因过食寒凉之物，胃脘发胀不舒，冷痛而喜按；二便无异常，舌脉同前诊。

调治简况：该患者，经服方药，气团肿胀跳动已减轻，气团鼓起由初诊的约 5cm（长）×3cm（宽）×3.5cm（高）减至约 4cm（长）×3cm（宽）×3cm（高），肝气结滞已有所减缓。惟因过食寒凉而胃脘发胀、冷痛喜按。当续守前方主旨，调整用药而调治。

因胃脘发胀、冷痛喜按，加瓜蒌 15g，炮姜 12g。

医嘱：服 8 剂，再诊；其他同前。

三周后，三诊：

主要病状：左侧颈部气团鼓起的频率明显减少，自觉好转很多。

诊察得知：气团出现时，气团鼓起约 3cm（长）×2cm（宽）×1.5cm（高），已无明显跳动，气团鼓起约 2~3 分钟即消失，触之仍为柔软无痛。

面色萎黄明显减缓而渐转润，已无倦怠乏力，神情较自然，已无明显烦躁，亦可正常入眠；乳房无明显胀痛，仍未经行，手心发麻消除：口苦消除，胃脘发胀不舒及冷痛消除，舌淡暗，微红，苔薄白，脉细弦。

调治简况：该患者经服 12 剂方药，气团肿胀明显缩小而跳动减缓，肝气结滞明显减缓，气血不和改善。当续守二诊方药之主旨，加减用药而调治。

减药：胃脘发胀不舒及冷痛消除，去甜瓜蒌、炮姜；因乳房已无明显胀痛，去皂角刺；因手心发麻消除，去桑枝、鸡血藤。

加药：加槟榔 15g，以助平肝缓急，促进消散气团；加益母草 15g，泽兰 15g，以助调经、通经。

医嘱：服 6 剂，再诊；其他同前。

二周后，四诊：

主要病状：自诉左侧颈部气团基本消除，偶有鼓起，但无跳动；服三诊药后五天月经来潮，量少色暗，经行四天后已净。

诊察得知：气团出现时，气团鼓起约 1cm（长）×1cm（宽）×0.5cm（高），已无跳动，气团鼓起约 1 分钟左右即消失，舌淡红，苔薄白，脉细弦。

面色转润，神情开朗而高兴，乳房已无胀痛，舌淡红，苔薄白，脉细弦。

调治简况：此诊，经服 18 剂方药，气团肿胀基本消除，月经来潮，其病基本消除。但仍须续守上方，加减用药而治疗。

减药：因面色萎黄及口苦消除，去茵陈，金钱草用量减至 10g；因月经已行、乳房无胀，去路路通、泽兰。

加药：加枸杞 15g，以助调和气血，以利调经。

医嘱：服 4 剂，再诊；其他同前。

十天后，五诊：

主要病状：自诉左侧颈部气团已有五天未再出现。

诊察得知：未见气团鼓起，左颈部触之柔软无痛，皮色无异常，皮下无异常。原患气肿及月经不调诸症悉除。

调治简况：该患者，经服 22 剂方药，此诊，原患气肿气团及月经不调已消，其病已除。为巩固调经效果，当予一调理方续服。

桑叶 15g，白芍 15g，制香附 15g，枳壳 10g，炒枣仁 15g，忍冬藤 15g，五味子 15g，生黄芪 15g，桔梗 8g，炙升麻 5g，浙贝母 15g，白芥子 15g，连翘 15g，丹参 30g，丹皮 15g，益母草 15g，枸杞 15g，怀山药 18g，生甘草 5g。

医嘱：续服 4 剂，可停；至下一次月经来潮后，再续服 4 剂。经期稳定后，停服。

二个月后，随访：未再出现左颈部气团肿胀、跳动；服完两个周期的各 4 剂方药后，连续经行正常，数量、颜色正常。

三、诊治难点及特点

该患者为气机失常类病证之典型案例之一。其病情特殊之处，在于其左颈部气团肿胀跳动，却无明显诱因，局部组织也无异常，且兼经行紊乱，愆期二月未行。

从诊断而言，其表现属于较为典型但又罕见的局部气肿、气团肿胀跳动伴月经不调。其病诊为气肿及月经不调；证为肝气结滞，气血不和，痰瘀互结。

据诊断结论，以疏肝柔肝、调和气血、涤痰化瘀、理气散结之方药治疗。初服4剂，气团肿胀跳动已减轻，气团鼓起由初诊的约5cm（长）×3cm（宽）×3.5cm（高）减至约4cm（长）×3cm（宽）×3cm（高），肝气结滞已有所减缓。调整加减用药，至第三诊，共服药12剂，气团肿胀明显缩小而跳动减轻，肝气结滞明显减缓；至第四诊，续服方药至18剂时，气团肿胀基本消除，月经来潮，其病基本消除。

经治约二月，至第五诊，共服方药22剂，原患气肿气团及月经不调已消，其病已除。为巩固调经效果，予一个调理方续服二个周期，各服4剂。再经二个月随访，左颈部气团肿胀跳动未再出现，经行正常。

剖析此案例之诊治，足见诊治疑难之病证，确需重视气机失常之特殊，调畅气机之重要。

【验案二十六】上半身气冲走窜

成某，女，35岁，已婚，私营企业主。

一、初诊概况

时间：2012年5月12日

主要病状：自诉上半身气流走窜已4年余，多自上腹部向上逆冲至咽喉下，胸部双侧均会出现，以胸部以上及双肩部尤为明显；气流呈条状逆冲，或呈散在成片的发胀如潮水而逆冲或横扫胸部或肩背部；气流走窜部位发胀、发硬并有灼热疼痛感，进食油腻食物后一周都无食欲；自觉身体无力，眼皮沉重，时有走路似脚踩棉花，夜寐不安。

细询病史得知：患者面色晦暗而色素沉着，颈部及面部潮红，叙述病情时情绪激动，较为焦虑，烦躁不安，语速较快而难自制；大便干结，尿短黄；唇干红而有瘀斑，舌暗红，舌面有瘀点瘀斑，苔薄黄腻，脉弦滑数。

诊察得知：半年前流产，且患有子宫肌瘤，经行紊乱；近四个月，先为经行先期约一旬，近二月为愆期两周；近几年工作及家事不顺，烦心事多。

医者分析：该患者为气乱之较典型表现，主为上半身及胸腹部气机逆乱而走窜；且兼有痰瘀热结，心肝火盛之证。综合而论，应属情志不畅，肝气郁滞，甚而肝气结滞日久而肝气逆乱，气窜于胸腹。

主要病因病机及诊断：其病，主因工作及家事不顺，情志不畅，肝郁不舒而气机不畅，甚而肝气结滞，日久而肝气逆乱，气机失常而气窜于胸腹，出现气流呈条状逆冲，或散在成片发胀如潮水，逆冲或横扫胸部或肩背部。

气机失畅，运化失健，痰瘀结滞，久而生热，故痰瘀热结，进食油腻食物后无食欲，大便干结，尿短黄，唇干红而有瘀斑，舌暗红，舌面瘀点瘀斑，苔薄黄腻；气窜部位灼热疼痛感，眼皮沉重；子宫肌瘤，经行紊乱。

气机结滞逆乱，清窍受扰，络脉受阻，气流走窜部位发胀、发硬，时有走路似脚踩棉花；心肝火盛，热扰心神，络脉被灼，遂现焦虑，烦躁不安，语速较快而难自制，夜寐不安，气流走窜部位灼热疼痛。

据此病因病机关系，可辨其病为气乱，证为肝气逆乱、痰瘀热结、心肝火盛。

治宜：疏肝柔肝、平肝降逆、清心泻肝、解郁安神、清热除烦、涤痰化瘀、通络缓急，方以疏肝散合四磨汤为基础加减。

处方：桑叶15g，白芍15g，制香附15g，郁金15g，炒枣仁15g，五味子15g，胆南星10g，槟榔15g，合欢皮15g，佛手15g，枳实10g，降香10g，浙贝母15g，白芥子15g，炒莱菔子15，金钱草15g，龙胆草3g，连翘15g，焦黄柏10g，丹参30g，赤芍15g，蒲黄10g，桑枝18g，豨莶草15g。

医嘱：服3剂，再诊；注意保持情志平和，心情愉快；忌食辛辣、鱼腥、香燥之品。

方解：疏肝柔肝平肝、行气降逆：桑叶、白芍、制香附、郁金、胆南星、枳实、降香。该患者气乱之部位主在胸腹，故用降香等药。

清心泻肝：金钱草、龙胆草、连翘、焦黄柏。

解郁安神：炒枣仁、五味子、槟榔、合欢皮、佛手。

清热除烦：连翘、焦黄柏。

涤痰化瘀：浙贝母、白芥子、炒莱菔子、丹参、赤芍、蒲黄。此处活血化瘀之药用蒲黄，有利于药力入脑窍，活血清心利窍。

通络缓急：桑枝、豨莶草。

二、诊治进程及其变化

一周后，二诊：

主要病状：自诉服上诊方药后，气流冲撞之感稍有减轻；气流走窜部位发胀、发硬之感减轻；走路较稳定，似脚踩棉花感减轻；夜寐不安有所改善，稍能入寐。日前因过食寒凉，胃脘不舒而微胀，口中发黏。

患者颈部及面部潮红减淡，情绪稍微缓和，语速平稳，二便改善，唇干改善，微红而瘀斑减淡，舌暗红，舌面瘀点瘀斑减少，苔薄黄腻，脉弦滑数。

调治简况：经服上方药，气乱之势得到控制，临床表现减缓。气流走窜部位发胀、发硬之感减轻，走路较稳定，为气机结滞逆乱，清窍受扰，络脉受阻之证减缓。因过食寒凉，胃脘不舒而微胀，口中发黏，为胃气不降，浊气内聚。

当续守初诊之方，加减药物而续治。

减药：气机逆乱，清窍受扰，络脉受阻之证减缓，去豨莶草。

加药：因胃气不降，浊气内聚，加瓜蒌15g，佩兰10g。

医嘱：续服 6 剂，再诊；其他同前。

三周后，三诊：

主要病状：服前二诊方药后，气流冲撞之感已明显减轻，已无自上腹部向上逆冲至咽喉下的情况，仅在胸部偶尔出现气流游动，且也无气流走窜部位发胀、发硬或灼热疼痛感；行走稳定，已无如踩棉花之感；进食油腻食物后反应也明显减轻，纳食增加，已无胃脘不舒和口中发黏；入寐不再困难，多梦。

颈部及面部已无明显潮红，微显肤红，情绪平静而无烦躁之状，唇色正常，瘀斑渐消；上周经行，量少色黑；舌淡红而瘀点瘀斑消除，苔薄腻，脉弦滑数。

调治简况：经服上方药，气乱之势基本消除，心肝火盛、心神被扰、络脉被灼之状明显消减；过食寒凉，胃脘不舒之症消除。

当续守二诊之方，加减药物而续治。

减药：气乱之势基本消除，心肝火盛所致之症及络阻之症明显消减，去龙胆草、胆南星、桑枝、赤芍；因胃脘不舒之症消除，去瓜蒌、佩兰。

医嘱：续服 4 剂，再诊；其他同前。

二周后，四诊：

主要病状：服前三诊方药后，未再出现气流在体内窜动、冲撞的情况，胸部亦无气流游动；进食正常，夜寐已安而梦少。

颈部及面部皮肤正常，已无肤红，情绪宁静，唇色正常而无瘀斑，舌淡红，苔薄白，脉弦滑。

调治简况：经服以上方药 13 剂，气乱之病消除，肝气逆乱、痰瘀热结、心肝火盛诸证已消。

为巩固调经效果并预防气乱之病再度发生，调整第三诊之方药：去降香、蒲黄、炒莱菔子，枳实改用枳壳 10g，加益母草 10g。

医嘱：续服 4 剂，随诊。

二月后，随访：气乱之证未再出现，情绪宁静，经行正常而稳定，经量有所增多。

三、诊治难点及特点

该患者之治，难在气乱无定。其气乱之证，因肝气逆乱侵扰，气流冲撞、窜行而集中于胸腹上半身，有清窍受扰，络脉受阻之症；又现心肝火盛，热扰心神，络脉被灼之象；且有痰瘀热结之状。故其治，甚为棘手。

为治其病，需抓住病机关键，亦即执其牛耳。该患者所现病状复杂特殊，但其关键在于情志不畅，肝气不疏而气机不畅，甚而肝气结滞，日久则肝气逆乱，气流乱窜于胸腹且呈多样性状之表现。因气乱而运化失健，痰瘀结滞，久而生热，痰瘀热结，进而引致心肝火盛，热扰心神，络脉被灼。其治，当以疏肝柔肝、平肝降逆为基础及出发点，合以清心泻肝、解郁安神、清热除烦、涤痰化瘀、通络缓急之法治疗。

【验案二十七】夜卧寅时头痛并牙关紧闭

汪某，女，57岁，汉族，已婚，退休医务工作者。

一、初诊概况

时间：2012年1月21日

主要病状：自诉每日凌晨四五点钟因头痛而醒已半年。头痛则眩晕，牙关发紧痉挛而闭合不能张开，约半小时后方能逐渐减缓而消失，起床后如常人。多方求治无果，心理压力较大，神疲乏力，不耐劳累。

诊察得知：其形体中等，营养较好，神情紧张而黯淡晦暗，焦躁不宁；面部色斑较明显，色素沉着较深；四肢及胸腹部皮下瘀斑暗红或紫红，似为渗血所致；双手握力下降，四肢肌肉较紧而硬，双手动作微僵滞；时有头痛而晕胀；大便溏结不调，尿微黄；舌淡暗，苔薄黄微腻，脉细弱，微弦涩。

闭经三年，无明显的夜寐身烘热等症。

医者分析：该患者确属特殊之例。其发病年龄、定时发作之时间以及其临床表现，均甚为特殊。

其病发年龄，为女子"多事之秋"的更年期阶段。在此阶段，其肾气衰，天癸尽，月事绝，易出现机能退化、气机紊乱的病状。该患者虽无明显的夜寐身烘热等症，却也有肝气不舒的相应表现。

其病发于凌晨四五点钟，为寅时时辰。此时，阴阳之气交替，阴气渐衰，阳气渐升。若遇身体不适，或某些特殊原因，则易致阴阳之气不相顺接，气机郁闭，变生诸证。同时，其因年龄因素及久病，尚有神疲乏力、不耐劳累之气虚之象；皮下大面积瘀斑，应属气虚而不能摄血之气虚血瘀之状。此时，气机郁闭与气虚并存，为虚实夹杂之证。

医者虽有如此判断，但由于此例病情甚为复杂，只能试探性诊治。

主要病因病机及诊断：该患者发病年龄为肾气渐衰之时，多有肝肾不足、肝气不疏之虞；加之久病而心理压力较大，更致肝气郁滞而结滞，气机郁闭，在阴阳之气交替的寅时时辰闭阻气机，引致阴阳之气不相顺接，出现若干特殊病变。

其在寅时阴阳之气不相顺接，气机郁闭，清窍受阻，遂现头痛而眩晕；风邪内动，筋脉拘急而挛缩，故牙关紧闭而不能张口。由于气机郁闭，起床后，牙关紧闭虽缓，但仍感双手握力下降，四肢肌肉较紧而硬，双手动作微僵滞。此外，又因气机郁闭，清窍受阻，心神受扰，则现夜寐不安，神情紧张而黯淡晦暗，焦躁不宁。

因其病之特定的年龄阶段和久病，正气渐衰，中气不足，气不摄血而皮下大面积瘀斑，尚有神疲乏力、不耐劳累之状。皮下瘀斑，是为血瘀，但神倦乏力、舌淡、筋脉拘急，也有血虚之象。

综合而论，其病机应是气机失常，肝气郁结之气机郁闭、心神受扰与正气渐衰之中气不足互相影响，虚实夹杂，气闭气阻而风邪内动，筋脉拘急；气不摄血而气虚血瘀，瘀血不尽，新血不生，血瘀与血虚并存，筋脉失养。

辨其病为气乱、痉病；辨其证为虚实夹杂，气结窍阻并气虚血瘀；兼有肝气不疏、心神受扰、筋脉失养。

治宜：调理气机（理气与益气并用）、柔肝缓急、息风止痉、安神定志、活血养血，方以疏肝散合止痉散为基础加减。

处方：桑叶15g，白芍15g，枳壳15g，郁金15g，炒延胡索15g，炒枣仁15g，忍冬藤15g，五味子15g，明天麻15g，防风15g，藁本10g，白芷10g，小白附子8g，蜈蚣2条，全蝎10g，胆南星10g，合欢皮15g，佛手15g，生黄芪15g，桔梗8g，炙升麻5g，丹参13g，丹皮13g，枸杞15g，连翘15g，怀山药20g，金钱草15g，石菖蒲3g，桑枝18g，生甘草5g。

医嘱：服4剂，再诊；放松心情；忌食鱼腥、辛辣、香燥之物。

方解：调理气机（理气与益气并用）：枳壳、郁金、生黄芪、桔梗、炙升麻。

疏肝柔肝缓急：桑叶、白芍、金钱草、炒枣仁、忍冬藤、五味子、合欢皮、佛手。

息风（缓急）止痉：明天麻、防风、藁本、白芷、小白附子、蜈蚣、全蝎、石菖蒲、桑枝。

安神定志：炒枣仁、忍冬藤、五味子、胆南星、合欢皮、佛手、连翘。

活血养血：丹参、丹皮、枸杞。

和中调和：怀山药、生甘草。

二、诊治进程及其变化

二周后，二诊：

主要病状：服药后，感觉好一些。仍在凌晨四五点钟醒来，但头痛减缓，基本无眩晕；牙关发紧，但闭合程度减轻，约一刻钟左右即逐渐减缓；神疲乏力减缓，但仍感体力较差。

诊察得知：神情紧张有所缓解，情绪渐平稳；面部色斑稍减淡，四肢及胸腹部皮下瘀斑减淡，渗血现象减缓；四肢肌肉仍紧，双手动作仍僵滞，起床后身痛；二便转正常；舌淡暗，苔薄微腻，脉细弦。

调治简况：服前诊方药，寅时时分头痛、眩晕，牙关发紧而闭合之症，发作程度与持续时间均有减缓，说明气乱、痉病之病已得到控制；气结窍阻并气虚血瘀、肝气不疏、心神受扰诸证也得到减缓。

据此，可判断，初诊之推断符合其病情，试探治疗方案符合实际且有效，当守方续治。

由于肌肉发紧僵滞之症仍存，且起床后身痛，说明筋脉挛急仍存，需加大通络、缓急、止痛之力，故加威灵仙15g，稀莶草15g，防己10g。

医嘱：续服4剂，再诊；其他同前。

一周后，三诊：

主要病状：感觉明显好转，已无凌晨四五点钟因头痛而醒，偶有在此时醒来，但无头痛和眩晕，仅有牙关发紧，轻微闭合，约十分钟左右即逐渐消解；无明显的神疲乏力，仅在做家务事过多时感到疲倦。

神情已无明显的紧张感，情绪平稳而渐有笑容；面部色斑明显减淡，四肢及胸腹部皮下瘀斑减淡减少，已无明显的渗血现象；四肢肌肉变软而无僵硬，双手动作已无明显僵滞，已无起床后身痛；舌脉同第二诊。

调治简况：服前二诊方药，患者之病状明显改善。当守方续治。

减药：因筋脉拘急、风动之象减缓，去小白附子，将蜈蚣减为 1 条；由于肌肉发紧僵滞之症明显消减，且已无起床后身痛，去威灵仙、防己。

医嘱：续服 8 剂，再诊；其他同前。

三周后，四诊：

主要病状：近一周已未出现凌晨四五点钟醒来，也无头痛、眩晕、牙关发紧诸症，仅是夜寐多梦，睡眠质量不高，基本无神疲乏力之象。

神情开朗，已无紧张感；面部色斑微显，四肢及胸腹部皮下瘀斑转淡，已无渗血；舌淡红，苔薄白，脉细缓。

调治简况：服前三诊方药，患者之气乱、痉病基本消除；惟虚实夹杂之证仍未全消，仍存气虚血瘀而斑显及肝气不疏、心神受扰而多梦之症。当守方续治，以前几诊方药为基础，调整为一个续治调理方，以调养气血、疏肝理气、养心安神、祛瘀消斑。

桑叶 15g，白芍 15g，郁金 15g，炒延胡索 15g，炒枣仁 15g，忍冬藤 15g，五味子 15g，防风 15g，白芷 10g，合欢皮 15g，佛手 15g，生黄芪 15g，桔梗 8g，炙升麻 5g，枳壳 15g，丹参 13g，丹皮 13g，紫草 15g，枸杞 15g，连翘 15g，怀山药 20g，生甘草 5g。

医嘱：续服 6 剂，随诊。

两个月后，随访：未再出现凌晨寅时因头痛而醒、眩晕、牙关紧闭诸症；夜寐也安，面部色斑及四肢、胸腹部皮下瘀斑消除，皮肤显得光滑。

三、诊治难点及特点

该患者诊治之难，在于其病发时间、发病年龄及临床表现均甚为特殊。

其病发时间为每日凌晨四五点钟之寅时时辰。此时，阴阳之气交替，阴气渐衰，阳气渐升。若遇特殊之因，易致阴阳之气不相顺接，气机失畅，易生变证。

其发病年龄为"女子七七天癸绝"的"更年期"阶段。此时，肾气衰，天癸尽，月事绝，易出现机能退化、气机紊乱的病状，为女子"多事之秋"。

临床表现的特殊之处在于，其每日寅时定时头痛而眩晕，牙关紧闭而不能启合。此外，尚伴有神疲乏力、皮下大面积瘀斑等症。

以上三个特点集中在一起，致使该患者之病证显得甚为特殊，辨治甚为困难。

笔者诊治时，抓住以上三个特点而仔细分辨，按病因病机关系进行梳理，分析其病机主要为气机失常，虚实夹杂。具体病机关系则为：肝气郁结而气机郁闭、心神受扰与正气渐衰之中气不足互相影响；气闭气阻而风邪内动，筋脉拘急；气不摄血而气虚血瘀，瘀血不尽，新血不生，血瘀与血虚并存，筋脉失养。

抓住病机关键，予以调理气机（理气与益气并用）、柔肝缓急、息风止痉、安神定志、活血养血之方药治疗。服药 16 剂，未再出现寅时时分头痛、眩晕、牙关发紧而闭合之症，气乱、痉病基本消除；但仍存在夜寐多梦，面部色斑微显，四肢及胸腹部皮下瘀斑转淡但未消。继续服药 6 剂，诸症悉除。

【验案二十八】小肠不完全麻痹

符某，女，57 岁，汉族，已婚，退休干部。

一、初诊概况

时间：2011 年 10 月 3 日

主要病状：自诉胃脘不适、腹胀、排便困难五年。三年前，在安徽省某市诊为"小肠不完全麻痹梗阻"。病因不明，治疗效果也不好，专程到昆明求诊。

诊察得知：其身形中等，营养不良，面色萎黄，面部色斑，神疲乏力；胃脘不适而常呃逆，中下腹部胀满不舒，便溏但排便不爽，时有里急后重之感，尿清长；纳呆不适，口苦；烦躁，难以入寐，且多梦而夜寐不安；身微痒，右大腿外侧有约巴掌大的红疹，疹粒细碎，发痒；舌暗滞，苔薄白，脉细弦而涩。

细询病史，无腹部手术病史，也无其他手术史；育有一子一女，均为顺产，且均已 30 多岁。细询其生活史，退休两年，原工作经常加班，吃饭不正常，饥饱无常，但无胃病史。

医者分析：该患者此时符合"小肠不完全麻痹梗阻"诊断的相关表现，应属"肠结"之病。其无明显的诱因，病史中唯一有价值之点，应是其在退休前的工作中，经常饥饱无常。综合其此时临床表现，应属肠腑运化失健、气机失畅所致，虚实夹杂；以肠腑气结之实为主，中气不足，运化乏力为次。故其治，当以攻补兼施、行气通腑、调畅气机为主。

主要病因病机及诊断：其病，主要起于数年前长时间经常饥饱无常，脾胃气机受损而紊乱，肠腑气机随之紊乱而失畅；久之，运化失健，气机失畅，久而肠腑功能失常，故现胃脘不适、腹胀等。久病，肠腑气机失常而结滞，肠腑不通，故在胃脘不适、腹胀的同时，遂现呃逆、便溏但排便不爽、口苦等症。此外，又因肠腑气结，肝气不疏，心神不宁，则现烦躁、夜寐不安等。因久处此状，脾虚运化失健，气血生化乏源，体失濡养，出现营养不良，面色微黄，神疲乏力，纳呆不适。由于脾虚而生风，遂现面部色斑，身微痒，右大腿外侧红疹而痒等症。

因此，其总的病因病机应是：饥饱失常，脾胃运化失健，气机失常，气结肠腑，脾虚生风；其关键应为肠腑气结与脾虚不运互见，虚实夹杂。诊断应为，病属肠结，证属肠腑气结、脾虚不运。

治宜：据诊断结论和病机关键，治宜攻补兼施、疏肝理气安神、行气通腑、泻实散结、健脾益气、消食止痒，方以四磨饮合补中益气汤为基础加减。

处方：郁金 15g，炒延胡索 15g，炒枣仁 15g，忍冬藤 15g，五味子 15g，甜瓜蒌 15g，薤白 12g，厚朴 15g，降香 10g，沉香 5g，广木香 3g，桔梗 8g，炙升麻 6g，生黄芪 15g，苏条参 15g，丹参 20g，丹皮 15g，紫草 15g，防风 15g，白芷 10g，浙贝母 15g，白芥子 15g，炒莱菔子 12g，怀山药 20g，金钱草 12g，白鲜皮 12g，生甘草 5g。

医嘱：服 4 剂，再诊；注意清淡饮食，忌食不易消化之物，忌鱼腥、辛辣、香燥、收涩之品。

方解：疏肝理气安神：郁金、炒延胡索、炒枣仁、忍冬藤、五味子。

行气通腑泻实：甜瓜蒌、薤白、厚朴、降香、沉香、广木香、桔梗、炙升麻。

健脾益气消食：生黄芪、苏条参、桔梗、炙升麻、浙贝母、白芥子、炒莱菔子、怀山药、金钱草。

疏风止痒祛斑：丹参、丹皮、紫草、防风、白芷、白鲜皮。

调和诸药：生甘草。

在调畅气机的用药中，行气降气解气结与益气健脾助升提之药并用，意在升降相因，激活畅通肠腑气机，消解"小肠不完全麻痹梗阻"之结。

二、诊治进程及其变化

一周后，二诊：

主要病状：胃脘不适明显改善而呃逆减少，腹部胀满稍有减缓，排便仍困难。

面色稍转润但仍晦暗而黄，神疲乏力减缓；仍感纳呆不适，口苦稍轻；烦躁略有减缓，但仍难以入寐而多梦；身痒减轻，右大腿红疹稍减淡；舌淡暗，苔薄白，脉细弦而涩。

调治简况：服前诊方药，肠腑气结已有改善，故胃脘不适明显改善而呃逆减少，腹部胀满稍有减缓；但其脾虚不运仍存，故仍感纳呆不适。当续守前方而治。

医嘱：续服初诊之方药 4 剂，再诊；其他同前。

又一周后，三诊：

主要病状：胃脘不适基本消除而呃逆仅偶发，腹部胀满进一步减缓，时有肠鸣而便意明显，排便稍微通畅。

面色萎黄之状明显改善而转润、微暗，已无明显神疲乏力；纳呆改善，已渐有食欲，但不可多食，多食则腹胀；口苦明显消减；已无明显烦躁，夜寐改善，已易入寐但仍多梦；已无身痒，右大腿红疹消减明显；舌淡红，苔薄白，脉弦缓。

调治简况：服前诊方药，肠腑气结及脾虚不运均有较大改善，肠鸣活跃说明肠腑气机逐渐恢复正常，气结、气虚均有改善。当续守前方之主旨，加减调整用药而续治。

减药：已无烦躁，夜寐改善，去郁金、忍冬藤；已无胃脘不适，腹胀明显减缓，去瓜蒌、薤白。

加药：加胡黄连 10g，取香连丸之主旨，与广木香相携，调畅肠腑气机，解除排便不爽、里急后重之感。

医嘱：续服 4 剂，再诊；其他同前。

两周后，四诊：

主要病状：已无胃脘不适、呃逆，腹部胀满明显消减，肠鸣减少，排便较为通畅，里急后重感已明显消减，大便渐成形而软。

已无明显的面色萎黄之象而明显转润，略现红润；夜寐正常，基本无梦；纳食正常，但食油腻之物则仍感胃脘腹部不舒，时有口苦；右大腿红疹基本消减，仍留印迹；舌淡红，苔薄白，脉弦缓。

调治简况：服前诊方药，肠腑气结基本消除，脾虚不运明显改善但仍未完全复常。当以前方为基础，调整为调理方，重在调理脾胃，调畅气机，恢复胃肠运化、传化之功能。

生黄芪15g，苏条参15g，厚朴10g，枳壳10g，广木香3g，胡黄连10g，桔梗8g，炙升麻6g，丹参20g，丹皮15g，紫草15g，防风15g，白芷10g。白芥子15g，炒莱菔子12g，怀山药20g，金钱草12g，生甘草5g。

医嘱：续服6剂，随诊。

三个月后，专门电话告曰：已返回合肥家中，一切均好，未再出现胃脘不适、腹胀、排便不爽等症；身体明显好转，精力较为充沛。到原诊其为"小肠不完全麻痹梗阻"的医院复诊，结论为"未见'小肠不完全麻痹梗阻'指征"。

三、诊治难点及特点

该患者较长时间出现胃脘不适、腹胀、排便困难而大便稀溏但排便不爽，时有里急后重之感；已确诊为"小肠不完全麻痹梗阻"。据此表现，参考西医诊断，中医辨病为"肠结"较为容易，但是，其治疗则较难。

虽为"小肠不完全麻痹梗阻"，中医辨病为"肠结"，但并非简单的气机完全郁闭之气结实证，而是虚实夹杂，气结与气虚并存，肠腑气结与脾虚不运之证俱显。

其"小肠不完全麻痹梗阻""肠结"，无明显具体的诱因或特殊的相关病史，给诊治带来一定困难。综合而辨，其应属饥饱失常、脾胃运化失健、气机失常、气结肠腑、脾虚不运。

根据病因病机分析及诊断结论，施以攻补兼施之法，予以疏肝理气安神、行气通腑、泻实散结、健脾益气、消食止痒之方药，终获较好效果。

诊治此案，可获启示：治疗气结诸证，虽因气结不通，出现堵塞、阻滞诸症，但宜辨病与辨证结合，详细分辨其虚实寒热之性，切不可见"气结"堵塞、阻滞而断其即为实证。

【相关验案简介】（选自《庆生诊治中医疑难病验案集粹》）

案例四十七　气肿经乱

该患者月经紊乱三年，闭经七月。其临床表现，有三大特点：经行紊乱、气走窜、身肿胀。归结起来，实为两大问题：气机不畅、有股气在体内走窜而身体肿胀，简称为气肿；经行紊乱，先后无定期，经闭未行已七月，简称为经乱。其病之关键，在于其全身气机不畅而气肿，由气肿而致其经乱。

经以调畅气机（理气、降气、行行、通气、益气）、消肿除胀、调和气血、调养冲任、祛瘀通经之方药治疗，集中治疗40余天，服药20剂，肿胀消，月经复来潮但量少、色暗；再续治并调理一个月经周期，月经基本正常而至。继续调理五个月经周期，其已无身肿不适诸症，月经正常来潮，夫妻生活复常。其气肿经乱，均已痊愈。（详见《庆生诊治中医疑难病验案集粹》之第五十案）

案例四十八　气虚便秘

该患者特殊之处在于其便秘因气虚所致。便秘，多为热结、肠燥、气结、气滞所致。民间，遇便秘之人，多予寒凉润下，或养阴润燥，或通下泻下，或理气行气，以消其积而通腑通便。但是，便秘，不仅有"邪实"为主者，更有"正虚"而致者。"邪实"者，需以"泻实"之方药治疗；对"正虚"而便秘者，切不可用"泻实"之方药治疗。该患者，为气虚便秘，其证为中气不足、脾失健运、肠腑不通。以益气行气、消食化积、润肠通腑通便之法治疗，诸症俱消。（详见《庆生诊治中医疑难病验案集粹》之第四十案）

案例四十九　足底穴位按摩不当致头肿

该患者为面肿、大头瘟。其病之特点突出且特殊：先疼痛，后肿胀，再流水（渗出），明显地不同于一般感染性疾病之先肿胀，再溃烂（渗出）、疼痛。为何而成此状，其因难寻，其证难辨。

经反复诊察、分析得知：其病，因足底按摩，穴位敏感点受到强烈刺激，足厥阴肝经之气机凝滞、积阻于头部而发病。积久，积毒积淤积热，致头面肿胀、溃烂流水。辨病为面肿、大头瘟（淋巴管及淋巴结炎），辨证属经脉不通、热毒积聚、痰瘀互结、肉腐血壅。治当疏通经脉之气，通利阻滞不通之淋巴管，畅通淋巴液回流，以清热（渗湿）解毒、调畅气机、涤痰化瘀、软坚散结、护肤修肤之方药治疗，面肿、大头瘟悉除，疼痛、肿胀、溃烂等症均消。（详见《庆生诊治中医疑难病验案集粹》之第八案）

非典型性包块

第一节　概　述

临床所见包块，或现于体表，或深在脏腑，病因复杂多元，表现多种多样，诊治较为复杂困难。依据临床实际所见并以笔者所思，临床所见包块似可分为典型性包块与非典型性包块两大类。

非典型性包块，是与典型性包块（肿瘤）相对而言的。

对于典型性包块、肿瘤的诊治，中西医均有不少同道攻克，积累经验无数。因之，本论不再赘述其诊治。

对于非典型性包块，虽然历代医家均有探究和论述，但因该类包块的发病规律性不强，诊治不易，历来的探究尚有限，故此，本书专章探讨简析。

一、非典型性包块简析

典型性包块，即实质性包块，亦称之为肿瘤，有良性与恶性之别。该类包块形成之时，多有明确的临床指征可察，固定不移，不宜消散，大小有形，触之可及，通过病理检查可作出准确定性，或属良性，或已恶变。

在典型性包块之外，尚有一些一时难以定性，或其变化多端，聚散无定；或虽然包块已成，但经过治疗可以很快消散而痊愈者，在此，概称为非典型性包块。

非典型性包块，多为非实质性包块，多由于脏腑功能紊乱，或邪留发病而成，表现更为复杂和多样。其多为非肿瘤类疾患，或虽为肿瘤之病但尚处于早期而未形成典型的肿瘤，如局部气机结阻，或代谢产物堆蓄，或管腔堵塞而局部淤阻成包成块。如：气性包块，炎性（热毒淤积）包块，痰湿阻滞、瘀血停滞、痰瘀互结性包块（各种囊肿、淋巴结炎、结核、甲状腺肿、冷结节）等，均属此类。此外，极少数实质性包块，呈全身性泛发而临床表现无其他明显异常，或对健康尚无实质性影响或影响不大，治疗不易者，也可归之于此类。如：皮下脂肪瘤，可呈较为广泛的皮下脂肪堆积成核成团，但一般不影响患者机体功能或正常生活。

非典型性包块出现之时，或较长时期存在，或阶段性出现，或即现即消，或游走不定，大小无形而易变。

非典型性包块，因其病理改变不典型，或定性困难，诊断不易；或因其发作部位广泛，均给治疗带来困难。从临床诊治来看，非典型性包块多数虽非实质性包块，但其毕竟存在包块的表现特征并具有相应的某些特性，可以参考诊治肿瘤、实质性典型性包块的原则与方法治之，以消散肿块、包块为要旨。同时，更多地需要从其综合情况入手，辨病辨证，以内服药物为主，或补虚泻实，或祛邪扶正，或调畅气机，以调整调节其机体整体功能而治，往往可获得较好疗效。这样的诊治之理及其方法，是中医药能够治疗各种类型的包块，能获较好疗效的依据和优势所在。

二、非典型性包块的辨识要点

辨识非典型性包块，应从其所处之位的皮色变化、软硬度、肿胀程度、对按压的反应、部位变化等特点入手。

（一）从皮色变化而分辨

若包块位于肌表之下，则可从体表辨之，从包块的外观分辨其皮色变化，以判断其寒热、虚实或病邪之性。辨其皮色之变，一看色调，二看色泽。

辨色调：若肌肤之色调不变，其寒热之性不典型，或为痰湿聚积；若其色调红赤，多为热证；若其色调为青紫、晦暗，多为寒凝或瘀血。

辨色泽：若肌肤光泽变化无特殊，其虚实之性不典型；若肌肤光泽晦暗或虚浮，或淡嫩，多为虚证；若肌肤坚敛苍老、干瘪，多为实证。

（二）从软硬度而分辨

若包块可从体表触及，可据其软硬度而分辨其属性。若触之较软，推之无根，按之中部可凹陷者，多为气性包块或毒邪淤积（热毒蕴结）之炎性包块；若触之较硬，坚硬碍手，推之不移，多为瘀血停滞，或痰瘀互结之包块。

（三）从肿胀程度而分辨

若包块伴有肌肤表面肿胀，则可据其肿胀程度辨其病变属性。

若包块肿胀鼓起，触之柔软，且游走无定，多为气性包块，由于气机结滞而气乱。

若包块肿胀而鼓，部位固定，多为热毒淤积或瘀血停滞、痰瘀互结之包块。若包块肿胀且边角蔓延、红肿热痛，多为热毒蕴结淤滞。若包块肿胀而边缘清楚，皮色青紫或肌肤甲错，多为瘀血停滞；若包块肿胀而边缘清楚，皮色不变，多为痰湿聚积。

（四）从按压的反应而分辨

若包块形成，按压疼痛而拒按，多为实证；按压无痛，甚而喜按，多为虚证。

若可触及包块，按之如气囊而聚散无定、柔软而有弹性，是为气性包块；若按之如按豆腐块，虽软但有形，且疼痛拒按，是为热毒淤积；若按之如岩石坚硬而硌手，是为瘀血停滞或痰瘀互结。

（五）从部位变化而分辨

若在颈部或胸腹，包块鼓起，按之柔软，或游走无定，多为气性包块。

若在颌下咽喉部位触及包块，多为咽喉肿痛成结或乳蛾（扁桃体肿大、化脓）。

若在颈部两侧触及包块，或细小如米粒、蚕豆，是为甲状腺结节；或颈部肿大如囊，是为瘿瘤（甲状腺肿大）；若为硬结成串，如串珠般条索状布于颈部，是为瘰疬（淋巴结肿大、淋巴结炎或淋巴管炎）。

若在乳房部位触及包块，多为任督经脉阻滞，或肝气不疏而血瘀，或痰瘀互结之证。若伴红肿热痛而乳房胀痛有块，多为热毒淤积、气滞血瘀之证。

若在体内脏腑（脏器）出现囊肿，则分别为肝脏囊肿、肾脏囊肿、宫颈囊肿、卵巢囊肿等。

若在身体任意部位，或四肢，或胸腹，皮下广泛地出现小粒疙瘩，甚者如鹌鹑蛋，皮色不变，触之发硬，或无痛者，多为皮下痰核（泛发性皮下脂肪瘤）。

三、非典型性包块的主要病因病机

（一）非典型性包块的病机关键

气机不畅，甚而结滞，局部经气不通而结滞；或痰湿内聚而不化成核，或瘀血停滞而成块，或痰瘀互结而成块成包，或是毒邪淤积，均可导致非典型性包块。

（二）气机郁滞成包的病因病机

肝气不疏，气机不畅，甚而气机阻滞较甚，结滞不通，气机逆乱而阻结成团成包，发为不明原因之气性包块。如：气滞、气结于经络，经气受阻而逆乱，则循经出现气性包块，时聚时散，或成团鼓起跳动，或经络局部发胀发硬而僵滞成块。

（三）热毒蕴结淤滞成块的病因病机

毒邪侵扰或热邪为患而热毒淤滞，阻滞积蓄于某一特定部位，尤其是深部组织，则会形成热毒淤积之包块。由于热毒蕴结淤滞，在一定的阶段或条件下，可在该部位因热毒淤积而成痈成脓，形成一定的包块而表现为无名"肿毒"等症。有的热毒蕴结而损伤肌肤组织，虽无成痈成脓，但因其组织受损，仍会出现热毒蕴结淤滞之包块。

（四）痰湿与瘀血停滞或互结成块的病因病机

多种原因，导致机体运化失常，水湿不化而成痰、成饮，停蓄某一部位而痰饮、痰湿聚积成团成块；或气滞、气虚、寒凝、热盛煎熬，导致血液淤滞而成块；或痰湿与瘀血相互阻滞而不化，成团成块，均易致非典型包块形成。

四、非典型性包块的治疗要点

(一) 治疗非典型性包块之总则

治疗非典型性包块，宜根据具体病状，纠正寒热之病性，寒者热之，温热散寒、温经通络，或热者寒之，清热解毒、凉血清热、泻火清热；消除病因，或调畅气机，或清热祛毒、消痈散结，或涤痰化湿，或涤痰化饮，或涤痰化瘀，最终达到消散肿块、包块之目的。

(二) 气机结滞成包之治

针对气机结滞成包的病机关键，施以理气、行气、破气或益气，调畅气机，消除结滞之气，消解因气结而成之气性包块。常需攻补兼施，行气、破气与益气之法并用，并以疏肝解郁、养肝柔肝为基础，辅以通络散结、缓急止痉之法。

(三) 热毒蕴结成块之治

针对热毒蕴结成块的病机关键，首当釜底抽薪，消除病因，祛解毒邪，清热解毒，消散淤积，消痈散结，祛腐排脓。视具体病状，或辅以泻下通里排毒，或辅以涤痰化瘀。

(四) 痰湿停蓄、瘀血停滞或痰瘀互结成块之治

对于痰湿、痰饮停蓄而成之包块，当以涤痰化湿除饮、散结消肿之法。视具体病状，或燥湿化痰，或健脾益气涤痰化湿。

对于瘀血停滞而成之包块，则宜以活血化瘀、破瘀消肿散结为要。视具体病状，或辅以理气行气、活血化瘀，或辅以益气通脉、活血散结；或辅以温阳散寒、活血化瘀；或辅以清热解毒、凉血化瘀等。

对于痰瘀互结而成之包块，则总宜涤痰化瘀而治。

五、非典型性包块的用药之道及宜忌

(一) 消散包块之常用药

软坚散结、破结消癥之药，均可用于消散非典型性包块，主要有石见穿、穿心莲、白花蛇舌草、重楼、山慈菇、皂角刺、路路通、贝母、白芥子、莱菔子、穿山甲等。

本类药物，因其药性峻猛，易伤正气，不可过量；不宜单用，需辨病辨证而整体配伍使用。

(二) 消散气性包块之用药

消散气性包块之药，主为疏肝解结、行气降逆之药，主要有枳实、青皮、木香、檀香、降香、沉香、川楝子、荔枝核、甜瓜蒌、郁金、乳香、没药、石菖蒲等。

因本类药物破气，易伤正气，故气虚者慎用或禁用；用时，需注意用量。根据气性包块的主要病因病机，在具体使用这类药物时，还需分辨具体情况，分别辅以其他药物。

1. 辅以柔肝疏肝理气之药，以治肝郁气结而成包块者

主要宜加用桑叶、白芍、炒枣仁、五味子、枳壳、制香附、槟榔、乌梅、合欢皮、佛

手等。

2. 辅以醒脾理气之药，以治气结脘腹而成包块者

主要宜加用厚朴、枳壳、砂仁、石菖蒲、佩兰、陈皮、丁香、蔻仁、瓜蒌等。

3. 辅以破气通腑之药，以治肠腑气结而成包块者

主要宜加用厚朴、白芥子、莱菔子，或大黄、芒硝等。

4. 辅以行气通络之药，以治经络气结成包块者

主要宜加用桑枝、豨莶草、海风藤、络石藤、伸筋草等。

5. 辅以平肝降逆之药，以治气逆上冲而成包块者

主要宜加用桑叶、白芍、石决明、代赭石、磁石、生牡蛎、生龙骨、槟榔、乌梅、丹参、赤芍等。

（三）消散热毒淤积包块之用药

消散热毒淤积包块之药，其功效主要为清热解毒、清热泻火、清热燥湿、清热凉血。主要者为穿心莲、大青叶、板蓝根、青黛、马勃、连翘、金银花、贯众、蒲公英、败酱草、重楼、山豆根、漏芦、白花蛇舌草、山慈菇、龙胆草、黄芩、黄连、黄柏、苦参、白鲜皮、秦皮、三颗针、生地黄、赤芍、丹皮、茜草、紫草、玄参、水牛角（代犀角）、白茅根等。

本类药物，其性多寒凉，应中病即止，不可过用、久服；脾胃虚弱者慎用，确需用时，当佐以一定的顾护脾胃、益气之品。

热毒淤积，成痈成脓或成包成块，需消散其淤积，托里透脓解毒，方可消其包块。故，可在消散包块的过程中，施以清热解毒药的同时，适时辅以透毒排脓、托里生肌之品，合以牛黄芪、桔梗、炙升麻、穿山甲、皂角刺等药。

（四）消散痰湿、瘀血及痰瘀互结包块之用药

针对病因病机，对于属性不同的痰湿阻滞，或瘀血停滞，或痰瘀互结之包块，其用药各有侧重。

1. 涤痰化湿，以消解痰湿阻滞包块之药

贝母（浙贝母、川贝母）、白芥子、莱菔子、皂角刺、路路通、礞石、胆南星、瓦楞子、石菖蒲、苍术、白术、法半夏（京夏）等。

本类药物在涤痰化湿的同时也易伤阴，使用时，当注意阴液的耗损情况。

2. 活血破瘀，以消散瘀血停滞包块之药

三棱、莪术、土鳖虫、水蛭、虻虫、桃仁、红花、丹参、川芎等。

本类药物，活血祛瘀、破瘀散结之力较强，若遇瘀血停滞而有出血倾向时，当慎用，或小剂量试用，或佐以收摄、去瘀生新之药。

3. 涤痰化瘀，以破解痰瘀互结包块之药

治疗痰瘀互结之包块，当涤痰化瘀，宜将涤痰化湿之药与活血破瘀之品合用。

第二节　主要病状诊治要点

病状之九十一　皮下多发性痰核

皮下痰核，即在皮下出现淤滞小核，固定不移，或突出于肌肤表面而凸起，或局部微凸起，触之硬度中等而碍手，但无坚硬感或气囊感，多无疼痛感或灼热感；多呈颗粒状分布，或小如米粒，大如鹌鹑蛋；多呈泛发性分布，或疏或密，以四肢、胸颈、胸腹为多。其多类似于现代所认识之多发性皮下脂肪瘤，一般多为良性。其病机关键，多为痰湿停蓄成核，或痰瘀互结成核。其治，根据其病因病机及体质，可分为三证而治。

一、气郁痰凝

本证多因肝郁气滞，日久痰湿内聚成痰成核，积于皮下而成痰核。

主要表现：多发散在性痰核，肌肤表面可见微凸起，皮下可触及痰核，大小不等，或大如蚕豆，或小如米粒，质地中等硬度或微软；推之无根，可稍微移动，时兼现气团游走无定或搏动；皮色多无变化；常兼情志不畅，烦躁或郁闷不舒，或咽喉不适而梅核气，或胁肋胀满不适，腹胀呃逆，夜寐不安；舌暗，苔薄，脉弦细或弦涩。

治宜：疏肝理气、消结散核，方以四磨汤合滚痰丸为基础加减。

药宜：桑叶、醋炒柴胡、白芍、郁金、制香附、合欢皮、槟榔、青皮、檀香、沉香、乌药、路路通、贝母、川楝子、荔枝核等。

若烦躁较甚，舌红，加炒栀子、连翘、赤芍、胆南星；若胁肋胀满疼痛，加炒延胡索、乳香、佛手；若兼口苦、咽干、便秘，加龙胆草、金钱草、大黄；若夜寐不安，加炒枣仁、忍冬藤、五味子。

二、气虚痰凝

本证，多因脾气虚弱，运化失健，水湿不化，积久生痰成团成核，积于皮下。

主要表现：皮下痰核成团，肌肤表面可微凸起或微肿胀，多呈圆形，触之硬度中等或稍软，皮色多不变或微光亮，常兼神疲乏力，胸闷脘痞，纳呆不食，或呕恶不适，大便稀溏，舌暗或淡白，苔腻或水滑，脉弦濡。

治宜：健脾燥湿、涤痰化湿消核，方以六君子汤合二陈平胃散为基础加减。

药宜：苏条参、茯苓、白术、苍术、陈皮、法半夏、浙贝母、白芥子、皂角刺、枳壳、厚朴等。

若神疲乏力较甚，加生黄芪、炙升麻；若大便泄泻，加怀山药、砂仁；若脘痞不舒较甚，加瓜蒌、檀香、焦山楂；若呕恶明显，加苏梗、藿香；若口苦、厌油腻，加金钱草、海金沙、茵陈；若舌红，苔黄厚腻，加焦黄柏、紫花地丁、龙胆草。

三、痰瘀互结

本证，可由气郁痰凝或气虚痰凝之证演变而来，也可因它病日久，运化失健而痰湿内聚，气滞或气虚而血行不畅，瘀血停滞，终致痰瘀互结而成核成团，积于皮下而成痰核。

主要表现：皮下小团成结，凸起之处小包块明显，触之质地较硬，推之不移；皮色或无异常，或微暗滞或青灰、青紫，或有瘀斑，兼有局部刺痛，唇色紫暗，舌暗，舌面有瘀点瘀斑，苔腻，脉弦涩等。

治宜：涤痰祛瘀、消结散核，方以涤痰汤合血府逐瘀汤为基础加减。

药宜：川贝母、白芥子、莱菔子、皂角刺、路路通、苍术、白术、京半夏、桃仁、红花、丹参等。

若痰湿壅盛，咯痰不尽，或喉间如物所堵，咯之不出，咽之不下，可加冬瓜仁、礞石、胆南星；若恶心欲呕，加苏梗、藿香、佩兰；若肿核较硬，刺痛较明显，加三棱、莪术、水蛭；若烦躁不安，胁肋胀痛，加郁金、槟榔、合欢皮、炒栀子。

病状之九十二　气性包块

本类包块，主因气机郁滞结滞而成，发无定时，部位或固定局限或游走不定，触之柔软而有弹性。

一、肝气结滞

本证，由于肝气不疏，郁滞日久，久滞而结，经脉不通而结滞于某一部位，形成鼓凸之包块。

主要表现：身体某一局部鼓凸，多发于颈部或胸腹、胁肋之肌肤较为丰富而弹性较大的部位；自觉发胀或无胀感，或自觉有跳动感；外观鼓凸包块不规则，皮色多不变；触之柔软，按之微陷下，放之即起而复常，多按压无痛；常兼情志不畅，情绪不宁，烦躁易怒，叹息，夜寐不安，脉弦等。

治宜：疏肝行气、消肿除胀，方以四磨汤合疏肝散为基础加减。

药宜：枳实、青皮、川楝子、荔枝核、郁金、桑叶、白芍、郁金、制香附、合欢皮、槟榔等。

若烦躁易怒较甚，加炒栀子、连翘；若兼叹息太甚，呃逆，加檀香、降香；若胸胁胀满疼痛，加炒延胡索、乳香、没药；若兼口苦、咽干、便秘，加龙胆草、金钱草、大黄；若夜寐不安，加炒枣仁、忍冬藤、五味子。

二、肝气逆乱

本证，主要由于肝气不疏，甚者气机阻滞较甚，结滞不通，气机逆乱而阻结成团成包，发为不明原因之气性包块。

主要表现：或因气滞、气结于某条经络，循经出现气性包块，时聚时散，或成团鼓起跳动，或经络局部发胀发硬而僵滞成块；或无特定的经气受阻，气机逆乱无定，气性包块走窜无定，时聚时散，触之柔软而无痛；心烦不已，躁扰不宁，或头晕脑胀，或目赤目胀；舌暗红，脉弦数。

治宜：平肝降逆、降气行气消肿，方以生铁落饮合四磨汤为基础加减用药。

药宜：生铁落、磁石、生龙骨、生牡蛎、代赭石、生地黄、檀香、降香、沉香、川楝子、荔枝核、乌药、枳实、青皮、桑叶、白芍、槟榔等。

若肝火气逆，头晕脑胀，加夏枯草、钩藤、明天麻；若目赤目胀，加龙胆草、菊花、石决明、木贼；若气火冲心，心神不安，烦躁较甚，加连翘、炒栀子、胆南星。

病状之九十三　热毒蕴结包块

热毒蕴结之包块，多为发病部位明显，局部肿胀或触之有块，疼痛而拒按；触之较软如按豆腐块，虽软但有形，推之无根，甚者红肿热痛；或位居人体深部者，也有灼热疼痛之感。

其病，多因毒邪侵扰，或热邪为患而淤滞，或他病久而不愈，热毒淤积，阻滞积蓄于某一特定部位，尤其是深部组织，形成热毒淤积之包块，多表现为无名肿毒之包块。

一、热毒痈脓积滞

本证，主要为热毒淤积，成痈成脓而包裹未溃之证。其位在肌肤之下者，有的可能因脓成而破溃，也有的可因邪盛正虚而久酿脓液未透而包裹无溃；其位于深部脏腑之热毒痈脓包块，则对周围组织形成侵损而变证渐生，热毒痈脓内积而包块深藏。

主要表现：包块位于肌肤之下者多红肿热痛而可于体外辨之，位于体内深部脏腑者，可自觉局部鼓胀疼痛或深触可察之；包块部位触之有形成包，边角蔓延不清，触之较软而按之如豆腐块，疼痛拒按；多兼发热，或虽无身热但局部包块处热感明显，甚则红肿热痛；大便干结或泻下暴注灼热，尿短黄；舌红或暗红，苔黄厚腻，脉弦滑数。

治宜：清热解毒、祛腐生肌、消肿散结，方以普济消毒饮合大黄牡丹汤为基础加减。

药宜：黄芩、黄连、黄柏、生大黄、丹皮、赤芍、败酱草、蒲公英、连翘、玄参、重楼、山豆根、生甘草等。

若痈脓未成，欲透未透，加皂角刺、穿山甲、浙贝母、白芥子；若痈脓已透，排脓不畅，加生黄芪、桔梗、炙升麻、穿山甲、皂角刺；若大便干结、秘结不通而腹胀疼痛，加重生大黄的用量，加芒硝、枳实、厚朴；若大便暴注泄泻，下焦灼热，尿短黄，加大黄连用量，加广木香、秦皮、白芍、紫花地丁、白茅根。

二、热毒淤积成块

本证，多为热毒淤滞，蕴结日久成包成块，但未成脓成痈，或因其病位深里，毒邪壅积于内而淤积成块。

主要表现：肌肉深部或体内腹腔、筋膜存在包块，体表外观无异或稍有突起，但其局部自觉疼痛或热痛、刺痛；触之可感包块成团，柔软或鼓胀但硬度不高，触痛拒按，包块局部热感明显；常兼烦躁不安，大便干结，尿短黄赤；舌暗红，苔黄厚腻，脉弦数或弦涩。

治宜：清热解毒、消肿散核、软坚散结，方以五味消毒饮合黄连解毒汤为基础加减。

药宜：败酱草、蒲公英、连翘、紫花地丁、紫背天葵、金银花、黄芩、黄连、黄柏、丹皮、赤芍、玄参、重楼、白花蛇舌草、皂角刺、生甘草等。

若包块发硬而触之痛甚，加乳香、没药、穿山甲、浙贝母、白芥子；若热盛血瘀，包块刺痛、灼痛较甚，加水牛角、茜草、小蓟；若包块较软而触之如囊，加生黄芪、桔梗、炙升麻、冬瓜仁、浙贝母；若烦躁不安，加炒栀子、莲子心；若大便秘结而腹胀疼痛，加生大黄、芒硝、枳实、厚朴、莱菔子。

病状之九十四　痰瘀结滞包块

痰湿停蓄，或是瘀血停滞日久均易结滞而成包成块。或痰湿内聚成核，或瘀血阻滞成结成块，或痰瘀交互阻滞而痰瘀互结成包块。其病因病机，皆较为复杂，外感病邪，或内生之邪，或邪留发病，皆可致痰湿停蓄，或瘀血停滞，或痰瘀互结。临证时，应详细分辨其病因病机，消其成因，并针对其痰瘀结滞而成之包块，消散结滞，以消包块。

一、痰凝成核

本证，多由于运化失常，水湿不化而内聚成痰，停蓄不化而阻滞成块；或肝气不疏，气机阻滞，痰凝成核。

主要表现：身体局部团块鼓胀或团核发硬发紧，但皮色多不变，或微暗滞青灰，其或发于肌肤之下，或凝积于脏腑或筋膜深部，或自觉喉部如物堵塞；常伴烦躁不安，局部疼痛，大便或干结不解，或稀溏泄泻；舌暗，苔腻，脉弦。

治宜：涤痰化湿、散结消核，方以涤痰汤为基础加减。

药宜：川贝母、白芥子、莱菔子、皂角刺、路路通、石菖蒲、枳壳、厚朴、法半夏等。

若肝气不疏，烦躁不安较甚，加炒栀子、连翘、槟榔、合欢皮；若喉间如物堵塞，咯之不出，咽之不下，加郁金、荔枝核、川楝子、沉香、射干、胆南星；若胁肋、心下鼓胀而有团块，触之较软，皮色不变，加葶苈子、桑白皮、大腹皮、金钱草；若深在筋膜，包块触之成团而质地尚不硬，加大川贝母、白芥子的用量，加用莪术；若大便秘结，加枳实、广木香；若胸脘痞闷不舒，纳呆，或呕恶，大便稀溏，加苏条参、白术、苍术、茯苓。

二、瘀血停滞

本证，是瘀血停滞凝聚，滞于某处，结为团块，停滞局部为患。其为血瘀的典型之证，也为局部血瘀的重证。其成因，较为复杂，气机郁滞，或气虚不运，或寒邪凝滞，或热盛耗血而瘀，均可导致血液淤滞而凝聚成块。诊治瘀血停滞凝聚而成团块，不论其成因如何，只要瘀血停滞成块形成，应以活血破瘀散结消肿为要，并具体分辨其成因而辅以理气行气、补益正气、温热散寒、清热凉血等法治之。

主要表现：肌肤之下，或体内深部包块发硬或紧缩，多有刺痛，触之较硬，边缘较清楚；皮色青紫或晦暗，周边或有青丝、红丝；舌暗或青紫，脉弦涩。

治宜：活血化瘀、破瘀散结、消肿止痛，方以血府逐瘀汤为基础加减。

药宜：桃仁、红花、丹参、川芎、莪术、乳香、没药、枳壳等。

若包块较硬，淤滞较深，加三棱、土鳖虫、水蛭；若胀满、刺痛较甚，加郁金、炒延胡索、枳实、檀香、槟榔；若气虚明显，神倦乏力，加生黄芪、潞党参、桔梗、炙升麻；若包块部位刺痛而有冷感，表皮青紫较深，加吴茱萸、炮姜、荜澄茄；若包块灼热疼痛，大便秘结，尿短黄，加赤芍、茜草、生地黄、玄参、大黄、紫花地丁。

三、痰瘀互结

本证，或因痰湿、痰饮停蓄而阻碍气血运行，血行不畅而淤滞；或因血瘀，气机受阻而运化失常，水湿不化而凝聚为痰为饮，痰饮内聚。如是，瘀血与痰湿、痰饮相互影响，胶结阻滞，遂成痰瘀互结之证。本证既成，病邪深结，气机受阻，运化失畅，血行不畅，变证由生。

主要表现：主要为痰湿内聚成核与瘀血停滞成块之证并见，包块硬度中等，或微发软，皮色微暗滞或青紫，刺痛，呕恶，苔腻，脉弦滑或弦涩。

治宜：涤痰破瘀、软坚散结，方以涤痰汤合血府逐瘀汤为基础加减。

药宜：川贝母、白芥子、莱菔子、皂角刺、路路通、桃仁、红花、丹参、川芎、莪术、乳香、没药、枳壳、厚朴、檀香、瓜蒌等。

治疗痰瘀互结包块之要药，宜在涤痰化痰祛痰与活血化瘀破瘀之药同用之时，辅以理气行气之药，有力促进消除痰瘀互结之状。

其随症加减用药，可参前二证"痰凝成核"与"瘀血停滞"加减化裁。

病状之九十五　乳房包块

乳房所发非典型性包块，为女性最为常见且高发，但又不易治疗之病。其重要之因在于，一是女性特有的生理构造，许多腺体、管腔分布于乳房，容易堵塞淤滞；二是女性的生理功能特点，乳汁分泌、哺乳等的异常而淤阻；三是女性情感丰富而易致肝气不疏，气机失畅而运化失常，或气郁或气虚而痰湿不化、痰瘀互结，出现包块，但尚未形成典型性包块（肿瘤）。此外，极少数男子，也会因乳腺异常而出现非典型性乳房包块。

治疗乳房包块，总以消瘀散结、消核除胀为要则，具体分别其病因病机而辅以疏肝理气、益气消核、涤痰化瘀之法。

一、肝郁气结

本证，主要源于情志不畅，肝气不疏而气滞气结，乳房结滞而胀痛发硬，甚或成包成块。

主要表现：乳房胀痛发硬而成结成块，或全乳房胀痛有块，或乳头乳晕发胀硬结，或乳房局部小粒或块状包块；常兼经行不畅或愆期，量少色黑；烦躁不安，夜寐不安；大便干结，尿短黄；舌暗红，苔薄或微黄燥，脉弦滑数或弦涩。

治宜：疏肝理气、消核除胀，方以疏肝散合消核丸为基础加减。

药宜：桑叶、白芍、醋炒柴胡、郁金、炒延胡索、制香附、枳壳、皂角刺、路路通、川贝母、白芥子、莱菔子、益母草、丹皮等。

若乳房胀痛较甚，加枳实、青皮、丹皮、檀香、乳香、没药；若烦躁较甚，加炒栀子、连翘、槟榔、合欢皮、佛手；若包块硬结较甚，加穿山甲、莪术、白花蛇舌草；若夜寐不安较甚，加炒枣仁、忍冬藤、五味子；若经行愆期，量少色黑，加泽兰、丹参、水蛭、生地黄、山萸肉；若大便干结、尿短黄，加生地黄、赤芍、紫花地丁、麦冬。

二、气虚痰凝

本证，主因中气虚弱，或肾气亏虚，脾肾不足而痰湿不化，蓄积成核，积于乳房；因脾肾不足所致者，往往同时兼有气血不活之象。

主要表现：乳房不甚饱满或发育不全，但包块小粒成核，散在分布，胀痛不显，或触之无明显疼痛，质地中等而无明显硬结抵抗之感，常兼形体羸弱，神疲乏力，经行先期而量少色淡，脘腹不舒，纳食不香，或呕恶不食，大便稀溏，舌淡或淡红，苔白腻，脉细弱而濡。

治宜：益气健脾，或补脾益肾，化湿涤痰，消核散结，方以补中益气汤合涤痰汤为基础加减。

药宜：潞党参、生黄芪、枳壳、厚朴、桔梗、炙升麻、白术、茯苓、法半夏、熟地黄、杜仲、浙贝母、白芥子、皂角刺、路路通等。

若脘腹不舒，或呕恶不食，大便稀溏而泄泻，加怀山药、砂仁、芡实、焦山楂、苏梗；若气短懒言较甚，加大党参、生黄芪用量，加生晒参、薤白、甜瓜蒌；若经行先期量少，加益母草、丹参、枸杞。

三、痰瘀互结

本证，为乳房包块较重之证，可因肝郁气结、气郁痰阻，或气虚痰凝而来；也可因气滞血瘀、气虚血瘀日久而痰湿不化而成。不论何因，痰瘀互结于乳房，则患者较为痛苦，其病较甚。

主要表现：腹乳房胀痛或刺痛而硬结较甚，包块较硬，触之疼痛而拒按，可为散在细小核粒，也可为较大团块成核；常兼经行紊乱，先后无定期，或量少色淡、或量多、色淡而淋沥不净；或量少而色暗有血块；舌暗，苔腻或青灰，脉弦涩或弦滑。

治宜：涤痰化瘀、破瘀消核，方以消核丸合血府逐瘀汤为基础加减。

药宜：郁金、制香附、川贝母、白芥子、莱菔子、皂角刺、路路通、穿山甲、桃仁、丹参、益母草、莪术、檀香、枳壳等。

若包块结滞较甚，质地较硬，加白花蛇舌草、三棱、石见穿；若烦躁较甚，加炒栀子、连翘、胆南星、槟榔、合欢皮；若经行先期而量少、色淡，甚或淋沥不净，加枸杞、炒艾叶、阿胶珠、白及；若经行愆期而量少色暗有块，加泽兰、红花、水蛭；若气虚而神倦乏力，气短懒言，加生黄芪、炙升麻、薤白。

病状之九十六　颈部包块

颈部之非典型性包块，为人体最为常见而又不易诊治之病状。该部位，人体之诸条阳经循行交会于此，且为气血上行充养脑窍之必经之路。气血阴阳运行的状态，常直接影响和反映于颈部，气滞痰淤，或是阴虚火旺而痰火积滞，或是热毒淤积，均易引致在此部位出现包块。

一、肝郁痰凝

本证，多为肝气不疏，气机不畅而痰核凝滞，颈部出现大小不等之肿块或颗粒状硬结。现代之单纯性甲状腺肿大、甲状腺冷结节、颌下腺肿等，均可出现此证。

主要表现：常在颈部两侧出现条索状肿大或微小颗粒状包块。条索状肿大者，外观明显异常而凸起，甚者成包如囊而坠胀，或按之柔软而发胀，或按之有核而微硬；微小颗粒状包块者，或局部痰核突起，或外观无异，细触之方可察，多如黄豆、蚕豆大小，甚或大如鹌鹑蛋，按压质硬。多兼长期劳逸不均，或过劳而情志不畅，情绪不宁，夜寐不安，舌暗红，苔薄黄，脉弦细数或弦涩。

治宜：疏肝解郁、理气化痰、消核散结，方以疏肝散合涤痰汤为基础加减。

药宜：桑叶、白芍、郁金、制香附、枳壳、青皮、路路通、贝母、荔枝核等。

若颈部双侧肿胀较甚，伴有身热、心慌、目干涩者，加败酱草、白芥子、皂角刺、生地黄、山萸肉、泽泻、炒知母、炒栀子、木贼、菊花；若痰核较硬，加皂角刺、穿山甲、白芥子、莱菔子；若情绪不宁，烦躁而不寐，加连翘、炒枣仁、忍冬藤、五味子、槟榔；若伴喉间如物堵塞，咯之不出，咽之不下，加川楝子、槟榔、胆南星、合欢皮；若兼口苦、咽干、便秘，加龙胆草、金钱草、大黄。

二、阴虚火旺而痰火积滞

本证，多因阴虚火旺日久，津伤液耗，炼液成痰而痰火积滞，发于颈部。

主要表现：颈部肿大或包块成核，触之质硬，皮色不变或微红；常伴心悸，烦躁，目胀而干涩，甚者目睛外凸，双眼睑发紧，目不能合；口舌干燥，五心烦热，大便干结，尿短黄；舌红或暗红，苔黄燥或无苔，脉细数。

治宜：滋阴清热、泻火解毒、涤痰散结，方以知柏地黄丸合海藻玉壶汤为基础加减。

药宜：生地黄、山萸肉、泽泻、炒知母、海藻、昆布、玄参、连翘、浙贝母、白芥子、炒栀子、沙参、麦冬、赤芍、丹皮等。

若五心烦热，口干咽燥较甚，加鳖甲、龟甲、天冬、天花粉、地骨皮、射干；若心悸较甚，加炙远志、薤白、丹参；若目睛干涩而胀痛，加青葙子、密蒙花、谷精草、菊花；若大便秘结，加枳实、大黄。

三、热毒蕴结

本证，或因外感热邪，热渐入里不解，热毒蕴结；或邪留发病，邪发于内而蕴结日久，热毒渐成，蕴结颈部、咽喉、颌下而成核、成块。

主要表现：颈部、咽喉、颌下、耳后或耳下疼痛而有块成包，小者如黄豆，大者如鹌鹑蛋，甚则如鸡蛋，局部肿胀或包块凸起，甚者红肿热痛，触之或微软或发硬发紧，拒按而痛甚；或伴高热，或无热，但烦渴引饮，口干舌燥，大便干结，尿短黄；舌红或红绛，苔黄燥或黄腻，脉弦数或滑数。

治宜：清热泻火解毒、软坚散结消肿，方以普济消毒饮为基础加减。

药宜：败酱草、蒲公英、连翘、玄参、射干、马勃、皂角刺、路路通、龙胆草、生地黄、泽泻、炒知母、赤芍、丹皮、生甘草等。

若热毒炽盛，肿痛灼痛，加露蜂房、重楼、青黛、茜草、水牛角末；若大便秘结不通，加大黄、芒硝、枳实、广木香；若硬结较甚，加川贝母、白芥子、莱菔子、石见穿、白花蛇舌草；若烦躁不安，心神不宁，加槟榔、炒栀子、乌梅、炙远志。

四、痰瘀结滞

本证，常无特定明显的病因，突然发现颈部细小颗粒状包块，多为现代形态学检查发现，难以触诊而知，全身无明显异常之感。但其表现，有痰瘀互结之征，故归为此证治之。

主要表现：颈部有细小颗粒块核，或在颈部中段两侧，或在颌下深部，如米粒、如黄豆，质地中等硬度，常伴纳呆或血液黏滞，口唇或舌面有瘀点。

治宜：涤痰化瘀、消核散结，方以涤痰汤为基础加减。

药宜：浙贝母、白芥子、炒莱菔子、焦山楂、丹参、生三七、皂角刺、路路通、枳壳、厚朴等

若纳呆、便溏，加白术、苍术、怀山药；若神倦乏力，加苏条参、生黄芪；若口干舌燥，加天花粉、沙参、玉竹；若块核较硬，加穿山甲、莪术、三棱。

病状之九十七 少腹瘀肿包块

少腹，属于人体下焦之位。其部有女子胞宫（子宫）、女性卵巢、男子前列腺、膀胱、阑尾（盲肠）、直结肠等器官。该部位之病，容易出现瘀肿包块等病状，也多为非典型性包块。

一、胞宫淤阻

月经不畅，或愆期不至，日久胞宫淤积，或宫体硬结似块，或宫体上包块成核，疙瘩

发硬。其多因气血不调而血行淤滞，或肝肾不足而血瘀。

主要表现：少腹胞宫不适，或宫体瘀血发硬而紧缩，触之宫体较硬；或宫体疙瘩包块显现，成核而硬，触之疼痛或无痛；常兼经行紊乱，多愆期不至，经行量少有块色黑，或经行先期但量少色淡；烦躁，夜寐不安，或夜寐身烘热，五心烦热；舌暗红，或青紫，舌面瘀点瘀斑，脉弦涩。

治宜：活血化瘀、养血调经、软坚散结，方以血府逐瘀汤合调经汤为基础加减。

药宜：桃仁、红花、丹参、益母草、皂角刺、路路通、枳壳、桔梗、郁金、炒延胡索、生甘草等。

若经行愆期而经行血块凝滞，加三棱、莪术、泽兰、穿山甲；若腰膝酸软、骨蒸潮热、五心烦热等肝肾不足之象较明显，加生地黄、山萸肉、泽泻、炒知母、杜仲、女贞子、续断、地骨皮；若宫体较硬，或宫体疙瘩较甚而硬，加三棱、莪术、水蛭、川贝母、白芥子、莱菔子、白花蛇舌草；若经行先期而量少，加生黄芪、炙升麻、枸杞。

二、气结肠阻

本证，多由于肠腑气机郁滞，直结肠阻滞而腑实不通，局部肠道发硬而成包块之状。

主要表现：少腹部肠道不通而发硬，触之可及肠形条索状硬物，多伴大便秘结，或少腹胀满不适，或少腹麻木无感觉，舌暗，脉弦涩。

治宜：行气解结、消肿散结、通腑泻实，方以四磨汤合小承气汤为基础加减。

药宜：槟榔、枳实、厚朴、降香、沉香、檀香、川楝子、荔枝核、白芥子、莱菔子等。

若大便干结、便秘较甚，加生大黄、芒硝；若少腹麻木较甚，加石菖蒲、炒延胡索、郁金、青皮、益智仁；若尿少而膀胱急胀，加木通、萹蓄、瞿麦、天花粉、石菖蒲。

三、膀胱气结

本证，多由于膀胱受损，气机郁滞，膀胱气化不行，尿蓄不利而癃闭不尿。

主要表现：少腹胀满不适，或膀胱急胀，或膀胱麻木不仁，触之发硬或拒按，多伴尿少或无尿，或点滴而出，淋沥涩痛，少腹胀满不适，舌暗，苔黄腻，脉沉弦或滑数。

治宜：通关启闭、利尿消肿、消积除滞，方以通关散合三仁汤为基础加减。

药宜：杏仁、滑石、生薏仁、白蔻仁、瞿麦、萹蓄、石菖蒲、葶苈子、桑白皮、川贝母、皂角刺、路路通、泽漆、猪苓等。

若膀胱急胀而尿液点滴淋沥，加通草、木通、冬葵子、败酱草、金钱草；若膀胱麻木不仁，加檀香、沉香、香橼、益智仁；若硬结较甚，舌面有瘀点，脉弦涩，加莪术、三棱、丹参。

四、少腹热毒蕴结

本证，多因热毒蕴结少腹，肠系膜或子宫附件、卵巢、前列腺受热毒侵蚀，毒淤积滞而成包成块。

主要表现：少腹局限性疼痛，触之有包块碍手但较柔软，或中有液体感，拒按，或有局限性红肿热痛，甚者刺痛、灼痛，常兼尿短黄，大便秘结或暴注泄泻灼热，舌红或暗红，苔黄厚腻，脉滑数或弦数。

治宜：清热解毒、缓急止痛、消痈散结，方以仙方活命饮为基础加减。

药宜：败酱草、蒲公英、焦黄柏、桃仁、丹皮、赤芍、防风、白芷、乳香、没药、浙贝母、皂角刺、穿山甲、川楝子、生甘草等。

若包块硬结较甚，加路路通、白花蛇舌草、白芥子、天花粉；若腹部挛急疼痛，加广木香、沉香、荔枝核、白芍；若大便秘结，甚则数日不行，加大黄、枳实、广木香；若大便暴注泄泻灼热，加黄连、秦皮、茜草；若尿短赤较甚，加紫花地丁、淡竹叶、瞿麦；若带下色黄、量多、腥臭，加天花粉、草薢、芡实、黄连、紫花地丁。

五、肠痈成包

本证，多因热毒蕴结肠腑，或阑尾（盲肠）淤滞，热瘀毒邪积滞而局部包裹成块。

主要表现：右少腹局限性鼓胀包块，或突出于肌肤，或仅可在皮下触及，触之较柔软；或中有液体感，疼痛拒按，屈身弯腰护腹；或包块热痛，甚者刺痛、灼痛；常兼尿短黄，大便秘结；舌红或暗红，苔黄厚腻，脉弦滑数。

治宜：清热解毒、凉血破瘀、消痈散结，方以大黄牡丹汤为基础加减。

药宜：大黄、桃仁、丹皮、赤芍、败酱草、蒲公英、焦黄柏、广木香、薏苡仁、皂角刺、穿山甲、白芷、生甘草等。

若包块硬结，加浙贝母、白芥子、莱菔子、路路通、桔梗；若大便秘结，数日不行，加重大黄用量，加芒硝、枳实、厚朴、降香；若尿短赤较甚，加紫花地丁、萹蓄。

第三节　验案举隅

【验案二十九】颈部甲状腺滤泡状腺瘤（无名痰核）

柯某，男，汉族，22 岁，未婚，在读研究生。

一、初诊概况

时间：2011 年 8 月 18 日

主要病状：左颌下有一肿物，不痛不痒，已一年；经 B 超等诊察，确诊为甲状腺滤泡状腺瘤。九个月前，已经做过一次手术切除。但术后一个月复又在原部位出现腺瘤，且较首次出现者大。患者不想再做手术，遂专程求诊。

诊察得知：该患者中等身材，发育及营养较好，形体壮实；皮肤偏黑，唇紫绀，左颌下肿块约 5cm×5cm×3cm 大小，表面无破溃，触之碍手，边缘清楚而质地边缘较软，中部较硬，无痒痛等异常感觉；大便干结，口干舌燥，舌质红苔黄而少津，舌面有裂纹，脉细弦。

再细询病史，其家族中无此病患史，其平素也无烟酒等嗜好。

医者分析：该患者颌下肿块，已确诊为甲状腺瘤，但其病因不明，且其临床表现无特殊之状。其包块，具有痰核的特点，应属颌下痰核。综合该特点及机体的整体表现，皮肤偏黑、唇紫绀，应属痰瘀互结之痰核；且见大便干结，舌质红苔黄，应有热毒蕴结；且有大便干结，口干舌燥，舌面少津而有裂纹等症，则兼有气阴不足。

主要病因病机及诊断：其病虽病因不明确，但从临床所见病状分析，该颌下腺肿包块为痰核，其特点为痰瘀互结、热毒蕴结，兼气阴不足。据此特点分析，其病机关系应是痰湿与瘀血交织阻结于颈部，久而成块；因痰瘀未净，故手术之后仍复发；痰瘀互结日久，积久化热，热毒渐成而蕴结。又因其病有日，久而未愈，耗气伤阴，故兼有气阴不足之象。

其诊断，病为无名痰核，证属痰瘀互结、热毒蕴结，兼气阴不足。

治宜：涤痰破瘀、消核散结、清热解毒、调养气阴，方以自拟涤痰化瘀汤合知柏地黄丸为基础加减。

处方：浙贝母15g，白芥子15g，炒莱菔子15g，皂角刺15g，路路通15g，莪术15g，丹参30g，丹皮15g，败酱草10g，蒲公英10g，白花蛇舌草15g，生黄芪15g，桔梗8g，炙升麻5g，生地黄16g，山萸肉15g，泽泻10g，炒知母15g，玉竹15g，金钱草15g，怀山药20g，生甘草5g。

医嘱：服4剂，再诊；忌食辛辣、鱼腥、香燥之物；不要挤压该肿块。

方解：涤痰破瘀：浙贝母、白芥子、炒莱菔子、莪术、丹参、丹皮。

消核散结：皂角刺、路路通、白花蛇舌草、浙贝母、白芥子、炒莱菔子、莪术。

清热解毒：败酱草、蒲公英、白花蛇舌草、炒知母。

调养气阴：生黄芪、桔梗、炙升麻、生地黄、山萸肉、泽泻、玉竹、金钱草、怀山药、生甘草。

该方用生黄芪、桔梗、炙升麻，除与生地黄、山萸肉、玉竹等药调养气阴外，尚可针对痰瘀互结、热毒蕴结之证，与败酱草、蒲公英、皂角刺等药相携，以获透毒、托里之效。

二、诊治进程及其变化

一周后，二诊：

主要病状：自觉颌下肿物变小。左颌下肿块微缩小，约4.5cm×4cm×2cm大小，触之仍碍手，包块中部硬度稍减；唇紫绀减淡，大便已解但仍干结，口干舌燥减缓；舌脉同前诊。

调治简况：服上方药后，其颌下肿块已缩小，说明以上方药适合该患者之病情。因其病久，余症尚无较大变化，当续守上方而治。

医嘱：续服6剂，再诊；其他同前。

两周后，三诊：

主要病状：颔下肿物明显变小，约为 3.5cm×2cm×1cm 大小，触之已无明显碍手之感，包块中部渐变软，边缘明显柔软而无明显边界；大便正常，口干舌燥基本消除；舌淡红苔薄黄，渐有津液，舌面裂纹渐小，脉弦缓。

调治简况：服上方药后，颔下肿块进一步缩小，说明痰瘀互结、热毒蕴结之势逐渐减缓，气阴不足之证也已减缓。当续守前二诊方之主旨，调整药物而续治。

减药：因痰瘀互结、热毒蕴结减缓，去蒲公英，减轻莪术及白花蛇舌草用量，均由 15g 减至 10g；因痰瘀互结减缓，且大便已正常，去炒莱菔子。

医嘱：续服 8 剂，再诊。

又两周后，四诊：

主要病状：颔下肿物继续减小，约为 2cm×1cm×0.8cm 大小，触之包块已无碍手之感而变软，边缘较淡化；皮肤转润，已无明显色黑唇紫绀，已无口干舌燥，舌淡红苔薄白，舌面裂纹基本消失，脉弦缓。

调治简况：服前三诊方药 18 剂，其颔下无名痰核消散较好，痰瘀互结之证消减明显，热毒蕴结基本消除，气阴不足改善较明显。当续守前三诊方之主旨，加减调整药物而续治。

减药：因痰瘀互结消散较好，去莪术；因热毒蕴结基本消除，去败酱草、白花蛇舌草。

加药：加连翘 15g，焦黄柏 10g，替代败酱草等药，继续清热解毒，以防热邪再盛。

医嘱：续服 4 剂，再诊。

一周后，五诊：

主要病状：颔下肿物明显消减，约为 1cm×0.5cm×0.3cm 大小，触之仅有较小发软的小包块，似为囊肿样小包，舌淡红苔薄白，舌面裂纹消失，脉弦缓。

调治简况：服前四诊方药 22 剂，其颔下无名痰核基本消散，转为似囊肿样变化而发软，痰瘀互结之证基本消除，热毒蕴结之证已无，已无明显的气阴不足之证。当续守前方之主旨，加减调整药物而续治。

减药：因痰瘀互结之证基本消除，去路路通；因已无明显的气阴不足，去生黄芪、生地黄、山萸肉、泽泻。

加药：加桑叶 10g，白芍 10g，槟榔 10g，射干 10g，以调理气机，调畅情志，以最终消除无名痰核。

医嘱：续服 6 剂，再诊。

三周后，六诊：

主要病状：颔下肿物已消散，触之无肿块、包块；惟近来咽喉部时有发干而不适之感，夜寐稍差；舌脉同第五诊时。

调治简况：服前五诊方药 28 剂，其颔下无名痰核已完全消散，仅有咽喉部时有发干而不适、夜寐稍差之状，可以前几诊方药为基础，予以一个调理方而调治。

桑叶 10g，白芍 10g，炒枣仁 15g，忍冬藤 15g，五味子 15g，槟榔 10g，射干 10g，牛蒡子 10g, 丹参 30g, 丹皮 15g, 桔梗 8g, 炙升麻 5g, 玉竹 15g, 粉葛 15g, 金钱草 15g, 连翘 15g, 焦黄柏 10g, 怀山药 20g, 生甘草 5g。

医嘱：续服 4 剂，随诊。

三个月后，随访：其颌下肿物未再出现，已无咽喉部发干不适之感，夜寐正常。至此可知，其所患左颌下甲状腺腺瘤、无名痰核已消而未再复发。

三、诊治难点及特点

该患者颌下肿块，曾经诊断为甲状腺滤泡状腺瘤。本病一般发病缓慢，且不易复发。但该患者已做过手术切除，却又于术后一个月复发，是为本类病患较为特殊者。从中医辨病诊断而言，应为"无名痰核"。

本病病因不明确，据其临床表现分析，其主要病因病机为痰湿与瘀血交阻于颈部，痰瘀互结日久，积久化热，热毒渐成而蕴结；病久未愈而耗气伤阴。其术后复发之因，应为痰瘀互结日久而未净，复而积蓄成核，故术后仍复发。因此，其证应属痰瘀互结、热毒蕴结，兼气阴不足。

据此诊断结论，施以涤痰破瘀、消核散结、清热解毒、调养气阴之方药治疗，服方药 28 剂，其颌下无名痰核完全消散；继续调理服用方药 4 剂。三个月后随访，其颌下肿物未再出现，其所患左颌下甲状腺瘤（无名痰核）已消而未再复发。

【验案三十】甲亢后颈部淋巴结肿大

汪某，女，汉族，35 岁，已婚，公务员。

一、初诊概况

时间：2012 年 4 月 12 日

主要病状：三个月前因嗓子疼痛到某医院就诊，发现颌下双侧数个淋巴结肿大，诊断为淋巴结炎；一年前在该医院确诊为甲状腺功能亢进（甲亢）且甲状腺肿大。经药物治疗后，甲状腺肿大消除，半年前经实验室检查，甲状腺功能指标恢复正常。

诊察得知：患者中等身材，营养一般，偏瘦，肌肤干燥而面部色素沉着；颌下咽喉两侧至颈部中部，散在圆形硬结约十余个，大小不等，大者如蚕豆，小者如黄豆，质硬而压痛明显，但皮色未变；未触及甲状腺肿大；双目向外凸出，眼裂增大而眼睑闭合困难，自觉目睛发胀而干涩；情绪烦躁，说话语速较快而欠清晰；夜难入寐或不寐，口苦，大便稀溏，尿短黄而涩，舌红苔薄白微腻而少津，舌体中有细微裂纹，脉弦细数。

此阶段，无心悸、潮热、盗汗等症。

医者分析：该患者一年前患甲亢，半年前甲状腺肿大消除，甲状腺功能指标虽已恢复正常，但其现在仍可见甲亢的影响之征，双目外凸，烦躁等症。三个月前出现颌下颈部淋巴结炎，且硬肿疼痛，部位与甲状腺部位相邻，应与原患甲状腺肿大、功能亢进的病理基础相关。

主要病因病机及诊断：其病，颌下咽喉两侧至颈部中部，散在圆形硬结，质硬而压痛明显，尿短黄且涩痛，舌红等，为热毒蕴结；双目向外凸出，眼裂增大而难闭合，情绪烦躁，说话语速较快，夜难入寐，口苦，尿短黄且涩等，为心火炽盛；偏瘦，肌肤干燥而面部色素沉着，目睛发胀而干涩，舌面少津，舌体中有细微裂纹，脉弦细数，为阴虚火旺；口苦，大便稀溏，苔薄白微腻，为尚兼有中焦湿阻。此时，其证之病机主为热毒蕴结、心火炽盛、阴虚火旺，且兼中焦湿阻。

其诊断，辨病应属无名肿毒，辨证则属热毒蕴结、心火炽盛、阴虚火旺，兼中焦湿阻。

治宜：清热解毒、散结消肿、清心安神、滋阴泻火、理气化湿，方以清温败毒饮合知柏地黄汤为基础加减。

处方：败酱草 10g，蒲公英 10g，炒栀子 10g，连翘 15g，玄参 10g，莲子心 2g，焦黄柏 10g，炒枣仁 15g，忍冬藤 15g，五味子 15g，玉竹 15g，沙参 12g，生地黄 16g，山萸肉 15g，泽泻 10g，炒知母 10g，赤芍 15g，丹参 30g，丹皮 15g，皂角刺 15g，路路通 15g，金钱草 15g，怀山药 20g，枳壳 10g，木贼 15g，生甘草 5g。

医嘱：服 4 剂，再诊；忌挤压硬结，忌食鱼腥、香燥、辛辣之味。

方解：清热凉血解毒：败酱草、蒲公英、炒栀子、连翘、焦黄柏、玄参、赤芍、丹参、丹皮。

散结消肿：皂角刺、路路通、木贼、清心安神：莲子心、连翘、炒栀子、炒枣仁、忍冬藤、五味子。

滋阴泻火：玉竹、沙参、生地黄、山萸肉、泽泻、炒知母、玄参、炒栀子、连翘、焦黄柏。

理气化湿：金钱草、怀山药、枳壳。

调和诸药：生甘草。

二、诊治进程及其变化

一周后，二诊：

主要病状：服药后，淋巴结硬肿明显减轻，疼痛减缓，夜寐改善。颌下散在圆形硬结数量仍为十余个，但大小均有明显缩小之势，质地虽仍硬但压痛减缓；双目仍向外凸，但眼睑闭合改善，目睛发胀减缓且干涩减轻；情绪明显平和而无烦躁，说话语速稍减缓但仍欠清晰；口苦减淡，大便渐成形但仍偏溏，尿短黄但已无涩痛感，舌红苔薄白，舌体中仍有细微裂纹，脉弦细数。

主要病状：服上方药后，诸症均有改善，热毒蕴结之势减缓，硬结肿毒开始消减，中焦湿阻减缓。当续守初诊之方，调整用药而续治。

减药：因烦躁已明显减缓，去莲子心。

医嘱：续服 4 剂，再诊；其他同前诊。

又一周后，三诊：

主要病状：淋巴结数量较少，仅有七八粒；其大小明显缩小，多数仅为黄豆大，质地硬度减轻但已无压痛，已无自觉疼痛；双目外凸之势减缓，眼裂宽度减小，眼睑闭合明显改善，目睛已无明显发胀，目干涩减轻；情绪宁静，说话语速渐正常且较前清晰；已无口苦，大便成形，尿转正常；舌红苔薄白，舌体中部细微裂纹明显减淡，脉弦细。

主要病状：服前二诊方药后，诸症明显消减，热毒蕴结基本解除，心火炽盛消除，阴虚火旺基本消除，中焦湿阻已解。

当续守前方主旨，调整用药而续治。

减药：因热毒蕴结基本解除，去蒲公英、玄参、赤芍；因心火炽盛消除，去炒栀子；因阴虚火旺基本消除，去沙参；因中焦湿阻已解，去枳壳。

加药：加浙贝母10g，白芥子12g，加强散结消核之力。

医嘱：续服8剂，再诊；其他同前诊。

三周后，四诊：

主要病状：淋巴结数量进一步减少，仅有三粒，一粒为绿豆大，另外二粒为米粒状，质地已不硬；双目外凸之势明显减缓，眼裂宽度再度减小，眼睑闭合已正常，说话语速正常清晰；舌红苔薄白，舌体中部细微裂纹基本消除，脉弦缓。

主要病状：服前三诊方药后，原患无名肿毒及各证基本消除。当续守前方主旨，调整用药而续治。

减药：因无名肿毒及各证基本消除，去败酱草、木贼。

加药：加苏条参15g，生黄芪15g，以助久病之后正气恢复。

续服4剂，随诊。

二月后，随访：颌下淋巴结均已消，未能触及；双目仍显外凸，但眼睑闭合正常；身体各方面情况正常。至此，其所患之颌下无名肿毒及其诸症俱消。

据此，再次嘱其：当注意自我保护和调理，不可过劳、过逸、过食，保持情志宁静，以免前患诸病再度复发。

三、诊治难点及特点

颌下淋巴结肿大，本不为特殊之病，更不为大病、难治之病。但该患者，原患甲亢且甲状腺肿大，经治疗后甲状腺肿大消除并甲状腺功能指标恢复正常；却在三个月前患颈部淋巴结炎，且数量较多、质地较硬而形态较大。综合考虑，其原患之甲状腺肿大及甲亢虽愈，但其双目外凸、烦躁等症仍存，其体质尚未复原，故此时淋巴结肿大，应与其原患之病及其近期体质有一定联系。

辨病与辨证结合，诊其病属无名肿毒，证属热毒蕴结、心火炽盛、阴虚火旺，兼中焦湿阻。经予清热解毒、散结消肿、清心安神、滋阴泻火、理气化湿之法治疗，服药16剂，其无名肿毒及各证基本消除；续服4剂，颌下无名肿毒及其诸证俱消。

根据随访时所知，虽然其颌下无名肿毒及其诸证俱消，但其双目仍显外凸，说明其体质尚未完全复原，还应注意调理。故，特再次嘱其当注意自我保护和调理，以免前患再度复发。

【验案三十一】妊娠九月而耳后肿痛成包

骆某，女，汉族，30 岁，私营企业主。

一、初诊概况

时间：2012 年 4 月 14 日

主要病状：妊娠九月，近日突现耳后中部肿痛成包，刺痛一日。虑及产期将至，恐伤及胎儿，不敢服用他药，专程求治。

诊察得知：其为首次妊娠，前期一切正常，围产期保健检查，母婴皆好；个子中等，明显妊娠显怀而行走不便，但尚可自然行走；右耳耳郭正常，右耳郭背部中部至乳突部位有一微凸起包块如蚕豆大，触之柔软但无浆液感，按之疼痛，皮色无变，但包块凸起部位微热；烦躁而难入寐，口苦，大便干结而难排，二日未大便，尿短黄，舌红，苔薄黄腻，脉弦滑数。

近无外感等疾患，也无身体痛脓、肿胀疼痛等病。

医者分析：该患者妊娠九月而突现右耳郭背部中部至乳突部位肿痛成包、刺痛，甚为特殊且治疗棘手。

从其妊娠期的相关情况看，母婴皆好而无特殊，但此时突现此症，应属胎热而热毒蕴结所致，且其刺痛，苔黄腻，应是痰瘀互结。

如是之证，治当清热解毒、凉血清热、涤痰化瘀为主，但其为妊娠九月，攻邪消除热毒淤滞、痰淤积滞，尤当注意辅以扶正，以不伤胎气。故此，其治当十分精准而谨慎，中病即止，以达"有故无陨，故无陨也"的目的与效果。同时，不可使用性味较寒凉、攻伐之力较强的山慈菇、重楼等药。

主要病因病机及诊断：其病，发于肾窍耳旁，应是因妊娠九月，胎气较旺，蓄热于内，久之胎热毒蕴，结滞于肾窍耳旁，为肝肾阴火蓄积，热毒蕴结淤积，引致痰瘀互结耳窍，终致耳郭背部中部至乳突部位肿痛成包、刺痛；按之柔软而无浆液感，应是湿热毒蕴并痰瘀互结，但尚无痛脓；出现口苦，大便干结，尿短黄，舌红，苔薄黄腻等症，应是肝肾阴火、湿热内蕴、痰瘀结滞所致；此外，其尚有烦躁不寐等症，是为心肝火旺所致。

故其诊断，辨病应为耳后肿毒，证属胎热毒蕴，痰瘀互结。

治宜：清热解毒、涤痰化瘀、清心泻肝、顾护胎气，方以普济消毒饮合知柏地黄汤为基础加减。

处方：桑叶 13g，白芍 13g，生地黄 15g，山萸肉 12g，泽泻 12g，炒知母 10g，茵陈 12g，龙胆草 3g，败酱草 10g，皂角刺 8g，浙贝母 10g，赤芍 12g，丹皮 12g，生黄芪 13g，连翘 12g，焦黄柏 10g，紫花地丁 9g，怀山药 16g，金钱草 10g，生甘草 5g。

医嘱：急服 2 剂，三天后再诊；忌食鱼腥、辛辣之品；停服他药。

方解：清热解毒（滋阴清热、凉血清热）：败酱草、连翘、焦黄柏、生地黄、山萸肉、泽泻、炒知母、龙胆草、紫花地丁、赤芍、丹皮。

涤痰化瘀、消肿散结：皂角刺、浙贝母、茵陈、金钱草、赤药、丹皮。

清心泻肝除烦：连翘、龙胆草、茵陈、金钱草、桑叶、白芍。

顾护胎气：生黄芪、怀山药、生甘草。

二、诊治进程及其变化

三天后，二诊：

主要病状：耳后肿痛、刺痛明显消减。右耳郭背部中部至乳突部位凸起包块由蚕豆大缩至豌豆大，触之柔软而疼痛减轻，包块凸起部位已无热；烦躁减轻，已可入寐但梦多，口苦减缓，大便转软而排，尿淡黄而渐畅；舌红，苔薄黄、微腻，脉弦滑数。胎动正常而无异。

调治简况：服上方药，诸症减缓，耳后肿块消减明显，且胎动正常，说明方证对应，当续守前方而治。

因患者为妊娠九月，药已中病所，且诸症减缓，当调减有关药物或药量。去茵陈；调减有关药物剂量至：生地黄12g，山萸肉10g，泽泻10g，败酱草8g，连翘10g，赤芍8g。

医嘱：续服3剂，再诊。若肿块消失，即可停药，以护胎儿；其他医嘱同前。

一周后，随访：右耳郭背部中部至乳突部位凸起包块已消，触之无异常；胎动正常。告其：停止服药。

二月后告曰：已在一月前顺利分娩一健康男婴。

三、诊治难点及特点

该患者妊娠九月而突现耳后中部至乳突部位肿包、刺痛，故其诊治，甚为棘手。

就诊时，其热毒淤积之势较急，当急控其变，阻其病势，断其发展，速予清热解毒、凉血清热、涤痰化瘀为主之方药；但其为九月孕期，必须顾护胎儿，不可使用药性偏寒凉、攻伐之力较猛的药物。此情，为诊治该患者困难之处。

仔细斟酌后，依据诊断结论，笔者施以清热解毒、涤痰化瘀、清心泻肝、顾护胎气之方药治疗，服5剂药物后耳后肿痛包块消失，即刻停药。后顺产一健康男婴，是为圆满。

由此例之诊治，可再次明证：诊治疑难病证，确需辨病与辨证结合论治，当用药时切不可忧柔寡断，但也必须中病即止，以达"有故无陨，故无陨也"之效。同时，必须注意顾护正气。此也为中医诊治疑难、急重之病的要义所在。

【相关验案简介】（选自《庆生诊治中医疑难病验案集粹》）

案例五十　右下腹不明包块

该患者曾于两周前因急性肠痈（急性阑尾炎）行切除术。术中、术后情况正常并按时拆线。一周前，在手术部位的右下腹部出现包块。经手术医生诊察，认为其因、其性质不明。笔者细察知，其伤口愈合好，包块体积大约6cm×3cm×3cm，无皮色异常，触之柔软、疼痛，边缘清楚。此状，既非急性肠痈转为慢性肠痈之症，也非癌肿类病变。鉴于此，只可诊为不明原因之"包块"，病因病机应是热毒瘀聚少腹，痈脓内聚（痰瘀互结）成块，肠腑不通。以清热解毒、行气止痛、消痈排脓（涤痰化瘀）、通腑泻实之法治疗，其右下腹不明原因包块消失。诊治中，始终将超声诊断检查结论作为诊治的重要依据。（详见《庆生诊治中医疑难病验案集粹》之第六十三案）

案例五十一　泛发性皮下脂肪瘤（皮下痰核包块）

该患者皮下广泛疙瘩包块，经活检确诊为皮下脂肪瘤，为中医之"痰核"包块。此为气机郁滞、痰聚成核、痰瘀互结而成，经以理气安神、涤痰化瘀、软坚散结方药治疗，皮下疙瘩（痰核）基本消除。但是，因该病既与其禀赋体质等先天因素有关，又与其工作压力大、精神紧张等后天因素相关，当注意其复发之可能性，需坚持阶段性地服药调理，以期从根本上避免复发，消除病根。半年后随访，全身皮下疙瘩消失，未再出现皮下痰核包块。（详见《庆生诊治中医疑难病验案集粹》之第六十四案）

案例五十二　耳后肿毒包块

该患者局部肿痛包块明显且伴低热，但其病因不明。审证求因，其病，可能源于其二月前急性腮腺炎后，热毒未净，渐结于内，渐致热毒蕴结、痰瘀互结于耳后。治疗宜内外兼治，内服汤药，以调其体，解其机体蕴结之热毒、瘀结之痰瘀；外用涂剂，直接降其局部温热，消散结滞之瘀块。特以清热解毒、涤痰化瘀、消肿散结之方药内服，外用六神丸水化后外搽肿块患部。体温降至正常，耳后肿块已消且无疼痛及肿胀。五个月后再次随访，肿块未再出现。（详见《庆生诊治中医疑难病验案集粹》之第六十五案）

其他不适

第一节　概　述

本章冠名"其他不适"，主要指本章所论内容为本书第四章至第十五章内容之外的其他疑难病状的诊治。

一、何谓其他不适

在本书的第四章至第十五章，按患者的症状、体征或功能变化等特点归类分章分类讨论，共讨论了十二类疑难病状的诊治，涉及九十七种（个）疑难病状。

从笔者的临证实践及疑难病证的实际情况看，尚有不少疑难病状需要探讨，却难以归于前十二类疑难病状之中。这些疑难病状，涉及多个临床分科，有内科、女科、男科、小儿科等的内容。此外，还有一种情况，在现实的中医临床工作中客观存在，不可回避，即：实验及现代形态学检查异常但又暂无相应临床表现的病状。该病状，虽暂无相应的临床表现，难从证候的角度予以辨识，但其实验及形态学检查异常，表明机体已发生变化或有着某些病变的前驱期微观变化，对患者的身心健康客观上已造成危害，临床上必须予以高度重视，预防其进一步变化或纠正其偏颇。

二、其他不适的主要内容

根据以上所述，本章所论内容共计十六种（个）疑难病状，汗出异常、结石、更年期综合征、经行先期（崩漏）、经行愆期、经行紊乱、女子少腹不适、孕期杂病、女子不孕、男子不育、阳痿、阳挺、小儿疳积、小儿自闭、小儿湿疹，以及实验及形态学检查异常但又暂无相应临床表现的病状。

这些病状，涉及现有的中医临床分科为内科、女科、男科、小儿科，以及中医临床工作中面临的新情况等。本章探讨这些病状的诊治，重在辨病及辨证论治，病因病机分析等则从略。

第二节　主要病状诊治要点

病状之九十八　汗出异常

汗液，为人体的津液之一。汗出，为人体正常生理的自然反应，具有调节体温、排泄废物、濡润肌肤的功能，可随季节、环境、劳作等情况而变化。辨汗出，可知病变之属性与特点。病中之汗出，尚可分为常态性汗出与异常性汗出两大类。本论，即为异常性汗出之诊治。

一、概述

第一，汗出的辨识要点

辨汗出，主要辨汗出时间、部位、数量、质地、颜色等。

辨汗出时间：一般认为，昼间出汗，或动则汗出，为自汗，多为阳虚或气虚；夜间汗出，静谧时如盗贼而至，是为盗汗，多为阴虚火旺。夏季天热，腠理玄府张弛，容易汗出；冬季天冷，腠理玄府收缩，不易汗出。

辨汗出部位：汗出之部位，可有全身汗出、局部汗出或特殊部位汗出的不同。全身汗出，即全身均衡性地出汗，多见于外感病，或阳热偏盛（阳盛而实热、阴虚而虚热）之证；局部汗出，如心胸汗出、手足心汗出等，多出现于内伤杂病之中，多与某些脏腑的功能失调或局部病变有关；特殊部位汗出，主要为汗出不对称，或上半身、下半身汗出，或身体、肢体的单侧汗出，或上下无汗而颈项汗出。

辨汗出数量：辨汗出数量的多寡，有利于辨病情的轻重、病邪的类别、病性的属性、病势的缓急。无汗而出，多为阴亏至极，或是皮痹肌痹，或是外感寒邪，经脉痹阻，肌腠闭塞；汗出适量，是为其随证而变；大汗淋漓，病情多重，病势急迫，或是阳热太盛之实证，或是气虚欲脱或亡阴亡阳之虚证。

辨汗出质地：汗出清稀如水而清冷，多为气虚；汗出黏腻如油而热，多为阴虚或湿热。

辨汗出颜色：无特殊病变者，汗液无色而清澈透明。汗液带色，多为特殊之病，或汗出色黄，衣物黄染，或皮肤发黄者，多为胆汁疏泄不利，多见于湿热熏蒸或肝胆淤滞；汗出血色，且有腥味，多为皮下渗血或血瘀之证；或汗出结晶于肌表，多为痰湿不化，蓄积中阻。

以上辨识要点，应全面合参，切不可简单而论，以一概全。在全面合参时，应以汗出的数量、质地等为主，并结合证候之状，细辨其病邪类别及病变之属性。如：自汗，不仅为阳虚、气虚，也可见之于阴虚；盗汗，不仅见于阴虚火旺，也可见之于气虚之证。其中的主要辨识依据，不在于汗出的时间辨自汗或盗汗，而必须细辨其汗出数量的多寡，质地的清稀或黏稠。

第二，常态性汗出的有关认识

一般而言，符合汗出规律的汗出为常态性汗出。其病因病机情况及其诊治之法为以下所析。

一是阳热蒸腾而汗出。热邪侵袭，阳热蒸腾，腠理张启，玄府开放，则汗出；热随汗泄，则可降体温。其治，主要为清热止汗。

二是表虚不固而汗出。营卫不和，腠理不固，玄府张弛，卫外无力，稍感风邪，则汗液自出。其治，主要为调和营卫，固表止汗。

三是阴虚盗汗而汗出。阴虚火旺，虚热内蒸，迫汗外出，入眠后汗出为盗汗。其治，主要为滋阴清热、敛汗止汗。

四是阳虚自汗而汗出。阳气不足，摄纳无权，动则汗液自出。其治，主要为益气固表、收摄止汗。

第三，异常性汗出的有关认识

与前述常态性汗出不同，甚或相反的汗出，则为汗出异常，主要有阴虚自汗、气虚盗汗、局部汗出、汗出失衡、反季节汗出、汗液发黄。汗出异常的具体诊治，即为本论之主旨。

二、汗出异常的辨治

（一）阴虚自汗

本证，出汗时间及其特点为白昼（含未入眠）汗出，具备自汗的特点。但其辨证，非阳虚气虚而自汗，实为阴虚使然。其机理在于，阴液不足，虚热内积，昼间阳气较甚，鼓动虚火蒸发阴液外泄而汗出。

主要表现：昼间或微动作之时，身体烘热而汗出，数量或多，或阵发而出量少，质地黏腻如油而沾衣；口干舌燥，或唇干起皮，五心烦热，甚则腰膝酸软而骨蒸潮热；大便干结，尿短黄；舌红，苔薄或少苔，甚则无苔，脉细数。

治宜：滋阴清热、养阴敛汗，方以知柏地黄汤为基础加减。

药宜：生地黄、泽泻、山萸肉、丹皮、炒知母、地骨皮、玉竹、沙参、槟榔、乌梅、五味子、防风等。

若身烘热、五心烦热较甚，加赤芍、玄参、连翘、炒栀子、鳖甲；若汗液较为黏腻，加紫花地丁、金钱草、海金沙、焦黄柏；若腰膝酸软较甚，加杜仲、续断；若大便秘结较甚，加郁李仁、火麻仁、麦冬。

（二）气虚盗汗

本证，出汗时间及其特点为夜卧时悄然汗出，故为盗汗。但其汗出清稀如水，汗出身凉，非阴虚盗汗，实为气虚而盗汗。其因在于，其体中气不足，肺脾气虚，夜卧气运无力，气虚不摄而汗出。

主要表现：夜间汗出，但清稀清凉如水；夜寐不安而气短乏力，易于外感；舌淡，苔白，脉细弱。

治宜：补益脾肺、益气止汗，方以玉屏风散合牡蛎散为基础加减。

药宜：生黄芪、苏条参、白术、怀山药、防风、五味子、枳壳、桔梗、炙升麻、生牡蛎、小枣、浮小麦、糯稻根等。

若气短乏力较甚，加生晒参、虫草、薤白、枸杞；若便溏、泄泻，加炒扁豆、砂仁、芡实、诃子；若夜寐不安，加炒枣仁、刺五加。

（三）局部汗出

本证，为身体某一局部局限性汗出，如心胸汗出、腋窝汗出、手足心汗出、下焦阴囊汗出等。其多出现于内伤杂病之中，多与某些脏腑的功能失调或局部病变有关，多为郁热内积，或湿热，或气滞郁热，或阴虚而热等。其治，当细辨其病因病机而治。

主要表现：身体局部汗出，各有特点及其机理。

其一，心胸汗出时，多在气机不畅、心神不定而心急烦躁时汗出。

其二，腋窝汗出，多为汗出黏腻，多属湿热蕴结腋下。

其三，手足心汗出，多为阴虚火旺而汗出阵阵，伴有五心烦热；或为湿热熏蒸，虽无阴虚之象，也无五心烦热，但手足心汗出不止且多黏腻。尿短黄。

其四，下焦阴囊汗出，多兼下焦潮湿，二便不爽，多为湿热蕴结下焦。

治宜：清热泻火，或理气清热，或养阴清热而止汗，方以黄连解毒汤合防风汤为基础加减。

药宜：黄芩、黄连、黄柏、炒栀子、连翘、白芍、秦艽、丹皮、防风等。

心胸汗出、心神不定时，加乌梅、槟榔、炒枣仁、五味子、合欢皮；腋窝汗出黏腻，加紫花地丁、萹蓄、金钱草、赤芍；手足心汗出伴五心烦热，加生地黄、山萸肉、炒知母、地骨皮、生牡蛎、生龙骨；手足心汗出不止且黏腻，加紫花地丁、金钱草、海金沙、赤芍；下焦阴囊汗出而黏腻，潮湿，加苦参、白鲜皮、败酱草、紫花地丁、萹蓄、蛇床子、金钱草、赤芍。

（四）汗出失衡

本证，汗出于身体某一局部而不对称。其主要病机为气机运行不畅而交阻，阴阳之气不相顺接，营卫不调而汗出偏颇。

主要表现：汗出于身体的某一部分而不对称，或上半身、下半身汗出，或身体、肢体的单侧汗出，或上下无汗而颈项汗出，多兼有气机不畅，情志不宁，手足发麻，夜寐不安，脉弦数或弦涩等。

治宜：调畅气机、调和营卫、止汗敛汗，方以疏肝散合防风汤为基础加减。

药宜：桑叶、白芍、制香附、郁金、槟榔、合欢皮、枳壳、防风、白芷、五味子等。

若汗出较甚而清稀，加白术、小枣、浮小麦、生牡蛎、生龙骨；若汗出黏腻如油，加金钱草、紫花地丁、赤芍、炒知母；肢体发麻，加石菖蒲、桑枝、豨莶草；若夜寐不安，加炒枣仁、乌梅；若皮肤刺痛，加丹皮、紫草。

（五）反季节汗出

本证，主要表现为汗出反季节而现。一般而言，天热汗出，天冷汗少或无汗。但本病证却是天冷而肤热汗出，天热却肤冷无汗。其主要因体质特殊或气机郁阻，腠理玄府启闭失常，肌肤失于濡养所致。

主要表现：反季节汗出，天冷时反而皮肤发热而汗出，天热时却是皮肤发冷而无汗，肌肤多干燥紧缩，甚则起屑，皮肤发暗，脉多弦。

治宜：调理气机、调节腠理玄府、畅行汗出，方以逍遥散合防风汤为基础加减。

药宜：防风、藁本、白芷、炒柴胡、桑叶、白芍、郁金、制香附、枳壳、桔梗、炙升麻、麻黄根、糯稻根、丹参。

若大便干结、肌肤干燥较甚，加生地黄、山萸肉、玉竹、麦冬、粉葛；若天热反而四肢厥逆，汗少，加枳实、沉香、檀香、石菖蒲；若天冷反而肤热汗出，加炒知母、地骨皮、赤芍、茜草。

（六）汗液发黄

本证，汗出之时，或汗液色黄，或汗液无特殊异色，却现肌肤发黄，是为黄汗。其主要之因，在于湿热熏蒸或肝胆淤滞，胆汁外溢，积于腠理玄府。

主要表现：汗出发黄，或肌肤黄染，或衣物汗迹发黄，多为汗液黏滞，常兼胸腹胀满，脘腹痞闷，口苦，便溏，尿短黄等。

治宜：清热化湿、利胆退黄、清利止汗，方以茵陈蒿汤合防风汤为主加减。

药宜：茵陈蒿、金钱草、海金沙、败酱草、紫花地丁、茯苓、赤芍、焦黄柏、防风、白芷等。

若口苦较甚，加龙胆草、鸡骨草、丹皮；若大便稀溏且灼热，加秦皮、白头翁、广木香、黄连；若尿短黄而灼热、刺痛，加瞿麦、淡竹叶、赤芍。

病状之九十九 结石

结石，为人体运化失常，体内代谢产物不化，留为砂砾，结滞成石，多发生于肝与胆、肾与膀胱。结石形成，阻滞脏腑气机，挛缩而绞痛，或影响代谢而脏腑功能异常。

结石之成，多由于气郁凝滞、气虚不化、痰瘀结滞、湿热蕴结。其治，从辨病论治而言，针对结石，当以散结消石、排石缓急为要点；对于肝胆结石，当疏肝利胆；对于肾与膀胱结石，当利尿通淋。从辨证论治而言，则当针对不同证候之关键病机，或疏肝解郁、理气止痛，或益气健运、涤痰化湿，或涤痰化瘀，消散结石，或清热化湿利湿、利胆退黄或利尿通淋。

用药时，从辨病而言，宜用散结消石之药，常用金钱草、海金沙、紫花地丁、瞿麦、石韦、琥珀、浙贝母、白芥子、路路通、皂角刺；排石缓急（止痛）之药，多用白芍、乌梅、槟榔、厚朴、枳壳、降香、郁金、延胡索。辨证用药，则当视具体证候病机而用药。

一、肝与胆结石

肝胆结石，有的细粒砂砾而松散，称为泥沙样结石；有的砂砾凝结坚硬而成颗粒，大小不等，多寡不一，或大或小，小者如米粒，大者甚至如鹌鹑蛋或鸡蛋。不论是泥沙样，还是颗粒样结石，均可停滞于肝内胆管，或胆囊之中，甚则充盈于整个胆囊。

肝胆结石既成，阻碍肝胆的疏泄功能，胆汁排泄不畅，或淤滞于肝胆，或溢于脉道而运行全身，可引致全身黄染而黄疸；肝胆疏泄失常、胆汁不行，则运化失常而恶心厌油等症由生；肝胆失于疏泄，气机不畅，故易出现烦躁易怒，胁肋疼痛，脉弦等。

主要表现：胁肋胀痛，甚则绞痛难耐，口苦咽干，烦躁不宁，脉弦；甚者皮肤黄染。

治宜：疏肝利胆、散结消石、排石缓急，方以疏肝散合茵陈蒿汤为基础加减。

药宜：金钱草、海金沙、茵陈蒿、琥珀、浙贝母、白芥子、皂角刺、桑叶、白芍、槟榔、乌梅、厚朴、枳壳、降香、郁金。

若伴有疼痛剧烈，甚则绞痛，加青皮、炒延胡索、防风、乳香、没药、樟脑、冰片等。

分证（随症）加减用药：据以上主要表现及治法方药，再具体辨证分证型而随症加减用药。

其一，气郁凝滞：尚兼有情志不畅，胁肋胀痛，烦躁易怒，夜寐不安，宜加制香附、合欢皮、佛手、枳实、沉香、广木香、瓜蒌。

其二，痰瘀结滞：尚兼有胁肋胀痛而刺痛，恶心厌油或脘腹闷胀不舒，或身黄而晦暗无泽，面色青晦而紫暗，口唇青紫，舌面有瘀点瘀斑，脉弦涩，宜加莱菔子、路路通、瓜蒌、苍术、丹参、莪术、丹皮等。

其三，湿热蕴结：尚兼有身黄染，甚则皮色如橘皮黄而光亮，胁肋胀满疼痛，恶心厌油，脘腹痞满不舒，或兼身热，口苦较甚而黏腻，大便干结不解或暴注泄泻灼热，尿短黄，舌红，苔黄腻，脉弦滑数，宜加龙胆草、败酱草、蒲公英、紫花地丁、萹蓄、赤芍、丹皮、焦黄柏等。若便秘较甚，加生大黄、枳实。

二、肾与膀胱结石

肾与膀胱结石，多为砂砾凝结而成颗粒，大小不等，多寡不一；可发生并停滞于肾、膀胱及泌尿道的任何部位，或肾脏，或输尿管，或膀胱，或尿道，常常引致尿液的分泌与排泄异常而积滞于肾、膀胱及泌尿道，出现水湿、尿液积蓄于肾与膀胱之水肿、尿潴留，甚则癃闭等；常伴有腰部、小腹部、膀胱、尿道疼痛，甚者绞痛，排尿不畅，或淋沥不畅，短赤，涩痛等。

主要表现：腰部、小腹部、膀胱、尿道疼痛，甚者绞痛，排尿不畅，或淋沥不尽，短赤、涩痛，甚则水肿、癃闭等。

治宜：利尿通淋、散结消石、排石缓急，方以石韦散为基础加减。

药宜：石韦、滑石、车前子、木通、紫花地丁、瞿麦、萹蓄、琥珀、金钱草、琥珀、乌梅、川楝子、荔枝核。

若伴有疼痛剧烈，甚则绞痛，加檀香、乌药、五灵脂、乳香、没药、樟脑、冰片等。若尿癃闭不通，身肿，加大腹皮、猪苓、茯苓、泽泻、石菖蒲等。

分证（随症）加减用药：据以上主要表现及治法方药，再具体辨证分证型而随症加减用药。

其一，下焦湿热：尚兼有腰部、腹部胀痛，下焦潮湿、瘙痒，舌红，苔黄腻，脉弦滑数，宜加败酱草、蒲公英、苦参、蛇床子、地肤子、淡竹叶、赤芍、丹皮。若大便干结，加生地黄、大黄。

其二，气虚痰凝：尚兼有腰部、腹部坠胀疼痛，腰膝酸软，尿液较清，舌淡，苔白或白腻，脉细弱或沉细弱，宜加熟地黄、生地黄、山萸肉、杜仲、续断、怀山药等。若气短懒言，排尿无力，可加生黄芪、潞党参、桔梗、炙升麻。

病状之一百　更年期综合征

更年期为人体逐渐由壮而衰的阶段，也就是人由中年、壮年转入老年期的过渡阶段，一般为女45～55岁，男50～60岁。此时，人的肾气由盛渐衰，天癸物质由盈渐绝，人体出现若干衰老征。一是生殖系统改变，妇女月经紊乱并渐致绝经，性功能减退甚或性交痛，第二性征（乳房、外阴、骨盆底组织等）萎缩；男子性功能减退，第二性征（睾丸、喉结等）萎缩。二是机体老化，骨质疏松，易发生老年性骨折，齿松发脱，眼花视物不清，耳鸣耳聋，以及身体机能减退等。三是神经、情志、精神状态的异常，烦躁、易怒、易惊、怔忡、记忆力减退、心悸、心率增快、面颈及胸背皮肤潮红、阵发性烘热、汗出、血压增高、血管痉挛、头痛、失眠、眩晕等。

在此阶段，若养护得当，调适有常，则体康无恙。反之，则极易出现生理功能明显退化、心理状态紊乱不定的更年期综合征。在现代社会快节奏、多元化的生活及工作环境中，出现更年期综合征的人群呈明显上升趋势，无论男女，皆可出现更年期综合征。

传统上，由于妇女的生理功能退化及改变较为明显和典型，常以月经减少渐至绝经为标志，以及传统文化中怜悯女子、厚望男子的思想影响，人们更多地关注和同情女子，对防治妇女更年期综合征的研究较为深入系统。但是，男子更年期综合征的防治同样不可忽视。

若人体罹患更年期综合征，则物质不足与功能紊乱并存，生理改变与心理变化并见，生理心理改变与机体老化同现。这是诊治更年期综合征必须高度重视并应着力调治的。

物质不足与功能紊乱是一对矛盾。肾精不足、肾气衰弱、天癸渐消等物质不足与正气不充、气郁气滞等气机失常所致的功能紊乱相互影响。物质不足导致功能紊乱，功能紊乱增大了物质的耗损，影响了物质的生成与补充，进而加剧了物质不足。这组矛盾作用的结果，促进了人体机能的退化和机体的老化。

生理改变与心理变化相互影响而制约。肾精不足、肾气衰弱、天癸（性激素）渐消等物质不足与气机失常（自主神经及神经体液调节功能紊乱）等生理机能退化、生理异常的存在，致使患者逐渐产生并形成脆弱的心理，常常处于烦躁不安，焦虑，紧张，血压波动，生活节律紊乱，诸事不适的状态。这种不良的神经、精神状态，使患者容易产生异常心理：焦虑与紧张、担心与疑虑、漠然与消沉。临床诊断时，必须重视和分清生理改变引起心理变化、心理异常加剧生理改变的情况，诊断结论应包括对其生理与心理异常的分析判断；治疗时，必须心身同治，调整恢复生理与调摄安宁心理并重。

生理心理改变与机体老化互为条件而同现。在更年期，人体的肾气衰、天癸绝，性腺功能衰退，体内性激素水平降低，引起生长激素随之减少，机体功能紊乱而导致一些物质的代谢、合成与吸收障碍，心理脆弱而易产生消极心理。随着这些生理与心理的明显退化或改变，机体随之老化；或者言，生理与心理的这种退化或改变，促进了机体的老化。反之，机体的老化，加剧了生理与心理的明显退化或改变。处于更年期综合征时，人体的这种非良性循环过程会变得更加强烈和严重，进而损及人体。

治疗更年期综合征，应当多种方法结合并用，药物治疗与心理治疗并行，系统治疗与平时养身互补，自我调摄情志与良好行为养成并进；还应注意补充必要的物质与调整功能紊乱并举，药物纠正生理改变与劝导调适心理变化同步，设法调节恢复正常生理心理与延缓衰老、增强体质互补。

中医治疗更年期综合征，应当辨病论治与辨证论治结合而用药。辨病认为其主要为肝肾之精渐亏，气血不足，治疗宜填精补髓，益气生血，强壮身体，延缓衰老；辨证认为其主要可分为肝郁气滞、肝肾不足、脾胃虚弱、肝失濡养、气阴（气血）不足等证，分别以理气解郁、调补肝肾、补脾健胃、柔肝养肝、益气生血、气阴双调诸法治疗。常选用杜仲、生地黄、鳖甲、白芍、当归、枸杞、阿胶、乌梅、女贞子、酸枣仁、五味子、天麻、炒柴胡、桑叶、薄荷、白芍、赤芍、当归、枳实、制香附、青木香、郁金、钩藤、石决明、麦冬、沙参、苏条参、生黄芪、防风、白术、炒知母、地骨皮等药。

心理引导与情志、行为调摄，则当注意：耐心细心向患者阐释临床诊断意见，与其讨论治疗方案，消除患者的紧张情绪并鼓励建立信心，妥善运用暗示调节方法并激励患者建立良性的引导性心理，要求患者加强自我心理调节并坚持药物治疗，劝导患者加强锻炼并养成良好的行为习惯，鼓励老有所为并注意量力而行。（李庆生．心身调治妇女更年期综合征的重要作用及其辨证关系．湖南中医药导报．1998，（2）：8；李庆生．诊治妇女更年期综合征应重视疏肝柔肝、气阴双调．云南中医中药杂志．1997，（3）：4）

更年期综合征的辨证施治，宜分为以下四个证型。

一、肝郁气滞

本证，多因长期劳逸不均，情志不畅而肝气郁滞，气运失畅，引致气血不和而病。

主要表现：情绪不宁或不稳，不易与人正常交往，或精神不振，消沉不语，或亢奋而烦躁不安，语多不静；或易惊易惕，夜寐不安；头晕胀不舒，或胁肋胀满不舒，叹息，大便干结，尿短黄；舌红，苔黄燥，脉弦数。

治宜：疏肝理气、宁心安神，方以逍遥散为基础加减。

药宜：桑叶、白芍、醋炒柴胡、制香附、郁金、合欢皮、檀香、槟榔、丹皮、丹参、生甘草等。

若夜寐不安较甚，加炒枣仁、忍冬藤、五味子、刺五加；若精神不振、消沉不语，加佛手、香橼、石菖蒲、益智仁；若亢奋而烦躁不安、语多不静，加炒栀子、连翘、莲子心、磁石；若头晕胀不舒，加钩藤、刺蒺藜、菊花、夏枯草；若胁肋胀满不舒较甚，加青皮、枳实、沉香；若易惊易惕，加生牡蛎、生龙骨。

二、气阴不足

本证之成，多为过劳、过逸，或久病，或女子经行紊乱，男子过耗精血，终致肾精亏耗，肾气虚损，气阴不足。

主要表现：夜寐身烘热，或五心烦热，盗汗而汗出黏腻，甚则骨蒸潮热，腰膝酸软；不事劳累，心悸而气短乏力；不寐或多梦，目睛干涩，口干舌燥；舌淡或偏红，苔少或无苔，脉细数。

治宜：滋阴清热、益气养阴、宁心安神，方以知柏地黄丸合补中益气汤为主加减。

药宜：生地黄、山萸肉、泽泻、炒知母、杜仲、鳖甲、龟甲、酸枣仁、五味子、玉竹、生黄芪、桔梗、枳壳、丹参、当归、白芍等。

若身烘热较甚，加生龙骨、地骨皮、秦艽、丹皮、赤芍、麦冬、沙参；若盗汗而黏腻较甚，加生牡蛎、乌梅、紫花地丁；若心悸较甚，加薤白、炙远志、朱砂；若目睛干涩较甚，加菊花、枸杞、木贼、谷精草。

三、气血两亏

本证之因，多为劳逸不均，或过耗气血，或久病体虚、心脾两虚而气血化生乏源，气血不足。

主要表现：不事劳累，神倦乏力，气短懒言，精神不振，心悸健忘，或头晕空虚，面色萎黄或㿠白无华；夜难入寐，或夜寐多梦而易醒；夜寐盗汗或动则自汗，均汗出清冷如水；纳呆便溏，尿清长或频；舌淡白，苔薄白，脉细弱或沉细。

治宜：补养气血、健脾养心、安神宁志，方以归脾汤为主加减。

药宜：炙黄芪、潞党参、白术、怀山药、枸杞、龙眼肉、丹参、熟地黄、山萸肉、泽泻、酸枣仁、五味子、炙远志、桔梗、枳壳、薤白、炙甘草等。

若神倦乏力、气短懒言、头晕空虚较甚，加生晒参、冬虫夏草、紫河车；若心悸、头晕健忘较甚，加大龙眼肉、枸杞用量，加益智仁、猪脑髓；若夜寐较差，加忍冬藤、刺五加；若汗出清冷如水，加小枣、防风、浮小麦、糯稻根、生牡蛎；若纳呆便溏、尿频较甚，加砂仁、莲子肉、芡实。

四、肝肾不足

本证，主因肾精亏耗较甚，乙癸乏源，肝肾不足。

主要表现：形体羸弱，肉削骨立，形衰神疲，腰膝酸软；目睛干涩，视物不清；健忘多梦，头晕耳鸣；或潮热、五心烦热；舌红，苔薄少津或光红无苔，脉沉细弱或细数。

治宜：补养肝肾、填精补髓，方以河车大造丸为主。

药宜：紫河车、熟地黄、生地黄、山萸肉、泽泻、炒知母、杜仲、菟丝子、枸杞、当归、白芍、五味子、天冬、麦冬等。

若形衰神疲、腰膝酸软较甚，加龟甲、鳖甲、鹿角胶；若目睛干涩较甚，加制首乌、阿胶、菊花、密蒙花；若健忘多梦、头晕耳鸣，加猪脑髓、益智仁、炒枣仁、明天麻。

病状之一百零一　经行先期（崩漏）

月经提前而至，先期七天以上者，甚者一月经行二次以上，是为经行先期。

经行先期，较严重者可见经行暴注而下，血下如崩；或经行淋沥不止，如水滴而漏不止，总称之为崩漏。

调治经行先期，或崩漏，总以调经为要，辅以止血之治。但崩漏之病，应以止血为先。

根据其主要病因病机，经行先期、崩漏的主要证型分为气虚不摄、气虚血瘀、肝肾不足、血热妄行。

一、气虚不摄

本证，主由素体羸弱，或过劳，或久病，耗伤气血，中气不足而气不摄血所致。

主要表现：经行先期，量多如崩而色红，或量少色淡；少腹坠胀，或疼痛，神倦乏力，气短懒言，面色萎黄或㿠白无华，舌淡白，苔薄白，脉细弱或沉细。

治宜：益气摄血、调经止血，方以补中益气汤合归脾汤为基础加减。

药宜：炙黄芪、潞党参、枳壳、桔梗、炙升麻、枸杞、丹参、白及、怀山药、炙甘草等。

若量多如崩而色红，加荆芥炭、炒艾叶、藕节、阿胶珠；若量少色淡，加龙眼肉、当归、鸡血藤、阿胶珠；若少腹坠胀较甚，加大炙黄芪用量，潞党参改用生晒参；若少腹疼痛，加炒延胡索、白芷；若气短懒言较甚，加冬虫夏草、薤白。

二、气虚血瘀

本证，主因素体羸弱而过劳，或久病，气虚无力运血，血液淤滞胞宫所致。

主要表现：经行先期，量或多或少，但色褐红或暗红，夹有瘀血块或经血黏滞难排；少腹坠胀疼痛而刺痛，甚或腹部硬结有块；神倦乏力，气短懒言，面色萎黄或㿠白无华；舌淡白，苔薄白，脉细弱或沉细弦。

治宜：益气活血、祛瘀生新、调经止血，方以补中益气汤合桃红四物汤为基础加减。

药宜：炙黄芪、潞党参、枳壳、桔梗、炙升麻、丹参、丹皮、益母草、红花、桃仁、怀山药等。

桃仁、红花，宜小剂量试探性入药，中病即止。

若腹痛较甚，加炒延胡索、台乌、白芷；若量多如崩而色暗，瘀块明显，宜加乳香、没药；若瘀血块较多，少腹硬结，加虻虫、水蛭；若血块粒小，但血出较甚，加白及、藕节、阿胶珠。

三、肝肾不足

本证，主因肝肾不足，精血匮乏，冲任脉虚不固。

主要表现：经行先期但量少色淡，素体羸弱，形衰神疲，腰膝酸软；目睛干涩，健忘多梦，头晕耳鸣；舌淡红或微红，苔薄少津，脉沉细弱或沉迟。

治宜：补养肝肾、养血调经，方以左归丸与右归丸合用之意加减。

药宜：熟地黄、生地黄、山萸肉、泽泻、杜仲、菟丝子、鹿角胶、枸杞、当归、白芍、五味子等。

若腰膝酸软较甚，加续断、女贞子、补骨脂；若神疲乏力较甚，加生黄芪、苏条参、桔梗、炙升麻；若目睛干涩较甚，加制首乌、阿胶、密蒙花；若健忘多梦、头晕耳鸣，加益智仁、炒枣仁、明天麻。

四、血热妄行

本证，多因热邪侵袭，或热病之中，邪热迫血妄行而经行先期。

主要表现：经行先期，量多色鲜红，或有瘀块而色褐红，兼见面色红赤，或烦躁不安，口干舌燥，大便干结，尿黄或红黄，或尿灼热涩痛，舌红或鲜红或红绛，苔薄黄或黄燥，脉弦滑数。

治宜：清热凉血、止血调经，方以知柏地黄汤合小蓟饮子为基础加减。

药宜：生地黄、山萸肉、泽泻、丹皮、赤芍、茜草、小蓟、玄参、炒知母。

若有瘀块而色褐红，加丹参、紫草；若面色红赤、烦躁不安，加连翘、炒栀子、金银花；若口干舌燥，加生石膏、玉竹、粉葛；若尿黄或红黄，或尿灼热涩痛，加淡竹叶、紫花地丁、滑石、木通。

病状之一百零二　经行愆期

月经延后而至，愆期七天以上者，是为经行愆期；甚者数月不行，是为闭经。根据其主要病因病机，其主要证型分为肝郁气结、气滞血瘀、气血不足、肝肾不足、寒凝胞宫。

一、肝郁气结

本证，多因肝气郁滞，日久气结，血脉不畅而经行愆期。

主要表现：经行愆期不至，短则延期七日以上不至，长则多月未行；常伴乳房胀痛或乳房有小结节，胸胁胀满不适或疼痛；情绪不宁或不稳，烦躁易怒，夜寐不安；大便干结，尿短黄；舌红，苔黄燥，脉弦数。

治宜：疏肝理气、调经通经，方以丹栀逍遥散为基础加减。

药宜：桑叶、白芍、醋炒柴胡、炒栀子、制香附、枳壳、郁金、合欢皮、檀香、益母草、泽兰、丹参等。

若乳房胀痛或乳房有小结节，加路路通、漏芦、皂角刺、穿山甲；若胸胁胀满不适或疼痛，加槟榔、青皮、合欢皮、佛手、炒延胡索；若情绪不宁或不稳，烦躁易怒，夜寐不安，加炒枣仁、五味子、连翘。

二、气滞血瘀

本证，多因肝气郁滞，日久气结，血淤阻滞不通而经行愆期。

主要表现：经行愆期不至，少腹刺痛，或经行瘀血成块色暗，甚则数月经闭不行；常伴有乳房小结节，胀痛、刺痛，胸胁胀满刺痛；烦躁易怒，夜寐不安；大便干结，尿短黄；舌红或暗红而有瘀斑，苔黄燥，脉弦数或弦涩。

治宜：疏肝理气行气、活血祛瘀通经，方以逍遥散合血府逐瘀汤为基础加减。

药宜：桑叶、白芍、制香附、郁金、枳壳、青皮、桃仁、红花、益母草、泽兰、丹参、王不留行、乳香、没药、合欢皮、檀香等。

若经行瘀血结滞成块，少腹癥瘕，刺痛剧烈，加莪术、水蛭、虻虫、穿山甲；若乳房刺痛，加皂角刺、路路通、穿山甲、炒延胡索、槟榔。

三、气血不足

本证，主由过劳，或久病，或素体虚弱，气血生化乏源，气血亏虚，冲任脉虚，胞宫不充而经行愆期。

主要表现：经行常愆期，量少色淡；少腹坠胀或隐痛，得按则舒；神气不充，乏力倦怠，气短懒言，视物不清，面色萎黄或㿠白无华；舌淡白，苔薄白，脉细弱。

治宜：补益气血、养血通经，方以十全大补汤为基础加减。

药宜：人参、黄芪、熟地黄、枸杞、丹参、当归、龙眼肉、白术、白芍、五味子、炙远志、益智仁、大枣、炙甘草等。

若经行量少色淡，加益母草、泽兰；若少腹坠胀或隐痛，增大人参、黄芪用量，加桔梗、炙升麻、台乌。

四、肝肾不足

本证，主因肝肾不足，精血匮乏，冲任失养。

主要表现：经行愆期，量少色淡，甚而点滴即净；素体羸弱，形衰神疲，腰膝酸软；健忘多梦，头晕耳鸣；舌淡红或微红，苔薄少津，脉沉细弱或沉迟。

治宜：补养肝肾、滋养精血通经，方以左归丸与右归丸合用之意加减。

药宜：熟地黄、生地黄、山萸肉、泽泻、杜仲、菟丝子、鹿角胶、枸杞、当归、丹参、益母草、白芍、五味子等。

若经行量极少，加阿胶、龙眼肉、制首乌、红花、鸡血藤；若腰膝酸软较甚，加淫羊藿、肉苁蓉、续断、女贞子。

五、寒凝胞宫

本证，主因寒邪凝滞胞宫，冲任虚寒，寒凝不通而经行愆期。

主要表现：经行愆期而少腹冷痛，喜温喜按，经行淤滞成块，血色暗滞，形寒肢冷，面色青灰，口唇青紫，舌暗或青紫，苔薄白，脉弦紧或沉迟。

治宜：温经通脉、补虚通经，方以《妇人大全良方》之温经汤为基础加减。

药宜：当归、川芎、莪术、肉桂、吴茱萸、怀牛膝、熟地黄、人参等。

若少腹冷痛，甚而绞痛，喜温按，加荜澄茄、炮姜、小茴香；若四末逆冷，加干姜、熟附片、桂枝；若腹痛，便溏泄泻，加莲子肉、怀山药、砂仁、生姜。

病状之一百零三 经行紊乱

经行紊乱，亦即经行先后不定期，表现为经行先期与经行愆期交替而发，或连续数月经行先期，尔后或连续数月经行愆期；月经量无常势，经行量少或量多，色黑有块，或淋沥不尽。其治，总以调养肝肾、调畅气机为要，具体视其经行先期或经行愆期的证型而治。具体辨证分型及其用药之要，可参前两个病状经行先期与经行愆期的相关内容。

病状之一百零四 女子少腹不适

在妇女诸病中，常见少腹部位不适而不易诊治。其或疼痛或坠胀或刺痛，并常兼带下异常。女子少腹不适或疼痛，多为胞宫（子宫）、卵巢、子宫附件及盆腔等病变所致，如子宫下垂、肌瘤、腺瘤、卵巢囊肿、盆腔热瘀（炎性病变）等，故谓之为女子少腹不适。其病，多有气血运行不畅，病邪瘀结阻滞之状，主要之证型，可见气虚不摄、气结少腹、痰瘀互结、湿热淤积。

一、气虚不摄

本证，主由过劳或劳作用力不当，或生育过度或不当，或素体虚羸，或经行先期日久，冲任脉虚、胞宫虚弱而下垂，引致少腹不适，甚而疼痛。

主要表现：少腹坠胀，如物下垂，或隐痛不舒，甚者压迫膀胱，尿意频频，常兼经行先期而量少色淡，或带下量多、清稀如水，神疲乏力，气短懒言，面色萎黄或㿠白无华，舌淡白，苔薄白，脉细弱或沉细。

治宜：升阳举陷、调理冲任、调经止带，方以升阳举陷汤为基础加减。

药宜：炙黄芪、生晒参、炒柴胡、枳壳、桔梗、炙升麻、枸杞、丹参、芡实、白及、怀山药、炙甘草等。

若少腹坠胀疼痛较甚，加小茴香、炒延胡索、白芷、川楝子；若经行先期，加炒艾叶、阿胶珠；若带下量多而清稀，加莲子肉、怀山药、草薢；若面色㿠白或萎黄，加龙眼肉、当归、鸡血藤；若尿意频频，加石菖蒲、防风、桑螵蛸。

二、气结少腹

本证，主因情志不畅，肝郁气滞，气机结滞于少腹而不适。

主要表现：少腹胀满不适，整个少腹均可出现，有时则以少腹两侧为甚；常兼经行愆期，或量少色黑有块，经行腹痛；少腹撑胀而大便失畅，或便意频频，或里急后重；情志不畅则诸症加剧，伴见乳房、胁肋部胀满不舒，易叹息，烦躁不寐；舌暗，脉弦涩等。

治宜：理气行气、消结除胀，方以丹栀逍遥散合四磨汤为基础加减。

药宜：桑叶、白芍、降香、沉香、檀香、制香附、郁金、川楝子、荔枝核、合欢皮、益母草、丹参等。

若经行愆期，量少色黑有块，经行腹痛，加炒延胡索、桃仁、莪术、三棱；若大便失畅，加广木香、黄连；若乳房、胁肋部胀满不舒，加青皮、槟榔、胆南星；若乳房胀痛或乳房有小结节，加路路通、漏芦、皂角刺。

三、痰瘀互结

本证，可由较长时间肝气不舒，气机不畅，痰湿不化，瘀血停滞凝聚，痰瘀互结于少腹而成。

主要表现：少腹部有团块而刺痛、胀痛，或居于胞宫之体，或于少腹两侧之卵巢、附件，盆腔等，触之质地或软或硬，皮色或无异常，或微暗滞或青灰、青紫，或有瘀斑，或兼脘腹痞闷，恶心不舒，大便稀溏，舌暗，舌面有瘀点瘀斑，苔腻，脉弦涩或弦滑等。

治宜：涤痰祛瘀、理气散结，方以涤痰汤合血府逐瘀汤为基础加减。

药宜：皂角刺、路路通、川贝母、白芥子、莱菔子、苍术、白术、京半夏、枳实、青皮、川楝子、桃仁、丹参等。

若团块刺痛较甚，加莪术、三棱、土鳖虫、水蛭；若痰湿壅盛，恶心欲呕，苔腻较甚，加冬瓜仁、苏梗、藿香、佩兰。

四、湿热淤积

本证，多为下焦湿热淤积，或冲任热积，引致少腹淤滞、湿热毒瘀而成。

主要表现：少腹疼痛或胀满不舒，甚或刺痛；或兼有少腹瘀肿，按之柔软但疼痛拒按；白带量多黏稠，色黄，甚则红黄相兼，有腥臭异味；或尿短黄而灼热、涩痛，大便干结或暴注泄泻而灼热；舌红苔黄腻，脉弦滑数。

治宜：清热渗湿解毒、祛瘀消肿止痛，方以五味消毒饮合普济消毒饮为基础加减。

药宜：败酱草、蒲公英、连翘、玄参、焦黄柏、紫花地丁、苦参、蛇床子、地肤子、丹皮、赤芍、皂角刺、生甘草等。

若少腹疼痛而瘀肿，加重楼、白花蛇舌草、丹参；若少腹瘀肿而触之较硬、拒按，加乳香、没药、穿山甲、浙贝母、白芥子；若包块较软而触之如囊，加生黄芪、桔梗、炙升麻、冬瓜仁、浙贝母；若尿短黄而灼热、涩痛，加瞿麦、萹蓄、淡竹叶；若大便秘结，加生大黄、芒硝、枳实、莱菔子；若暴注泄泻而灼热，加秦皮、白头翁、黄连。

病状之一百零五　孕期杂病

孕育胎元的妊娠之期，胎元逐渐发育，母体不断适应并变化不断。在此过程中，会出现一些妊娠期特有的妊娠病证，如妊娠恶阻、胎漏、胎动不安、堕胎、小产、滑胎、胎萎不长、胎死不下、子漏等病证。同时，也会出现一些与妊娠无直接关联的不适或病证。这些与妊娠无直接关联的不适或病证，有的虽为一般性病证，但由于母体与胎儿的特殊关系及其相互作用，若治之不力或不当，则易伤及胎元，甚而影响母婴健康。如外感、发热、过敏（含身痒等）、疼痛等。诊治孕期的这些病证，必须顾护胎元，保护母体，力求治法简约，用药轻灵，速治速愈，中病即止，因而有着一些特殊的要求与注意点。据此，本论将妊娠期特有病证之外的病证作一简略探析，概称之为孕期杂病。

一、孕期外感

妊娠期间，孕妇外感，以营卫不和之证为多，也可现风寒外束、风热外犯与风湿袭表之证。证候表现在此从略，主要探析其特点及治疗之要。

其一，营卫不和

主要表现：孕妇患此证，以常易外感而恶风、汗出等为要，且常感气短乏力。

治宜：调和营卫、安胎固本，方以桂枝汤合玉屏风散为基础加减。

药宜：防风、白芍、荆芥、桂枝、五味子、白术、苏条参等。

若发热，咽痛，加炒黄芩、桑叶、胖大海；若气短乏力较甚，加生黄芪、枳壳、桔梗、炙升麻。

其二，风寒外束

主要表现：孕妇患此证，多以恶寒发热而恶寒重、身酸困为多。

治宜：以力量较轻之辛温发汗之药而治，不宜用过于辛温发散之药，宜加解肌缓急之品，方以香苏散为基础加减。

药宜：苏叶、防风、荆芥、藁本、白芷、生姜。若身酸困、肢体重，宜加羌活、独活、桑枝。

其三，风热外犯

主要表现：孕妇患此证，以发热恶寒、眼口鼻发干、咽干痛、大便秘结为多见。

治宜：以力量较轻之辛凉解表之药而治，不宜用过于辛凉或苦寒之品，宜加清热润燥之品，方以桑菊饮为基础加减。

药宜：桑叶、菊花、金银花、薄荷、炒黄芩、防风、连翘、芦根等。

若眼口鼻发干较甚，加玉竹、粉葛；若咽痛较甚，加射干、牛蒡子、胖大海；若大便秘结，加麦冬、沙参、玉竹、广木香（极小剂量）。

其四，风湿袭表

主要表现：孕妇患此证，多以恶寒发热而肢体困重、身酸困为要。

治宜：以发散之力较轻的祛风除湿解表之药而治，不宜用通脉活络、强筋除湿之药，方以羌活胜湿汤为基础加减。

药宜：羌活、独活、桑枝、防风、荆芥、藁本、白芷。

若发热较甚，风湿热甚，加生柴胡、秦艽、焦黄柏、紫花地丁；若风寒湿较甚而肢体困重，苔白腻，加木瓜、威灵仙、白豆蔻。

二、孕期身热

诊治孕妇身热，需注意外感而热与内病而热之别。孕期外感而热的诊治，可参上述"孕期外感"。

就孕期之内病而身热，其诊治同样有特殊的注意之点及其用药宜忌。妊娠期间，胎元渐长，胎气旺盛，易发热证；同时，胎元成长，全赖气血供养，容易出现气血阴阳相对不足而生热。因此，诊治孕妇内病而身热，可分为胎热内燥、气虚而热、阴血不足而热三证。

其一，胎热内燥

孕期胎热，消津耗液而内燥渐生，或复感外燥，或外感风寒、风热之邪而日久化热，消津灼液，内燥更甚。

主要表现：身热，咽痛而干，口干舌燥，烦躁不安或胎动加剧，大便干结，尿黄赤，舌红，苔薄黄，少津，脉弦数或弦滑数。

治宜：清热润燥、安胎除烦，方以玉女煎合桑菊饮为基础加减。

药宜：生石膏、炒知母、芦根、炒黄芩、桑叶、菊花、金银花、丹皮。

若咽痛较甚，加射干、胖大海；若大便干结难排，加麦冬、天冬、玉竹、广木香；若尿短黄，加焦黄柏、紫花地丁。

其二，气虚而热

主要表现：孕妇素体气虚，或孕期他病之后体虚，动则身热如烘烤而向外透发，或神倦乏力而烘热不适，胎动较弱，气短懒言，舌淡，苔薄白而少津，脉细弱。

治宜：补中益气、甘温除热，方以补中益气汤为主加减。

药宜：生黄芪、枳壳、桔梗、炙升麻、防风、生牡蛎、大枣、丹皮、地骨皮、白芍、五味子等。

若汗出较甚，加小枣、浮小麦、生牡蛎；若胎动较弱，加苏条参、生晒参、杜仲。

其三，血虚而热

孕期阴血不足，或运化失健而气血生化乏源，或胎漏等因而失血之后，心肝血虚而热生。

主要表现：身热，心悸不适，或目睛发热而干涩不适，面萎黄或白而无华，视物模糊甚而夜盲，爪甲不荣，或肢体麻木，关节拘急，手足颤栗，舌淡或淡白，脉细或细数。

治宜：养血补血、清热除热，方以四物汤为基础加减。

药宜：生地黄、熟地黄、白芍、当归、枸杞、丹参、炒知母等。

若心悸不适较甚，加薤白、瓜蒌；若目睛发热而干涩不适，加大白芍与枸杞的用量，加菊花、木贼、谷精草；若视物模糊甚而夜盲，加羊肝、乌梅、密蒙花；若肢体麻木、关节拘急、手足颤栗，加大白芍用量，加桑枝、鸡血藤、乌梅、炒枣仁、五味子。

其四，阴亏而热

孕期阴液不足，或热病之后，阴液匮乏而发热。

主要表现：身热，或烘热，或五心烦热，甚或骨蒸潮热，口干咽燥，腰膝酸软，大便干结，尿短黄，舌红少苔，或光红无苔，脉细数。

治宜：养阴清热，方以知柏地黄汤为基础加减。

药宜：生地黄、山萸肉、泽泻、炒知母、怀山药、丹皮、白芍、桑叶、杜仲、女贞子、玉竹、沙参、焦黄柏。

若口干较甚，加芦根、粉葛；若便秘，加白芥子、莱菔子、麦冬、天冬；若尿短黄，加淡竹叶、紫花地丁。

三、孕期过敏（身痒）

孕妇在妊娠期间，由于胎热较甚，或饮食不当，或阴液不足，极易出现风邪为患而过敏之象。风邪为患，常出现身痒难耐或湿疹之症。此期，主要的证型为脾虚生风、血燥生风、阴亏生风。

诊治孕期过敏、身痒，仍以祛风止敏为主，但仅宜疏风祛风，切不可用息风之药，更不可过量；只宜服用植物类疏风、祛风之药，不宜使用动物类祛风、息风之药。

其一，脾虚生风

孕期饮食不当，导致脾虚不运、运化失健，出现脾虚生风而过敏之症。

主要表现：皮肤风团色白或粉红，或风疹色淡红，或丘疹，或丘疱疹，渗液潮湿而糜烂、瘙痒；纳呆，遇鱼腥、蛋白类食品则痒甚，便溏泄泻；舌淡或淡红，舌体胖，苔薄白，脉细弱或细濡。

治宜：健脾益气、疏风止痒，方宜六君子汤合消风汤加减。

药宜：苏条参、莲子肉、白术、怀山药、京半夏、枳壳、防风、荆芥、藁本、白芷、白鲜皮。

若皮肤渗液潮湿而糜烂，加败酱草、皂角刺、芡实、萆薢、丹皮；若纳呆、遇鱼腥则痒甚、便溏泄泻，加炒扁豆、焦山楂、白芥子、莱菔子；若肤痒搔抓后皮损而出现瘀斑，加生黄芪、丹皮、丹参、紫草、枸杞等。

其二，血燥生风

孕妇因胎热较甚，或是阴血不足，血燥而生风。

主要表现：肌肤干燥而瘙痒，风团阵发性发作而色粉红或白，或起痒疹，疹粒细小而干；搔抓而易血痕累累，斑块色淡红或淡暗；面色萎黄或晦暗，目睛干涩而瘙痒，视物不清；舌淡，脉细弱或细弦。

治宜：养血息风、祛风止痒，方宜当归四物汤合防风汤加减。

药宜：当归、枸杞、丹参、丹皮、紫草、鸡血藤、白芍、防风、藁本、刺蒺藜、牛蒡子、白鲜皮等。

若目睛干涩较甚，视物不清，适当加大枸杞、白芍用量，加木贼、密蒙花。

其三，阴亏生风

孕期阴液亏耗，或热病之后，阴分不足而阴亏生风。

主要表现：肌肤干瘪，干燥甚者皲裂，瘙痒难耐，搔抓极易起屑；斑疹色红，疹粒细小干燥；常兼身烘热或五心烦热，大便干结，尿短黄；舌红或光红无苔，或少津，脉细数或细弦数。

治宜：滋阴清热、息风止痒，方宜知柏地黄丸合消风汤加减。

药宜：生地黄、山萸肉、泽泻、炒知母、焦黄柏、连翘、麦冬、龟甲、防风、荆芥、白鲜皮、赤芍、丹皮等。

若身烘热较甚，加地骨皮、鳖甲、槟榔；若咽喉干痛，加牛蒡子、桎柳；若大便干结而秘，加玉竹、火麻仁、郁李仁；若尿短赤，加淡竹叶、紫花地丁。

四、孕期特殊疼痛

在胎儿孕育、发育、成长的过程中，由于多种因素的影响，会出现胎儿在胞宫中不适而母体疼痛，集中表现为腹部疼痛，简称孕期（妊娠）腹痛。关于孕期腹痛，历代已有不少探讨，故此处从略。本论主要探讨孕期腹痛之外的其他特殊疼痛，如身体疼痛、局部定点疼痛等。

从孕妇在孕期的特点出发，可以这样认为，孕期特殊疼痛，主要为血虚失养或经脉痹阻所致。其治，仍当以通络止痛为要，但应妥用通络之药，尽量避免力量峻猛的通络之品；当用之时，果断用之，中病即止，切不可过用或久用，以免伤及胎儿。

其一，血虚失养

主要表现：孕期身体疼痛，多为肢体疼痛无力；或是头痛而空虚，头晕眩而痛；或心悸隐痛，或肌肉瞤动，爪甲不荣，或兼面色萎黄或晦暗；舌淡或淡红，脉细弱或细弦。

治宜：养血补血、缓急止痛，方以当归四物汤为基础加减。

药宜：当归、熟地黄、白芍、川芎、丹参、炒延胡索、白芷等。

若肢体疼痛而以软弱为主，加桑枝、木瓜、鸡血藤、杜仲、续断、独活；若头痛而空虚，加生黄芪、藁本、防风、明天麻、五味子、枸杞、益智仁；若心悸隐痛，加薤白、瓜蒌、炙远志、大枣、炙甘草；若肌肉不适或酸痛，肌肉瞤动，爪甲不荣，加大白芍用量，加刺蒺藜、槟榔、乌梅、枸杞、鸡血藤。

其二，经脉痹阻

孕期经脉痹阻，既可因外源性病邪侵袭而阻滞，也可因胎元发育，自重渐增，阻碍经脉，或触压某一局部而形成经脉痹阻之证，或是身体或肢体经脉痹阻不通。辨证，多为寒湿阻滞，或痰瘀停滞。

主要表现：肢体麻木疼痛，难以屈伸，不能抬举，甚则不能动作；或出现某一局部疼痛，麻木或刺痛。

治宜：通脉缓急、通络止痛，方以桑枝饮为基础加减。

药宜：桑枝、豨莶草、羌活、防风、藁本、白芷、五加皮。

若肢体冷痛而挛急、沉重难举，宜加独活、木瓜、千年健、威灵仙、川芎、藁本、丁香；若肢体灼热疼痛，宜加炒知母、秦艽、海桐皮、赤芍、丹皮；若肢体沉重不举，麻木疼痛，加石菖蒲、木瓜、千年健、威灵仙；若局部固定疼痛而麻木，或刺痛，加浙贝母、白芥子、皂角刺、丹参、延胡索、郁金、乳香、没药。

病状之一百零六　女子不孕

女子婚后不孕，常与月经不调并现。诊治女子不孕，需与调治月经并举，一般宜分为以下五个证型治之。

一、肝郁气滞

本证，多因长期劳逸不均，或情志不畅而肝气郁滞，气运失畅，引致气血不和，血脉不畅，胞宫闭阻而不孕。

主要表现：月经不调，先后无定期，但以经行愆期甚或闭经为主，经行量少、色黑、有块，或经行不畅，点滴而出，双乳胀痛或有小结节；常兼情绪不宁或不稳，或精神不振，或烦躁，夜寐不安，舌红，苔黄，脉弦数。

治宜：疏肝理气、调和气血、调经安宫，方以逍遥散合四物汤为基础加减。

药宜：桑叶、白芍、炒柴胡、制香附、郁金、合欢皮、当归、熟地黄、川芎、丹参、丹皮、益母草等。

若经行愆期较甚，甚或闭经，加红花、莪术；如双乳胀痛或有小结节，加路路通、皂角刺、漏芦、槟榔、穿山甲；若胁肋胀满不舒，加青皮、枳实、檀香。

二、气血亏虚

本证，主因素体虚弱，或过劳或久病，以致气血亏虚，冲任脉虚，胞宫不养而不孕。

主要表现：经行紊乱，或愆期或先期，但量少色淡；少腹坠胀或隐痛；神气不充，气短懒言，面色萎黄或㿠白无华；舌淡白，苔薄白，脉细弱。

治宜：补养气血、调经安宫，方以人参养荣汤或十全大补汤为基础加减。

药宜：人参、黄芪、白术、怀山药、莲子肉、熟地黄、枸杞、丹参、当归、大枣、炙甘草等。

若经行量少色淡，加大枸杞、当归用量，加龙眼肉、阿胶、益母草；若少腹坠胀或隐痛较明显，加大人参、黄芪用量，加桔梗、炙升麻、台乌。

三、胞宫虚寒

本证，主因肾阳不足，胞宫虚寒，冲任寒凝而不孕。

主要表现：经行先后无定期，经行少腹冷痛而喜温喜按，经行有块而紫暗凝滞；神疲乏力，腰膝软弱无力，形寒肢冷或厥逆；大便稀溏，尿清长或频仍；舌淡暗或淡白，苔薄白津润甚或水滑，脉沉迟细弱或沉迟弱。

治宜：温阳补肾、温热散寒、调经暖宫，方以金匮肾气丸合温经汤为基础加减。

药宜：熟附片、干姜、熟地黄、生地黄、山萸肉、泽泻、淫羊藿、肉苁蓉、杜仲、菟丝子、鹿角胶、枸杞、当归等。

若经行腹痛较甚，喜温喜按，加肉桂、吴茱萸、小茴香；若经行有块而紫暗凝滞，加川芎、丹参、姜黄、乳香；若经行先期而量少色淡，神疲乏力，加炙黄芪、人参、桔梗、炙升麻、枳壳；若形衰神疲、腰膝软弱无力，加紫河车、蛤蚧、续断、补骨脂；若尿清长或频仍，加海螵蛸、桑螵蛸、金樱子。

四、肝肾不足

本证，主因肝肾不足，乙癸乏源，精血匮乏，胞宫失养，冲任脉虚而不孕。

主要表现：经行先后无定期，但量少色淡，带下亦少；素体羸弱，腰膝酸软；健忘多梦，头晕耳鸣；舌淡红或微红，苔薄少津，脉沉细弱或沉迟。

治宜：补养肝肾、调经养血，方以左归丸与右归丸合用之意加减。

药宜：熟地黄、生地黄、山萸肉、泽泻、杜仲、菟丝子、肉苁蓉、鹿角胶、枸杞、当归、白芍、五味子等。

若形衰神疲、骨蒸潮热，加龟甲、鳖甲、女贞子、桑椹；若腰膝酸软较甚，加续断、补骨脂、女贞子；若形寒肢冷，或经行量少色淡而暗，加紫河车、淫羊藿。

五、痰瘀结滞

本证，多因气机失畅日久，或运化失健，痰湿内蓄，瘀血停滞，痰瘀互结，冲任脉阻，胞宫阻滞，或卵巢囊肿而不孕。

主要表现：经行多愆期而至，淤滞不畅，瘀血成块，甚则数月经闭不行；少腹不适或板结或胀痛、刺痛，或乳房胀痛、刺痛，舌暗红而有瘀斑，苔腻，脉弦滑数或弦涩。

治宜：理气行气、涤痰化瘀、散结安宫，方以逍遥散合血府逐瘀汤为基础加减。

药宜：桑叶、白芍、制香附、郁金、枳壳、青皮、浙贝母、白芥子、莱菔子、桃仁、益母草、泽兰、丹参、王不留行等。

若经行瘀块，少腹癥瘕，刺痛剧烈，加莪术、水蛭、虻虫、穿山甲；若乳房胀痛、刺痛较甚，加皂角刺、路路通、穿山甲、炒延胡索、乳香、没药；若带下色黄量多，加败酱草、蒲公英、芡实、萆薢；若卵巢囊肿或附件淤滞而少腹疼痛，适量加大浙贝母、白芥子、莱菔子用量，加天花粉、皂角刺、路路通、川楝子、败酱草。

病状之一百零七　男子不育

男子不育，其因甚杂，多为心理异常与生理失调交织而现，精、气、神常显紊乱或不充。因此，诊治男子不育，当注意其精、气、神的状态，调气、调神、调身。一般而言，男子不育，可分为以下四个证型而治。

一、肝郁气结

本证，多因情志不畅而肝气郁滞，气机结阻，气血不和，精窍精关郁闭而不育。

主要表现：多自觉无性欲，阳具无感觉，甚则厌恶房事；或自觉阳具发胀不适但勃起不坚，临房早泄；情志不畅，烦躁或郁闷不已，难以与人相处，叹息，口苦，胁肋闷胀疼痛；舌红，苔黄燥，脉弦数。

治宜：疏肝理气、调和气血、启畅精关，方以疏肝散为基础加减。

药宜：桑叶、白芍、炒柴胡、青皮、枳壳、制香附、郁金、合欢皮、桑椹、菟丝子等。

若阳具自觉发胀不适但勃起不坚，加川楝子、荔枝核、乌梅；若情志不畅，烦躁较甚，加胆南星、槟榔；若烦躁易怒，火热较甚，加炒栀子、连翘、龙胆草；若唇紫，舌面有瘀点，加丹参、丹皮；若大便干结，加生地黄、玉竹、麦冬、白芥子；若叹息、口苦、胁肋闷胀疼痛较甚，加槟榔、乌梅、炒延胡索、龙胆草、金钱草。

二、气火逆乱

本证，由于肝气郁结日久而郁火内生，或心肝火旺，性欲偏亢；气机逆乱，火热内盛，气火裹挟逆乱，心神受扰不宁，精窍精关失常而不育。

主要表现：多自觉性欲较甚但临房早泄，或擅自动念而精液自出，手淫，或梦中遗精；烦躁不宁，头目不适，或眩晕胀痛，甚或暴痛，目胀红赤；夜不思寐，寝食不安；舌红或暗红，苔黄，脉弦滑数。

治宜：清肝泻火、宁心安神、守关固精，方以镇肝息风汤合龙胆泻肝汤为基础加减。

药宜：明天麻、钩藤、龙胆草、菊花、生牡蛎、生龙骨、生地黄、炒知母、桑叶、白芍、枳实、降香、丹皮、丹参、赤芍、女贞子、五味子等。

若头晕胀较甚，加夏枯草、刺蒺藜、石决明；若烦躁不宁，目胀红赤，加炒栀子、连翘、莲子心、槟榔、炒枣仁、木贼；若梦中遗精，加乌梅、槟榔、炒知母、地骨皮；若大便干结，加麦冬、玉竹、郁李仁、莱菔子。

三、肝肾不足

本证，主因肝肾不足，精血匮乏，精关精窍失养而不育。

主要表现：多为性欲低下，常兼阳痿、阳具软弱而临房不坚，或早泄、遗精、滑精；素体羸弱，腰膝酸软；健忘多梦，头晕耳鸣；舌淡红或微红，苔薄少津，脉沉细弱或沉迟。

治宜：补养肝肾、充养精血，方以五子衍宗丸合金匮肾气丸为基础加减。

药宜：熟地黄、生地黄、山萸肉、泽泻、杜仲、女贞子、菟丝子、桑椹、沙苑子、肉苁蓉、鹿角胶、枸杞、当归、白芍、五味子等。

若形衰神疲、骨蒸潮热、遗精，加龟甲、鳖甲、金樱子；若腰膝酸软较甚，加续断、补骨脂、紫河车；若形寒肢冷，滑精，或精虚，加锁阳、淫羊藿、韭菜子。

四、下焦湿热

本证，多为湿热淤阻下焦，精关精窍淤阻而不育。

主要表现：下焦不适，阴囊潮湿渗液，甚或瘙痒，阳具不举或无性欲；常兼少腹或睾丸胀满不舒，甚或疼痛；尿后余沥不尽而兼黏液，或有脓性分泌物，或尿短黄而灼热、涩痛；舌红苔黄腻，脉弦滑数。

治宜：清热渗湿解毒，祛瘀消肿通关，方以普济消毒饮为基础加减。

药宜：败酱草、连翘、玄参、焦黄柏、紫花地丁、苦参、蛇床子、地肤子、生地黄、泽泻、天花粉、丹皮、赤芍、生甘草等。

若少腹或睾丸疼痛而瘀肿，加皂角刺、路路通、白花蛇舌草、川楝子、荔枝核；若尿后余沥不尽而兼黏液，或有脓性分泌物，加荔枝核、川楝子、石菖蒲、皂角刺、蒲公英、萆薢；若尿短黄而灼热、涩痛，加滑石、淡竹叶、瞿麦。

病状之一百零八　阳痿

男子阳具不举，或举而不坚，不能同房，是为阳痿。阳痿之病，多致不育。阳痿之理，也多同于男子不育之理，故其治，可参见"男子不育"。

病状之一百零九　阳挺

阳挺为男子疑难病证中较为特殊之病状。其与阳痿的表现形式相反，为阳具自举，坚挺不收。但其多无同房欲望，或临房时不能正常同房，或不射精。其对男子的身心健康及其夫妻关系之影响较甚，影响之弊如同阳痿。

阳挺之状，多见于心肝郁火、阴虚火旺、气机逆乱（心神不宁）之证。

一、心肝郁火

本证，主因素体阳热偏盛，性格急躁，或情志不畅，气郁热甚，心肝火热内郁，阳热亢盛，相火旺盛，阳具受热蒸腾而自举。

主要表现：情绪不宁或身热则阳具自举，临房多无射精，或射精量少；烦躁易怒，夜寐不安，目赤目眵，口苦咽干，大便干结，尿短黄且臊味较甚；舌红，苔黄燥，脉弦滑数。

治宜：清肝泻火、清心除烦，方以龙胆泻肝汤合枣仁汤为基础加减。

药宜：龙胆草、炒栀子、连翘、炒知母、生地黄、山萸肉、泽泻、炒枣仁、五味子、槟榔、赤芍、丹皮等。

若阳具挺起较甚，时间较久，加玄参、生石膏、生大黄、桑椹、女贞子；若烦躁易怒，目赤目眵，口苦咽干，加大龙胆草用量，加桑叶、白芍、金钱草、菊花、木贼、青葙子；若大便干结，加大生地黄用量，加大黄、麦冬、天冬、枳实；若尿短黄且臊味较甚，加瞿麦、淡竹叶、金钱草、海金沙。

二、阴虚火旺

本证，主因肝肾阴亏，虚火内生，虚热火旺，相火偏盛，阳具自举。

主要表现：多为虚烦不宁而五心烦热，甚或骨蒸潮热而阳具自举，却无性欲，或阳举而临房不坚，或早泄；或形体瘦羸，或腰膝酸软，口燥咽干；舌红或淡红，舌苔较薄而少津，甚或光红无苔，脉弦细数。

治宜：滋阴清热、泻火除胀，方以知柏地黄丸为基础加减。

药宜：生地黄、山萸肉、泽泻、炒知母、玄参、地骨皮、杜仲、女贞子、桑椹、五味子、丹皮、赤芍等。

若腰膝酸软、遗精，加龟甲、鳖甲、金樱子。

三、气机逆乱（心神不宁）

本证，由于肝气郁结而郁热，气机逆乱，火热内盛，气火裹挟逆乱，心神受扰不宁而欲念无度，阳具自举。

主要表现：心烦意乱，易动欲念，动念则阳具发胀而挺举，但临房萎软或早泄，或无射精，或梦中遗精；烦躁不宁，眩晕胀痛，身体胀满不适而走窜不定，夜不思寐，寝食不安；舌红或暗红，苔黄，脉弦滑数或弦涩。

治宜：理气行气、泻火降逆、清肝宁心，方以四磨饮合镇肝息风汤为基础加减。

药宜：明天麻、钩藤、龙胆草、生牡蛎、生龙骨、降香、沉香、枳实、生地黄、炒知母、桑叶、白芍、炒枣仁、忍冬藤、五味子、乌梅、丹皮、赤芍等。

若易动欲念，心乱无定，加生铁落、磁石、益智仁、槟榔、胆南星；若胀满不适而走窜不定较甚，加大桑叶、白芍、乌梅用量，加檀香、代赭石、旋覆花；若头晕胀较甚，加菊花、夏枯草、刺蒺藜；若烦躁不宁，加莲子心、炒栀子、连翘、槟榔。

病状之一百一十　小儿疳积

疳积，为运化失健、生长发育不良之病。就疳积的基本词义而言，疳为发干、过甘；积为积滞不化。疳积，主为恣食肥甘，饮食偏嗜，运化失常，积滞不化，气液干涸，身体失养，日久成疾之意。其基本特点为饮食异常，发育不好，形体瘦削，毛干发枯，面黄无华，神情委顿或烦躁，自我控制力不足，甚者心智不全；严重者阴阳失衡较甚而离决，阴竭阳脱，发为险恶之证。

疳积之病，各种年龄之人均可发生，但以小儿为甚，故谓之为小儿疳积。其病，多起于脾之运化失健，又易受制于肝木疏泄失常，气机失畅，复致脾土更虚，则见肝脾不调；脾病而累及于心，心神失养，则现心脾两虚而气血不足；脾失健运，后天失养，也多与先天禀赋不足相关，后天之本虚乏与先天之本不足相互影响，则现脾肾两虚。

一、肝脾不调

本证，多为喂养不当，或偏食，或调养不当，或突受惊吓等多种因素影响，引致脾土虚弱，运化失健；肝气过旺，疏泄太过，肝木克伐脾土太甚为乘，形成脾弱肝旺而肝脾不调。

主要表现：面色萎黄或虫斑显露，黄白或黑白分明；好动不静，注意力不集中，脾气较怪；纳呆不食，或厌食，或偏食或嗜食异物，喜食香燥，爱咬异物或手指；夜卧磨牙，或夜寐露睛；卧中口流清涎，腹胀疼痛，甚或青筋暴露，或脐周疼痛，大便稀溏，或溏结不调，或干结；舌红，苔薄黄，脉细弦数，或指纹暗滞。

治宜：平肝健脾、益智安神，方以肥儿丸合乌梅丸为基础加减。

药宜：炒柴胡、桑叶、白芍、槟榔、炒使君子、乌梅、苏条参、白术、茯苓、京半夏、厚朴、生甘草。

若好动不静，烦躁较甚，加连翘、炒栀子、莲子心；若注意力不集中，加益智仁、合欢皮；若厌食较甚，加苍术、石菖蒲、砂仁；口流清涎，加莲子肉、芡实、怀山药；若腹胀而大便稀溏泄泻，酸腐馊臭，加炒神曲、焦山楂、炒鸡内金、炒莱菔子；若大便干结，加白芥子、莱菔子、玉竹。

二、气血不足

本证，多为喂养不当，或偏食，或调养不当，导致脾虚不运，气血生化乏源，心失所养，心脾两虚而发育缓慢，心气不充而心智低下。

主要表现：面色萎黄或晦暗无泽，虫斑隐隐；肌肤干瘪，形体羸弱，厌食或纳呆不适，腹胀，便溏泄泻；昼夜口流清涎，言低语微，目光呆滞，反应较慢；舌淡或淡白，苔薄白，脉细弱。

治宜：调养气血、健脾养心，方以人参养荣汤为基础加减。

药宜：炙黄芪、苏条参、白术、橘皮、白芍、五味子、炙远志、当归、肉桂、熟地黄、茯苓、大枣、炙甘草。

若虫斑明显，加槟榔、炒使君子；若腹胀而纳呆、厌食，加厚朴、枳壳、瓜蒌、桔梗、砂仁；若便溏泄泻较甚，加炒扁豆、怀山药；若目光呆滞，反应较慢，加益智仁、石菖蒲。

三、脾肾两虚

本证，多为先天禀赋不足，后天调养不当所致。先后天失调失养，脾肾两虚，气血乏源，精血不足，则疳积为重。本证，可由体弱日久而成，也可由肝脾不调、气血不足（心脾两虚）之证日久不愈而来，多为疳积之重证、危证，有气血衰竭、阴阳竭脱之虞。

主要表现：面色萎黄而干枯无泽、暗滞，面容苍老似老人；形瘦骨立，肌肤瘦瘪起皱，毛发枯涸，精神萎靡，反应迟钝，啼哭无力声低；不思食，或稍微进食则呕恶，大便稀溏，甚或下利清谷，或无便；舌淡或淡白无血色，苔薄，脉沉细弱。

治宜：补脾益肾、补益气血，方以《幼幼集成》之河车八味丸为基础加减。

药宜：熟地黄、紫河车、炙黄芪、苏条参、白术、怀山药、茯苓、泽泻、丹皮、白芍、五味子、大枣、肉桂、炙甘草。

若形寒肢冷，或泄泻甚而下利清谷，加熟附片、鹿茸、诃子、肉豆蔻；若肉削骨立、肌肤瘦瘪起皱、毛发枯涸，加龟甲、鳖甲、制首乌、核桃仁、丹参、枸杞；若目光呆滞、反应迟钝，加猪脑髓、核桃仁、益智仁；若气短息微，加红参、虫草；若稍微进食则呕恶，加苍术、砂仁、鸡内金、焦山楂；若无便、便秘，加桔梗、炙升麻、枳实、厚朴。

病状之一百一十一　小儿自闭

小儿自闭，为小儿身体及心智发育不全的特殊状况。其主要表现为性格孤僻，自我封闭，对外界事物漠然，或对某些特殊信息敏感而有过激反应（如听到某些声响则掩耳、低头、躲藏）；不愿或不能与人交往交流，少言寡语，或喃喃自语，或尖声自吼；或遇生人即闭口不言，或口齿不清，言謇语涩；思维反应迟缓，心智受扰而低下。

其治，需要多方综合调治，一是必要的药物调治，二是科学合理的认知能力与行为能力训练。从辨病辨证论治而言，主要分为以下两证。

一、肝郁脾虚

本证，关键在于气机郁滞、运化失健，多为肝气不足或郁结，脾胃虚弱而失养，肝郁脾虚，气结不运，遂现自闭孤僻之症。

主要表现：性格孤僻，不愿言语，易因某些特殊信息而有过激反应，突然掩耳、低头、躲藏或尖叫惊悸；或烦躁不安，不愿与人交往；面色萎黄或黄绿而晦暗，形瘦体弱，纳呆不食，或常呃逆，腹胀，大便溏结不调或秘结；舌暗，苔薄，脉细弦或细弱。

治宜：平肝健脾、启智开闭，方以柴芍六君汤合《活幼新书》之琥珀抱龙丸为基础加减。

药宜：炒柴胡、桑叶、白芍、琥珀、槟榔、檀香、益智仁、石菖蒲、苏条参、白术、茯苓、枳壳、生甘草。

若常出现尖叫惊悸，加生牡蛎、生龙骨、乌梅、合欢皮、佛手；若烦躁不安，加连翘、莲子心；若纳呆不食，呃逆，腹胀，加厚朴、瓜蒌、砂仁、焦山楂。

二、心窍闭阻

本证，主为心窍不开，或痰湿淤阻心窍，或精血不足而清窍失养，心窍闭阻不开，心神不常而自闭漠然。

主要表现：表情漠然，目光呆滞，对外界事物无反应，或喃喃自语，或沉默不语；面色晦暗而无泽，口齿不清，或言謇语涩，思维反应迟缓；舌淡暗，苔薄白或腻，脉细弱或弦滑。

治宜：宁心开窍、启智开闭，方以苏合香丸合枣仁汤为基础加减。

药宜：檀香、苏合香、沉香、炒枣仁、白芍、益智仁、石菖蒲、厚朴、枳壳、丹参、生甘草。

若表情漠然而目光呆滞较甚，加安息香、明天麻、礞石；若言謇语涩，反应迟钝，加大益智仁用量，加猪脑髓、炙远志、刺蒺藜、全蝎；若形瘦骨立，加紫河车、鳖甲、枸杞、白术、怀山药；若纳呆不食，大便稀溏，加砂仁、白术、茯苓、焦山楂；若痰湿较甚，舌苔厚腻，加浙贝母、白芥子、礞石、胆南星。

病状之一百一十二　小儿湿疹

小儿在婴幼儿期，极易发生湿疹而皮肤起疹、瘙痒，甚则因搔抓而肌肤糜烂。辨治小儿湿疹，可从两个方面分辨：一是婴儿期（1岁前、处于哺乳期的幼儿）出现湿疹，多与哺乳相关，也称为奶疹；二是小儿疳积而伴发湿疹，在有疳积表现的同时，以肤痒、疹起为特征，在此称为疳积湿疹。

一、婴儿湿疹（奶疹）

本类病状，多与哺乳相关，或是母体运化失健，乳汁不易消化，或人工喂养不当，饮食不调；或是婴儿脾失健运，运化力弱而成。

主要表现：婴儿多较胖，皮薄，湿疹多潮湿，疹起渗液，瘙痒；哺乳后回奶而口吐乳块或奶汁，或呕恶；常口流清涎，大便稀溏或溏结不调；舌淡，苔白或白腻，指纹淡滞。

治宜：健脾消食、疏风止痒，方以六君子汤合防风汤为基础加减。

若母乳喂养者，当母婴同调，同服方药。母亲服药为主，婴儿适量内服。

药宜：苏条参、白术、茯苓、法半夏、陈皮、厚朴、防风、白芷、荆芥、生甘草。

若疹起较甚，渗液明显，加白鲜皮、丹皮；若搔抓而肌肤糜烂、渗液加剧，加莲子肉、怀山药、苦参、萆薢；若奶汁积滞不化，回奶吐奶较甚，加莲子肉、砂仁、焦山楂、枳壳。

二、疳积湿疹

本类病状，为小儿在患有疳积的同时伴发湿疹，表现以皮肤湿疹为主，为急，多见以下两种情况。

其一，肝脾不调

主要表现：湿疹泛发而瘙痒，或潮湿渗液，或疹粒凸起而干燥，或抓痕累累；常兼面色萎黄，面部虫斑，夜卧磨牙，躁动不安腹痛，或脐周疼痛，大便溏结不调；舌淡红或暗滞，苔薄，脉弦细或弦数，或指纹淡暗或暗滞。

治宜：平肝健脾、疏风止痒，方以柴芍六君汤合消风汤为基础加减。

药宜：桑叶、炒柴胡、白芍、槟榔、炒使君子、乌梅、苏条参、白术、茯苓、厚朴、防风、荆芥、白芷、丹皮、生甘草等。

若湿疹潮湿渗液，甚或搔抓而糜烂，加白鲜皮、苦参、皂角刺、萆薢；若疹粒凸起而干燥，加大槟榔、乌梅用量，加玉竹、麦冬、木贼、白鲜皮、赤芍；若抓痕较甚而肤烂，加丹参、紫草、败酱草、生黄芪。

其二，食积不化

主要表现：湿疹凸起而干，疹粒较大而皮肤粗糙，皮肤瘙痒而搔抓脱屑；常兼烦躁不安、面色晦暗或虫斑显露，口气较重，嗳腐气秽，腹鼓胀疼痛，大便溏结不调或泄泻，或便干；舌红，苔薄黄，脉弦数，或指纹暗滞。

治宜：消食导滞、疏风止痒，方以保和丸合消风汤为基础加减。

药宜：焦山楂、莱菔子、白芥子、茯苓、连翘、厚朴、枳壳、防风、白芷、荆芥、生甘草等。

若湿疹疹粒较大而皮肤粗糙，加白鲜皮、皂角刺、木贼、丹皮、赤芍；若皮肤干燥脱屑，加乌梅、粉葛、玉竹、丹皮、丹参；若口气较重，嗳腐气秽，腹鼓胀疼痛，加炒谷芽、炒麦芽、炒鸡内金、瓜蒌；若大便溏结不调或泄泻，加白术、怀山药、炒神曲。

病状之一百一十三　实验及形态学检查异常而尚无相应临床表现

一、概述

中医诊治疾病，以辨病论治与辨证论治结合为基本模式。中医辨病或辨证诊断，都是以人体表现于外的症状（体征）为直接依据，从病或证的角度辨别不同症状的不同组合关系而辨清病或证。因此，离开了临床症状（体征），没有临床表现，中医就"无证（症）可辨"，诊断与治疗都难以入手。

由于当代科学技术的迅猛发展，医学科学不断地引进若干新的诊察仪器设备，人们可以从分子、量子水平进行人体分子生物学的基因、蛋白质等检测，从多维、动态、连续影像学观察的角度分辨组织形态极细微的变化，进而从微观、超微观，多学科综合地进行早期超前诊断，在早期发现或诊断出许多以往未能诊断和发现的新的疾病，为治疗赢得了时间。如：乙肝病毒携带、HPV（高危型乳头瘤病毒）感染阳性、甲状腺功能异常、单纯性甲状腺肿大、单纯性脾肿大、血脂升高、血糖升高、血黏度升高、血尿酸升高、单纯性蛋白尿、单纯性尿潜血、早期癌变等。

遇此病状，若能及早有效治疗，可以及时纠正异常，阻止进一步恶化发展，提高治愈率。但是，对于这类早期或超前诊断得知的病状，往往也缺乏相应的系统诊断和治疗的标准和规范，或言缺乏有效成熟的治疗手段。

对此状况，不论中医、西医，都感到甚为棘手。由于中医具有辨病与辨证论治结合，整体辨治、个性化治疗的特点和优势，人们在遇到这样的病状时，有意无意地会更多地将希望寄予中医、中药。但是，这类早期或超前诊断出的病状，往往尚未出现相应的临床表现，也就给依据临床症状（体征）进行辨病与辨证而论治的中医带来了挑战。

从诊断的原理、依据与方法的角度看，人们应用现代仪器设备，从微观、超微观的层面进行诊察的方法及其所获资料，往往超越了许多传统诊察方法，尤其是仅靠人的感觉器官功能进行的望闻问切四诊。因而获得许多传统诊察方法不能察知的病状。因此，面对此情，需要我们中医工作者进一步研究和拓展临床诊断辨病、辨证的方法及其观察指标、诊断标准。

从治疗的原理、依据与方法的角度看，由于该类病况"无证（症）可辨"而缺乏辨病与辨证的诊断结论，也就难以按传统的辨病论治用药或辨证论治用药而施治。对此，需要探索新的治疗思路与方法，有效地诊治和预防实验及形态学检查异常而尚无相应临床表现的病状，截断扭转其进一步发展恶化的病势。

二、主要的诊治思路

（一）总的诊治原则与方法

诊治本类病状，应以西医辨病与中医辨证（辨体质）结合而论治。即：以现代医学实验检查指标辨病为基础，以中医辨证辨体质的结论为主而论治用药；用药以传统中药理论和中药药理学理论为指导，多角度、多因素地考虑分析而用药；以实验检查指标的改善或恢复正常为疗效判断标准。换言之，就是以中西医结合、中西药（原理）结合的思路与方法进行综合分析并诊治。

（二）主要的诊断思路

诊断时，应当综合运用中医、西医理论及诊断标准、方法进行推导分析，主要应注意以下两个方面的情况。

1. 西医辨病与中医辨证结合

西医辨病，主要以实验室检查指标为依据，包括影像学检查、各种生化及理化指标检测、身体机能状态测定等的结果，综合应用解剖学、组织胚胎学、生理学、病理学、病原学、免疫学、生物化学、物理化学等学科以及临床诊断学的原理、方法与标准，分析推导这些异常的实验检查指标的发生原因、发展变化趋势及其预后，尽可能做出较明晰的诊断结论或给出确定的概念。

中医辨证，则是按照中医理论，分辨并阐释实验室检测指标异常的症结，为治疗提供切入点。具体方法，就是按照中医辨体质、辨病因、辨病位、辨病性、辨病势等的理论要求，采用体质辨证、病因辨证、病位辨证、病性辨证等方法进行辨别分析。

一般而言，仅有实验检查指标异常而尚无相应临床表现的病状，"无证（症）可辨"，其病因、病位、病性的"（提纲证）证候"多不典型，甚至缺如。此时，最有效或最可行的就是辨体质。通过辨体质，明晰其体质类型、特性、偏性，尽可能细察其脏腑、阴阳、气血的盛衰偏颇，以此与西医学的原理及认识进行衔接分析，同时也为治疗提供切入点。

此时，西医辨病，就是弄清其实验检查指标异常的准确情况，设法辨清并阐释其前因后果，预判其发展变化趋势；中医辨证，主要就是在尚无临床表现的情况下，以辨体质为主，设法抓住其此时的关键症结，为阐释并把握西医辨病察知的实验检查指标异常提供中医的理论认识，同时为指导运用中医中药治疗提供依据。

2. 综合分辨，寻求中西医认识的结合点，设法抓住异常的症结

按此要求，首先要弄准并确证西医辨病的实验检查指标异常的情况，再以中医理论和诊断方法对这些异常进行中医分析和探求。

譬如：若是出现影像学异常，早期发现微小包块、结节，就应尽力辨别其属于水湿痰凝，或是瘀血积滞，或是痰瘀互结，或是热毒蕴结。若属痰湿、瘀血或痰瘀互结之包块结节，则再以病因辨证、病性辨证之法，细辨其是属气郁痰凝、气虚痰凝；或气滞血瘀，或气虚血瘀，或寒凝血瘀，或热积血凝等。

若是出现生化、理化指标的异常，则以中医脏腑相关理论及阴阳、气血、津液等理论为指导，运用阴阳辨证、气血辨证、津液辨证、脏腑辨证、体质辨证等方法进行具体分辨，以尽可能多地求出其中相关的中医证候的要素。

若是出现特殊的病毒携带等病状，则尽可能地以中医病因学说、发病学理论、脏腑气血阴阳理论为指导，判断其发病关系及其病变趋势，判断邪正双方的态势及其是否出现邪正相争，或是处于邪正相争的何种状态，是邪盛正衰，还是正胜邪退，或是邪正相争较甚。

若是出现机能测定指标异常，则宜以中医脏腑、经络、气血理论为指导，进行脏腑辨证和病性辨证，分辨其脏腑阴阳气血的盛衰状况。

通过这样的西医辨病与中医辨证结合的综合性分辨，就可以逐步分辨其关键性的症结性要素，以中医理论和诊断标准做出相应阐释与判断，形成诊断参考意见，为治疗提供依据和切入点。

（三）主要的治疗思路及其用药之要

治疗时，必须以传统的中医药学基本理论、理法方药一致的内在要求为指导，结合现代药理学、中药药理学的认识，全面综合性地用药。所用中药，也应当尽可能地符合传统中医、中药的性味、归经理性认识，并在其主治功效的范畴内，以确保用药安全。

1. 主要的治疗思路与方法

依据西医辨病结论而施治，多以现代药理学、中药药理学的认识为指导而选择用药；依据中医辨证结论而施治，应以严格的中医中药的传统理论及其方法为指导，尽可能结合现代中药药理学的认识而用药。

由于对本类病状可得出的中医辨证结论主要是关于体质的分析，故其遣方用药，应以调体质，纠体质之偏为先、为要。同时，还需注意针对致病因子，去除病因，或祛风、散寒、除热、涤痰、化湿、化瘀、消积、散结等；针对病位，调理脏腑，养心、护肝、健脾、益肺、固肾；针对病性，补虚泻实、散寒清热；针对病势，扶正调养，增强抗病力，截断扭转早期病变发展之势。

对于本类病状治疗效果的判断，其疗效标准应以改善实验指标为主，综合功能状态的改善为辅。

2. 主要的用药之道

（1）基本要求

应以传统中药方剂理论及现代中药研究成果指导用药，将传统的中药学、方剂学理论与现代中药研究认识结合，共同指导处方用药。

临证开具的处方，应是传统理论与现代研究认识共同指导下的综合性用药。处方形式以中医处方为载体，遵循中医方剂配伍的原则与要求，按照中药（饮片为主）的配伍关系列出全方药名。

在此，依据笔者之用药经验，举例说明尽可能地将传统中药药性、方剂配伍理论与现代中药研究认识统一的要点。

其一，应用连翘、虎杖抗病毒，以治疗病毒携带。

按现代药理认识，连翘、虎杖均为具有较广谱抗病毒作用的中药，将二者合用，可增强抗病毒之力；此二药，均属清热解毒之中药。如此应用，也在中医清热解毒药物功效所适用之范畴。

其二，用白鲜皮、苦参治疗过敏性疾病。

中药药理学研究认为，白鲜皮、苦参的主要成分可抗过敏。笔者以此认识为指导，将二药广泛地用于治疗过敏性疾病。不仅用于治疗过敏性皮肤病（湿疹、皮炎、药物疹），而且还结合辨证施治，用于治疗过敏性哮喘、过敏性结肠炎、过敏性鼻炎等病之中，疗效确切。这样之用，既基于白鲜皮、苦参为清热渗湿、祛风止痒之药的特性，又突破和拓展了这些药物的应用范畴。

对于这些药物在使用中的寒热偏性，则通过方剂配伍，应用具有佐、使之力的药物加以调节。如连翘、虎杖与白鲜皮、苦参药对，其性皆偏寒，当用于体质或证候性质偏寒或虚寒时，可以通过适当配伍益气、温散之药，以纠其偏，确保既抗病毒或抗过敏，又不损伤正气的整体综合疗效。

（2）用药之道举隅

第一，调整阴阳气血以调体质偏颇

其一，益气补气之药以调气虚而机能不足之人

常用者如：生黄芪、炙黄芪、生晒参、小红参、党参、太子参、苏条参、西洋参、蛤蚧、冬虫夏草、白术、怀山药等。

其二，补阳温阳之药，以调阳气虚损而产热不足并机能低下之人

常用者如：紫河车、鹿茸、哈士蟆油、海马、海狗肾、淫羊藿、巴戟天、杜仲、仙茅、肉苁蓉、锁阳、续断、补骨脂、菟丝子、胡芦巴、阳起石等。

其三，补血养血之药，以调血液不足或血细胞减少并造血机能低下之人

常用者如：枸杞、大枣、当归、丹参、熟三七、血竭、熟地黄、阿胶、何首乌、龙眼肉、鸡血藤、楮实子等。

其四，补阴养阴之药，以调阴液不足、细胞瘦瘪、营养物质不足之人

常用者如：龟甲、鳖甲、麦冬、天冬、石斛、玉竹、沙参、百合、黄精、女贞子、桑椹等。

其五，调畅气机之药，调气机、助运化、顺情志，以调节体质之偏颇

疏肝理气之药，以调肝气郁滞者，常用之药：桑叶、白芍、炒枣仁、五味子、枳壳、制香附、郁金、合欢皮、佛手等。

醒脾理气之药，以调中焦壅遏并脾胃失于健运者，常用之药：厚朴、枳壳、砂仁、石菖蒲、佩兰、陈皮、丁香、白蔻仁、瓜蒌、郁金、降香、沉香等。

行气破气之药，以治气机结滞不通者，常用之药：厚朴、枳实、青皮、木香、檀香、沉香、降香、川楝子、荔枝核、乌药等。

第二，清热解毒或清热燥湿之药以抗菌（抑菌）抗病毒

清热解毒之药，常用者如：连翘、贯众、虎杖、金银花、穿心莲、板蓝根、大青叶、鱼腥草、玄参、败酱草、蒲公英、重楼、山豆根等。

清热渗湿之药，常用者如：黄芩、黄连、黄柏、龙胆草、白鲜皮、苦参、秦皮、三颗针等。

第三，扶正之药提高机体抗病力，扶正祛邪以提高抗菌（抑菌）、抗病毒类药物的疗效

扶正之药，即为前述之益气补气、补阳温阳、补血养血、补阴养阴之药。

从原理而言，本类药物均为扶正而提高机体抗病力之药，可达扶正以祛邪之效。按方剂君、臣、佐、使的配伍原则组方，以本类扶正药物与抗菌（抑菌）、抗病毒的清热药等合用，可以较好地提高抗菌（抑菌）、抗病毒的效果。

第四，涤痰化湿之药以调节和改善机体代谢

常用者如：贝母、白芥子、莱菔子、茯苓、猪苓、薏苡仁、泽泻、藿香、佩兰、苍术、白术等。

本类药物在具体应用之时，常需根据辨脾气之虚实，辅以醒脾行气或健脾益气之药，终能较好地调节和改善机体代谢。如：醒脾理气之药厚朴、枳壳、砂仁、石菖蒲、陈皮、丁香、蔻仁、瓜蒌、郁金、降香、沉香等；益气健脾之药，苏条参、潞党参、生黄芪、枳壳、厚朴、桔梗、炙升麻等。

第五，涤痰化瘀之药以消除包块结节

常用者如：川贝母、浙贝母、白芥子、莱菔子、皂角刺、路路通、丹参、川芎、桃仁、红花、莪术、三棱、水蛭、虻虫、穿山甲等。

第六，祛腐生肌之药以促进组织代谢和修复

清热解毒、托里透脓（生肌）与涤痰化湿、活血化瘀之药合用，常常可以起到祛腐生肌之效，用治机体组织坏死或缺损之病。常用者如：

清热解毒：金银花、穿心莲、板蓝根、鱼腥草、玄参、败酱草、蒲公英、重楼、山豆根、土茯苓等。

托里透脓（生肌）：生黄芪、桔梗、炙升麻、穿山甲、炙甲珠、皂角刺、轻粉、炉甘石等。

涤痰化湿：川贝母、浙贝母、白芥子、莱菔子、皂角刺、路路通、薏苡仁、佩兰、苍术等。

活血化瘀：丹参、川芎、桃仁、红花、莪术、三棱、水蛭、虻虫、穿山甲等。

第三节 验案举隅

【验案三十二】半截身子黄汗

龙某，女，汉族，85岁。

一、初诊概况

时间：2012年4月30日

主要病状： 该患者由其女搀扶慢步走入诊室，自诉3月份以来，胸腹部、腋下汗出不止，色黄，汗出后自觉身上寒冷透骨。

诊察得知： 汗出部位在脐以上、颈部以下，身体其他部位均无汗出；夜寐较差，睡卧之中身烘热则汗出而量多，可湿透枕巾和衣被，色黄而染衣被。再察其状，患者身形较小，形体消瘦，下肢因年轻时受过外伤活动不利，需借助拐杖或他人搀扶才能行走；此时双下肢肿胀，四末厥冷；气短乏力，时有呃逆；情绪低落，面色晦暗，口唇瘀斑，身有汗出异味；尿短少但色清，大便干结；舌质淡苔白微腻，脉弦细数。

素患高血压和抑郁症，一直在服用降血压药物和抗抑郁药物。

医者分析： 该患者汗出色黄染衣被，是为黄汗无疑。特殊之处在于其年迈而素体较虚，仅为局部半截身子出汗；且伴随症状特殊，汗后自觉身寒透骨，双下肢肿胀，四末厥冷，气短乏力。此状，气滞、气虚并见，虚证实证夹杂，痰湿、瘀血俱见，关键之点应属阴阳之气不相顺接使然。

主要病因病机及诊断： 其素有气血不足而气虚，兼长期肝郁气滞，气机不畅，阴阳之气不相顺接，郁热内聚，四末厥逆；血行受阻，水湿不化，聚于胸腹部而郁热蒸腾，夜卧则更盛，故身烘热则盗汗而黄汗出。

气虚与气结并存，互相影响，阴阳之气不相顺接，故身烘热、大便干结、气短乏力与四末逆冷并见，且汗出仅限于胸腹、腋下；气机失常，则致水道不畅，痰湿停蓄，痰瘀互结，胸腹部玄府、腠理启闭失常，遂现局部半截身子汗出，下肢肿胀而尿短少，面色晦暗而唇有瘀斑，舌苔白微腻等。故其病机，应为虚实夹杂、气虚气结并见、痰湿停蓄、痰瘀互结。故其辨病属（局部）盗汗、黄汗，证为虚实夹杂、气虚与气结并见、痰湿停蓄、痰瘀互结。

治宜： 攻补兼施、益气理气、涤痰化湿、利尿（消肿）退黄、活血化瘀、调和营卫（气血）止汗，方宜疏肝散、茵陈五苓散合逐瘀汤为基础加减化裁。

处方： 郁金15g，制香附15g，浙贝母15g，白芥子15g，炒莱菔子12g，茵陈15g，金钱草15g，枳实10g，白芍15g，炒知母10g，丹参30g，丹皮15g，防风15g，白芷10g，生黄芪15g，桔梗8g，炙升麻5g，紫花地丁15g，瞿麦12g，大腹皮15g，薤白15g，连翘

15g，胆南星 10g，合欢皮 15g，怀山药 16g。

医嘱：服 4 剂；再诊；忌食鱼腥、辛辣、酸冷、生冷之品。

方解：疏肝理气除郁热：郁金、制香附、胆南星、合欢皮、枳实、白芍、连翘、炒知母。

益气健运：生黄芪、桔梗、炙升麻、怀山药、薤白。

涤痰化湿：浙贝母、白芥子、炒莱菔子、金钱草。

利尿（消肿）退黄：紫花地丁、瞿麦、大腹皮、茵陈、金钱草。

活血化瘀：丹参、丹皮。

调和营卫（气血）止汗：防风、白芷、白芍、生黄芪、桔梗、炙升麻、丹参、丹皮。

二、诊治进程及其变化

一周后，二诊：

主要病状：服药后，夜间烘热程度减轻，汗出数量减少，颜色稍转淡黄，但小便颜色加深而黄，汗出之后寒冷感减轻。

细察可知：夜寐改善，双下肢肿胀明显消减，四末稍温；气短乏力改善，呃逆已少；情绪稍为改善，但仍低落，口唇瘀斑减淡，汗出异味减轻；尿量增多但色黄，大便已解；舌、脉同前。

调治简况：此时，患者盗汗、黄汗诸症均有减轻，尿量增多，下肢肿胀消减，均为佳兆，说明其气机渐畅，痰湿渐化，瘀血渐散；尿量增多的同时，颜色加深而黄，说明其积热黄染之物渐转由小便排出，也为佳象。

前方已获显效，当守方续治。

减药：因尿量增多，下肢肿胀明显消减，去瞿麦、大腹皮。

医嘱：续服 4 剂，再诊；其他同前。

10 天后，三诊：

主要病状：此时，夜间基本无烘热，汗出数量明显减少，颜色已无黄色而不染衣被，尿量正常而颜色转淡黄；已无汗出之后寒冷感；双下肢肿胀消除，精神情绪转好，但仍不愿多言而时有发呆之状，已无气短但仍感神疲，已无呃逆，口唇瘀斑明显减淡，汗出异味消除，大便正常；舌质淡，苔薄白，脉弦细。

调治简况：此时，盗汗、黄汗诸症基本消除，原患之证已解，惟年迈体虚，且原患抑郁症及气血不足之证仍存，当继续调治。

当续守前方之旨，调整用药而续治。

减药：因夜间基本无烘热，汗出量少而无黄色，尿色转淡黄，下肢肿胀消除，去炒知母、茵陈、紫花地丁；因大便转正常，苔腻消除，去浙贝母、白芥子、炒莱菔子；因寒冷感已消，去枳实。

加药：因其仍不愿多言而时有发呆，加佛手 10g，益智仁 15g，石菖蒲 3g，以助宁心开窍。

医嘱：续服 4 剂，随诊；其他同前。

二周后，四诊：

主要病状：已无夜间烘热、盗汗，昼间偶有微汗出时，汗液清亮无色；二便正常；情绪不稳定，时烦躁而时木然发呆，神疲改善但仍难以动作，动则气短，口唇已无明显瘀斑；舌脉同前。

调治简况：此诊，原患盗汗、黄汗之症已消，阴阳之气不相顺接之关键病机已解；惟其气血不足、神识郁闭、精神抑郁之状仍存，当转而续治其气血不足、神识郁闭之证。

当续守第三诊方义之旨，调整用药而续治。

减药：因盗汗、黄汗已消，去防风、白芷；因气短已除，去薤白。

加药：加苏条参15g、枸杞15g，以助调养气血之力；加槟榔10g，以助安神开闭。

医嘱：续服4剂，随诊；其他同前。

三、诊治难点及特点

该患者之诊治，有四个难点，一是汗出部位特殊，仅为胸腹部、腋下汗出不止的半截身子出汗；二是汗出色黄；三是黄汗之伴随症状特殊，汗后自觉身寒透骨，双下肢肿胀，四末厥冷，气短乏力等；四是年迈体衰，85岁，素患抑郁症。

经全面分析辨别，患者此时之证为气滞与气虚并见，虚证实证夹杂，痰湿、瘀血俱见；病机之关键，应属阴阳之气不相顺接使然。

据此病机而治，以攻补兼施、益气理气、涤痰化湿、利尿（消肿）退黄、活血化瘀、调和营卫（气血）止汗之方药治疗，服药12剂，盗汗、黄汗之症已消，阴阳之气不相顺接之关键病机已解；惟气血不足、神识郁闭、精神抑郁之状仍存，则转而续治其气血不足、神识郁闭之证。

【验案三十三】倒经

阳某，女，18岁，哈尼族，高中学生。其母陪诊。

一、初诊概况

时间：2012年2月9日

主要病状：近半年来，每遇月经来潮时，经行量多，色淡，鼻腔出血而量中等色淡红。此时，距下次行经约半月。

诊察得知：其身材中等，发育一般；面色晦暗而全身皮肤暗滞灰黑，有细小瘀点，神情黯淡不开朗，夜寐不安；纳呆不食，舌淡白，苔白腻，脉细弱。

细询个人史：其14岁月经初潮，周期正常，量适中，颜色无明显异常而偏淡红；其面色晦暗而全身皮肤暗滞灰黑，有小瘀点等症，已有约近两年时间。

医者分析：该患者应为较典型的倒经。综合而言，其应为气虚不摄血之倒经。

主要病因病机及诊断：患者素体较弱，气血不足，尤其是中气不足，摄纳之力虚弱，经行之时，血色较淡，且逆而上行，经血由鼻腔溢出；由于气虚不能摄血，素有少量血液沉积于皮肤之下而全身皮肤暗滞灰黑，有细小瘀点；女孩经行异常而倒经，则自我担心而不能释然。心肝气郁，面色晦暗，神情黯淡，夜寐不安；由于中气不足，脾虚不运，痰湿蕴结而纳呆不食，舌苔白腻。据此分析，辨病诊断为倒经，辨证为气不摄血、脾失健运、心肝气郁。

治宜：益气摄血、调经止血、健脾助运、疏肝宁心安神、养血护肤，方以补中益气汤合养血汤为基础加减。

处方：郁金15g，炒延胡索15g，炒枣仁15g，忍冬藤15g，五味子15g，白及16g，枸杞15g，丹参20g，丹皮15g，生黄芪15g，枳壳10g，桔梗8g，炙升麻5g，防风15g，白芷10g，怀山药15g，浙贝母15g，白芥子15g，生甘草5g。

医嘱：服4剂，再诊。

方解：益气摄血：生黄芪、枳壳、桔梗、炙升麻。

调经止血：枸杞、丹参、丹皮、白及。

健脾助运：生黄芪、枳壳、怀山药、浙贝母、白芥子、生甘草。

疏肝宁心安神：郁金、炒延胡索、炒枣仁、忍冬藤、五味子。

养血护肤：防风、白芷、枸杞、丹参、丹皮。

二、诊治进程及其变化

一周后，二诊：

主要病状：服药后，自觉轻松一些，夜寐改善，纳食增加。神情稍微开朗，面色晦暗稍转润，但全身皮肤仍暗滞灰黑，舌脉同前。

调治简况：其气血不足、脾失健运、心肝气郁之状略有改善，但因倒经之病，平素改善体质很重要，故，仍当守方续治。

医嘱：续服4剂，再诊。

又一周后，三诊：

主要病状：近来，自觉全身轻松了许多；昨日经行，已无倒经，经量正常，稍微偏多，经色正常；面色晦暗及全身皮肤暗滞灰黑减淡并转润；舌淡白，苔薄白，脉细。

调治简况：经服8剂方药，其倒经之证已解，面色晦暗及全身皮肤暗滞灰黑减淡并转润，气不摄血、脾失健运、心肝气郁之证明显缓解。因该患者倒经与其整体状态相关，且调经需稳定一段时间方可停药。故，以前方为基础，拟定一个调理方，以较长时间调理。

调理之方：

郁金15g，炒枣仁15g，忍冬藤15g，五味子15g，益母草12g，枸杞15g，丹参20g，丹皮15g，生黄芪15g，枳壳10g，桔梗8g，炙升麻5g，防风15g，白芷10g，怀山药15g，生甘草5g。

以10剂之量，制为膏剂。以常量服用三周后，停二周；再续服三周至服完全部药物。

二个半月后，随访：服完全部膏方，已连续二月经行正常，量中等，色正常，已无倒经。夜寐正常，学习有劲；面色明显改善而润，全身皮肤暗滞灰黑消退明显，已无瘀点而皮肤转润；舌淡白，苔薄白，脉缓。

至此，其倒经之病已愈。

三、诊治难点及特点

该患者的特殊之处在于，其在出现倒经的同时，全身气不摄血之证明显。其面色晦暗而全身皮肤暗滞灰黑、有细小瘀点已有较长时间，说明其不仅属于月经不调而倒经，关键在于气不摄血日久并已致全身皮下微渗血。

少女出现此状，其运化受损而失健，自我担心而不能释然，心肝气郁而心神不宁，气血不活而肌肤暗晦。据此分析，以益气摄血、调经止血、健脾助运、疏肝宁心安神、养血护肤之方药治疗，服 8 剂，经行即无倒经；再予调理方，制为膏方，续调二月，连续经行正常而无倒经，且原患诸症基本消除。

【验案三十四】情志刺激致急性甲亢

马某，女，回族，38 岁，已婚，私营企业主。

一、初诊概况

时间：2011 年 12 月 22 日初诊

主要病状：自诉两周前，目睹好友突遇不幸，遂现心慌心跳而悸动不安，难以入眠，常彻夜不眠，每天最多可睡 2～3 个小时。到医院检查后发现：TT3（血清总三碘甲状腺原氨酸）、TT4（甲状腺素）、FT4（游离甲状腺素）、FT3（游离三碘甲状腺原氨酸）均增高，TSH（促甲状腺激素）降低（参见附录之图 7），诊为急性甲状腺功能亢进。该医院建议使用抗甲状腺功能亢进药物治疗，但患者担忧该类药物的不良反应，不愿西药治疗，选择中医治疗而来求诊。

诊察得知：患者体态匀称，发育及营养良好；面色红赤而皮肤干燥，色素沉着，紧张不安，目睛仍有惊恐状，烦躁不安；但无怕热多汗、多食善饥、甲状腺肿大、眼突等症状和体征；目干涩而胀，口干舌燥渴饮，小便偏黄，大便干结难排；舌质红绛，苔薄黄燥而干，脉弦数疾（心率≥105 次/分钟）。

医者分析：一般"甲亢"可对应性地视为中医之"瘿病"。

该患者虽有甲状腺功能测定指标明显异常升高而诊为"甲亢"的依据，但其临床表现及其体征尚不典型，也非中医所言之"瘿病"。其此时表现，惊悸之病的表现更为典型。观其病史，其病起于目睹好友突遇不幸，是为较严重的精神情志刺激，引致心肝气乱，甚而出现心肝火旺、阴津耗损之证。

主要病因病机及诊断：其因突遇情志刺激，心肝气乱，遂致心肝火旺，心神受扰，故惊悸不已，心慌心跳，难以入寐，目干涩而胀；火热伤津，引致阴津不足，故现口干舌燥渴饮，小便偏黄，大便干结难排，舌质红绛，苔薄黄燥而干；由于心肝气乱、心肝火旺较甚，则出现脉弦数疾（心率≥105 次/分钟）。

据此分析，其病应属惊悸，证属心肝气乱、心肝火旺、阴津耗损。

治宜：平肝泻火、清心安神、滋阴降火。

处方：桑叶 15g，白芍 10g，郁金 15g，制香附 15g，炒枣仁 15g，忍冬藤 15g，五味子 15g，乌梅 2 枚，槟榔 15g，合欢皮 15g，佛手 15g，生地黄 16g，山萸肉 15g，泽泻 10g，炒知母 10g，连翘 15g，菊花 15g，木贼 12g，薤白 15g，丹参 30g，丹皮 15g，炙远志 12g，麦冬 15g，玉竹 15g，怀山药 15g。

医嘱：服 4 剂，再诊；忌食辛辣、鱼腥、香燥之品；注意调节情绪，不要再受情志刺激。

方解：平肝泻火：桑叶、白芍、郁金、制香附、乌梅、槟榔、菊花、木贼、生地黄、泽泻、炒知母。

清心安神：连翘、炒枣仁、忍冬藤、五味子、合欢皮、佛手、薤白、炙远志、丹参、丹皮。

滋阴降火：生地黄、山萸肉、泽泻、炒知母、连翘、麦冬、玉竹、怀山药。

二、诊治进程及其变化

一周后，二诊：

主要病状：服药后，惊悸、心慌已明显缓解，入睡困难改善，每晚可较好地安卧约 6 小时；近日因讲话较多，咽干咽痛。

细察之：紧张不安之感消除，目睛已无惊恐状，烦躁不安减轻，情绪渐安宁；面色红赤减淡，皮肤稍转润，但色斑仍显；目干涩而胀减缓，口干舌燥减轻且渴饮减少，小便渐清，大便已解但仍偏干；舌红，苔薄黄，少津，脉弦数（心率≥90 次/分钟）。

调治简况：经服前方，心肝气乱、心肝火旺、阴津耗损诸证均已得到控制和改善。当守前方，调整用药而续治。

因咽干咽痛，加射干 10g，牛蒡子 10g；因其火热之势已减而色斑仍显，可加防风 15g，白芷 10g，以祛斑养肤。

医嘱：续服 4 剂，再诊；其他同前。

又一周后，三诊：

主要病状：惊悸、心慌基本消除，已可正常入睡，每晚可较好地安卧约 8 小时；咽干咽痛已消。

情绪平和而安宁；面色已无红赤而转黄红，皮肤转润，色斑渐淡；已无目干涩而胀，口干舌燥微存但已无明显渴饮；二便转正常；舌淡红，苔薄黄微有津，脉弦、微数（心率≥85 次/分钟）。

调治简况：此诊，其因突遇情志刺激而惊悸、心慌已消，心肝气乱、心肝火旺之势基本消除，阴津耗损明显改善。其初诊时的主要病状基本解除，可以前二方为基础调整用药而续治。

减药：因惊悸、心慌基本消除，心肝气乱、心肝火旺之势基本消除，去菊花、木贼、乌梅、槟榔、佛手、炙远志；因咽干咽痛已消，去射干、牛蒡子。

医嘱：续服 6 剂，再诊；其他同前。

二周后，四诊：

主要病状： 患者笑告笔者，惊悸、心慌未再出现，睡眠正常，已于前几日到初诊为甲亢的医院检查，甲状腺功能测定已恢复正常，TT3（血清总三碘甲腺原氨酸）、TT4（甲状腺素）、FT4（游离甲状腺素）、FT3（游离三碘甲腺原氨酸）均转正常，TSH（促甲状腺激素）虽仍偏低，但已较一月前的数值明显增高（由 0.05mIU/L 增至 0.11mIU/L）（参见附录之图 8），该医院认为其甲状腺功能亢进状态已解除。此次检测距首次检测刚好一个月，为笔者诊治后之第 21 天。

再细察： 其情绪开朗而笑容轻松，面色正常而红润，色斑渐淡但仍存；余无明显不适；舌淡红，苔薄黄而有津，脉弦、微数（心率≥75 次/分钟）。

调治简况： 经前诊方药调治，其惊悸之状解除，实验室检查诊断的甲亢已消，其病已愈；惟其面部色斑仍微存，当继续调理消斑，且巩固疗效，改善体质，以防其病再发。

以前三方为基础予以调理方。

桑叶 15g，白芍 10g，郁金 15g，炒枣仁 15g，忍冬藤 15g，五味子 15g，合欢皮 15g，生地黄 16g，山萸肉 15g，泽泻 10g，炒知母 10g，连翘 15g，丹参 30g，丹皮 15g，麦冬 15g，玉竹 15g，苏条参 16g，怀山药 15g，防风 15g，白芷 10g，白鲜皮 10g。

医嘱： 续服 6 剂，随诊；特嘱一定要注意调节情志，保持心境乐观、豁达。

半年后，其因外感病再次就诊而随访： 未再出现过惊悸、心慌等症；前月再次做过甲状腺功能测定，所有指标均已转正常，心率≥68 次/分钟。

三、诊治难点及特点

该患者的特殊之处在于：其心率较快而脉疾（心率≥105 次/分钟），经实验室检测，甲状腺功能指标明显异常而诊为"甲状腺功能亢进"。一般认为，"甲亢"，可对应性地视为中医之"瘿病"。但是，综合其突遇情志刺激的发病情况并经辨病辨证，其尚不属瘿病，应属惊悸；证属心肝气乱、心肝火旺、阴津耗损。

按此诊断，施以平肝泻火、清心安神、滋阴降火之方药治疗，服药 8 剂，其初诊时的主要病状基本解除，惊悸、心慌已消，心肝气乱、心肝火旺之势基本消除，阴津耗损明显改善，心率≥85 次/分钟。再加减方药而调治，续服 6 剂，则诸症解除。在首次检测一个月（笔者诊治 21 天）之后，再次检测甲状腺功能，其主要指标均已转正常，原诊断医院认为其甲状腺功能亢进状态已解除，心率降至≥75 次/分钟。三个月后，心率恢复至≥68 次/分钟。

通过此例之诊治，再次提示：在实验室检测指标明显异常，或可作出西医诊断结论时，中医论治，主要还需以辨证为主，注意西医辨病提示的该病的发展变化规律而用药。

本例之治，西医诊断提示甲状腺功能亢进，多属中医阳热有余而亢盛之病，故用药当注意不可轻易用补品，更不能轻易用补气补阳之品；从中医辨病与辨证而言，其属突遇精神刺激而致惊悸之病，关键之机为心肝气乱、心肝火旺。抓住此症结，治而有效。

如是之理，颇有一定示范意义。

【验案三十五】白细胞增多而血小板减少

毕某，女，49岁，汉族，已婚，银行高管。

一、初诊概况

时间：2012年3月29日

主要病状：自诉，两周前体检时偶然发现，血小板减少，白细胞升高。自己平素身体无恙，无任何不适。前一天血象：白细胞为 $10.9×10^9/L$［参考值：$4～10×10^9/L$］（下同），血小板为 $79×10^9/L$［参考值：$100～300×10^9/L$］（下同）（参见附录之图9）。

诊察得知：个子中等，稍显丰腴，发育及营养较好；面色萎黄而晦暗，近来咽痒、微咳；因得知血象较高，故心中不安而紧张，夜寐较差，经行正常，大便偏干难排；舌暗红，苔薄白，脉弦缓微弱。

经做骨髓穿刺等相关检查，无特殊发现；无特殊个人病史。

医者分析：该患者经实验室检查，血象明显异常，但无对应的临床征象，难以辨病辨证，只可综合现实情况，勉力辨证。从就诊之时的情况看，面色萎黄而暗，且近来咽痒而喉间微堵不适，微咳，心中不安而紧张，夜寐较差，应为气血不活、气机不畅之证。

主要病因病机及诊断：其病，起因不明，辨病之病名无法确定；其证之病机，应为气血不活、气机不畅、金（肺）旺克木（肝），遂致白细胞升高而血小板降低。气血不活，则面色萎黄而晦暗，血象异常；气机不畅，心肝郁结，则心中不安而紧张、夜寐较差、喉间微堵；金（肺）旺克木（肝），则咽痒而喉间微堵不适，微咳。故此时之证，当为气血不活、气机不畅、金旺克木。

治宜：调养气血、理气安神、清肺利咽，方以自拟调气活血解毒散瘀汤。

处方：桑叶15g，白芍15g，炒枣仁15g，忍冬藤15g，五味子15g，生地黄16g，山萸肉15g g，泽泻10g，生黄芪15g，苏条参15g，桔梗8g，炙升麻5g，丹皮15g，丹参30g，枸杞15g，紫草15g，败酱草10g，桑白皮15g，鱼腥草15g，葶苈子15g，防风15g，白芷10g，射干10g，金钱草15g，白芥子15g，炒莱菔子12g，连翘15g，焦黄柏10g，薤白15g。

医嘱：服4剂，再诊；注意饮食营养，但忌食辛辣、鱼腥、香燥之品。

方解：调养气血（消斑）：生地黄、山萸肉、泽泻、生黄芪、苏条参、桔梗、炙升麻、丹皮、丹参、枸杞、紫草、防风、白芷。

理气安神：桑叶、白芍、炒枣仁、忍冬藤、五味子。

清肺利咽：败酱草、桑白皮、鱼腥草、葶苈子、射干、金钱草、白芥子、炒莱菔子、连翘、焦黄柏、薤白。

二、诊治进程及其变化

一周后，二诊：

主要病状：服药后，自觉轻松了一些，面色萎黄而暗稍微减淡，咽痒及微咳减轻，但前日进食香燥之品而咽痛、音暗，目干而痒；紧张感减轻，夜寐有所改善，大便已解但偏干；舌暗红减淡，苔薄白微干，脉弦缓。

就诊当日早晨作血象化验：白细胞为 $13.01 \times 10^9/L$，血小板为 $90 \times 10^9/L$（参见附录之图 10）。

调治简况：此诊病状与初诊相比，白细胞微反弹而上升，但红细胞也已明显上升；面色萎黄减淡，咽痒、微咳基本消除，夜寐渐安，舌暗红转润，说明其病已得到一定控制与改善。白细胞微反弹而上升，可能与其咽痛、音暗有关。

当守方续治。因咽痛，加牛蒡子 10g；因目干痒，加木贼 10g。

医嘱：服 4 剂，再诊；其他同前。

又一周后，三诊：

主要病状：面色萎黄而晦暗明显减淡而微润，咽痒、微咳及咽痛消除，惟咽喉部稍微不适，音暗渐声彰，目干而痒减轻；已无紧张感，夜寐正常，大便已正常；舌淡红，苔薄白，脉弦缓。

就诊当日早晨作血象化验：白细胞为 $9.83 \times 10^9/L$，血小板为 $98 \times 10^9/L$（参见附录之图 11）。

调治简况：此时，白细胞明显下降，红细胞继续上升，且其咽痒、微咳、咽痛、音暗诸症悉除，病状向愈。

当续守前方主旨，调整用药而续治。因咽痒、咽痛、咳嗽悉除，去桑白皮、鱼腥草、葶苈子、射干、牛蒡子；因目干痒减轻，减木贼用量为 6g。

医嘱：服 4 剂，再诊；其他同前。

再一周后，四诊：

主要病状：面色萎黄明显减淡而微现红润，已无目干而痒，余无不适，舌淡红，苔薄白，脉弦缓。

就诊当日早晨作血象化验：白细胞为 $9.76 \times 10^9/L$，血小板为 $127 \times 10^9/L$（参见附录之图 12）。

调治简况：其面色正常而微红润，余无不适；白细胞继续下降而红细胞继续上升，实验检查指标完全正常，也已无临床不适。其初诊之时的白细胞升高、红细胞降低之症已解，应属初诊之病已愈。

虑本病较为特殊，且患者也请求续治调理，故调整第三诊之方，继续治疗。

续守前几方主旨，调整用药：去薤白、炒莱菔子、焦黄柏。

医嘱：服 4 剂，再诊；其他同前。

又再一周后，五诊：

主要病状：面色已无萎黄而现红润，余无不适，舌脉稳定而正常。

就诊当日早晨作血象化验：白细胞为 $7.13 \times 10^9/L$，血小板为 $111 \times 10^9/L$（参见附录之图 13）。

调治简况：此诊，其面色已无萎黄而现红润，余无不适；白细胞继续下降，红细胞较第四诊稍微下降但仍在正常范围，实验检查指标仍属正常。

虑其病较为特殊，且患者也请求续治调理，故调整第三诊之方，继续调治之。

医嘱：续服第四诊方药，4 剂后再诊；其他同前。

又一周后，六诊：

主要病状：面色红润，余无不适，舌脉稳定而正常。

就诊当日早晨作血象化验：白细胞为 $7.38×10^9$/L，血小板为 $121×10^9$/L（参见附录之图 14）。

调治简况：此诊，患者面色红润，余无不适；白细胞继续下降，红细胞较第五诊上升并稳定在正常范围。

此时，患者血象已较好地稳定在正常范围之内，可以停药。

患者请求再服药，以巩固疗效。遂再予第四诊之方药 3 剂，嘱其服后停药，饮食调理为主。

三月后，随访：近日再做血象检测，各项相关指标均稳定于正常范围，也无不适。

三、诊治难点及特点

该患者之诊治难点在于白细胞升高、血小板降低，但无对应的临床表现征象，难以辨病辨证。其病之起因不明，辨病之病名无法确定。综合其总体情况而勉力辨证，关键为气血不活、气机不畅、金（肺）旺克木（肝），以调养气血、安神镇静、清肺利咽之方药治疗，获较好效果。

在诊治中，以调养气血为主线，及时调治其兼症咽痒，微咳，心中不安而紧张，夜寐较差，大便偏干难排等。在以"证候"变化消减为评判依据的同时，主要以实验室检查的血象变化为疗效判定依据。经过五周时间的诊治，白细胞由 $10.9×10^9$/L 降至正常 $7.38×10^9$/L，血小板由 $79×10^9$/L 升至 $121×10^9$/L。

此例，也为如何诊治实验室检测指标异常，而临床无典型对应症状（证候表现）的特殊病状的又一实例。

【相关验案简介】选自（《庆生诊治中医疑难病验案集粹》）

案例五十三　颈项汗出

该患者仅颈项部出汗（盗汗）三月，但汗出清冷似水，量多。辨证属气虚，且兼气血不足；尚兼情志不畅，气机郁滞。该患者仅颈项部汗出，乃因"阴阳之气不相顺接"。经以益气止汗，兼顾调养气血，辅以调畅气机之方药治疗，一周内，服药 4 剂，汗出止。（详见《庆生诊治中医疑难病验案集粹》之第二案）

案例五十四　会厌部吸气则渗血

该患者之会厌部不适，似有物堵塞，吸气时渗血；面色萎黄，双手掌部皮肤发黄，双下肢皮肤粗糙，皮下青筋明显，右膝下有块青紫斑块。辨证，为典型的中气不足、气不摄血之证，兼有痰瘀不化而瘀结。辨病则属肌衄（会厌部渗血与右膝下青紫斑块合诊）。经以益气摄血（止血）养血、涤痰化瘀散结，辅以疏肝利胆之方药治之，会厌部不适、吸气渗血等症已未再出现；全身皮肤转润而皮下青筋明显减淡，右膝下的青紫斑块已消。（详见《庆生诊治中医疑难病验案集粹》之第三案）

案例五十五　男子更年期综合征

该患者为典型的男子更年期综合征。辨证，为肝气郁滞、心肝火旺、气阴不足。其治，并不困难。但是，由于诸多因素影响，男子更年期综合征常常不为人们所认识和重视，患者自身常陷于心身俱病之困境而难自解，久延则自身难耐，工作不安，生活不宁，人际关系不好。治其身体之病，还需先治心，既要服药，更要调心；既要治其本人，还需家人理解、配合。经以疏肝理气、清心泻火、安神定志、调养气阴之方药治疗，约一月余，更年期综合征诸症均消。（详见《庆生诊治中医疑难病验案集粹》之第五十四案）

案例五十六　男子白浊淋病阴肿

该患者下焦及下阴之病俱重，湿热毒邪蕴结之象典型。内外阴俱受损伤，同时具有尿浊、淋症、阴肿等表现，属泌尿系及生殖系感染，其发病应与不洁性生活有关。整个会阴部发胀，小便偏黄而浊，似有白色粉末沉淀，排尿不畅，点滴而出，尿后有黏液；阴茎肿胀并潮湿，龟头部黏膜有溃疡，疼痛，瘙痒，渗液流脓黄绿；阴囊潮湿，坠胀。辨病为白浊、淋病，辨证为湿热瘀毒聚于下焦，肉腐血壅、精室受损、水道（尿道）不通，兼情志不畅。治疗，以药物调治与建立健康生活方式并重。药物调治，则内外同治，内服汤药，外洗患处。经内服方药13剂，外洗用方10剂，白浊、淋病之病悉除。（详见《庆生诊治中医疑难病验案集粹》之第五十五案）

案例五十七　气结阳痿

按一般习惯思考，阳痿之病，多为"肾虚、肾亏"，常以大进补剂治之、调之，或补肾壮阳，或滋阴壮阳，或大补气血。

该患者之阳痿，起因甚为特殊，是因突遭惊吓而阳痿不再举。故其病之关键，在于气机突然结滞，经气内闭，下窍闭阻。其病，属"实"非"虚"，切不可补之。

医者以先攻、再调、后补之策略施治。首用疏肝理气、宁心开窍、清热涤痰化湿之方药治疗，服药6剂，其阳物已有冲动并能勃起，但挺举不久。实邪消除后，适当调补气血，续服3剂，其阳物已能勃起且挺举，正常同房。其后，续以调和气血、调养阴阳、强本固肾之方药调治。半年后随访，阳痿已未再出现，夫妻性生活甚为满意。（详见《庆生诊治中医疑难病验案集粹》之第五十六案）

案例五十八　小儿头痛

该患儿之病，为内伤头痛。此病，多为成人之病，该患儿患此病，主因其聪颖而性格较为敏感，学校学习压力大而致情绪紧张所致。经以疏肝理气、养心安神、行气降逆（止痛）之方药治之，就诊三次，服药8剂，头痛消除，夜寐正常。（详见《庆生诊治中医疑

难病验案集粹》之第五十八案）

案例五十九　小儿胃脘痛

该患儿因情志不畅、肝气不舒、肝胃不和而致胃脘部胀闷疼痛，时有灼热感，口中泛酸，不思饮食，是为小孩患了"大人病"。经以疏肝理气、健胃消食之方药治疗，胃脘部胀闷疼痛、灼热感消除，无泛酸或反酸感，进食增多。一月后随访，经再作纤维胃镜复查，已无异常征象，胃脘部未再出现不适。（详见《庆生诊治中医疑难病验案集粹》之第五十九案）

案例六十　疳积伴湿疹误治肤烂

本案例病起于误治；其基础为素有疳积，曾患湿疹，已痊愈。因服用他人调理疳积之方药 4 剂，引起严重的药源性过敏反应，湿疹急性发作，全身湿疹并瘙痒，湿疹糜烂、脓疡、溃烂并流脓。医者在诊治中，注意其湿疹、肤损、疳积的变化，分辨其主次、轻重、缓急而治疗，适时加减化裁用药。经集中治疗二月余，服方药 27 剂；调理一月余，服用12 剂之量的膏方，其湿疹并肤损、瘢痕，疳积等，均痊愈。（详见《庆生诊治中医疑难病验案集粹》之第六十案）

案例六十一　疳积并肌肉瞤动

疳积，本为小儿常见之病。本案之患儿，在患有较典型的疳积的同时，兼有较为明显的肌肉跳动和瞤动、挤眉弄眼、嘴角抽动等内生风邪为患之证。其风邪为患之证急、重。诊断，辨病为疳积并肌肉瞤动；辨证属肝脾不调、心肝火旺、脾虚生风、食积虫积。以平肝柔肝、健脾消食、清泻心火、息风止痉、导滞除积之法治疗，该患儿诸症悉除，未再出现肌肉跳动、瞤动和抽动等症，已能正常学习且成绩尚可。（详见《庆生诊治中医疑难病验案集粹》之第六十二案）

案例六十二　高危型乳头瘤病毒（HPV）感染

该患者经 DNA 检测，在其宫颈黏液脱落细胞标本中，与子宫颈癌发生高度相关的HPV（高危型乳头瘤病毒）呈阳性，检测值 399.48（正常参考值<1.00）。但是，患者没有任何不适，临床无对应的症状或体征。对此情况，中医"无证（症）可辨"，辨证论治难以入手；西医对此类病毒，也无特异性的治疗药物。患者万分焦虑和担心。

医者采取西医辨病（实验室检查指标）与中医辨证（辨体质）结合而论治，结合中药药理学研究成果用药。前后服药 36 剂，经同一所医院 DNA 检测，HPV 转为阴性，检测值 0.21（正常参考值<1.00）。所患"高危型乳头瘤病毒（HPV）感染"之症消失。（详见《庆生诊治中医疑难病验案集粹》之第四十六案）

附
录 →

部分病案检查资料扫描图片

昆明市妇幼保健院检验报告单

姓　名：王玉博　　　性　别：男　　年　龄：　岁　　病人类型：门诊　　样本号：162

科　室：儿科　　　床　号：　　　　住院号：　　　　标本种类：全血

项　目		结果	单位	参考值	项　目		结果	单位	参考值
WBC	白细胞	2.9↓	10^9/L	4--10	MCV	红细胞平均体积	85	fL	82--95
NEUT%	中性粒细胞百分比	35.7↓	%	50--70	MCH	平均血红蛋白量	31.5	pg	26--32
LYMPH%	淋巴细胞百分比	50.2↑	%	20--40	MCHC	平均血红蛋白浓度	369↑	g/L	320--360
MONO%	单核细胞百分比	13.1↑	%	3--8	R-SD	红细胞分布宽度	39.2	fL	39--46
EO%	嗜酸性粒细胞百分比	0.7	%	0.5--5	R-CV	红细胞变异系数	12.8	%	10.9--15.4
BASO%	嗜碱性粒细胞百分比	0.3	%	0--1	PLT	血小板	124	10^9/L	100--300
NEUT#	中性粒细胞绝对值	1.04↓	10^9/L	2--7.7	MPV	平均血小板体积	12.3	fL	7.6--13.2
LYMPH#	淋巴细胞绝对值	1.46	10^9/L	0.8--4	PDW	血小板分布宽度	16.1	fL	9--17
MONO#	单核细胞绝对值	0.38	10^9/L	0.12--0.8	P-LCR	大型血小板比率	42.8	%	13--43
EO#	嗜酸性粒细胞绝对值	0.02	10^9/L	0.05--0.5	PCT	血小板压积	0.15↓	%	0.17--0.35
BASO#	嗜碱性粒细胞绝对值	0.01	10^9/L	0--0.1					
RBC	红细胞	6.04↑	10^12/L	3.5--5.5					
HGB	血红蛋白	190↑	g/L	110--180					
HCT	红细胞压积	51.5↑	%	35--50					

DIFF SCAT	WBC DISCRI	RBC DISCRI	PLT DISCRI

送检医生：　　　　送检日期：2012/03/05　检验日期：2012/03/05 00:00 检验者：郑鑫　　审核者：

检验备注：

图1　外感高热而白细胞低下1

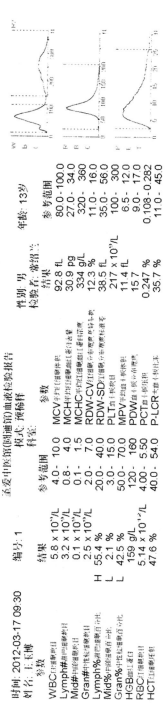

图 2　外感高热而白细胞低下 2

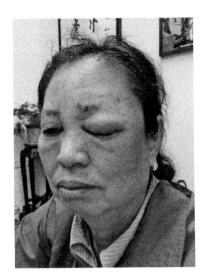

图 3　服药过敏无名肿毒 1

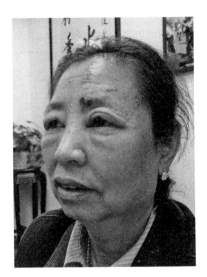

图 4　服药过敏无名肿毒 2（3 天后）

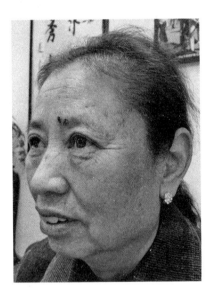

图 5　服药过敏无名肿毒 3（10 天后）

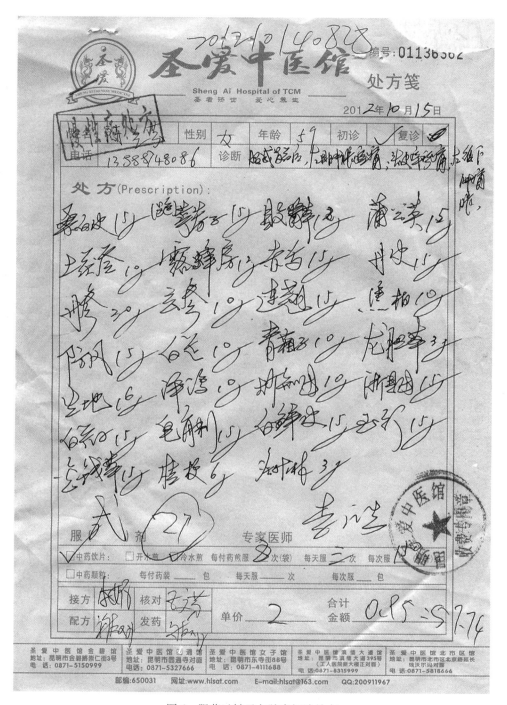

图6 服药过敏无名肿毒初诊处方

云南省第一人民医院核医学科免疫报告单

样本编号: 28

姓　名: 马　　　　　　性　别: 女　　　　年　龄: 38岁　　　临床诊断: 甲亢

科　别: 门诊　　　住院号: 　　　床　号: 　　　　　　标本类型:

编号	检验项目	项目代号	结　果	参　考　值	单　位	检验方法
1	甲状腺素	TT4	125.68 ↑	50-124	nmol/L	时间分辨法
2	三碘甲状腺原氨酸	TT3	2.56 ↑	0.61-2.5	nmol/L	时间分辨法
3	游离甲状腺素	FT4	36.63 ↑	6.6-24.8	pmol/L	时间分辨法
4	游离三碘甲状腺原氨酸	FT3	12.33 ↑	3.3-8.5	pmol/L	时间分辨法
5	促甲状腺激素	TSH	0.05 ↓	0.3-5.5	mIU/L	时间分辨法

送检日期: 2011-12-13　　报告日期: 2011-12-13　　检验者: 董学先　核对者

本结果仅对本次样本负责, 如有疑问请及时与核医学科联系

图7　甲亢1

云南省第一人民医院核医学科免疫报告单

样本编号: 32

姓　名: 马　　　　　　性　别: 女　　　　年　龄: 38岁　　　临床诊断: 甲亢

科　别: 门诊　　　住院号: 　　　床　号: 　　　　　　标本类型:

编号	检验项目	项目代号	结　果	参　考　值	单　位	检验方法
1	甲状腺素	TT4	78.03	50-124	nmol/L	时间分辨法
2	三碘甲状腺原氨酸	TT3	1.72	0.61-2.5	nmol/L	时间分辨法
3	游离甲状腺素	FT4	16.08	6.6-24.8	pmol/L	时间分辨法
4	游离三碘甲状腺原氨酸	FT3	7.20	3.3-8.5	pmol/L	时间分辨法
5	促甲状腺激素	TSH	0.11 ↓	0.3-5.5	mIU/L	时间分辨法

送检日期: 2012-01-13　　报告日期: 2012-01-13　　检验者: 董学先　　核对者:

本结果仅对本次样本负责, 如有疑问请及时与核医学科联系

图8　甲亢2

临床检验血液室

昆明医学院第一附属医院检验科报告单

姓　　名:ⅰ	科　　室:门诊	病人类别:门诊	样 本 号:LH0209
性　　别:女	病　　区:	病人编号:0009780321	费用类别:
年　　龄:47岁	床　　号:	标本类型:血	检测仪器:HST302

临床诊断:

申请项目:

备　　注:

检验项目	结果	单位	参考值	检验项目	结果	单位	参考值
白细胞	10.91 ↑	10^9/L	4-10	平均血红蛋白量	29.6	pg	26-32
中性粒细胞百分率	78.5 ↑	%	50-70	平均血红蛋白浓度	342.0	g/L	320-360
淋巴细胞百分率	16.4 ↓	%	20-40	红细胞分布宽度	14.1	%	11-16
单核细胞百分率	4.50	%	3-10	红细胞分布宽度-SD	43.8	fL	37.0-50.0
嗜酸性粒细胞百分比	0.5	%	0.5-5	血小板	79 ↓	10^9/L	100-300
嗜碱性粒细胞百分比	0.10	%	0-1	血小板比容	0.10	%	0.08-0.32
中性粒细胞绝对值	8.57 ↑	10^9/L	2-7	平均血小板体积	12.50	fL	6-14
淋巴细胞绝对值	1.79	10^9/L	0.8-4.0	血小板分布宽度	16.5	%	9.0-18.1
单核细胞绝对值	0.49	10^9/L	0.12-1	大血小板比率	45.9 ↑	%	11.0-43.0
嗜酸性粒细胞	0.05	10^9/L	0.05-0.5				
嗜碱性粒细胞	0.0	10^9/L	0-0.1				
红细胞	4.90	10^12/L	3.5-5.5				
血红蛋白	145	g/L	110-160				
红细胞压积	42.40	%	35-50				
红细胞平均体积	86.50	fL	82-94				

RBC	PLT	DIFF	WBC/BASO

采样时间:2012-03-28 10:38	送检时间:2012-03-28	申请医师:	采样护士:
报告时间:2012-03-28 10:49	打印时间:2012-03-28 10:49	报告人:	审核人:

结果仅对标本有效,对结果如有疑问,请于当日内查询!

联系地址:昆明市西昌路295号,电话:0871-5324888转检验科!

共24项

图9　白细胞升血小板降1

昆明医学院第一附属医院检验科报告单

急诊化验室

姓　名:	科　室:	病人类别:门诊	样本号:JE0022
性　别:女	病　区:	病人编号:0009843081	费用类别:
年　龄:47岁	床　号:	标本类型:血	检测仪器:XE2100

临床诊断:
申请项目:
备　注:

检验项目	结果	单位	参考值	检验项目	结果	单位	参考值
白细胞	13.01 ↑	10^9/L	4-10	平均血红蛋白量	29.8	pg	26-32
中性粒细胞百分率	71.1 ↑	%	50-70	平均血红蛋白浓度	354.0	g/L	320-360
淋巴细胞百分率	23.5	%	20-40	红细胞分布宽度	13.8	%	11-16
单核细胞百分率	5.10	%	3-10	红细胞分布宽度-SD	42.2	fL	37.0-50.0
嗜酸性粒细胞百分比	0.2 ↓	%	0.5-5	血小板	90 ↓	10^9/L	100-300
嗜碱性粒细胞百分比	0.10	%	0-1	血小板比容	0.11	%	0.08-0.32
中性粒细胞绝对值	9.24 ↑	10^9/L	2-7	平均血小板体积	12.30	fL	6-14
淋巴细胞绝对值	3.06	10^9/L	0.8-4.0	血小板分布宽度	14.7	%	9.0-18.1
单核细胞绝对值	0.67	10^9/L	0.12-1	大血小板比率	42.5	%	11.0-43.0
嗜酸性粒细胞	0.03 ↓	10^9/L	0.05-0.5				
嗜碱性粒细胞	0.0	10^9/L	0-0.1				
红细胞	5.24	10^12/L	3.5-5.5				
血红蛋白	156	g/L	110-160				
红细胞压积	44.10	%	35-50				
红细胞平均体积	84.20	fL	82-94				

| RBC | PLT | DIFF | WBC/BASO |

| 采样时间:2012-04-05 09:13 | 送检时间:2012-04-05 | 申请医师: | 采样护士: |
| 报告时间:2012-04-05 09:13 | 打印时间:2012-04-05 09:14 | 报 告 人: 李秋勋 | 审核人: 姜对存 |

结果仅对标本有效,对结果如有疑问,请于当日内查询!
联系地址: 昆明市西昌路295号,电话:0871-5324888转检验科!

共24项

图10　白细胞升血小板降2

昆明医学院第一附属医院检验科报告单

急诊化验室

姓　名:	科　室:门诊	病人类别:门诊	样　本　号:JE0027
性　别:女	病　区:	病人编号:0009899706	费用类别:
年　龄:47岁	床　号:	标本类型:血	检测仪器:XE2100

临床诊断:
申请项目:
备　注:

检验项目	结果	单位	参考值	检验项目	结果	单位	参考值
白细胞	9.83	10^9/L	4-10	平均血红蛋白量	30.9	pg	26-32
中性粒细胞百分率	64.4	%	50-70	平均血红蛋白浓度	345.0	g/L	320-360
淋巴细胞百分率	28.7	%	20-40	红细胞分布宽度	13.9	%	11-16
单核细胞百分率	6.40	%	3-10	红细胞分布宽度-SD	44.7	fL	37.0-50.0
嗜酸性粒细胞百分比	0.5	%	0.5-5	血小板	98 ↓	10^9/L	100-300
嗜碱性粒细胞百分比	0.00	%	0-1	血小板比容	0.11	%	0.08-0.32
中性粒细胞绝对值	6.33	10^9/L	2-7	平均血小板体积	11.10	fL	6-14
淋巴细胞绝对值	2.82	10^9/L	0.8-4.0	血小板分布宽度	14.9	%	9.0-18.1
单核细胞绝对值	0.63	10^9/L	0.12-1	大血小板比率	35.2	%	11.0-43.0
嗜酸性粒细胞	0.05	10^9/L	0.05-0.5				
嗜碱性粒细胞	0.0	10^9/L	0-0.1				
红细胞	4.99	10^12/L	3.5-5.5				
血红蛋白	154	g/L	110-160				
红细胞压积	44.70	%	35-50				
红细胞平均体积	89.60	fL	82-94				

RBC　　PLT　　DIFF　　WBC/BASO

采样时间:2012-04-12 09:10　送检时间:2012-04-12　申请医师:　采样护士:
报告时间:2012-04-12 09:25　打印时间:2012-04-12 09:25　报告人:李秋勋　审核人:
结果仅对标本有效,对结果如有疑问,请于当日内查询!
联系地址:昆明市西昌路295号,电话:0871-5324888转检验科!　　共24项

图11　白细胞升血小板降3

昆明医学院第一附属医院检验科报告单

急诊化验室

姓　名:	科　室:	病人类别:门诊	样　本　号:JE0047
性　别:女	病　区:	病人编号:0009968259	费用类别:
年　龄:47岁	床　号:	标本类型:血	检测仪器:XE2100

临床诊断:
申请项目:
备　注:

检验项目	结果	单位	参考值	检验项目	结果	单位	参考值
白细胞	9.76	10^9/L	4-10	平均血红蛋白量	30.7	pg	26-32
中性粒细胞百分数	66.5	%	50-70	平均血红蛋白浓度	339.0	g/L	320-360
淋巴细胞百分数	28.2	%	20-40	红细胞分布宽度	13.8	%	11-16
单核细胞百分数	4.70	%	3-10	红细胞分布宽度-SD	45.1	fL	37.0-50.0
嗜酸性粒细胞百分数	0.5	%	0.5-5	血小板	127	10^9/L	100-300
嗜碱性粒细胞百分数	0.10	%	0-1	血小板比容	0.14	%	0.08-0.32
中性粒细胞绝对值	6.49	10^9/L	2-7	平均血小板体积	11.30	fL	6-14
淋巴细胞绝对值	2.75	10^9/L	0.8-4.0	血小板分布宽度	13.4	%	9.0-18.1
单核细胞绝对值	0.46	10^9/L	0.12-1	大血小板比率	34.9	%	11.0-43.0
嗜酸性粒细胞	0.05	10^9/L	0.05-0.5				
嗜碱性粒细胞	0.0	10^9/L	0-0.1				
红细胞	4.92	10^{12}/L	3.5-5.5				
血红蛋白	151	g/L	110-160				
红细胞压积	44.50	%	35-50				
红细胞平均体积	90.40	fL	82-94				

RBC	PLT	DIFF	WBC/BASO

采样时间:2012-04-19 09:42	送检时间:2012-04-19	申请医师:	采样护士:
报告时间:2012-04-19 09:42	打印时间:2012-04-19 09:42	报告人:	审核人:

共24项

结果仅对标本有效,对结果如有疑问,请于当日内查询!
联系地址:昆明市西昌路295号,电话:0871-5324888转检验科!

图12　白细胞升血小板降4

昆明医学院第一附属医院检验科报告单

急诊化验室

姓　名:▮▮▮	科　室:	病人类别:门诊	样 本 号:JE0031
性　别:女	病　区:	病人编号:0010022485	费用类别:
年　龄:47岁	床　号:	标本类型:血	检测仪器:XE2100

临床诊断:
申请项目:
备　注:

检验项目	结果	单位	参考值	检验项目	结果	单位	参考值
白细胞	7.13	10^9/L	4-10	平均血红蛋白量	30.8	pg	26-32
中性粒细胞百分数	66.5	%	50-70	平均血红蛋白浓度	340.0	g/L	320-360
淋巴细胞百分数	27.6	%	20-40	红细胞分布宽度	13.7	%	11-16
单核细胞百分数	5.30	%	3-10	红细胞分布宽度-SD	45.2	fL	37.0-50.0
嗜酸性粒细胞百分数	0.6	%	0.5-5	血小板	111	10^9/L	100-300
嗜碱性粒细胞百分数	0.00	%	0-1	血小板比容	0.13	%	0.08-0.32
中性粒细胞绝对值	4.74	10^9/L	2-7	平均血小板体积	11.30	fL	6-14
淋巴细胞绝对值	1.97	10^9/L	0.8-4.0	血小板分布宽度	14.0	%	9.0-18.1
单核细胞绝对值	0.38	10^9/L	0.12-1	大血小板比率	36.2	%	11.0-43.0
嗜酸性粒细胞	0.04 ↓	10^9/L	0.05-0.5				
嗜碱性粒细胞	0.0	10^9/L	0-0.1				
红细胞	4.74	10^{12}/L	3.5-5.5				
血红蛋白	146	g/L	110-160				
红细胞压积	42.90	%	35-50				
红细胞平均体积	90.50	fL	82-94				

RBC	PLT	DIFF	WBC/BASO

采样时间:2012-04-26 09:01　　送检时间:2012-04-26　　申请医师:　　采样护士:

报告时间:2012-04-26 09:01　　打印时间:2012-04-26 09:01　　报 告 人:　　审 核 人:

结果仅对标本有效,对结果如有疑问,请于当日内查询!

联系地址:昆明市西昌路295号,电话:0871-5324888转检验科!

共24项

图13　白细胞升血小板降5

昆明医学院第一附属医院检验科报告单

急诊化验室

姓　名:肖	科　室:门诊	病人类别:门诊	样　本　号:JE0042
性　别:	病　区:	病人编号:0010054057	费用类别:
年　龄:47岁	床　号:	标本类型:血	检测仪器:XE2100

临床诊断:
申请项目:
备　注:

检验项目	结果	单位	参考值	检验项目	结果	单位	参考值
白细胞	7.38	10^9/L	4-10	平均血红蛋白量	30.7	pg	26-32
中性粒细胞百分数	64.0	%	50-70	平均血红蛋白浓度	340.0	g/L	320-360
淋巴细胞百分数	29.1	%	20-40	红细胞分布宽度	13.6	%	11-16
单核细胞百分数	6.20	%	3-10	红细胞分布宽度-SD	44.4	fL	37.0-50.0
嗜酸性粒细胞百分数	0.7	%	0.5-5	血小板	121	10^9/L	100-300
嗜碱性粒细胞百分数	0.00	%	0-1	血小板比容	0.14	%	0.08-0.32
中性粒细胞绝对值	4.72	10^9/L	2-7	平均血小板体积	11.80	fL	6-14
淋巴细胞绝对值	2.15	10^9/L	0.8-4.0	血小板分布宽度	14.4	%	9.0-18.1
单核细胞绝对值	0.46	10^9/L	0.12-1	大血小板比率	39.3	%	11.0-43.0
嗜酸性粒细胞	0.05	10^9/L	0.05-0.5				
嗜碱性粒细胞	0.0	10^9/L	0-0.1				
红细胞	4.85	10^12/L	3.5-5.5				
血红蛋白	149	g/L	110-160				
红细胞压积	43.80	%	35-50				
红细胞平均体积	90.30	fL	82-94				

RBC	PLT	DIFF	WBC/BASO

采样时间:2012-05-03 09:08　　送检时间:2012-05-03　　　申请医师:　　　　采样护士:
报告时间:2012-05-03 09:10　　打印时间:2012-05-03 09:10　　报告人:吴好存　审核人:吴好存

结果仅对标本有效,对结果如有疑问,请于当日内查询!
联系地址:昆明市西昌路295号,电话:0871-5324888转检验科!　　　　　　共24项

图14　白细胞升血小板降6

索　引

索引二　验案举隅

索引三　相关验案简介（选自《庆生诊治中医疑难病验案集粹》）

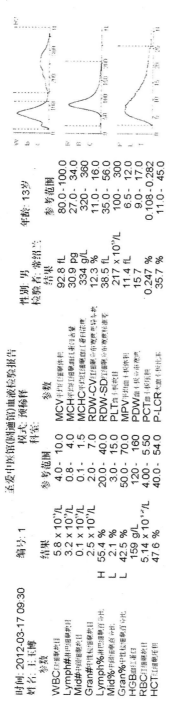

圣爱中医馆(吲哺留)血液检验报告

时间: 2012-03-17 09:30　　编号: 1　　性别: 男　　年龄: 13岁
姓名: 王玉博　　　　　　　　　　模式: 预稀释　　检验者: 常绍兰
　　　　　　　　　　　　　　　科室: 预稀释

参数	结果		参考范围	参数	结果	参考范围
WBC白细胞数目	5.8 ×10⁹/L		4.0- 10.0	MCV平均红细胞体积	92.8 fL	80.0- 100.0
Lymph#淋巴细胞数目	3.2 ×10⁹/L		0.8- 4.0	MCH平均红细胞血红蛋白含量	30.9 pg	27.0- 34.0
Mid#中间细胞数目	0.1 ×10⁹/L		0.1- 1.5	MCHC平均红细胞血红蛋白浓度	334 g/L	320- 360
Gran#中性粒细胞数目	2.5 ×10⁹/L		2.0- 7.0	RDW-CV红细胞体积分布宽度变异系数	12.3 %	11.0- 16.0
Lymph%淋巴细胞百分比	55.4 %	H	20.0- 40.0	RDW-SD红细胞体积分布宽度标准差	38.5 fL	35.0- 56.0
Mid%中间细胞百分比	2.1 %	L	3.0- 15.0	PLT血小板数目	217 ×10⁹/L	100- 300
Gran%中性粒细胞百分比	42.5 %	L	50.0- 70.0	MPV平均血小板体积	11.4 fL	6.5- 12.0
HGB血红蛋白	159 g/L		120- 160	PDW血小板体积分布宽度	15.7	9.0- 17.0
RBC红细胞数目	5.14 ×10¹²/L		4.00- 5.50	PCT血小板压积	0.247 %	0.108- 0.282
HCT红细胞压积	47.6 %		40.0- 54.0	P-LCR大血小板比率	35.7 %	11.0- 45.0

图 2　外感高热而白细胞低下 2

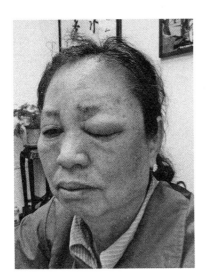

图 3　服药过敏无名肿毒 1

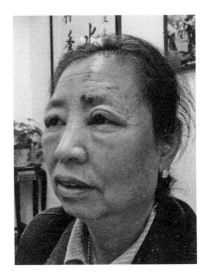

图 4　服药过敏无名肿毒 2（3 天后）

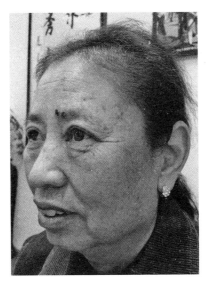

图 5　服药过敏无名肿毒 3（10 天后）